physiolehrbuch Basis

Beruf, Recht, Wissenschaftliches Arbeiten

Herausgegeben von Antje Hüter-Becker und Mechthild Dölken

Autoren:
Rob de Bie
Udo J. Fenner
Elly Hengeveld
Antje Hüter-Becker
Jan Kool
Ute Repschläger
Astrid Schämann
Erwin Scherfer
Matthias Westerholt
Ulrike Wolf

87 Abbildungen
25 Tabellen

Georg Thieme Verlag
Stuttgart · New York

Bibliografische Information Der Deutschen Bibliothek
Die Deutsche Bibliothek verzeichnet diese Publikation in der Deutschen Nationalbibliographie; detaillierte bibliographische Daten sind im Internet über
http://dnb.ddb.de abrufbar

Wichtiger Hinweis: Wie jede Wissenschaft ist die Medizin ständigen Entwicklungen unterworfen. Forschung und klinische Erfahrung erweitern unsere Erkenntnisse, insbesondere was Behandlung und medikamentöse Therapie anbelangt. Soweit in diesem Werk eine Dosierung oder eine Applikation erwähnt wird, darf der Leser zwar darauf vertrauen, dass Autoren, Herausgeber und Verlag große Sorgfalt darauf verwandt haben, dass diese Angabe **dem Wissensstand bei Fertigstellung des Werkes** entspricht.
Für Angaben über Dosierungsanweisungen und Applikationsformen kann vom Verlag jedoch keine Gewähr übernommen werden. Jeder Benutzer ist angehalten, durch sorgfältige Prüfung der Beipackzettel der verwendeten Präparate und gegebenenfalls nach Konsultation eines Spezialisten festzustellen, ob die dort gegebene Empfehlung für Dosierungen oder die Beachtung von Kontraindikationen gegenüber der Angabe in diesem Buch abweicht. Eine solche Prüfung ist besonders wichtig bei selten verwendeten Präparaten oder solchen, die neu auf den Markt gebracht worden sind. **Jede Dosierung oder Applikation erfolgt auf eigene Gefahr des Benutzers.** Autoren und Verlag appellieren an jeden Benutzer, ihm etwa auffallende Ungenauigkeiten dem Verlag mitzuteilen.

Rüdigerstraße 14
D-70469 Stuttgart
Unsere Homepage: http://www.thieme.de

Printed in Germany

Zeichnungen: Helmut Holtermann, Dannenberg
Umschlaggestaltung: Thieme Verlagsgruppe
Umschlagfoto: Studio Nordbahnhof, Stuttgart
Satz: A–Z Satztechnik GmbH, Mannheim
Druck: Grafisches Centrum Cuno, Calbe

ISBN 3-13-136851-9 1 2 3 4 5 6

Thieme

Vorwort

Physiotherapie ist theoriegeleitete Praxis. Schüler und Studenten müssen deshalb außer sehr spezialisierten berufspraktischen Fertigkeiten und deren theoretischer Grundierung auch Basiswissen in einer ganzen Reihe von Begleit- und Grundlagenwissenschaften erwerben. Die Lehrbücher physioBasis bieten diese berufsrelevanten theoretischen Ausbildungsinhalte in kompakter Form.

In diesem Band sind Inhalte zusammengestellt, die mit der Triade „Beruf – Recht – Wissenschaft" abgesteckt werden können. Schüler/Studenten finden hier u.a. Antworten auf Fragen nach der historischen Entwicklung der Physiotherapie und nach dem Selbstverständnis von Physiotherapeuten; sie erfahren, was sich auf dem neuen Feld der Akademisierung abzeichnet und welche Konsequenzen das für Physiotherapeuten hat. Das große Geheimnis wissenschaftlichen Arbeitens wird gelüftet, und Schüler/Studenten werden angeregt, ihre Ausbildungssituation kritisch zu analysieren. Und weil Unwissenheit nicht vor Strafe schützt, finden sich die Grundzüge rechtlicher Grundlagen der Berufsausübung bis hin zu den Berufsverbänden als Interessenvertretung von Physiotherapeuten.

Physiotherapie ist nicht nur theoriegeleitete Praxis, sondern sie ist auch eingebettet in die gesundheits- und sozialpolitische Realität der Gesellschaft. Die Beiträge in diesem Band spiegeln einen Teil dieser Realität, die es wahrzunehmen gilt.

Dem Thieme Verlag und hier in erster Linie Rosi Haarer-Becker gilt unser Dank für sachkundige, zielstrebige und kollegiale Zusammenarbeit bei Planung und Herstellung auch dieses Lehrbuchs.

Mechthild Dölken, Antje Hüter-Becker

Anschriften

Herausgeberinnen:
Antje Hüter-Becker
Hollmuthstraße 20
69151 Neckargemünd

Mechthild Dölken
Schule für Physiotherapie
Käfertaler Straße 162
68167 Mannheim

Autoren:
Prof. Dr. Rob de Bie
Universiteit Maastricht
Postbus 616
6200 MD Maastricht
Niederlande

Udo J. Fenner
Verband Physikalische Therapie VPT
Hofweg 15
22085 Hamburg

Elly Hengeveld
Batlimattweg 3
5036 Oberentfelden
Schweiz

Jan Kool
Klinik Valens
Rheuma- und Rehazentrum
7317 Valens
Schweiz

Ute Repschläger
Bundesverband selbstständiger
Physiotherapeuten IFK
Lise-Meitner-Allee 2
44801 Bochum

Astrid Schämann
Falckensteinstraße 20
10997 Berlin

Dr. Erwin Scherfer
Bildungswerk Physio-Akademie des ZVK
Wremer Specken 4
27638 Wremen

Matthias Westerholt
Meyerstraße 4
28201 Bremen

Ulrike Wolf
Deutscher Verband für Physiotherapie
Zentralverband der Physiotherapeuten/
Krankengymnasten ZVK
Deutzer Freiheit 72–74
50679 Köln

Inhaltsverzeichnis

8 Rechtliche Grundlagen des Berufes des Physiotherapeuten 109

Matthias Westerholt

9 Wissenschaftliches Arbeiten 133

Rob de Bie, Jan Kool

1 Einleitung

Antje Hüter-Becker

„Beruf – Recht – Wissenschaft“, unter diesem Dreiklang sind in diesem Band der Lehrbuchreihe die Informationen versammelt, die nicht direkt mit der Behandlung und Betreuung von kranken oder behinderten Menschen zusammenhängen. Indirekt allerdings berührt dieses Wissen sehr wohl die beruflichen Aktivitäten von Physiotherapeuten, die ja mit „Behandlungstätigkeit“ nur unzureichend charakterisiert wären.

Die Physiotherapie ist unterwegs. Um 1900 ist sie aufgebrochen, hat Höhen und Tiefen überwunden und dabei einen erstaunlichen Wachstumsprozess durchlebt. Die Physiotherapie bleibt unterwegs, denn dass sie im „Heute“ angekommen ist, heißt keineswegs, dass ihr Weg zu Ende ist. In den Kapiteln „Geschichte“ und „Berufliches Selbstverständnis“ ist die vergangene Wanderung zu verfolgen; in den Kapiteln „Akademisierung“ und „Wissenschaftliches Arbeiten“ liegt die Wanderkarte in die Zukunft. Die Physiotherapie spürt derzeit mehr als in früheren Jahren, wie sehr sie – ebenso wie andere Gesundheitsleistungen – abhängt von ökonomischen Gegebenheiten. Das mag unserer ethischen Einstellung zuwider laufen, ist aber Realität, auf die wir reagieren müssen. Einzig sinnvolle Reaktion mit Aussicht auf Erfolg: Physiotherapeuten müssen lernen, ihre therapeutischen Interventionen auf den Prüfstand wissenschaftlicher Ergebniskontrolle zu stellen. Schlüsselwort: Evidenz, d.h. Beweis, Beleg. Das ist neu für uns in Deutschland, keineswegs mehr so neu im übrigen Europa. Leben und Arbeiten sind längst über nationale Grenzen hinaus gewachsen – die deutsche Physiotherapie kommt nicht darum herum, sich dem internationalen Vergleich und hier in erster Linie dem europäischen Vergleich zu stellen. Auf die bewundernswerte Entwicklungsgeschichte der Physiotherapie können wir stolz sein, sie gibt uns aber leider keine Veranlassung, uns zufrieden zurück zu lehnen: Europa stellt höhere Forderungen als Deutschland sie bisher an die Physiotherapie (und die anderen Gesundheitsfachberufe) gestellt hat. Deshalb Augen auf, über die Grenzen blicken – und bereit sein, Grenzen zu überschreiten, im realen und im übertragenen Sinn.

Die Praktiker schimpfen oft über die Theoretiker, die sich im Gegenzug über alles Pragmatische erheben. Beide irren. Theorie und Praxis ergänzen sich, stützen sich, sind im besten Fall symbiotisch verbunden. Auch die Physiotherapie hat eine eigene Theorie, womit nicht die „theoretischen Unterrichtsfächer“ gemeint sind, die der Stundenplan ausweist. Die Theorie der Physiotherapie bietet vielmehr modellhafte Rahmen an, in die sich das praktische Tun einordnen lässt, ihm also Struktur geben und damit zu einer „Einheit in der Vielfalt“ führen. Physiotherapeutische Theoriemodelle sind in der Berufsgruppe leider nur wenig bekannt – eventuell noch das ‚Neue Denkmodell‘, aber es ist nicht das einzige. In dem Kapitel „Theoriemodelle der Physiotherapie“ finden Sie einen Überblick über die anderen Modelle, die ja auch immer ein bestimmtes Menschenbild transportieren. Verändert sich das Menschenbild, verändern sich meist auch die Theoriemodelle – andererseits können Theoriemodelle dazu führen, dass Physiotherapeuten aufmerksam werden für das zugrunde liegende Menschenbild und ihr (Be-)Handeln an ihm messen. Insgesamt soll dieses Kapitel, das ein Novum ist in einem Physiotherapie-Lehrbuch, verdeutlichen, dass es sich bei der Physiotherapie um eine theoriegeleitete Praxis handelt, die ihr Paradigma (Denkmodell) nicht unbedingt aus der klinischen Medizin ableitet

Das Zitat: „Vereint sind auch die Schwachen mächtig...“; bezieht sich auf die verschiedenen Berufsverbände, die sich die Interessenvertretung von Physiotherapeuten zum Ziel gesetzt haben. Eine solche Organisation ist – auch wenn so etwas zurzeit überhaupt nicht „in“ ist – für einen Berufsstand überlebenswichtig: Wir leben nämlich in einer sogenannten Verbände-Demokratie, da hat der Einzelne keine Chance, gehört zu werden.

Das Kapitel „Rolle des Schülers in der Physiotherapie“ macht Sie nicht nur mit dem soziologischen Begriff der Rolle und seinen Tücken bekannt, sondern hier sollen Sie befähigt werden, Ihre Ausbildungssituation besser zu durchschauen. Sie sind nämlich nicht einfach nur eine „Schülerin“/ein „Schüler, sondern Sie sind ein „lernender Therapeut“, der auf verschiedenen Ebenen auf seine vielschichtige Berufsrolle vorbereitet wird. Das geschieht nicht immer optimal, weil die Rahmenbedingungen nicht optimal sind und weil auch die geltende Ausbildungs- und Prüfungsverordnung so wenig Spielraum lässt für zukunftsweisende Lehr-Lerninhalte und Lehr-Lernformen. Das soll Sie aber nicht daran hindern, über das Optimum nachzudenken und vielleicht auch mit den Verantwortlichen darüber zu diskutieren, ob und wie vielleicht doch eine Annäherung ans Optimum möglich wäre. Dass Sie dabei in Abhängigkeiten verfangen sind, erschwert die Diskussion, sollte sie aber nicht verhindern.

Nicht weniger fremd als die ökonomischen Zusammenhänge sind Physiotherapeuten oft die rechtlichen Bedingungen ihrer Arbeit. Dabei mag die Wirtschaftlichkeit von Gesundheits-Dienstleistungen ein relativ junger Aspekt sein – Rechtsfragen spielten schon immer eine Rolle, wenn es um die „Ausübung der Heilkunde“ geht. Im Kapitel „Rechtliche Grundlagen“ werden Sie deshalb mit dem notwendigen Basiswissen versorgt, gemäß dem Grundsatz: Unwissenheit schützt nicht vor Strafe!

Beruf - Recht – Wissenschaft. Es wäre erfreulich, wenn Sie diesen Dreiklang als harmonisch gelungen wahrnehmen. Wenn Sie sich über die eine oder andere Disharmonie ärgern müssen, lassen Sie es uns bitte wissen: wir sind lernfähig und freuen uns, wenn Sie das testen!

1900 wurde die erste deutsche PT-Schule gegründet

Bologna-Erklärung: 1999 fordern Europas Bildungsminister europaweit vergleichbare Abschlüsse der Ausbildungen

Die Weichen für die Akademisierung sind gestellt

Theoriemodelle zeigen Denkmuster, die die Entwicklung der PT beeinflussen

2 Geschichte der Physiotherapie

Antje Hüter-Becker

2.1 Wozu Geschichte?

Am Anfang einer Berufausbildung schauen wir gewöhnlich erwartungsvoll nach vorn: Was wird die Ausbildung bringen, was der Beruf, auf den ich mich vorbereite? Im Gegensatz dazu richtet ‚Geschichte' ihren Blick nach rückwärts: Was ist gewesen, was hat sich woraus entwickelt? Den Standort, von dem aus wir nach vorn oder nach hinten blicken, bezeichnen wir gewohnheitsgemäß als Gegenwart. Dass es diese ‚Gegenwart' streng genommen gar nicht gibt, weil der ‚gegenwärtige' Augenblick immer schon vergangen ist, wenn ich ihn mir bewusst mache, ist ein eher philosophischer Gedanke, der hier nicht weiter ausgeführt werden soll. Nennen wir also im Folgenden ‚Gegenwart' die Zeit, in der wir leben, Sie, die Leserinnen und Leser, und ich, die Schreiberin dieses Kapitels.

Warum ich Sie zu diesem kleinen Spaziergang in die Vergangenheit der Krankengymnastik/Physiotherapie einlade, obwohl Sie Ihre Aufmerksamkeit erwartungsvoll in die Zukunft gerichtet haben? Nun, ich bin überzeugt, dass die Gegenwart besser zu verstehen ist – und damit manchmal auch besser zu ertragen –, wenn man weiß, warum etwas so ist, wie es ist. Oft gibt es ziemlich folgerichtige Erklärungen für die aktuellen Gegebenheiten, oft allerdings haben sie sich auch eher zufällig entwickelt. Folgerichtigen und eher zufälligen Entwicklungen unseres Berufs wollen wir in diesem Kapitel nachspüren.

Der Beruf „Physiotherapeutin/Physiotherapeut", auf den Sie sich gerade vorbereiten, unterscheidet sich erheblich von dem der „Heilgymnastin" zu Beginn des 20. Jahrhunderts (Heilgymnasten gab es noch nicht!). Wer diesen Unterschied nicht wahrnimmt, wer die gewaltigen Entwicklungsschritte des Berufs in den letzten 100 Jahren nicht nachvollziehen kann, der hat keine Vorstellung davon, was alles in diesen 100 Jahren erreicht worden ist. Er wird sich deshalb ständig an den vielen Unzulänglichkeiten stoßen, mit denen die Physiotherapie auch in der Gegenwart noch behaftet ist. Der Entwicklungsprozess ist längst nicht abgeschlossen, im Gegenteil, wir erleben gerade einen beachtlichen Wachstumsschub, an dem auch Sie teilhaben. Auch das möchte ich Ihnen auf diesem Spaziergang zeigen: Es sind in erster Linie die Krankengymnastinnen/Krankengymnasten selbst gewesen, die Entwicklungen in Gang setzten und vorantrieben, indem sie sich nicht aufhalten ließen durch Widerstand, Ignoranz und Bürokratie. Der Blick zurück soll Sie ermutigen, Missstände im Berufsfeld, die Ihnen jetzt und zukünftig auffallen, nicht als gegeben hinzunehmen, sondern einfallsreich nach Lösungen zu suchen, wie auch die Kolleginnen und Kollegen vor ihnen danach gesucht haben. Und so wie die Altvorderen nicht nur erfolgreich gekämpft haben, werden auch Sie lernen, aus Niederlagen Kraft zu schöpfen. Die Vergangenheit hat das derzeitige Berufsfeld geprägt – das zukünftige Feld wird Ihre Prägung tragen.

2.2 Wurzeln des Berufs – Wunsch und Wirklichkeit

2.2.1 Antike

Medizinische Berufe, die etwas auf sich halten, sehen ihre Wurzeln gern in der griechischen Antike; auch die Heilgymnastik beanspruchte in manchen Veröffentlichungen zu ihrer Geschichte dieses „Vorleben" für sich. Zwar wurden die Heilkundigen in grauer Vorzeit bei körperlichen Gebresten auch „handgreiflich", ob das aber eine ehrbare Wurzel der Krankengymnastik ist, mag bezweifelt werden **(Abb. 2.1)**. Auch die Turnübungen unter Anleitung eines Trainers, welche die jungen Griechen absolvierten, um Gesundheit und Kampfkraft zu erhalten, sind schwerlich als antike Wurzel der Physiotherapie zu bezeichnen. Diese Aktivitäten sind wohl eher Zeugen dafür, dass Bewegung als Mittel der Gesunderhaltung bekannt war und zuweilen, beispielsweise in den römischen Gladiatorenschulen, nach Verletzungen auch zu Heilungszwecken eingesetzt wurde. Am Ausgang der Antike teilte der Arzt Galen

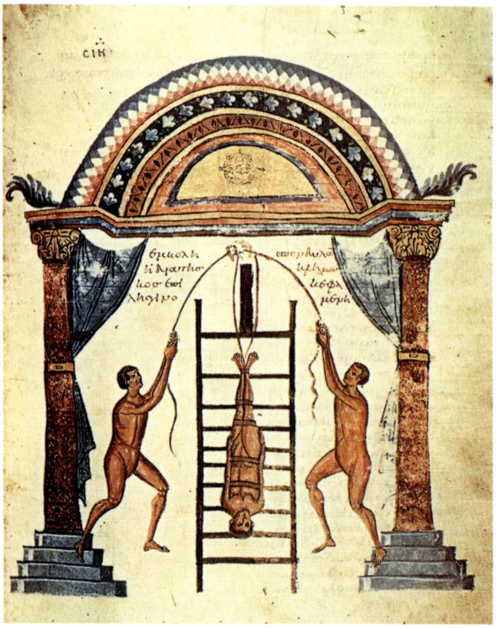

Abb. 2.1 Behandlung einer Rückgratverrenkung in der spätantiken/byzantinischen Medizin. Die Abbildung zeigt eine Miniatur aus dem Kommentar des Apollonius von Kition (aus Sournia/Poulet/Martiny. Illustrierte Geschichte der Medizin Bd. 2. Salzburg: Andreas & Andreas Verlagsbuchhandlung; 1980:440, Abb. 406)

(129 - ca. 199) die Heilkunst in Therapeutik und Hygiene ein, wobei die Hygiene sich wieder in Diätetik und Gymnastik gliederte. Hier tauchen sehr modern anmutende präventive Grundsätze auf, welche die gesamte Lebensführung betreffen und somit einem bio-psycho-sozio-ökologischen Gesundheits-/Krankheitsmodell entsprechen könnten, das in der Weltgesundheitsorganisation heute wieder diskutiert wird. Da mag sich ein Kreis schließen.

2.2.2 Mittelalter

Bis zum Ende des Mittelalters brauchen wir nach echten Wurzeln der Krankengymnastik wohl gar nicht erst zu suchen, denn für derlei aufmerksame Zuwendung zum eigenen Körper hatte die mittelalterliche Gesellschaft keine Zeit und keinen Sinn: Den niederen Ständen fehlte die Zeit, denn der Tag war erfüllt vom Kampf ums Überleben und vom Kampf für den Landesherrn. Und der Sinn fehlte ihnen auch, denn der mittelalterlich gläubige Christ achtete nur auf seine Seele, was dabei mit dem Körper geschah im irdischen Jammertal war ohnehin Strafe Gottes für unbotmäßiges Verhalten. Der Körper galt nur als Gefäß der Seele, an Körpertherapie im heutigen Sinne war deshalb nicht zu denken. Dies war übrigens auch die vorherrschende Meinung in den höheren Ständen, deren Körper allerdings nicht ganz so vielen Heimsuchungen ausgesetzt war wie jener der Hungerleider. Zur Ertüchtigung hatten sie ihre Reiter-, Jagd- und Kampfspiele. Und wenn einmal einem Weib der Körper wichtiger war als die Seele, dann war der Hexenprozess nicht weit, für die heilige Mutter Kirche willkommene Gelegenheit, die Trennung von (unwichtigem) Körper und (rein zu haltender) Seele einzubrennen in Köpfe und Herzen. Lodernde Scheiterhaufen sind keine einladende Kulisse fürs Handanlegen – die Hebammen, Wehschwestern damals noch, wissen ein Lied zu singen von den Gefahren, die auf jene lauerten, die sich heilkundig-hilfreich ihrer Nächsten annahmen. Wenn widriges Geschick den Gebrauch der Beine unmöglich gemacht hatte, half man sich kurzerhand mit Krücken und Stelzen, eine krankengymnastische Gangschulung wäre für absolut überflüssig gehalten worden **(Abb. 2.2).** Und vertraute man sich doch der Behandlung durch einen so genannten orthopädischen Chirurgen an, so war das auch nicht gerade die sanfte Medizin, die wir gern eine Wurzel der Krankengymnastik nennen würden.

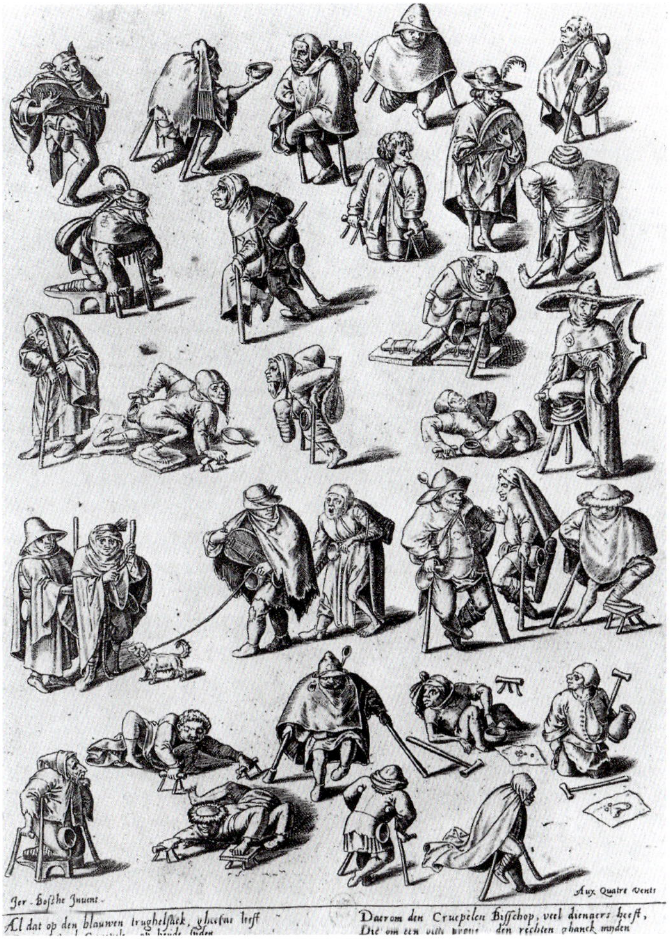
Jer. Bosche Inuent.
Aux Quatre Vents
Al dat op den blauwen trughelsack, ghesta leeft
Daerom den Cruepelen Bisschop, veel dienaers heeft,

Abb. 2.2 Stich von Hieronymus Bosch, auf dem alles zu sehen ist, was im 16. Jh. erfunden wurde, um Gehunfähigen die Fortbewegung zu ermöglichen [Paris, Nationalbibliothek, Kupferstichkabinett] (aus Sournia/Poulet/Martiny. Illustrierte Geschichte der Medizin Bd. 5. Salzburg: Andreas & Andreas Verlagsbuchhandlung; 1980:1674, Abb. 1759)

2.2.3 Zeit der Aufklärung

In dem knappen Jahrhundert von etwa 1740 bis etwa 1830, das wir als Zeit der Aufklärung bezeichnen, wird auch der Boden für die Krankengymnastik/Physiotherapie bereitet. Der Mensch wird sich seiner selbst bewusst, erhebt sein Haupt zum eigenständigen Denken und nimmt körperliches Leid nicht mehr dumpf als gottgegeben und unabwendbar hin. Die Medizin beginnt, sich zu spezialisieren: Die Frau, nicht mehr nur zum Gebären und Gehorchen geboren, bringt neue Akzente in die Frauenheilkunde; das Kind gewinnt Bedeutung als eigenständiges Wesen – Kinderheilkunde ist die Antwort auf diese gewandelte Auffassung. Skelettdeformitäten bedeuten für den Betroffenen nicht länger ein kümmerliches Dasein als bettelnder, auf Wohltätigkeit angewiesener Krüppel; vielmehr nimmt sich nun die Orthopädie dieser Leidenden an und versucht, ihnen zu helfen, auch wenn die Mittel der mechanischen Korrektur uns Heutige meist brachial anmuten. Der französische Arzt Nicolas Andry (1658-1742) hat nicht nur ein umfangreiches Lehrbuch über die Korrekturmöglichkeiten bei kindlichen Körperfehlbildungen hinterlassen, sondern mit Nachdruck den Wert körperlicher Übungen und guter Haltung zur Prävention und Behandlung orthopädischer Leiden gepriesen **(Abb. 2.3).** Ausgehend von den Lehren Andrys eröffnet der Schweizer Arzt Jean André Venel (1740-1791) bereits 1780 die erste ‚orthopädische Heilanstalt', in Orbe im Kanton Waadt. Hoffnungsvolle Zeichen am Horizont, die als Vorläufer der allerdings erst weitere 100 Jahre später systematisch aufgebauten Heilgymnastik gewertet werden könnten.

„Zurück zur Natur", dieser wohl bekannteste Aufruf Jean-Jacques Rousseaus (1712-1778), darf im Zusammenhang mit der Zeit der Aufklärung natürlich nicht fehlen. Rousseaus Schriften (u. a. ‚Contrat social' und ‚Emile') haben die Pädagogik nachhaltig beeinflusst. Sein Postulat, dass körperliche und geistige Fähigkeiten in gleicher Weise ausgebildet werden müssen, läutete die Renaissance der klassischen Leibesübungen ein.

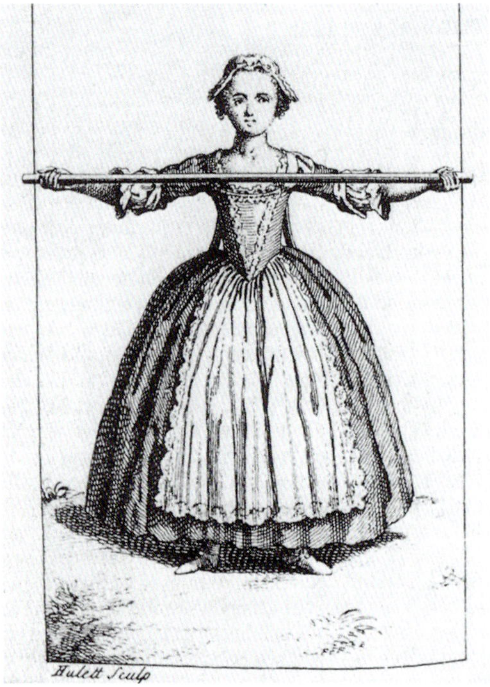

Abb. 2.3 Stabübung für die Schlüsselbeine und die Brust bei Kindern (aus: Nicolas Andry. Orthopaedia. Nachdruck der Originalausgabe von 1743)

2.2.4 Der Auftritt wird vorbereitet

Johann Christoph Friedrich GutsMuths (1759-1839) entwickelte an der Salzmannschen Anstalt in Schnepfental bei Gotha die pädagogische Gymnastik. Franz Nachtegall (1777-1847) gründete 1798 in Kopenhagen eine ‚gymnastische Gesellschaft', die man als den ersten Turnverein der Neuzeit bezeichnen kann. Beide, GutsMuths und Nachtegall, sind Wegbereiter für den Schweden Per Henrik Ling (1776-1839), der wiederum oft als „Vater der Krankengymnastik" bezeichnet wird. Wenn wir „Krankengymnastik" eng verwoben sehen mit den Begriffen „Leibesübungen" und „Körperertüchtigung" mittels strammer Konzepte und vielseitiger Geräte (Keulen, Fahnen, Seile, Kletterstangen, Trapez, Reck, Barren usw.), so haben wir hier tatsächlich eine ihrer Wurzeln ausgegraben. Die Verwandtschaft zwischen Turnsport und Heilgymnastik war in der Tat eine sehr enge – streckenweise bis weit ins 20. Jahrhundert hinein und auch heute noch in manchen Köpfen spukend, nicht unbedingt immer zum Wohle der Krankengymnastik **(Abb. 2.4a–b).** Das Fundament der „schwedischen Heilgymnastik" nämlich, die „pädagogische Gymnastik" GutsMuths zur Körperertüchtigung, zielte als „Erziehungsmittel für die Jugend" allein auf die männliche Jugend, deren Wehrhaftigkeit und Körperbildung im Mittelpunkt des Interesses stand (GutsMuths [1818]: „Turnbuch für die Söhne des Vaterlands"). Die Frau war für GutsMuths – und damit entsprach er durchaus der gängigen Auffassung seiner Zeit – einzig zu dem Zweck auf der Welt, Kinder zu gebären und aufzuziehen, der Hauswirtschaft vorzustehen und dem Manne das Leben zu verschönen. Mit Kranken im weitesten Sinne hatte diese Form der Körperertüchtigung nur dann zu tun, wenn die von Kinderarbeit geschundenen Körper jugendlicher Menschen wieder „in Form" gebracht werden sollten. Bei den Frauen fürchtete man, das Zartgefühl und die weibliche Unterwürfigkeit zu zerstören, wenn man sie durch Gymnastik so männliche Eigenschaften wie Mut, Durchsetzungsfähigkeit und Selbstständigkeit erwerben ließe. Geeignet für das zarte Geschlecht war der Tanz, allenfalls eine weibliche Gymnastik, mit der dem feinen Gefühl des Weibes für Anständigkeit und Würde entsprochen werden konnte. Übungen, die den Anstand verletzten, waren für Frauen verpönt, und die Gymnastikbücher aus jener Zeit zeigen, was unter weiblichem Anstand zu verstehen war: verhüllter Körper, Beine nach unten und geschlossen – nicht nur, um eventuell anwesende Herren sexuell nicht zu reizen, sondern auch, um ja keine wollüstigen Körpergefühle im Weibe selbst aufkommen zu lassen.

2.2.5 Generalprobe im 20. Jahrhundert

„Der Gymnast steht zum heilgymnastischen Arzt oder Kinesitherapeuten wie der Apotheker zum medicamentösen Arzt. Der Gymnast soll die Bewegung (die Arznei) für den Patienten bereiten."

Diese erste Berufsbeschreibung verdanken wir Dr. Albert C. Neumann (1803-1876). Er war der erste der ‚Herren im Gehrock', die Bewegung als probates Mittel entdeckten, um bleichsüchtige junge Frauen

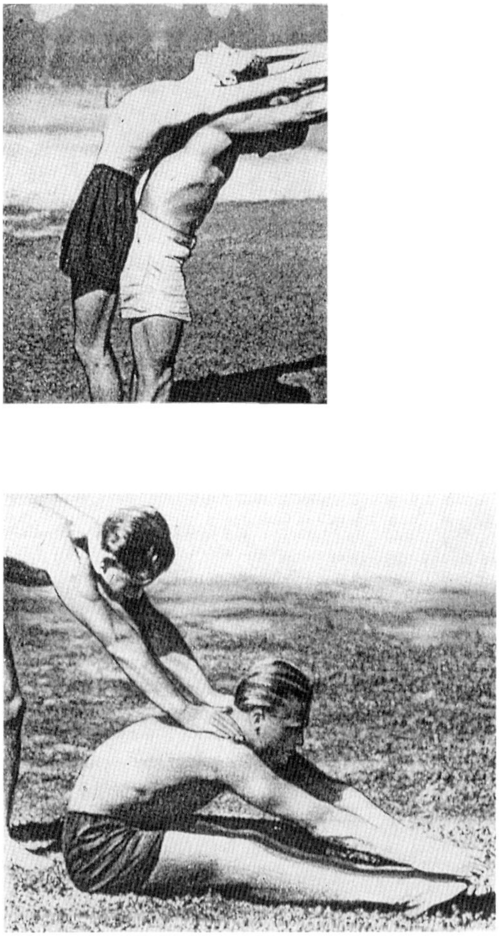

a

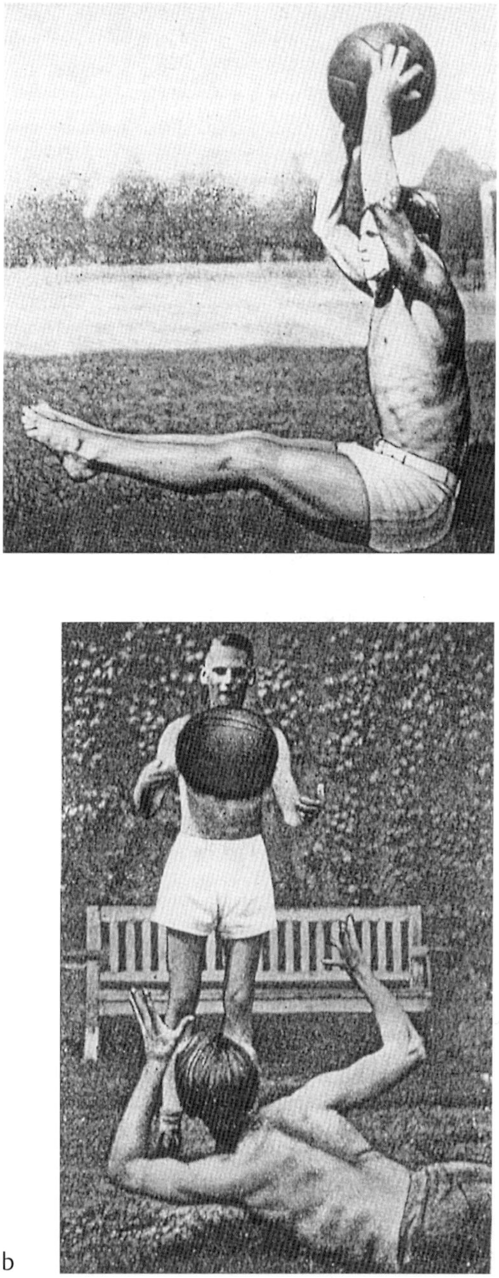

b

Abb. 2.4a–b Dass die Krankengymnastik im Sport und in den Leibesübungen des 18. Jh. wurzelt, ist vielen ihrer Übungen noch weit bis ins 20. Jh. anzusehen. **a** Dehnung der Brust- und Bauchmuskeln sowie der Rückenmuskeln als Partnerübung und **b** Bauchmuskelübung und Rückenübung (aus: Kohlrausch W. Krankengymnastik in der Chirurgie. Berlin: Walter de Gruyter & Co.; 1954, S. 80, Abb. 18/19, und S. 91, Abb. 25/26)

zu freierem Atmen zu bringen, wenn ihnen das Mieder die Luft abgeschnürt hatte. Probates Mittel auch zur Behandlung schwächlicher Knaben, deren lasche Muskelkraft nicht ausreichte, um in strammer Haltung zu salutieren. Oder hilfreich, um trichterbrüstige Kinder in ansehnliche Form zu bringen. Neumann bildete in seinem Berliner „Kursaal für schwedische Heilgymnastik“ bereits Mitte des 19. Jahrhunderts Gymnastinnen aus, es war ihm aber nicht vergönnt, einen staatlichen Lehrauftrag für Heilgymnastik zu erhalten. Die von Per Henrik Ling aufgebaute „schwedische Heilgymnastik“, die es Neumann angetan hatte, wurde weit über die Grenzen Schwedens gerühmt und eroberte sich nicht nur in Berlin und bei Dr. Neumann die Turnsäle, die damals von Ärzten geleitet wurden.

Exkurs: Prägende Einflüsse

Die Polarität von männlicher Körperübung und weiblicher Körperübung am Ende des 19. Jahrhunderts bildet den Hintergrund für die Ausgestaltung der Heilgymnastik/Krankengymnastik in Deutschland. Da die Heilgymnastik von Männern eingeführt, ausgeführt und weiterentwickelt wurde, ist es folgerichtig – wenn auch zu beklagen –, dass es gerade die eher männlichen Leibesübungen waren, die in die Heilgymnastik eingingen. Eine weitere Einflussgröße ist das mechanistische Weltbild, die auf Isaac Newton zurückgehende Auffassung auch vom Menschen als einer Maschine, der wir auch heute noch die Bezeichnung ‚Bewegungsapparat' zuzuschreiben haben, die erst allmählich durch die Bezeichnung ‚Bewegungssystem' oder ‚Bewegungsorgane' ersetzt wird. Ein Drittes schließlich ist das Descartes'sche Weltbild und sein „cogito ergo sum" (ich denke, also bin ich), dessen Trennung von Körper und Seele als schwere Hypothek auf der naturwissenschaftlich-analytischen Medizin und mit ihr auch auf der Heilgymnastik lastet. Diese drei Grundfarben, ‚Sport-Gymnastik' – ‚mechanistisches Weltbild' – ‚Leib-Seele-Dualismus', haben das Berufsbild „Krankengymnast/Physiotherapeut" so nachhaltig getönt, dass sich dieses „Image" (imago = Bild, Vorstellung) bis heute gehalten hat.

2.2.6 Zurück zur „Schwedischen Heilgymnastik"

Das, was uns Per Henrik Ling über Albert C. Neumann als „Schwedische Heilgymnastik" in die Wiege legte, fand überwiegend an Apparaten statt, in welche die „Maschine Mensch" eingespannt wurde, um einzelne ihrer Teile wieder funktionsfähiger, d.h. „gerader" oder kräftiger zu machen, wenn ihre Funktion zu wünschen übrig ließ. Und wo die „Maschine Mensch" sich außerhalb von Apparaten bewegen durfte, da ging es eben um jene „männliche" Zweckgymnastik mit Recken und Strecken zur Ertüchtigung einzelner Muskeln und Gelenkfunktionen. Ziel war die „ideale Haltung" bei einem „normalen" Spannungszustand der Muskulatur. Fehlhaltungen sollten durch verstärkte Muskelspannung und zeitweiliges Verharren in korrigierter Stellung aufgehoben werden; die Bewegungen waren eng umgrenzte Einzelbewegungen, abgezirkelt und langsam oder passiv geführt. Schwunghaftes Bewegen wurde weitestgehend vermieden. Es gab ganze Systeme genau vorgeschriebener Übungen, in denen allerdings flüssige, harmonische Funktionsabläufe nicht vorgesehen waren. In dieser mediko-mechanischen Behandlung wurde Bewegung einzig unter biomechanischem Aspekt gesehen und nicht als Ausdrucksmittel der Person oder gar als Quelle der Lebensfreude. Allerdings dürfen wir die „Schwedische Heilgymnastik" und das Verdienst Per Henrik Lings nicht allein aus heutigem Blickwinkel betrachten. In seiner Zeit bedeutete das Bekenntnis zur Bewegung als Heilmittel einen gewaltigen Umschwung in der Orthopädie, die bis dahin nur passiv redressiert und fixiert hatte **(Abb. 2.5)** oder sogar – bei der Skoliose – die Rumpfmuskeln bewusst atrophieren ließ oder operativ durchtrennte, um die Wirbelsäule vom verkrümmenden Muskelzug zu befreien. Nun wurde erstmals aktiv bewegt, um Fehlhaltungen zu beeinflussen. Das ist eine der Leistungen Lings in Schweden und Neumanns in Deutschland; die andere ist die, dass mit der Möglichkeit einer Ausbildung zur Gymnastin ein erster bescheidener Schritt zur weiblichen Emanzipation getan wurde. Sogar der Name der ersten Gymnastin ist überliefert, welche die

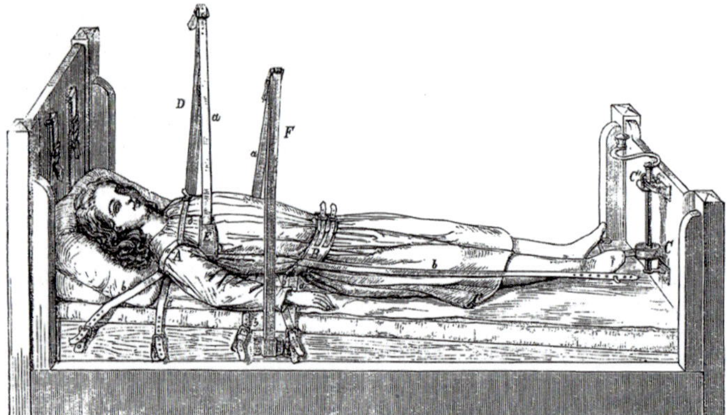

Abb. 2.5 Steckbett zur Skoliosebehandlung (aus: Schildbach CH. Die Skoliose. Anleitung zur Beurteilung und Behandlung der Rückgratsverkrümmung für praktische Aerzte. Leipzig: Verlag von Veit & Comp.; 1872:88, Fig. 3)

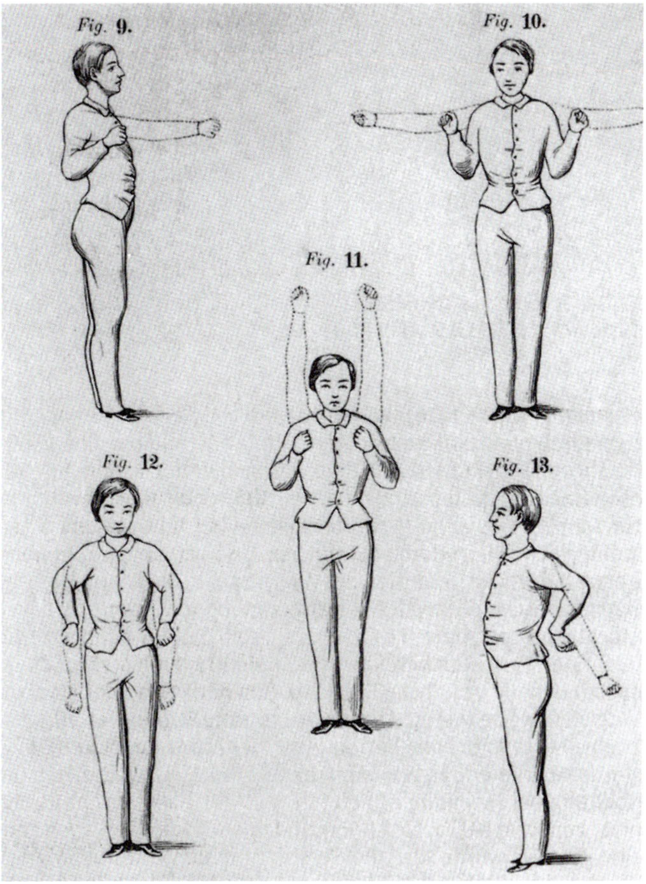

Abb. 2.6 Übungen zum Freimachen der Schulter- und Ellbogengelenke bei rheumatischen Affektionen (aus: Schreber DGM. Ärztliche Zimmergymnastik. 1855)

Kuranstalt Neumanns als gymnastische Assistentin verließ und bald als „Seele der Unternehmung" die schwedisch-heilgymnastische Anstalt von Dr. Schlosser in München bereicherte: Fräulein v. Merz-Quirnheim. Selbstredend war Gymnastin ein Beruf für die Töchter der höheren Stände!

2.2.7 Die Zander-Ära

Daniel Gottlob Moritz Schreber (1808-1861), durch seine ‚Ärztliche Zimmergymnastik' **(Abb. 2.6)** (und den Schrebergarten) bekannt geworden, bezog Stellung gegen die Heilgymnastik. Er nannte sie zwecklos gekünstelt und abhängig von Gehilfen für die Widerstandsübungen. Auch der Schwede Gustaf Zander (1835-1920) kritisierte die Heilgymnasten: „Wenn man weiß, wie anstrengend der Beruf des Gymnasten ist, so muss man trotz aller Anerkennung seines guten Willens doch fragen, ob es möglich ist, dass er wirklich Tag ein, Tag aus immer gleich gewissenhaft die erlernte Kunstfertigkeit ausüben kann." Die Apparate, die Zander entwickelte, waren mit Hebeldruck einstellbare „Gymnasten", die später sogar durch Dampf-, Gas- oder Elektromotoren angetrieben wurden. Selbst zur Behandlung von Atemwegserkrankungen hatten u. a. Zander und Herz Maschinen erfunden. Diese ‚Zander-Apparate' wurden im Laufe der nächsten Jahre in die Heilgymnastik integriert und gehörten bald ganz selbstverständlich zum normalen Mobiliar eines heilgymnastischen Behandlungsraums **(Abb. 2.7)**. Beispielsweise schrieb eine Schülerin der Münchner Krankengymnastikschule an ihre Mutter: „Als ich 1927 in München den II. Kurs für Krankengymnastik begonnen hatte, war noch kein eigener Raum für den Unterricht vorhanden. Wir waren in der Ziemssenstraße im sog. Zentralbad, physikalische Abteilung, im damaligen Zander-Saal untergebracht. Zwischen all den verschiedenartigsten Apparaten standen unsere Massage-Tische [.......]. Dr. Gebhard aus der chirurgischen Klinik, der uns in Chirurgie zur Nachbehandlung Unterricht und Vorlesungen gab, war von diesen mechanischen

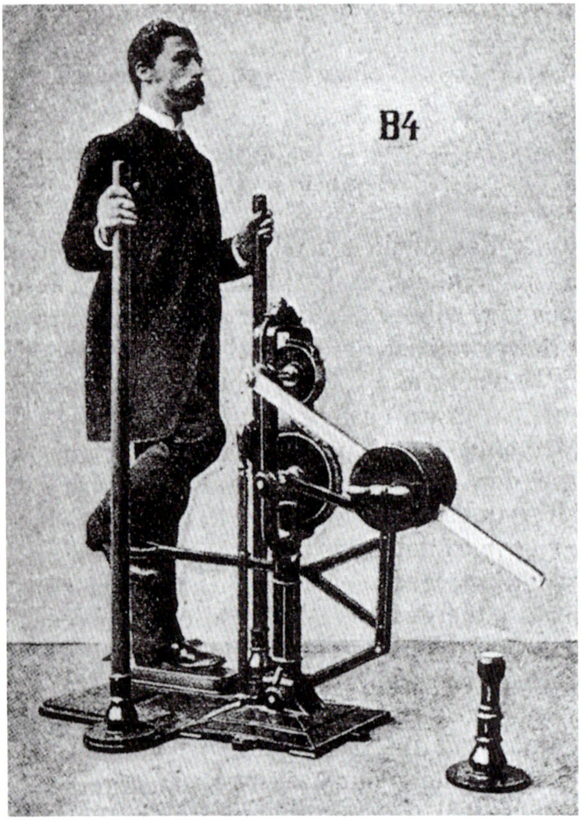

Abb. 2.7 Zander-Apparat zur Hüft-Kniestreckung (Widerstandsübung) (aus: Enzyklopädie der Praktischen Medizin. 1906)

Behandlungen nicht überzeugt, und so wurden bis auf einzelne die Apparate entfernt." In den meisten „Nachbehandlungssälen" allerdings wurden die Zander-Apparate noch lange nicht entfernt, und auch da, wo sie verschwanden, blieb die mechanistische Vorstellung von Bewegungstherapie trotzdem noch über Jahrzehnte erhalten.

2.2.8 Die Heilgymnastik wird „hoffähig"

Ende des 19. Jahrhunderts sammelte Albert Hoffa (1859-1907), der als der Vater der modernen Orthopädie gilt, alle bisher bekannten orthopädischen Behandlungsverfahren. Mit der Heilgymnastik integrierte er auch die Massage in die Orthopädie. Hoffa benannte die 1891 von ihm begründete Fachzeitschrift „Zeitschrift für Orthopädische Chirurgie einschließlich der Heilgymnastik und Massage". Dieser Schritt hatte weit reichende Folgen für die weitere Entwicklung der Heilgymnastik/Krankengymnastik und trennte sie auf Jahrzehnte von der fast zeitgleich aufkeimenden „Atem- und Bewegungstherapie", die im weiteren Verlauf in körperpsychotherapeutische Bewegungskonzepte mündete. Die überlieferte Trennung von Körper (Heilgymnastik) und Seele (Atem- und Bewegungstherapie) wurde auch hier zementiert – und wird vielleicht in nochmals 100 Jahren durch eine „Integrative Physiotherapie" endlich aufgehoben sein.

2.2.9 Bühne frei

Es gab um die Wende vom 19. zum 20. Jahrhundert ganz sicher eine Reihe von Heilgymnastinnen oder Gymnastinnen, die nicht nur von Neumann, sondern wohl auch von anderen Ärzten ausgebildet/angelernt worden waren. Da es sich dabei aber um eher private Unternehmungen handelte, sind nachprüfbare Spuren nicht vorhanden. So ist die Geburtsstunde der Krankengymnastik als staatlich anerkannter Berufsstand am Ende des 19. Jahrhunderts schwer zu bestimmen. Nicht nur die preußische Gesundheitsbehörde hegte Zweifel an der Notwendigkeit eines eigenständigen Heilgymnasten als sie Neumann die Zulassung einer Ausbildungsstätte versagte, auch unter den Ärzten waren die Meinungen geteilt. Noch 1899, ein Jahr vor der Eröffnung und staatlichen Anerkennung der Kieler Lehranstalt für Heilgymnastik, schrieb Goldscheider im Vorwort seiner „Anleitung zur Übungsbehandlung der Ataxie": „... ich bin der Ansicht, dass die Ausführung der Bewegungstherapie keine spezialistische Ausbildung erfordert, sondern dass sie von jedem Arzt angewandt werden sollte." Hermann Lubinus war offensichtlich anderer Meinung: Er hält eine spezialistische Ausbildung für erforderlich. Der Lehrplan der Kieler Lehranstalt sieht ein halbes Jahr vor für die Ausbildung zur Turnlehrerin und anderthalb Jahre für Theorie und Praxis der orthopädischen und medizinischen Gymnastik. Noch war diese orthopädische Gymnastik geprägt von mediko-mechanischen, apparativen Widerstands- und Halteübungen und von der Formgenauigkeit eng umgrenzter Einzelbewegung nach schwedischem Vorbild. Die Bewegungstherapie war noch weit davon entfernt, eine Kunst zu sein, die nicht nur Wissen, sondern auch Einfallsreichtum und Originalität des Therapeuten erfordert. So dürfen wir uns auch nicht wundern, dass der preußische Generaloberarzt Dr. Körting 1907 in seinem „Unterrichtsbuch für die weibliche freiwillige Krankenpflege" unter der Überschrift ‚Massage, Gymnastik, Elektrizität' die folgenden bemerkenswerten Sätze niederschrieb:

„Will man nicht nur auf die Haut, sondern auch auf die darunter liegenden Muskeln, Sehnen, Bänder usw. einwirken, so kommen neben den Reibungen Knet-, Klopf- und Streichbewegungen zur Ausführung. Diese Art der Behandlung ist zu einem besonderen Heilverfahren ausgebildet worden, das als Massage bezeichnet wird. Blutergüsse und Ausschwitzungen können dadurch zerteilt und zur Aufsaugung gebracht, schlaff gewordene Körperteile gekräftigt, versteifte Gelenke wieder beweglich gemacht werden. Um solche Wirkungen hervorzubringen, bedarf es andauernder Kraft und Übung, die von den Berufspflegerinnen und Pflegern erworben werden kann, von Helferinnen aber nicht zu fordern ist. Die Überwachung der ärztlich angeordneten Turn- und Bewegungsübungen im Zimmer an etwa vorhandenen Apparaten kann von den Pflegerinnen im gegebenen Falle leicht gelernt und ausgeführt werden. Dasselbe gilt für die gewöhnlichen Anwendungsweisen der Elektrizität, ... eine diensteifrige Helferin wird dies bald begreifen."

Die orthopädischen Chirurgen waren da ganz anderer Meinung: 1912 warnten sie in einer Resolution davor, dass sich Ärzte selbst Hilfskräfte in der orthopädischen Heilgymnastik ausbildeten, weil dieses Gebiet der Ausbildung Gegenstand spezialärztlicher Tätigkeit geworden sei. Dass Laien in der Massage angelernt wurden, dagegen hatten sie nichts einzuwenden.

Exkurs: An starker Hand geführt

Ende des 19. Jahrhunderts begann in der Medizin der lange Prozess der wissenschaftlichen Fundierung der Behandlungsmethoden. Dass es einzig und allein die Naturwissenschaften waren, welche als brauchbar galten, die „Maschine Mensch" und ihre Funktionsstörungen zu erklären, war logische Folge der Trennung von Körper und Seele (Leib-Seele-Dualismus), die das damalige Weltbild bestimmte (und in der Medizin oft auch immer noch das heutige). „Krankheit" betraf den Körper – ausgenommen das „Irresein", für das der „Irrenarzt" zuständig war –, die Seele des Menschen gehörte den Geistlichen. Die Folge dieser Verwissenschaftlichung der Medizin war, dass Heilkundliches, früher dem freien Spiel der Kräfte, der Erfahrung und Intuition überlassen, nun im Sinne naturwissenschaftlichen Denkens erforscht und belegt werden musste. Was sich in diesem naturwissenschaftlichen Dialog nicht darstellen und den statistisch abgesicherten Beweis seiner Wirkungen nicht beibringen konnte, weil Behandlungserfolge sich sehr oft der naturwissenschaftlichen Deutung entziehen, wurde als unseriöse Scharlatanerie disqualifiziert. Die frühe Atem- und Bewegungstherapie beispielsweise erlitt dieses Schicksal und war damit auf der medizinischen Bühne an den Rand gedrängt – für Jahrzehnte. Der Heilgymnastik blieb dieses Los der Randexistenz erspart, weil Hoffa sie in die Orthopädie integriert hatte. An der starken Hand der Orthopäden, die sich folglich auch gern als die „Väter der Krankengymnastik" bezeichneten, konnte die Heilgymnastik/Krankengymnastik in die Schulmedizin einwandern. Im Gepäck hatte sie dabei das schulmedizinische Paradigma des Leib-Seele-Dualismus, die strikte Bindung an die ärztliche Verordnung und damit die schmalbrüstige Einordnung als medizinischer „Heil-Hilfsberuf". Einen Lohn gab es für die Gefolgschaft allerdings auch, das soll nicht verschwiegen werden: die Anerkennung krankengymnastischer Maßnahmen in der gesetzlichen Krankenversicherung als Heilmittel, grundlegende Existenzsicherung vor allem auch für eine freiberufliche Tätigkeit von Krankengymnasten/Physiotherapeuten.

2.3 Sie durften zusammen nicht kommen: Heilgymnastik und Bewegungstherapie

Noch gab es nur die eine Lehranstalt für Heilgymnastik in Kiel, die aber den Bedarf an Heilgymnastinnen bald nicht mehr decken konnte. Und so wurden heilgymnastische Behandlungen auch weiterhin von Turn- und Sportlehrerinnen oder diensteifrigen Helferinnen durchgeführt, obwohl es bald nicht mehr nur darum ging, Wirbelsäulen aufzurichten, Trichterbrüste zu weiten und schlaffe Muskeln zu kräftigen: Die Verletzten des 1. Weltkriegs, die Unfallopfer des zunehmenden Straßenverkehrs und die fortschreitende Industrialisierung mit ihren Arbeitsunfällen stellten die orthopädische Heilgymnastik vor neue Aufgaben. 1917 hieß es in der Ankündigung eines Buches: „Die mediko-mechanische Behandlung hat bei der Behandlung von Kriegsverletzten eine außerordentliche Bedeutung erlangt ... " und der Verfasser betonte die Notwendigkeit, mit der mediko-mechanischen Behandlung unmittelbar nach der Verletzung zu beginnen. 1919 wurde in Dresden die „Sächsische Staatsanstalt für Krankengymnastik und Massage" gegründet, erstmals eine staatliche Schule (Kiel war eine private Gründung) und erstmals die Bezeichnung ‚Krankengymnastik'. Dresden war, neben Berlin, auch eine Wiege der Atem- und Bewegungstherapie, die von der „weiblichen" Gymnastik und dem Tanz beeinflusst war: Isadora Duncan hatte 1904 ihre Schule für Ausdruckstanz in Berlin eröffnet, 1920 folgte die Mary-Wigman-Schule in Dresden. Diese Atem- und Bewegungstherapeutinnen beschritten erstmals einen völlig neuen Weg zur Körperwahrnehmung, zur Atemschulung und zum leiblichen Bewegungsausdruck, der mehr ist als biomechanisches „Funktionieren". Doch dafür hatten diese „wilden Frauen", die sich in mehrfacher Hinsicht vom gesellschaftlich verordneten Korsett befreit hatten, keine Sprache – schon gar nicht die Sprache des naturwissenschaftlichen Dialogs, der, wie oben erwähnt, die Eintrittskarte in die medizinische Gesellschaft war **(Abb. 2.8)**. Die Chance, Bewegung in einem holistischen Sinne (gr. holos ‚ganz', holistisch = das Ganze betreffend) auch zur Krankenbehandlung einzusetzen, blieb damit für fast ein halbes Jahrhundert ungenutzt. Zwar wurde in der Zeit nach dem 1. Weltkrieg das mediko-mechanische Denken in der Krankengymnastik langsam aber stetig ersetzt durch freiere Bewegungsformen, es tauchte Gymnastik zur Entspannung auf, auch Wochenbettgymnastik, Atemgymnastik und Herzübungsbehandlung. Die Krankengymnastik der zwanziger Jahre des 20. Jahrhunderts wurde aber dennoch weitestgehend geprägt durch ihre „schwedisch-heilgymnastischen" und sport-gymnastischen Wurzeln, eine Prägung, die auch noch weit bis in unsere jüngste Vergangenheit reicht. Gegen Ende der zwanziger Jahr beginnt die Krankengymnastik, sich neben Orthopädie und Chirurgie auch andere medizinische Fachgebiete zu erobern: Neurologie, Innere Medizin, Gynäkologie. Reflexzonenmassage (aus der die Bindegewebsmassage von Dicke und Leube entwickelt wird) und Hockergymnastik werden „erfunden", eng verbunden mit den Namen der Krankengymnastin Hede Leube und des Arztes Dr. Wolfgang Kohlrausch. Später, als Hede Leube promovierte Medizinerin ist, verhilft sie, gemeinsam mit Kohlrausch, der Krankengymnastik bei ihren ärztlichen Kollegen erfolgreich zu Ansehen und Respekt.

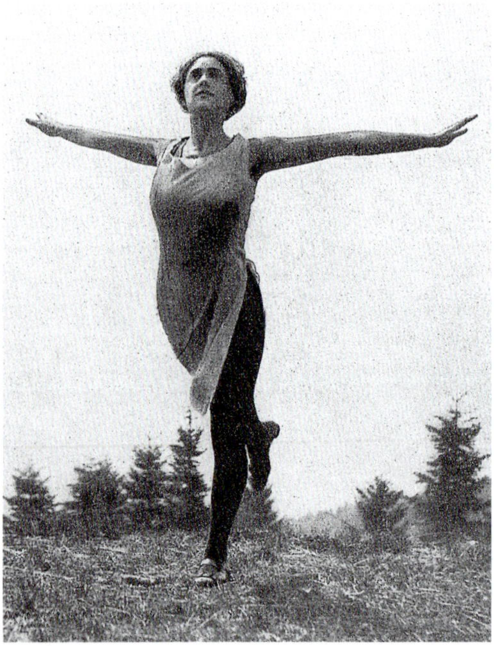

Abb. 2.8 Für die „wilden Frauen", die ohne Korsett im Freien tanzten und die frühe Atem- und Bewegungstherapie begründeten, gab es keinen Weg in die naturwissenschaftlich sich orientierende Medizin Anfang des 20. Jh.

2.4 Es ist eine langsame Eroberung

Noch 1930 wird in Berlin die klinische Prüfung nur in der Chirurgie und Orthopädie vorgenommen. Das orthopädische Turnen einschließlich Klappscher Kriechübungen spielt eine große Rolle: ein halbes Jahr der Ausbildung ist in Berlin dafür vorgesehen. Daneben lernen die Schülerinnen die Behandlung durch Leibesübungen, und ihre Ausbildung schließt auch die Ausbildung zur Heilmasseurin ein. Allerdings beginnt man, sich vom schablonenhaften Anwenden mediko-mechanischer Übungen plus Heißluft plus Massage abzuwenden und fordert die vernunftmäßige Zusammenstellung geeigneter Übungen durch Arzt und Krankengymnast. Außerdem soll die Krankengymnastin nicht nur Kenntnisse der Bewegungsphysiologie mitbringen, sondern auch technisches Geschick, Erfahrung und Begabung. Dr. Rudolf Klapp, dessen oben erwähnte Kriechübungen gegen Skoliose Generationen von Krankengymnastikschülern in den Zustand eines Vierfüßlers versetzt haben, hatte diese Methode bereits 1906 beim 5. Deutschen Orthopädenkongress demonstriert. Nachdem Klapp 1928 auf den Lehrstuhl für Chirurgie in Marburg berufen worden war, gründete er dort eine weitere Krankengymnastikschule, nachdem 1926 auch an der Universität München eine Schule eröffnet worden war. Das Klappsche Kriechen hat sich, aller sachlichen Kritik trotzend, bis weit in die neunziger Jahre des 20. Jahrhunderts gehalten **(Abb. 2.9)**, ein Beispiel dafür, wie zählebig das mechanistische Denken und alltagsferne Üben der Krankengymnastik/Physiotherapie anhaftet.

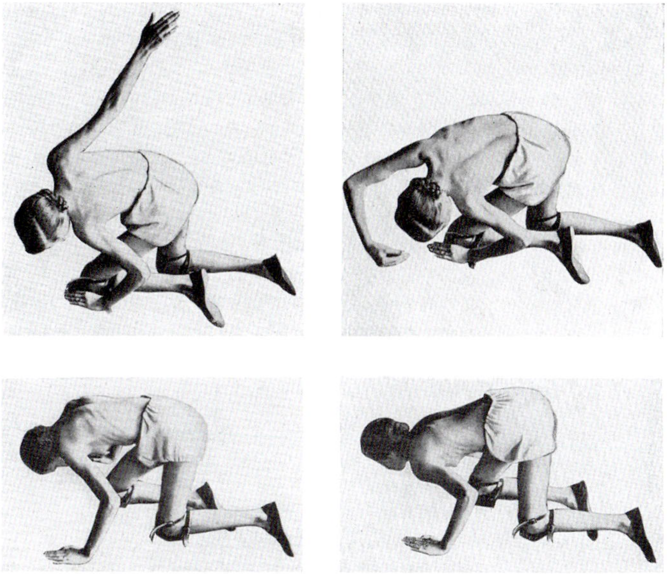

Abb. 2.9 Das Klappsche Kriechen, von Prof. Rudolf Klapp zur Skoliosebehandlung entwickelt, hat sich – aller Kritik zum Trotz – bis in die 1990er Jahre hinein halten können (aus Hohmann/Stumpf. Orthopädische Gymnastik. Ein Übungsbuch. Leipzig: Thieme Verlag; 1933, S. 85, Abb. 49a,b und S. 88, Abb. 53a,b)

2.5 „Stramme Haltung" für Gesunde und Kranke

Als die völkisch-stramme Zeit beginnt, sind Leibesübungen nicht nur als hervorragendes Mittel zur Gesunderhaltung des Volkes anerkannt, sondern gelten in ärztlichen Kreisen auch als „mächtiges Heilmittel" (August Bier, 1928). Christian Silberhorn, aus dessen Sportinstitut in München 1926 die Münchner Krankengymnastikschule hervorgegangen sein soll und der sich als Sportlehrer heute wohl Sporttherapeut nennen würde, propagierte 1931 in seinem Buch „Recken und Strecken" die kombinierte Atmungs-, Massage- und Bewegungstherapie und beschrieb die heilgymnastische Frühtherapie nach Frakturen ebenso wie Lähmungsbehandlung und Schwangerschaftsgymnastik. Im Jahr 1935 schreibt der Badische Minister des Inneren in seiner Verordnung über die staatliche Prüfung für Krankengymnastinnen unter anderem die mündliche Prüfung vor in der „Krankheitslehre, soweit sie für den Beruf der Krankengymnastin in Betracht kommt"; geprüft wird in den Gebieten der Chirurgie, der Orthopädie, der Inneren Medizin und der Frauenheilkunde. Weitere Prüfungsfächer sind: Funktionelle Anatomie, Krankengymnastik, Theorie der Gymnastik und Hygiene der Leibesübungen,

Gruppenbehandlung, eigene Körperübungen. Mit dieser badischen Verordnung wird es nicht geprüften Personen untersagt, „sich eine Bezeichnung zuzulegen, die den Glauben erweckt, dass es sich um eine staatlich anerkannte Krankengymnastin handele“. Ein erster Schutz der Berufsbezeichnung – die Berufsausübung ist hingegen bis heute nicht geschützt. Auch im Jahr 1935 dauert die Ausbildung zwei Jahre, seit Gründung der ersten Schule in Kiel im Jahr 1900 also unverändert. Der Zugang zu einer Krankengymnastikschule ist an den Nachweis der abgeschlossenen Volksschulbildung geknüpft (1958 wird es bundeseinheitlich der mittlere Bildungsabschluss werden), und die Bewerberin (Bewerber gibt es immer noch nicht!) muss das 21. Lebensjahr vollendet haben (die Volljährigkeit war in jener Zeit ebenfalls erst mit 21 Jahren erreicht). Immer noch gehört es zu den Aufnahmevoraussetzungen, Stenografie und Schreibmaschine schreiben zu können; erst um 1965 verschwindet diese Vorschrift aus den Schulordnungen.

2.6 Kriege und Katastrophen

So schrecklich es klingt: Kriege und Katastrophen sind der Humus, auf dem die Krankengymnastik prächtig gedeiht. Der 1. Weltkrieg, die Industrialisierung, der zunehmende Straßenverkehr, Polio-Epidemien ungeahnten Ausmaßes in ganz Europa und schließlich auch noch der 2. Weltkrieg – zahllose Verletzte und Verstümmelte, Gelähmte und Verkrüppelte müssen versorgt werden. Die Krankengymnastik reagiert mit speziellen Übungsprogrammen und neuen Behandlungstechniken: Propriozeptive Neuromuskuläre Fazilitation / PNF, anfangs Komplexbewegungen genannt, ist beispielsweise eine Antwort auf die Polio-Epidemie in den Vereinigten Staaten. Bei Ausbruch des 2. Weltkriegs gibt es im Deutschen Reich acht Krankengymnastikschulen, die aber den erhöhten Bedarf an Therapeutinnen dennoch nicht decken können. Zwei Schulen werden noch während des Krieges gegründet; an einigen Schulen wird der Lehrgang auf ein Jahr verkürzt, damit die Absolventinnen mit einem Notexamen in den Lazarettdienst entlassen werden können. Doch auch diese Maßnahme deckt den Bedarf nur unvollkommen: Wieder müssen Turn- und Sportlehrerinnen, Rotkreuzschwestern und diensteifrige Helferinnen therapeutische Aufgaben übernehmen. Die Krankengymnastik, gerade auf bestem Weg, sich als anerkannter Heil-Hilfsberuf zu etablieren, sieht durch solche Notlösungen ihr Tätigkeitsfeld in großer Gefahr. Es zeigt sich, wie wichtig ein Tätigkeitsschutz gewesen wäre und nicht nur der Schutz der Berufsbezeichnung. Die Nachkriegsjahre sind daher deutlich gekennzeichnet von dem Bestreben, den Berufsstand zu konsolidieren, die Ausbildung zu vereinheitlichen und den Berufsangehörigen ein gemeinsames berufliches Selbstverständnis zu vermitteln.

2.7 Die zweite Chance

2.7.1 Kräfte bündeln

Bei Kriegsende ist das „Deutsche Reich“ militärisch, politisch und moralisch zerschlagen: Die Städte in Trümmern, Straßen und Schienenwege zerstört, von den Amerikanern, Engländern und Franzosen besetzte West-Zonen, in der Ost-Zone die rote Armee. Der Zusammenbruch nach dem großdeutschen Wahn so total wie zuvor der Krieg. Kein Telefon, Papier rationiert, das Reisen in überfüllten Zügen eine Qual, Flüchtlinge und Hamsterer hängen in Trauben an den Waggons. Trotzdem gelingt es einer Handvoll mutiger Frauen aus allen drei Westzonen, sich im April 1948 in Heidelberg zu treffen und die Geburt eines „gesamtdeutschen“ krankengymnastischen Berufsverbands vorzubereiten: Asta von Mülmann aus der amerikanischen Zone, Christa Dültgen aus der britischen Zone und Fräulein Gustedt aus der französischen Zone. Triebfeder dieser mutigen „Gruppe 48“, die sich aufgemacht hatte, die verbliebenen Kräfte zu bündeln, war die Krankengymnastin Irmgard Kolbe, die über ihre britische Mutter auch während des Krieges Kontakte nach England pflegen konnte und so erfuhr, dass es dort und auch in den Vereinigten Staaten längst Zusammenschlüsse der ‚Physiotherapists‘ in Berufsverbänden gab. Zwei Kolleginnen aus England kamen also nach Heidelberg, um die „Gruppe 48“ zu unterstützen und zu beraten. Die Ziele dieses Verbandsvorläufers, der sich „Zentralorganisation“ nannte, lagen praktisch auf der Hand: gleicher Aufbau aller Landesverbände, von denen schon einige bestehen, um später alle Krankengymnastinnen in Deutschland zusammenschließen zu können – Anheben des Niveaus in Aus- und Fortbildung – Anerkennung krankengymnastischer Leistungen bei der Ärzteschaft – Erweitern des Aufgabengebiets der Krankengymnastik – Lösen der wirtschaftlichen Fragen für die freiberufliche Tätigkeit.

2.7.2 März 1949 die Zeitschrift – November 1949 der Verband

Für die Kontaktaufnahme im noch immer „telefonlosen" Deutschland war es äußerst hilfreich, dass Asta von Mülmann bereits im März 1949, kurz nach Gründung der Bundesrepublik Deutschland, den Richard Pflaum Verlag in München für die Herausgabe einer Fachzeitschrift gewinnen konnte **(Abb. 2.10)**. Eine Fachzeitschrift zu gründen für eine Berufsgruppe, die in der Öffentlichkeit kaum bekannt war und die bisher weder eine Zeitschrift noch einen Verband noch sonst irgendeine verbindende Struktur vorweisen konnte, und einen Verleger zu finden, der dieses unkalkulierbare Risiko in papierarmen Zeiten eingehen wollte, war eine bewundernswerte Leistung und ein Dienst an der Krankengymnastik, der nicht hoch genug bewertet werden kann. In dieser ‚Zeitschrift Krankengymnastik' (heute: ‚Zeitschrift für Physiotherapeuten'), die sich sehr rasch verbreitete und geschätzt wurde, konnte man dann die Leserinnen auffordern, Postkarten an die Landesverbände zu schicken, um auf diese Weise ihre Namen und Anschriften zu sammeln. Im Zeitalter von Telefon, Fax und Internet können wir uns kaum vorstellen, was es bedeutete, mit eingeschränkten Kommunikationsmitteln alle notwendigen Vorarbeiten für die Gründung eines überregionalen Berufsverbands zu bewältigen. Im November 1949 schließlich war es so weit: Der ‚Zentralverband der krankengymnastischen Landesverbände' (heute ‚Deutscher Verband für Physiotherapie – Zentralverband der Physiotherapeuten / Krankengymnasten' (ZVK) e.V.)) wurde in Bad Soden/Taunus gegründet.

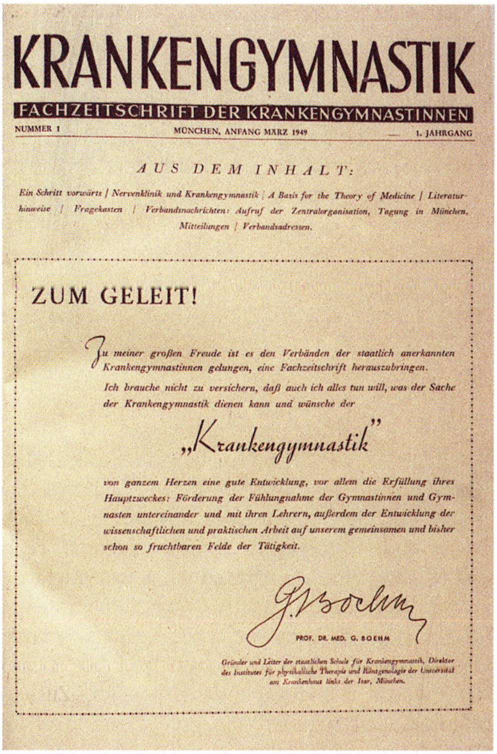
KRANKENGYMNASTIK

FACHZEITSCHRIFT DER KRANKENGYMNASTINNEN

NUMMER 1 — MÜNCHEN, ANFANG MÄRZ 1949 — 1. JAHRGANG

AUS DEM INHALT:

Ein Schritt vorwärts | Nervenklinik und Krankengymnastik | A Basis for the Theory of Medicine | Literaturhinweise | Fragekasten | Verbandsnachrichten: Aufruf der Zentralorganisation, Tagung in München, Mitteilungen | Verbandsadressen.

ZUM GELEIT!

Zu meiner großen Freude ist es den Verbänden der staatlich anerkannten Krankengymnastinnen gelungen, eine Fachzeitschrift herauszubringen.

Ich brauche nicht zu versichern, daß auch ich alles tun will, was der Sache der Krankengymnastik dienen kann und wünsche der

„Krankengymnastik"

von ganzem Herzen eine gute Entwicklung, vor allem die Erfüllung ihres Hauptzweckes: Förderung der Fühlungnahme der Gymnastinnen und Gymnasten untereinander und mit ihren Lehrern, außerdem der Entwicklung der wissenschaftlichen und praktischen Arbeit auf unserem gemeinsamen und bisher schon so fruchtbaren Felde der Tätigkeit.

PROF. DR. MED. G. BOEHM

Gründer und Leiter der staatlichen Schule für Krankengymnastik, Direktor des Institutes für physikalische Therapie und Röntgenologie der Universität am Krankenhaus links der Isar, München.

Abb. 2.10 Im März 1949 erschien im Richard Pflaum Verlag die von Asta v. Mülmann gegründete Zeitschrift ‚Krankengymnastik'. Diese erste Ausgabe hatte ein gelbes Titelblatt, ab der zweiten Ausgabe war der Titel „bayerisch weiß-blau".

2.7.3 Drei Meilensteine

Um die Kräfte zu bündeln, die für einen Wiederaufbau nach dem totalen Zusammenbruch notwendig waren, hatten die Krankengymnasten also bereits 1949 zwei wesentliche Meilensteine gesetzt: sie hatten eine überregionale Fachzeitschrift und sie hatten einen überregionalen Berufsverband. Eine dritte Kraft kam hinzu: Ebenfalls im April 1949 trafen sich erstmals die ärztlichen Leiter und die Technischen Leiterinnen (wie damals und kurioserweise noch ziemlich lange die krankengymnastischen Schulleiterinnen genannt wurden) der zehn Krankengymnastikschulen aus dem Bundesgebiet sowie Vertreter der Landesverbände. Als Ziele formulierte diese erste Schulkonferenz die einheitliche Regelung der Ausbildung mit Schutz der Berufsbezeichnung durch Bundesgesetz (im Kaiserreich, in der Weimarer Republik und im „Tausendjährigen/Dritten Reich" hatte es immer nur Ländergesetze, nie aber ein Reichsgesetz gegeben). Außerdem war der Zusammenschluss der Krankengymnastikschulen beabsichtigt, und die Krankengymnastik sollte deutlich gegen pflegerische Gymnastik und Massage abgegrenzt werden. Zehn Jahre sollte es allerdings noch dauern, bis das Bundesgesetz in Kraft trat; der junge Staat hatte Wichtigeres zu schützen als die Berufsbezeichnung Krankengymnast(in).

2.7.4 Starke Fürsprecher: die Orthopäden

Trotz vereinter Kräfte bleibt der Wiederaufbau beschwerlich. Da sind die vielen Hilfskräfte, im Eilverfahren für den Lazarettdienst ausgebildet, über die der Orthopäde Aubry so treffend bemerkt: „ ... je geringer und mangelhafter die Ausbildung, umso selbstständiger glauben sie arbeiten zu können, da die Verantwortung durch Wissen und Können wenig beschwert ist". Aubry ist nicht der einzige Orthopäde, der auf krankengymnastische Qualitätsarbeit achtet: Die Deutsche Gesellschaft für Orthopädie diskutiert 1949 auf ihrem Kongress in München unter dem Vorsitz von Hohmann, Schede und Lange das Thema „Ausbildung und Organisation der orthopädischen (!) Hilfskräfte im Dienste der Wiederherstellung der Beschädigten". Die Übungsbehandlung wird als der wichtigste Teil der krankengymnastischen Arbeit bezeichnet und hat nach den Ausführungen von Schede eine tief greifende Wandlung in der Heilkunde herbeigeführt. Während im Kongresssaal hohe und hehre Ziele für die Krankengymnastik diskutiert werden, sieht die Nachkriegswelt draußen allerdings sehr viel dramatischer aus: Manche Krankenkassen lehnen die Übernahme krankengymnastischer Leistungen ab; nach der Währungsreform 1948 sind viele Krankengymnastikstellen aus Kostengründen gestrichen worden; Gymnastiklehrer und Masseure drängen vehement in krankengymnastische Arbeitsfelder. Viel zu tun für die Landesverbände, viel zu tun für den Zentralverband, viel zu tun auch für jeden einzelnen Krankengymnasten. Jetzt zeigt sich, dass die Heilgymnastik/Krankengymnastik klug und ungeahnt weitsichtig entschieden hatte, am Anfang des Jahrhunderts die starke Hand der Orthopäden nicht zu verschmähen. Dass sie gar keine echte Wahl gehabt hatte, wollen wir diskret verschweigen. Der harte Kern der orthopädischen Ordinarien, die fast alle auch Leiter von Krankengymnastikschulen an ihren Universitätskliniken sind, unterstützt nach Kräften die Ziele des Berufsverbands der Krankengymnasten. Ohne diese Fürsprecher hätten die Krankengymnastinnen trotz aller guten Ideen und trotz allen Engagements auf ziemlich verlorenem Posten gestanden. Die ordinierten Fürsprecher bringen zwei ganz wesentliche Voraussetzungen mit, um „höheren Orts" angehört zu werden und ihre Vorschläge durchzusetzen: sie sind Männer, und sie sind Ärzte – und sie können für ihre weiblichen „Hilfskräfte" in die Bresche springen, ohne dabei zu riskieren, sich eine mögliche Konkurrenz heranzuziehen. Die absolute Verbindlichkeit der ärztlichen Verordnung und Verantwortung für jedwede Art von Therapie steht selbstverständlich zu keiner Zeit zur Diskussion; es geht „nur" darum, die ärztlich verordnete Krankengymnastik qualitativ einigermaßen abzusichern und vor Übergriffen aus nichttherapeutischen Feldern zu bewahren.

2.8 Die fünfziger Jahre – frühe Aufbaujahre

2.8.1 Ausbildung

Allen Beteiligten – Krankengymnasten, Lehrern der Krankengymnastik, ärztlichen und krankengymnastischen Schulleitern, den Landesverbänden, dem Bundesverband und der interessierten Ärzteschaft – war die bundesgesetzliche Regelung von Ausbildung, Prüfung und Berufstätigkeit der Krankengymnasten ein dringendes Anliegen. Viele Diskussionen, mehrere Entwürfe, viel Lobby-Arbeit in Bonn, um die Parteien für das Anliegen dieser vergleichsweise kleinen Berufsgruppe zu interessieren. Dass beim Aufbau eines völlig neuen demokratischen Staatswesens tausenderlei Anderes Vorrang haben musste, ist heute leicht zu verstehen, damals bedeutete das lange Warten eine harte Geduldsprobe. Doch auch ohne Bundesgesetz gab es ländergesetzlich geregelte Anforderungen an die Krankengymnastikausbildung – allerdings mit Variationen. Im „Gesetz über Krankengymnasten in Bayern" hieß es beispielsweise 1952: „Die staatliche Anerkennung ist jedem Bewerber zu erteilen, der eine zweijährige Ausbildung an einer Krankengymnastikschule durchlaufen, die Abschlussprüfung bestanden hat und nachfolgend mindestens 6 Monate an einer Krankenanstalt oder in einer ärztlichen Praxis tätig war." Dieses halbe Jahr eines so genannten Anerkennungspraktikums gab es zum Beispiel nicht in allen Landesgesetzen, dort endete die Ausbildung nach Abschluss des zweijährigen Lehrgangs. Erst mit dem Bundesgesetz von 1958 wurde das einjährige Anerkennungspraktikum für alle verbindlich. 1952 – rund 100 Jahre also, nachdem Neumann die Bewegung als vom Gymnasten zubereitet sah wie eine Arznei vom Apotheker –, gehört zur Krankengymnastik laut bayerischem Ausbildungsgesetz „insbesondere die systematische Ausführung, das Ausführenlassen und die elektrische Auslösung von Körperbewegungen zu Heil- und Wiederherstellungszwecken, die Übungsbehandlung, die Lagekorrektur und Funktionstherapie innerer Organe sowie die Gymnastik mit Schwangeren, Wöchnerinnen, Kleinkindern und Gemütskranken". Neben Pädiatrie, Neurologie und Psychiatrie, die mittlerweile also Bestandteil der Krankengymnastikausbildung geworden sind, werden auch ausgewählte Gebiete aus der Psychologie unterrichtet. Dieser Unterrichtsinhalt wird bei der bundesgesetzlichen Regelung geopfert werden, erst 1994 taucht die Psychologie in der Novellierung des Berufsgesetzes wieder auf. Das „Ausführen und Ausführenlassen von Körperbewegungen" als spezifisch krankengymnastische Tätigkeit umfasst in den fünfziger Jahren vorrangig die Schnellkraft- und Schwungübungen, Widerstandsübungen, das Klappsche Kriechen, Skoliosebehandlung nach Gocht und Niederhöffer sowie Hockergymnastik.

2.8.2 Lehrerausbildung (1952-2004)

1952: In der Februar-Ausgabe der ‚Zeitschrift Krankengymnastik' findet sich 1952 eine Notiz, dass Professor Kohlrausch eine Schule für Lehrerinnen der Krankengymnastik in Zusammenarbeit mit dem Institut für Leibesübungen in Frankfurt/Main eröffnen will, wenn er hierzu die behördliche Genehmigung erhält. Die Ausbildung soll ein Jahr lang dauern, das krankengymnastische Wissen vertiefen, pädagogische Kenntnisse vermitteln und das Sportlehrerexamen einschließen (!). Die behördliche Genehmigung wird nicht erteilt, die Lehrer der Krankengymnastik bleiben weiterhin auf ihre pädagogische Intuition angewiesen.

1962: Erst 10 Jahre später findet der erste ‚Lehrgang zur Heranbildung von Krankengymnastik-Lehrkräften' statt, den der Berliner Gesundheitssenat anbietet in Zusammenarbeit mit der Krankengymnastikschule am Oskar-Helene-Heim (Stiftung Orthopädische Universitätsklinik Berlin). Annemarie Hauptmann, krankengymnastische Leiterin der Berliner OHH-Schule, und einige ihrer Lehrerinnen, aus Göttingen Ada Kuhne und Irmgard Engeling, beide führende Fachfrauen in ihren Gebieten (Bewegungserziehung/rhythmische Gymnastik sowie Atemtherapie und Bindegewebsmassage) sorgen für solides Fachwissen der zukünftigen Lehrerinnen, das neben der pädagogisch-psychologischen Qualifizierung vermittelt wird.

1966 folgen die Kurse der Deutschen Zentrale für Volksgesundheitspflege e.V. mit Sitz in Frankfurt/Main, die von deren Geschäftsführerin, Gräfin Ines von Bredow, ins Leben gerufen wurden. In diesen Kursen geht es primär um die pädagogisch-psychologische Qualifizierung unterrichtender Krankengymnasten. Über mehrere berufsbegleitende Aufbaukurse führen sie zu einem ebenfalls berufsbegleitenden zweijährigen Studienlehrgang. Die Kurse werden später von der Hessischen Arbeitsgemeinschaft für Gesundheitserziehung e.V. erst in Oberursel, dann in Weilburg fortgeführt; die Adressatengruppe hat sich erweitert auf alle Unterrichtenden an den Schulen des Gesundheitswesens (also neben Physiotherapie u.a. auch Ergotherapie, Logopädie, Ernährungsberatung).

1977 25 Jahre nach Kohlrauschs vergeblicher Initiative wird der erste anderthalbjährige Vollzeitlehrgang für Lehrer der Krankengymnastik am „Heidelberger Lehrerseminar" (staatl. anerk. Weiterbildungsstätte für Lehrkräfte der Krankengymnastik) angeboten. Träger des Lehrerseminars ist der ZVK, durchgeführt wird es an der Krankengymnastikschule der Stiftung Orthopädische Universitätsklinik Heidelberg; Initiatorin und Leiterin ist Antje Hüter-Becker. Auch hier wird in dem als ‚Basisfächer' bezeichneten Ausbildungsinhalt das krankengymnastische Wissen und Können der Seminaristinnen/Seminaristen aufgefrischt, erweitert und vertieft. Daneben werden die Fächer Schulpädagogik, Psychologie, Soziologie, Fachdidaktik, Aufgabenbereich des Lehrers, Berufs- und Rechtskunde vermittelt. In zwei Schulpraktika können die Teilnehmer das Lehrgangswissen im Schulalltag anwenden und auf Tauglichkeit prüfen.

1990 Mit der Vereinigung von Deutschland-West und Deutschland-Ost am 3. Oktober 1990 wird auch für die bundesrepublikanischen Physiotherapeuten das Studium der Medizinpädagogik zugänglich, das an der Humboldt-Universität zu Berlin und an der Universität Halle/Saale angeboten wird.

2003 In Nordrhein-Westfalen bietet die Fachhochschule Bielefeld einen Bachelor-Studiengang „Berufspädagogik für Gesundheitsberufe" an, der auch Physiotherapeuten auf die Lehrtätigkeit vorbereiten soll. Ganz allmählich erobert sich die Ausbildung von Lehrern der Physiotherapie den Ausbildungslevel, der ihr angemessen ist: Fachhochschule oder Universität.

2.8.3 Berufspolitik

Eine der wesentlichen Aufgaben der Berufspolitik in den fünfziger Jahren bleibt es, immer wieder in Sachen Berufsgesetz in Bonn vorstellig zu werden. Daneben geht aber auch das „normale" Verbandsgeschäft weiter, denn in allen Bereichen gibt es viel zu tun: 1950 veranstaltet der französische Verband ‚Société de Kinésithérapie' in Paris einen internationalen Kongress für Heilgymnastik. Die guten fachlichen Kontakte, die – vor allem aus dem Kreis der Krankengymnastinnen um Asta von Mülmann – auch international geknüpft werden, münden in einer Einladung nach Paris. Keine unbeschwerte Reise, denn die Besetzung Frankreichs durch deutsche Truppen, Plünderungen und Deportationen liegen zwar bereits einige Jahre zurück, sind aber keineswegs vergessen. Wie auch! Der Schrecken, den deutsche Soldaten in ganz Europa verbreitet haben, ist auch in Frankreich lebhaft in Erinnerung. Dennoch wagt sich die kleine deutsche Delegation mutig ins ehemalige „Feindesland". Das menschlich-mitfühlende, fachlich-selbstbewusste Auftreten der ‚Damen' aus Deutschland muss überzeugend gewesen sein; die Vorträge sind – nicht nur in den französischen Ohren – ein solcher Erfolg, dass Deutschland 1951 sogar nach Kopenhagen eingeladen wird, zur Gründungsversammlung der World Confederation for Physical Therapy (WCPT). Doch die politische Musik spielt nicht nur auf internationalem Parkett, zu Hause gibt es dringende Aufgaben zur Existenzsicherung der freiberuflich tätigen Krankengymnasten: Verträge über Praxiszulassung und -ausstattung sowie Gebührenvereinbarungen mit den Krankenversicherungen und Berufsgenossenschaften müssen geschlossen werden. In diesen fünfziger Jahren, in denen ein Brötchen beispielsweise 0,05 DM kostet (1 DM = etwa 50 Cent), wird eine „Krankengymnastische Ganzbehandlung einschließlich der erforderlichen Massage mit 2,50 DM vergütet! Alle anderen Positionen auf der Gebührenliste liegen zwischen 1,75 und 0,50 DM. Erstaunlich ist, wie lange sich die Systematik/Beschreibung der Abrechnungspositionen (und in der Relation leider auch die Preise) dieser frühen Gebührenvereinbarung gehalten hat! Erst in den neunziger Jahren wird eine völlig neue Systematik eingeführt – ein Zeichen dafür, wie unbeweglich politische Strukturen auch dann sind, wenn sich die fachlichen Inhalte rapide verändern.

1953 vereinbaren Richard Pflaum Verlag und Zentralverband der Krankengymnasten (ZVK) e.V., dass die ‚Zeitschrift Krankengymnastik' das „Offizielle Organ" des ZVK wird. Ein Geschäft auf Gegenseitigkeit: Die Zeitschrift darf auf ihrem Titel den Hinweis auf diese Organschaft tragen, der ZVK darf seine Mitteilungen kostenlos im hinteren Teil der Zeitschrift selbst redigieren und veröffentlichen. Der redaktionelle, fachliche Teil der Zeitschrift bleibt von dieser Vereinbarung unberührt. Herausgegeben wird die ‚Zeitschrift Krankengymnastik' / ‚Zeitschrift für Physiotherapeuten' weiterhin vom Pflaum Verlag, sie ist auch als „offizielles Organ" keine Verbandszeitschrift geworden.

Im Februar 1958 (10 Jahre nachdem die „Gruppe 48" in Heidelberg den Traum von einer einheitlichen Ausbildung geträumt hatte) lädt der Bundesausschuss für Fragen des Gesundheitswesens ein zu einer Anhörung zum „Entwurf eines Gesetzes über die Ausübung der Berufe des Masseurs, des Masseurs und medizinischen Bademeisters und des Krankengymnasten". ‚Knackpunkt' der Anhörung ist die Frage, ob alle drei im Gesetzestitel genannten Berufe in der physikalischen Therapie zu einem einheitlichen Beruf zusammengefasst werden sollten. Die Verbandsvertreter der Masseure, der Masseure und med. Bademeister sowie die Gewerkschaften DAG und ÖTV fordern den Einheitsberuf „Masseur-Heilgymnast". Auf der Gegenposition formieren sich der ZVK, die großen Gesellschaften der Fachärzte (Orthopäden, Chirurgen, Internisten), die Deutsche Gesellschaft für Physikalische Medizin, die Krankenhausärzte, der Bäderverband, die Gesellschaft für Unfallheilkunde, der Verband der weiblichen Angestellten, die Deutsche Krankenhausgesellschaft und die Bundesärztekammer. Die „starke Hand" von 1900 legt sich wieder schützend auf die Krankengymnastik: Der so genannte Einheitsberuf wird angesichts dieser Phalanx von Gegnern vom Gesetzgeber verworfen. Ein zweifelhafter Sieg – beschert er doch über Jahrzehnte Abgrenzungsscharmützel zwischen Krankengymnasten und Masseuren, die zuweilen geradezu groteske Züge annehmen und sehr viel politische Kraft binden. Auch bei der Novellierung des Berufsgesetzes im Jahre 1994 wird im Vorfeld exakt die gleiche Diskussion wieder aufflammen. Auch im zweiten Anlauf wird der „Einheitsberuf" abgewehrt werden. Der Preis: unübersichtliche „Nachqualifizierungswege" für Masseure und med. Bademeister, die Physiotherapeuten werden wollen/müssen, weil die drastischen Sparmaßnahmen im Gesundheitswesen vor allem die Leistungen der Masseure treffen; die ‚Nachqualifizierung' zum Physiotherapeuten ist also als Schritt zur Existenzsicherung zu sehen.

Im Dezember 1958 verkündet der Bundespräsident das „Gesetz über die Berufe des Masseurs, des Masseurs und medizinischen Bademeisters und des Krankengymnasten" im Bundesgesetzblatt I Nr. 47 vom 24.12.1958. Frohe Weihnachten! Die deutschen Krankengymnasten dürfen sich beschenkt fühlen mit einem einheitlichen zweijährigen Lehrgang an der Lehranstalt, dem ein einjähriges Anerkennungspraktikum in einem Krankenhaus folgt.

Eine dreijährige Ausbildung also mit Zugang über den mittleren Bildungsabschluss. Daran ändert sich in den nächsten Jahrzehnten so gut wie nichts: Fast 40 Jahre später, bei der Novellierung von 1994, bleibt es bei den drei Jahren, bleibt es beim mittleren Bildungsabschluss als Zugang, lediglich das Anerkennungspraktikum wird in den Lehrgang integriert. Und Deutschland bleibt – wie auch schon 1958 – bezüglich des Ausbildungsniveaus Schlusslicht in Europa. Fachlich allerdings halten die deutschen Krankengymnasten/Physiotherapeuten durchaus Schritt mit Europa – sind hier und da sogar ein paar Schritte voraus. Auch das muss angemerkt werden.

2.9 Die sechziger Jahre – Wirtschaftswunderjahre

2.9.1 Ausbildung

Das Gesetz ist verabschiedet, und im Dezember 1960 folgt die Ausbildungs- und Prüfungsverordnung mit einem Rahmenlehrplan für den Lehrgang in der Krankengymnastik. Zu Beginn des 6. Lebensjahrzehnts krankengymnastischer Ausbildung gibt es eine ‚Ständige Konferenz der ärztlichen Leiter der Lehranstalten für Krankengymnastik' (anders als 1949 gehören die krankengymnastischen Schulleiterinnen nicht mehr dazu, sie werden lediglich bei ausgewählten Tagesordnungspunkten angehört, müssen dann aber den Sitzungssaal wieder verlassen); es gibt die jährliche Schultagung, bei der die Schulleiterinnen und Lehrkräfte Fach- und Organisationsfragen bearbeiten, und es gibt 16 Krankengymnastikschulen, die ausnahmslos Universitäten oder großen Unfall- und Rehabilitationskliniken angeschlossen sind. Bis zum Jahr 1970 werden sechs weitere Schulen hinzukommen. Der große Boom folgt erst in den siebziger Jahren.

Interessant ist ein Blick auf die praktischen Fächer, die im Rahmenlehrplan der Ausbildungsordnung vorgeschrieben sind, welche im Übrigen mehr als 30 Jahre gültig bleiben wird: Für die ‚Technik der Krankengymnastik' (auch orthopädisches Turnen, Haltungs- und Atemschulung, Extensions- und Schlingenbehandlung, Unterwassergymnastik) sind im ersten Ausbildungsjahr 17 Wochenstunden vorgesehen, für die ‚Technik der Massage' (auch Bindegewebsmassage und besondere Formen der Reflexzonenmassage) sind – ebenfalls im ersten Ausbildungsjahr – 16 Wochenstunden eingeplant. Die ‚Methodische Anwendung der Krankengymnastik' muss in allen großen Gebieten der klinischen Medizin gelehrt und praktiziert werden (Orthopädie, Chirurgie, Innere Medizin, Neurologie, Kinderheilkunde, Frauenheilkunde und Psychiatrie). Im einjährigen Anerkennungspraktikum muss der Praktikant vier Monate in der Orthopädie oder Chirurgie und vier Monate in der Inneren Medizin weiter ausgebildet werden; für vier Monate darf er das Fachgebiet frei wählen. Außerdem muss er an 100 Unterrichtsstunden teilnehmen.

Im Dezember 1960 tritt eine Verordnung in Kraft, nach der Masseure mit staatlicher Anerkennung eine ‚Sonderprüfung zum Krankengymnasten' ablegen können. Diese ‚Sonderprüfung' entspricht inhaltlich exakt der umfangreichen staatlichen Anschlussprüfung, wie sie am Ende des Krankengymnastiklehrgangs vorgeschrieben ist. Masseure, die ihre Befähigung zum Krankengymnasten unter Beweis stellen wollen, können diese Chance nutzen, die allerdings auf drei Jahre begrenzt ist. Aufgrund dieser Verordnung bieten einige der Krankengymnastikschulen (z. B. die Schule an der Orthopädischen Universitätsklinik in Köln) berufsbegleitend Kurse für Masseure an, in denen sie sich auf die Sonderprüfung vorbereiten können. Diese freiwillige Möglichkeit wird rege genutzt, um vor allem die theoretischen Kenntnisse nach langer praktischer Berufstätigkeit wieder aufzufrischen und zu ergänzen. Vorgeschrieben sind solche Vorbereitungskurse nicht.

2.9.2 Die fachliche Entwicklung

Es waren in den frühen Nachkriegs- und ersten Aufbaujahren bis Ende 1950 überwiegend einzelne erfahrene Krankengymnastinnen, die Fortbildungskurse selbst anboten oder für die „Koryphäen" organisierten. Daneben gab es ärztliche Vorträge, an denen außer den niedergelassenen und klinisch tätigen Ärzten auch die Krankengymnasten als Hörer teilnehmen konnten. Mit Konsolidierung der krankengymnastischen Landesverbände wurde Fortbildung eine originäre Aufgabe des Berufsverbands als Serviceleistung für die Mitglieder. Bis in die späten siebziger Jahre, in denen allmählich auch die Fach-Arbeitsgemeinschaften des ZVK Fortbildungsaufgaben übernahmen, hatten die Landesverbände quasi das Fortbildungsmonopol. „Renner" in den sechziger Jahren waren die diagnosebezogenen

Fortbildungen: Skoliosebehandlung, Hemiplegiebehandlung, Behandlung bei Koxarthrose usw. Noch bis 1970 übertreffen sie bei Weitem die Fortbildungsangebote, die auf die Vermittlung von Untersuchungs- und Behandlungstechniken zielen. In den weiteren Jahren verschwinden diese diagnosebezogenen Angebote fast vollständig, wenn man von der sog. CP-Behandlung einmal absieht. Die Techniken, die allmählich auf den Markt drängen, sind PNF, Atemtherapie, CP, Bobath, Vojta, ab 1970 dann auch FBL, Pezzi-Ball, Stemmführungen nach Brunkow, 1975 erscheint die Manuelle Therapie. Die Funktionsanalyse nach Dr. Brügger macht sich 1980 auf den Weg, und 1985 wecken auch Muskeldehntechniken Interesse. Mit Ausbau des Fortbildungsmarktes durch die Arbeitsgemeinschaften und vor allem durch eine Fülle privatwirtschaftlicher Fortbildungszentren wird die Datenlage unübersichtlich, sodass Zahlen für die neuen „Renner" Sportphysiotherapie, Medizinische Trainingstherapie, Psychomotorik, Hippotherapie usw. nicht vorliegen. Die Krankengymnastik hat sich in einen Kreislauf technischer Differenzierung hinein katapultiert, der kaum aufzuhalten scheint. Mit Blick auf die sechziger bis achtziger Jahre lässt sich darüber hinaus feststellen, dass der Behindertensport (früher Versehrtensport) sang- und klanglos von den Krankengymnasten zu den Diplom-Sportlehrern abwandert und die Sportphysiotherapie zu den Masseuren und med. Bademeistern. In beiden Aufgabenbereichen stehen eher ‚männlich-sportliche' Akzente im Vordergrund, beide finden außerklinisch und oft am Abend und am Wochenende statt – das alles mag erklären, warum die Krankengymnastik, die immer noch fast ausschließlich von Frauen ausgeübt wird, hier kampflos Terrain aufgibt. Andererseits verteidigt sie „ihr Terrain" in Klinik und freier Praxis äußerst vehement gegenüber den Masseuren und übersieht dabei, dass die Beschäftigungstherapie (heute Ergotherapie), 1954 etabliert, zunehmend funktionelle Aufgaben übernimmt, die bis dahin ins krankengymnastische Programm gehörten.

Die Gymnastik, also das Sich-Bewegen mit und ohne Gerät, verschwindet ebenfalls allmählich aus dem Fortbildungsangebot – mit der Entwicklung immer subtilerer Untersuchungs- und Behandlungstechniken für einzelne Strukturen des Bewegungssystems werden diese umfassenden Bewegungsformen offensichtlich als verzichtbar eingestuft. Für das weite Feld der Prävention oder auch für die Arbeit mit psychisch Kranken ein voreiliger Verzicht. Die Vermittlung differenzierter Kenntnis der Gelenkmechanik, der funktionellen Zusammenhänge beim Bewegen und der neurophysiologischen Steuerung des Bewegungsverhaltens scheint in der Ausbildung nicht ausreichend zu gelingen, sodass diese Inhalte und die mit ihnen operierenden Techniken in den nächsten Jahrzehnten in der Ausbildung immer mehr Raum einnehmen. Ein beachtliches Phänomen, das die Gefahr in sich birgt, dass Krankengymnastik sich auf die Ebene der strukturellen Läsion konzentriert und dabei die Alltagsfunktionen und die beruflich-sozialen Belange des Patienten aus dem Blick verliert.

2.9.3 Der 10-jährige Rechtsstreit mit den Masseuren

Je größer die Nähe zwischen zwei Berufen, desto heftiger die Abgrenzungsbestrebungen. Dieser Grundsatz gilt in besonderem Maße auch für die Berufe des Krankengymnasten und des Masseurs, die seit 1959 in einem gemeinsamen Bundesgesetz geregelt sind. Der Verwandtschaft der beiden wurde im Gesetz dadurch entsprochen, dass für Masseure der Lehrgang in der Krankengymnastik um ein halbes Jahr verkürzt werden kann; auch die oben erwähnte ‚Sonderprüfung' für Masseure zeigt, als wie eng beieinander liegend der Gesetzgeber beide Berufe einordnet. Die Überschneidungen der Tätigkeiten sind unübersehbar: Für beide Berufe beinhaltet die Ausbildung Massage, Elektro-, Licht-, Thermo- und Hydrotherapie und auch – das eben ist der Stein des Anstoßes – die Bewegungstherapie. Bei gleicher Fächerbezeichnung sind allerdings die inhaltlichen Gewichte unterschiedlich verteilt. Bei den Masseuren liegt der Schwerpunkt verständlicherweise auf den unterschiedlichen Massageleistungen und den physikalisch-therapeutischen Anwendungen, während bei den Krankengymnasten die Bewegungstherapie im Zentrum ihrer Arbeit steht; alles andere bezeichnen sie als vorbereitende und begleitende Maßnahmen. Der Streit geht einzig und allein um die Bewegungstherapie und nimmt, wie oben bereits erwähnt, zuweilen nahezu groteske Züge an, wenn beispielsweise ‚Bewegungstherapie' getrennt wird in ‚Bewegungsübungen' für Masseure und ‚Krankengymnastik' für Krankengymnasten, oder ‚einfache Bewegungsübungen' für Masseure und ‚spezielle Bewegungsübungen' für Krankengymnasten.

Der Streit kulminiert im Jahre 1965, als die Masseure „über Nacht" ihren Berufsverband, der bis dahin als ‚Verband medizinischer Hilfsberufe' firmierte, umtaufen in ‚Verband Deutscher Physiotherapeuten'. Das schlägt deshalb bei den Krankengymnasten ein wie eine Bombe, weil überall in der Welt (Ausnahme Frankreich mit seinem Kinésithérapeut) Krankengymnasten die ‚Physiotherapists' oder ‚Physical Therapist' waren (und sind), zu deutsch also: Physiotherapeuten. Kriegsrat bei den Krankengymnasten, wie auf dieses Husarenstück, das man auch einen Geniestreich nennen könnte, zu reagieren sei. Die „starken Hände" sind bald wieder zur Stelle, wie sich zehn Jahre später herausstellt diesmal allerdings in erster Linie, um ihre eigene Klientel, die Ärzte nämlich, vor der Verwechslung mit ‚Physiotherapeuten' zu schützen: Bundesärztekammer und einige ärztliche Fachverbände klagen gemeinsam mit dem ZVK vor dem Hamburger Amtsgericht (der anstößige Verbandsname war im Hamburger Vereinsregister eingetragen). Mit Kamera ausgerüstete Krankengymnastinnen reisen über Land und fotografieren Praxisschilder, auf denen als Berufsbezeichnung des Praxisinhabers die anmaßende Bezeichnung Physiotherapeut zu lesen ist und nicht Masseur. Die Fotos sollen im Hamburger Rechtstreit als Beweismittel dienen.

Dass es den Hamburger Richtern völlig egal war, ob die Bezeichnung ‚Physiotherapeut' im Ausland den Krankengymnasten meint, das stellte sich erst zehn (!) Jahre später heraus, als der Urteilsspruch verlesen wurde: Die Berufsbezeichnung ‚Physiotherapeut' – das hatte eine ausgedehnte Volksbefragung ergeben – wurde als verwechslungsfähig eingestuft, weil der Laie diese Bezeichnung als etwas Arztähnliches versteht, hinter dem sich eine akademische Ausbildung verbirgt. Diese Irreführung der Öffentlichkeit müsse unter allen Umständen vermieden werden. Die Folge: Nicht nur wurde der beklagte Verbandsname umgehend gelöscht (seither heißt der Verband „Verband Physikalische Therapie (VPT) e. V."), sondern es wurde den Masseuren und med. Bademeistern – aber auch den Krankengymnasten (!) – verboten, sich Physiotherapeuten zu nennen.

2.10 Die siebziger Jahre – Die Krankengymnastik „brummt"

Von 1971 bis 1981 verdoppelt sich die Zahl der Schulen von 22 auf 44. Was war die Ursache für diese gewaltige Nachfrage nach Krankengymnastik, auf die mit einem gewaltigen Angebot neuer Schulen geantwortet werden musste? Diesmal veranlassten glücklicherweise weder Kriege noch Katastrophen (ausgenommen die Contergan-Katastrophe) den Wachstumsschub für die Krankengymnastik, sondern ein eklatanter Wandel in der klinischen Behandlung. Das neue Schlagwort: Frühmobilisation. Durfte bis dahin der Patient nach einem Herzinfarkt erstmals nach acht bis zehn Wochen aufstehen, so verkürzte sich die Liegezeit jetzt auf Tage! Die lange Bettlägerigkeit wurde zunehmend als Ursache oft tödlicher Komplikationen erkannt – Ruhigstellung wurde folglich in allen Fachgebieten und bei allen Krankheitszuständen auf das allernotwendigste Minimum begrenzt. Hinzu kamen neue operative Möglichkeiten (Gelenkersatz, Wiederherstellungschirurgie), querschnittgelähmte Menschen wurden medizinisch, beruflich und sozial rehabilitiert und starben nicht mehr, wie früher fast unvermeidlich, an den Folgen der Komplikationen. Die Neurochirurgie machte erhebliche Fortschritte, ebenso die Intensivmedizin, und damit vermehrte sich die Zahl der Patienten, welche durch differenzierte krankengymnastische Interventionen bestmöglich wiederhergestellt werden mussten. Hinzu kam der Slogan: Rehabilitation vor Rente, die Behandlungsmöglichkeiten bei frühkindlichen Hirnschäden wurden ausgebaut und weckten weiteren Bedarf an Krankengymnastik – der in Zeiten wirtschaftlicher Hochkonjunktur von den Sozialversicherungssystemen auch klaglos finanziert wurde.

2.10.1 Ausbildung

Der Wachstumsschub erhöht nicht nur die Zahl der Schulen, sondern bringt auch einen veränderten Schultyp mit sich: Bald sind es nicht mehr nur Universitätskliniken, große Unfall- und Rehabilitationskrankenhäuser, denen die Krankengymnastikschulen angeschlossen werden, und es sind auch nicht mehr nur erfahrene Ärzte und Krankengymnasten, die als Schulleiter und Lehrer gewonnen werden. Geschäftsinteressen kommen ins Spiel – dem Wachstum fehlt die Reifezeit. Die ‚Ständige Konferenz der ärztlichen Leiter', die 1949 noch wirkungsvoll vor der übereilten Eröffnung neuer Schulen gewarnt hatte (von 1949 bis 1969 wurden nur 10 Schulen gegründet), versäumt den Zeitpunkt, zu dem sie Qualitätsmerkmale von Schulen nach außen hätte dokumentieren müssen. Erst 1982 verabschiedet die ‚Ständige Konferenz' die „Mindestanforderungen an Errichtung und Betrieb von Krankengymnastikschulen". Dieses Papier wird zwar den Aufsichtsbehörden zugeleitet, es wird aber nicht mit dem notwendigen politischen Nachdruck dafür gesorgt, dass diese Mindestanforderungen bei der staatlichen Anerkennung neuer Schulen auch zugrunde gelegt werden. Darüber hinaus fällt es den ärztlichen Leitern ganz offensichtlich schwer, in ihren eigenen Reihen die Mindestanforderungen durchzusetzen.

2.10.2 Der ärztlich-krankengymnastische Fachdialog verstummt

Die mangelhafte Ausbildung der Krankengymnasten während des 2. Weltkriegs hatte die Deutsche Gesellschaft für Orthopädie 1949 zu einer Denkschrift veranlasst, in der sie den Berufsstand der Krankengymnasten und damit das Niveau der deutschen Krankengymnastik als aufs Schwerste gefährdet beschrieb. Dieses hohe Niveau, das in den Nachkriegsjahren weiter ausgebaut werden konnte, war nicht nur auf die fachliche Sorgfalt und die differenzierten praktischen Fähigkeiten der Krankengymnasten zurückzuführen, sondern beruhte auch auf der engen, sich ergänzenden Zusammenarbeit von Ärzten und Krankengymnasten. Dieser Zusammenarbeit gelang es in den fünfziger und sechziger Jahren, die Nachkriegskrise zu überwinden und der deutschen Krankengymnastik weltweites Ansehen zu verleihen. In den siebziger Jahren scheint es, als sei dieses Ansehen infolge der immensen Qualitätsunterschiede in der Ausbildung wieder in Gefahr geraten; es scheint auch, als habe die enge, sich ergänzende Zusammenarbeit zwischen Ärzten und Krankengymnasten Schaden genommen. Eine der Ursachen hierfür liegt darin, dass für die Orthopäden – die „Väter der Krankengymnastik" – die konservative Orthopädie in dem Maße an Glanz und Interesse verliert, wie die operative Orthopädie mit spektakulären Techniken und Erfolgen die Aufmerksamkeit bindet. Außerdem ist es längst nicht mehr nur die Orthopädie, in der Krankengymnastik einen anerkannten Platz im Behandlungskonzept einnimmt, auch aus Neurologie, Neurochirurgie, Kinderheilkunde, Unfallheilkunde, Rehabilitation etc. ist sie nicht mehr wegzudenken. Aber in diesen Fachbebieten der klinischen Medizin wachsen auch die Aufgaben für die Ärzteschaft, sodass nicht Zeit bleibt, sich auch noch um die Berufsbelange der medizinischen Assistenzberufe zu kümmern, selbst wenn das Interesse vorhanden wäre. Die Krankengymnastik ist ‚erwachsen' geworden, man erwartet zu Recht von ihr, dass sie ihre Angelegenheiten selber regelt und ihre Probleme eigenverantwortlich löst. Die Krankengymnasten ihrerseits entwickeln mit jeder ihrer neuen Behandlungsmethoden auch eine neue Terminologie, die von Uneingeweihten nicht unbedingt verstanden wird und zur wachsenden Sprachlosigkeit beiträgt. Uneingeweihte sind dabei nicht nur die Ärzte, sondern auch diejenigen Krankengymnasten, die in der entsprechenden Methode nicht weitergebildet wurden. Die Gruppe der Krankengymnasten ist daher längst nicht mehr so homogen wie zwanzig Jahre zuvor, die Interessen divergieren zum Teil sehr, und – das darf nicht unterschätzt werden – die Not der frühen Jahre, die zusammengeschweißt hat, ist längst dem Wohlstand gewichen. Der Zwang zum Zusammenhalt ist geringer, das gesellschaftliche Klima rauer geworden.

2.10.3 Männlicher Nachwuchs meldet sich

Von wenigen „männlichen Einsprengseln" abgesehen war die Krankengymnastik immer noch ein reiner Frauenberuf. Erst als zu Beginn der siebziger Jahre auch das Medizinstudium mit einem strengen Numerus clausus belegt wird, interessieren sich auch junge Männer für die Krankengymnastikausbildung – als Alternative zum Medizinstudium oder als „Parkplatz" für die Wartezeit, an deren Ende dann doch das Studium lockt. Eine zweite Quelle für männlichen Nachwuchs sind die Absolventen eines Lehramtsstudiums, die nicht mehr ausreichend im Schuldienst unterkommen und dem Studium, oft einem Sportstudium, eine Krankengymnastikausbildung anhängen. Und schließlich kommen auch Abiturienten und junge Männer aus ganz unterschiedlichen Berufsfeldern, die während ihres Zivildienstes im Krankenhaus oder in Rehabilitationseinrichtungen ihre Neigung zu einem sozialen Beruf entdeckt hatten. Ein Wunsch Gottfried Boehms, des Gründers der Krankengymnastikschule München, scheint – zumindest im Ansatz – erfüllt. Es sind von ihm nämlich folgende Worte überliefert, die er kurz nach dem 2. Weltkrieg in einem Festvortrag geäußert hatte: „[......] es ist bedauerlich, dass trotz mehrfacher Versuche [......] Offiziere für diesen Beruf zu interessieren, nur wenige (männliche) Krankengymnasten tätig sind." Dass hier die Krankengymnastik als berufliche Rehabilitationsmaßnahme für überflüssig gewordene Militärs angesehen wurde, erinnert an ihre Wurzel in der männlichen Sport-Gymnastik aus dem „Turnbuch für die Söhne des Vaterlands" (GutsMuths 1817).

So heftig trifft es die Krankengymnastik in den siebziger Jahren nun allerdings nicht: Es sind nicht die pensionierten Offiziere, die therapeutischen Aufgaben zustreben, und auch die Sportpädagogen, die sich der Krankengymnastik zuwenden, sind längst nicht mehr im Ideal von Turnvater Jahn ausgebildet. Was sie einbringen in die Krankengymnastik war in ihr bis dahin längst nicht ausreichend bekannt – oder wurde nicht ausreichend berücksichtigt: trainingswissenschaftliche Prinzipien bei Aufbau und Dosierung von Rehabilitationsprogrammen beispielsweise oder – aufgrund ihrer wissenschaftlichen Ausbildung – die Fähigkeit und Bereitschaft, Behandlungsabläufe und -ergebnisse darzustellen und zu dokumentieren. Die Sportphysiotherapie, bis dahin im Einverständnis mit den großen Sportverbänden fest in der Hand der Masseure, wird für die jetzt zahlreicheren Männer in der Krankengymnastik äußerst reizvoll, der stillschweigende Verzicht der Frauen auf dieses Tätigkeitsfeld schmerzt jetzt. In langwierigen Verhandlungen mit den Sportfunktionären und dem Masseurverband, die sich bis in die achtziger Jahre hinziehen, öffnet sich allmählich auch für die Krankengymnasten ein Türchen in die Sportphysiotherapie. Sie wird im Laufe der kommenden Jahre zu einem festen Bestandteil des krankengymnastischen Repertoires und entwickelt – vor allem nachdem die isokinetischen Trainingsgeräte mit ihren vielen Vorteilen in Diagnostik und Therapie muskulärer Funktionsstörungen den Markt bereichern – eigene Programme für die Betreuung gesunder und die Behandlung verletzter Sportler (Medizinische Trainingstherapie/Medizinisches Aufbautraining).

2.11 Die achtziger Jahre

Ebenfalls in den achtziger Jahren besinnt sich die Krankengymnastik darauf, dass sie ihr Aufgabenfeld immer mit dem Dreiklang ‚präventive – kurative – rehabilitative Medizin' beschrieben hat. Der präventive Sektor war bis dahin über diese Aufzählung nicht weit hinaus gekommen, allenfalls war die Krankengymnastik erfolgreich in der Prävention von Immobilitätsschäden bei Ruhigstellung. Primärpräventive Programme waren so gut wie nicht verfügbar. In den achtziger Jahren nun entdeckt die Gesundheitspolitik die Prävention, was sogar so weit geht, dass sich eine der führenden Krankenkassen in „Gesundheitskasse" umbenennt. Auslöser der Präventionsära ist die unübersehbare Tatsache, dass der „chronische Rückenschmerz" unterschiedlichster Genese zum „Krankmacher 1. Ordnung" geworden war und Spitzenwerte erreichte bei den Krankschreibungen der arbeitenden Bevölkerung **(Abb. 2.11)**. Diesem volkswirtschaftlichen Dilemma sollte mit präventiven Maßnahmen entgegengetreten werden: Die „Rückenschule" wurde geboren! Die gesetzlichen Krankenkassen finanzierten plötzlich Vorbeugung in der Hoffnung, damit spätere Krankenkosten einsparen zu können – eine bis heute nicht oder nicht ausreichend bewiesene Hoffnung. Als das Geld knapper wurde in den „Gesundheitskassen", wurden auch die Präventionsleistungen wieder gestrichen, lebten dann Ende der neunziger Jahre noch einmal auf und führen seither ein eher kümmerliches Dasein. Solange in der Medizin ein Krankheits-Paradigma vorherrscht und kein Gesundheits-Paradigma, wird es schwierig bleiben, den präventiven Gedanken nachhaltig zu verankern.

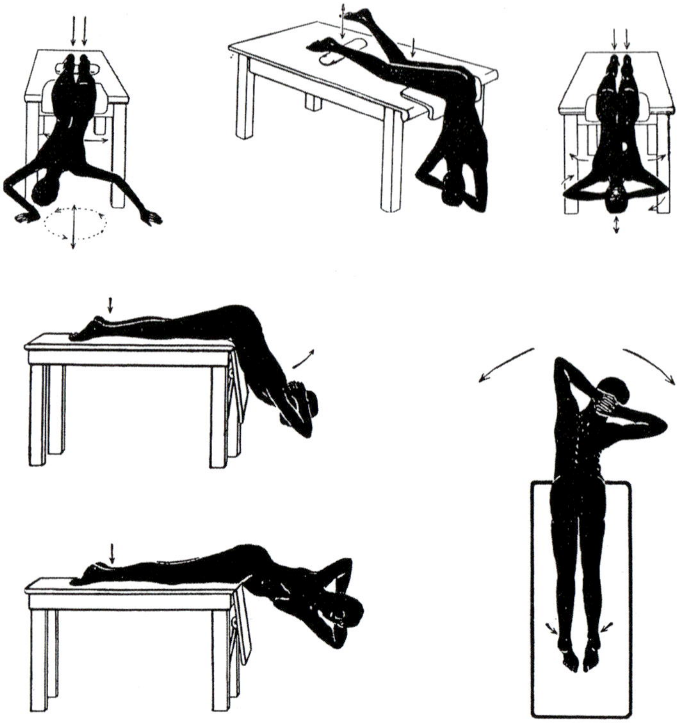

Abb. 2.11 Diese Art der „Rückenschule“ bei Bandscheibenschäden wurde noch Ende der 50er Jahre propagiert! Vielleicht ein Grund dafür, dass sich der chronische Rückenschmerz in den Folgejahren zur Volkskrankheit Nr. 1 entwickeln konnte! (aus: Popp F. Orthopädische Krankengymnastik. Jena: VEB Gustav Fischer Verlag; 1958:35, Abb.33-38)

Auch in der Krankengymnastik folgen den „Rückenschulen“ weitere Präventionsangebote für unterschiedliche Bevölkerungsgruppen und Gesundheitsgefahren. Aber außer der „Rückenschule“ setzen sich alle diese Angebote nicht so recht durch – als die Finanzierung schwierig wird, schwindet auch das Interesse der Krankengymnastik an der Prävention. Dabei handelt es sich um ein sehr eigenständiges Arbeitsfeld, präventive Aufgaben verlangen keine ärztliche Verordnung; das bedeutet, dass der Krankengymnast sich seine „Kunden“ selbst suchen und durch erfolgreiche Programme an sich binden kann. Aber noch ist wohl die Krankengymnastik ihrem therapeutischen Selbstverständnis verhaftet.

2.12 Anlauf nehmen für den Start ins 21. Jahrhundert

Mit dem Ende der achtziger Jahre sehen wir die Krankengymnastik prächtig in ihrer „zweiten Blüte“ entwickelt: Sie hat ihren Platz in nahezu allen klinischen Fachgebieten der Medizin konsolidiert; sie hat eine fast unüberschaubare Fülle von Untersuchungs- und Behandlungstechniken entwickelt und hat damit auf die neuen Aufgaben, die ihr im Laufe der medizinischen Entwicklung immer wieder gestellt wurden, zufrieden stellende Antworten gefunden. Krankengymnastinnen/Krankengymnasten schreiben ihre Lehrbücher inzwischen selbst – früher hatten Ärzte entschieden, was in den Lehrbüchern der Krankengymnastik zu stehen hat, die Berufsangehörigen selbst waren allenfalls Ko-Autorinnen –, sie organisieren ihre eigenen Kongresse und haben ein sehr differenziertes Fort- und Weiterbildungsnetz über die gesamte Bundesrepublik gespannt.

Und doch droht die „zweite Blüte“ zu erfrieren: Die „Konzertierte Aktion im Gesundheitswesen“, ein Instrument des Bundesgesundheitsministeriums, um Kostendämpfungsmaßnahmen den so genannten Leistungserbringern (den Ärzten, Apothekern, medizinischen Assistenzberufen, dem Gesundheitshandwerk) schmackhaft zu machen, hatte bereits 1980 die Beteiligten aufgefordert, ‚Richtlinien zur wirtschaftlichen Verordnung von Heil- und Hilfsmitteln‘ zu erarbeiten. Die Wirtschaftswunderjahre waren endgültig vorbei! 1982 folgten dann zwei Kostendämpfungsgesetze (jedes Mal getarnt als „Gesundheitsreform“), die u. a. dazu führten, dass die Gebühren für freiberufliche Krankengymnasten für ein Jahr eingefroren wurden. Diese Sparwelle schwappte nicht nur über die Freiberufler, auch in den Krankenhäusern bekam der Begriff ‚Wirtschaftlichkeit' einen drohenden Beiklang, und die Teilnehmer des Heidelberger Lehrerseminars bekamen ihren Ausbildungszuschuss von der Arbeitsverwaltung (Arbeitsamt) nicht mehr „geschenkt", sondern nur noch als Darlehen. „Kostendämpfung" bleibt fortan die Begleitmusik für alle am Gesundheitswesen Beteiligten: Patienten, Ärzte, Krankengymnasten etc., für die einen mehr, für die anderen weniger – für die Krankengymnasten bedeutet sie oft schmerzhafte Einschnitte. Im Dezember 1996 werden Tausende von Krankengymnasten/Physiotherapeuten in Bonn dagegen demonstrieren, dass im Zuge erneuter Kostendämpfung krankengymnastische Leistungen nicht mehr zu den Pflicht-, sondern zu den so genannten Gestaltungsleistungen der gesetzlichen Krankenversicherung gehören, im Klartext: zur Verfügungsmasse. Der Protest ist erfolgreich, die Kassenleistung bleibt.

2.12.1 Die Mauer fällt

Eine andere, weit markantere und schicksalsträchtigere Demonstration war im Herbst 1989 ebenfalls erfolgreich: Die friedliche Revolution der Menschen in der Deutschen Demokratischen Republik, die mit den Montagsdemonstrationen in Leipzig begann, fegte die DDR einfach hinweg – kurz nachdem diese im Oktober 1989 ihr 40-jähriges Bestehen gefeiert hatte. Am 3. Oktober 1990 werden Deutschland Ost und Deutschland West vereinigt – und am 13. Oktober 1990 wird von den jeweiligen Vorsitzenden des gerade erst gegründeten ostdeutschen und des „altehrwürdigen" westdeutschen Berufsverbands in Berlin ein ‚Vereinigungsvertrag' unterzeichnet, dem zuvor die Mitglieder beider Verbände zugestimmt hatten. Da in der DDR die Krankengymnasten schon seit den frühen siebziger Jahren Physiotherapeuten heißen, ergänzt der ZVK nun seinen Namen entsprechend in ‚Deutscher Verband für Physiotherapie – Zentralverband der Krankengymnasten / Physiotherapeuten (ZVK) e. V.' Die einst gerichtlich verbotene Berufsbezeichnung ‚Physiotherapeut' wird nun für die Krankengymnasten ganz selbstverständlich übernommen; teils aus Gründen des Bestandsschutzes für die Kollegen aus den „neuen (jungen) Bundesländern", wie das ehemalige DDR-Gebiet fortan heißt, teils weil sich die Auffassung in den 20 Jahren seit dem ominösen Hamburger Urteil entscheidend gewandelt hat und Gepflogenheiten im europäischen Ausland nicht mehr so völlig außerhalb des Blickfelds deutschen Rechts und deutscher Politik liegen.

2.12.2 Skizzen aus der DDR

Für die Krankengymnasten in der sowjetisch besetzten Zone, der so genannten Ostzone, war das Chaos 1945 nicht geringer als in den Westzonen. Allerdings waren Wiederaufbau und Neuorientierung für sie ungleich schwerer: Während die Westzonen sehr bald in den Genuss der alliierten Wirtschaftshilfe kamen, um zu einem demokratischen und prosperierenden „Schutzwall" gegen den Kommunismus aufgebaut zu werden, wurden in der „Ostzone" die Industrieanlagen von der Sowjetmacht zunächst einmal im Sinne von Reparationszahlungen vollkommen ausgeplündert. Während „der Westen" bei freier Marktwirtschaft und Wirtschaftswunder aufblühte und den Menschen in der BRD, als sie erst wieder zu Geld gekommen waren, die Welt offen stand, verarmte „der Osten" zunehmend durch die sozialistische Planwirtschaft. Presse- und Informationsfreiheit waren Fremdworte – die ostdeutschen Krankengymnasten waren für die nächsten 40 Jahre von den Entwicklungen der Medizin und Physiotherapie in der westlichen Welt abgeschnitten. Zwar hatte Irmgard Kolde, damals Auslandsbeauftragte des Berufsverbands, auf Einladung der Medizinischen Fachschule, Abteilung Krankengymnastik, im Juni 1959 nach Leipzig reisen können, um an der 40-Jahr-Feier der Leipziger Schule teilzunehmen, aber das war einer der ganz wenigen offiziellen Kontakte zwischen den Krankengymnasten hüben und drüben. Die ‚Zeitschrift Krankengymnastik' wurde regelmäßig in einigen Exemplaren in den Osten „geschleust", auch Lehrbücher schafften schon einmal den illegalen Schritt über die Grenze, aber alles „Westliche" war in der offiziellen DDR-Gesellschaft verpönt und musste, wenn es überhaupt eine Chance haben sollte, kaschiert werden. Die „Nachrichtensperre" wurde nahezu komplett nach dem Bau der Berliner Mauer im Sommer 1961 – die Grenze wurde in voller Länge zur Todesgrenze ausgebaut, Besuche ohne Einladung waren so gut wie unmöglich, und selbst mit Einladung wurde der Besucher akribisch durchleuchtet. Im November 1961 konnte Irmgard Kolde noch einmal in den Osten reisen, dieses letzte Mal, um an der „1. Zentralen Weiterbildungstagung der Krankengymnasten der Deutschen Demokratischen Republik" teilzunehmen, die am ‚Institut für Aus- und Weiterbildung mittlerer medizinischer Fachkräfte' in Potsdam stattfand. Geleitet wurde diese Tagung von Brigitte Zeibig, die zu den führenden Krankengymnastinnen der DDR zählte und dort eine Reihe von Fachbüchern veröffentlicht hat.

2.12.3 Berufspolitisches

Anders als die westdeutschen Krankengymnasten waren die Physiotherapeuten in der DDR nicht in einem eigenständigen Berufsverband organisiert, das Grundrecht der Koalitionsfreiheit gab es dort nicht. Sie waren aber als Arbeitsgemeinschaften in die ärztlichen Fachverbände integriert und konnten dort ihre Interessen vertreten. Dies hatte den Vorteil, dass sich Ärzte und Physiotherapeuten in ständigem Austausch finden konnten – die Hierarchie in der östlichen „klassenlosen Gesellschaft" beherrschte längst nicht so vordergründig die Kommunikation wie im Westen.

Freiberufliche Tätigkeit gab es in DDR so gut wie nicht, also auch keine privaten Physiotherapiepraxen, private Arztpraxen ebenso wenig. Physiotherapie fand, wie alle anderen Untersuchungen und Behandlungen auch, in den Polikliniken statt, ambulanten medizinischen Zentren, die jedem Bürger offen standen. Die Physiotherapie-Abteilungen wurden geleitet von Fachärzten für Physiotherapie, die damit die direkten Fachvorgesetzten der Physiotherapeuten waren.

Fort- und Weiterbildung wurde zentral geplant und durchgeführt. Alle Fachprogramme enthielten ganz selbstverständlich auch einen politischen Teil, dessen Lehrziel es war, das Bewusstsein zu schärfen für die sozialistische Lebensweise – auch der kranke Mensch wurde im sozialistischen Sinne behandelt. Anders als in West-Deutschland, wo die Weiterbildung zum Fachphysiotherapeuten 1993/94 nach heftigen Diskussionen von den Berufsangehörigen abgelehnt wurde, gab es in der DDR verschiedene Richtungen von Fachphysiotherapeuten: ‚Sportmedizin', ‚Zerebralparesen', ‚Amputationen und Extremitätendefekte' sowie ‚Funktionelle Störungen und psychische Erkrankungen'. Träger dieser Weiterbildungen waren die Bezirksakademien für Gesundheits- und Sozialwesen. Die Teilnahme war zwar freiwillig, nicht aber spontan möglich: nach Anmeldung des Interesses musste sich die Bewerberin gedulden, bis sie delegiert wurde. Jährlich wurden aus jedem DDR-Bezirk lediglich zwei Physiotherapeutinnen zur Weiterbildung delegiert. Wer zu den „Glücklichen" gehörte, die eine fachphysiotherapeutische Qualifizierung durchlaufen durften, konnte anschließend sogar mit einer besseren Vergütung rechnen.

2.12.4 Fachliches

Mit dem Fachphysiotherapeuten „Funktionelle Störungen und psychische Erkrankungen" waren die DDR-Kolleginnen in der ‚Deutschen Gesellschaft für Psychotherapie, Psychosomatik und Medizinische Psychologie' vertreten. Vor allem Dr. Wilda-Kiesel, Physiotherapeutin und Sportpädagogin, ist es zu danken, dass die von ihr entwickelten Methoden der ‚Kommunikativen Bewegungstherapie' und der ‚Konzentrativen Entspannung' fester Bestandteil geworden sind in der stationären psychotherapeutischen Versorgung in der DDR. Von einer solchen Integration der Bewegungstherapie in psychotherapeutische Behandlungskonzepte träumen die Physiotherapeuten in den „alten Bundesländern" immer noch vergeblich. Neben Wilda-Kiesel ist Katharina Knauth eine der Wegbereiterinnen eines holistischen Ansatzes von Physiotherapie in der DDR, wie er vor allem für die Mitarbeit in multimodalen Modellen der psychosomatischen Versorgung wichtig ist. Und hier schließt sich ein Kreis zu den „wilden Frauen", denn Katharina Knauth hatte nach ihrer Krankengymnastikausbildung in Dresden zunächst noch ein Studium zur Erlangung der Lehrberechtigung für Ausdruckstanz bei Mary Wigman in Leipzig angeschlossen. Sie hat mit dieser profunden bewegungstherapeutischen Qualifikation der DDR-Physiotherapie wichtige Impulse gegeben und darüber hinaus ihr Wissen in zahlreichen Fachbüchern als Autorin und Herausgeberin niedergelegt. Insgesamt wurde das gymnastische Element in der DDR-Physiotherapie stärker betont als in der BRD-Krankengymnastik. Ein Lehrbuch „Physiotherapie – Grundlagen und Techniken der Bewegungstherapie", von Cordes, Arnold und Zeibig 1986 im VEB Verlag Berlin herausgegeben, zeigt diese Gewichtsverteilung sehr deutlich: Das Buch beginnt mit einer ca. 44-seitigen Einführung in die Theorie der Körpererziehung (= Trainingslehre), fährt fort mit ca. 85 Seiten ‚Krankengymnastik', denen sich 100 Seiten zur Gymnastik anschließen. Im krankengymnastischen Kapitel werden schwerpunktmäßig die „Komplexbewegungen" behandelt, die 1986/87 auch in der DDR ganz offiziell mit der (Zitat) „wissenschaftlich exakten Bezeichnung PNF" genannt werden. Insgesamt aber hinterlässt dieses Lehrbuch, ebenso wie auch andere Fachbücher aus der Deutschen Demokratischen Republik, den Eindruck, als sei in ihnen die Krankengymnastik der „frühen

Jahre" (1950/1960) wie unter einer Vakuumglocke konserviert worden **(Abb. 2.12).** Ein erstaunlicher Eindruck, der drastisch vor Augen führt, wie entwicklungsfeindlich die sozialistische Abschottung auch auf diesem Gebiet war und wie stark der freie fachliche Austausch und die kritische Diskussion im westlichen Teil der Welt die Entwicklung der westdeutschen Krankengymnastik beschleunigt hat.

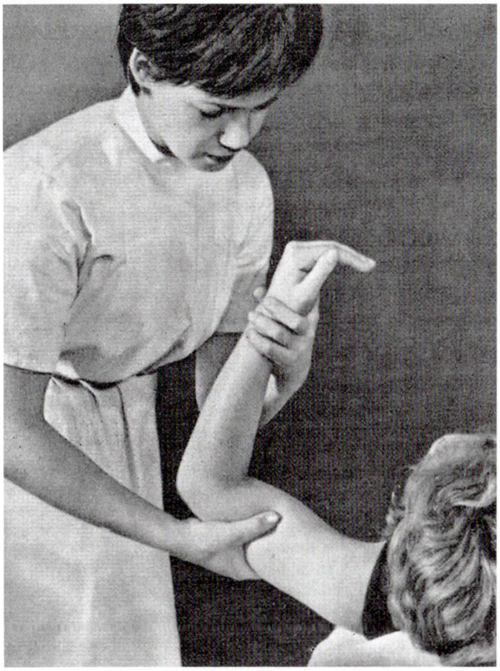

Abb. 2.12 Einen Hauch 50er/60er Jahre atmet dieses Foto einer Physiotherapeutin, welche die Grifftechnik für eine Komplexbewegung des Armes demonstriert (aus: Cordes/Arnold/Zeibig. Physiotherapie – Grundlagen und Techniken der Bewegungstherapie, 2. Aufl. Berlin: VEB Verlag Volk und Gesundheit; 1987:114, Abb. 55)

Fachärzte für Physikalische Medizin gab es nicht nur in der Deutschen Demokratischen Republik, sondern auch in der Bundesrepublik Deutschland. Von wenigen Ausnahmen abgesehen hatten diese aber nur marginale Kontakte mit der Krankengymnastik, eventuell eine Folge davon, dass die Krankengymnastik bereits fest „in der Hand" der Orthopädie war, als die Physikalischen Mediziner die akademische Bühne betraten. Außerdem hatte sich in der Krankengymnastik sehr bald der Schwerpunkt Bewegungstherapie herauskristallisiert, während das wissenschaftliche Interesse der Physikalischen Mediziner eher bei den elektro-, thermo-, balneo- und hydrotherapeutischen Interventionen liegt, eventuell weil sich hier naturwissenschaftliche Forschungsdesigns einfacher entwickeln und Forschungsergebnisse eindeutiger messen lassen als bei der vielschichtigen Bewegungstherapie. In der DDR nun waren die Fachärzte für Physiotherapie, die selbstverständlich ähnliche Forschungsinteressen verfolgten wie ihre westdeutschen Kollegen, die Leiter von Abteilungen und damit im ständigen Kontakt und Austausch mit den nicht ärztlichen Physiotherapeuten. Die ‚Zeitschrift für Physiotherapie' der DDR war allerdings ein rein ärztliches Organ, die Publikationen zeigen sehr deutlich den physikalisch-medizinischen Schwerpunkt; Arbeiten zur Bewegungstherapie sind so gut wie nicht vertreten.

Die enge Kooperation der ärztlichen und der nicht-ärztlichen Physiotherapie in der DDR bedeutete, dass die physikalischen Maßnahmen – in der BRD als vorbereitende und ergänzende Maßnahmen eingestuft – im Arbeitsspektrum der DDR-Physiotherapeuten einen breiteren Raum einnahmen. Hinzu kam die „Nachrichtensperre" gen Westen, d. h. die rasante Entwicklung bewegungstherapeutischer Techniken dort, die auch nicht nur autochthon gewachsen war, sondern aus dem anglo-amerikanischen Raum befruchtet wurde, konnte sich nur eingeschränkt über die deutsch-deutsche Grenze hinweg auswirken. Diese sehr unterschiedlichen gesellschaftlichen und beruflichen Sozialisationsbedingungen haben den Physiotherapeuten aus der DDR den Vereinigungsprozess mit ihren westdeutschen Kollegen nicht gerade erleichtert.

2.12.5 Deutsch-deutsche Schwierigkeiten

Stellen Sie sich einen Moment lang vor, Sie erwachten am Morgen, und alles wäre anders: das Gesellschaftssystem, das Rechtssystem, das Finanzsystem, das politische System, die Staatsform. Sobald Sie den öffentlichen Raum beträten (Schule, Arbeitsplatz, Geschäfte, Ämter ...), wäre nichts mehr so, wie sie es bis dahin gewohnt waren. Anstatt sich darauf verlassen zu können (und zu müssen), dass der Staat alles für Sie regelt (meist ohne ein maßgebliches Mitspracherecht Ihrerseits), wird von Ihnen ab sofort verlangt, dass Sie Ihr Leben selbst in die Hand nehmen. Die dafür notwendigen Eigenschaften – Selbstbewusstsein, Durchsetzungsfähigkeit, Kritikfähigkeit u. a. – hat Ihnen das real-sozialistische Gesellschafts- und Schulsystem nicht nur nicht beigebracht, sondern jedes Aufmucken solch subversiver Anwandlungen zum Teil schwer bestraft. So ungefähr können wir uns die Situation der DDR-

Physiotherapeuten nach dem Zusammenschluss von Deutschland-West und Deutschland-Ost vorstellen. Die in der DDR sozialisierten Physiotherapeuten hatten nicht gelernt, ihre Fähigkeiten nach außen darzustellen, die eigene Leistung kritisch einzuschätzen, jetzt vor allem auch im Vergleich mit den fachlich sehr selbstbewusst auftretenden West-Kollegen, und ihre Arbeit in Konkurrenzsituationen zur Diskussion zu stellen. Das Resultat war, dass ganz allgemein die Lebens- und Berufsleistungen der ostdeutschen Physiotherapeuten unterschätzt und unterbewertet wurden – das gilt im Übrigen für nahezu alle Menschen, die in der DDR groß geworden waren.

Die bedeutendste Veränderung für die ostdeutschen Physiotherapeuten war wohl die Möglichkeit, in eigener Praxis freiberuflich tätig werden zu können. Die Polikliniken wurden aufgelöst (zehn Jahre später sollten die Vorzüge dieser Versorgungsform in der bundesdeutschen Gesundheitspolitik wieder diskutiert werden), und so blieb vielen Physiotherapeuten gar nichts anderes übrig, als den Sprung in die Freiberuflichkeit zu wagen. Das Ausmaß an intellektueller Flexibilität, das dieser Sprung den Menschen abverlangte, die weder die Systematik der mehr als 100 Kostenträger für physiotherapeutische Leistungen noch das verzwickte Steuersystem durchschauen oder die Angebote der Versicherungswirtschaft kritisch prüfen konnten, kann nicht hoch genug eingeschätzt werden. Neben der eigenen beruflichen Existenzsicherung nahmen eine Reihe von Physiotherapeuten aber auch das Fortkommen des gesamten Berufsstands in den Blick. Sie engagierten sich berufspolitisch, und für die Berufsverbände stand Mammutarbeit an: Die niedergelassenen Physiotherapeuten brauchten nicht nur Beratung und Vertretung in allen Existenzgründungsfragen, sondern auch einen Kompass durch den Fortbildungsdschungel, der sofort von West nach Ost hinüber wucherte. Der verständlichen Absicht, die Behandlungsqualität „anzugleichen“, war ein feines Gespür für wirtschaftliche Vorteile beigemischt, das ließ sich deutlich ablesen an der Geschwindigkeit, mit der private Aus-, Fort- und Weiterbildungsträger die „neuen Bundesländer“ besiedelten. Die Schatten der freien Marktwirtschaft, mit denen die Krankengymnasten in den „alten Bundesländern“ schon seit den siebziger Jahren kämpften, folgten den glanzvollen Möglichkeiten auch in den „neuen Bundesländern“ auf dem Fuße.

2.12.6 Dresden: Wiege von Rhythmik, Tanz und Körpertherapie

Zu Beginn des 20. Jahrhunderts entwickelte sich neben der Krankengymnastik auch, wie weiter oben erwähnt, die Atem- und Bewegungstherapie, die von weiblicher Gymnastik, Rhythmik und Ausdruckstanz bestimmt war. Diese „wilden Frauen“, die barfuß und korsettfrei auf der Bühne tanzten, erhielten keinen Zutritt zur „Schulmedizin“ – zu groß war der Unterschied zu den Sanitätsräten im Gehrock, denen allenfalls eine gebändigte Sport-Gymnastik ins medizinische Programm passte. Der Genfer Musikprofessor Jaques Dalcroze war künstlerischer Leiter des ‚Institut Jaques-Dalcroze‘ in Hellerau bei Dresden – „pädagogische Provinz“, „Gartenstadt“ und „Bildungsanstalt“ sind Synonyme dieses Instituts. Dalcroze hat der rhythmischen Erziehung in seiner Instituts-Zeit von 1910 bis 1914 wesentliche Impulse verliehen. Aus politischen Gründen musste er 1914 seinen Posten räumen, er hatte nämlich gemeinsam mit anderen Künstlern und Intellektuellen den „Schweizer Protest“ gegen den Beschuss der Kathedrale von Reims durch die deutschen Truppen unterschrieben. Sein Name aber bleibt verbunden mit den Ursprüngen der rhythmischen Erziehung, der rhythmischen Gymnastik und in den folgenden Jahren mit einer Reihe körperpsychotherapeutischer Verfahren, die nach dem 2. Weltkrieg auch von Krankengymnasten, vor allem in der Psychiatrie, angewandt wurden.

Außer Dalcroze gehören Mary Wigman und Elsa Gindler zu den „Dresdner Namen“, die jene Bewegungstherapie beeinflussten, welche erst ein halbes Jahrhundert später in die Behandlung kranker Menschen Eingang finden durfte (Integrative Bewegungstherapie, Konzentrative Bewegungstherapie, Kommunikative Bewegungstherapie u.a.). Generationen von Rhythmiklehrerinnen sind aus Hellerau und aus der Mary-Wigman-Schule in Dresden hervorgegangen, beispielsweise Anna Hermann mit ihrer Gymnastikschule in Köln, und haben mit ihrer ‚ganzheitlichen‘ Auffassung von Bewegung hier und da auch Krankengymnasten geprägt. So war beispielsweise Bertha Bobath eine Schülerin von Elsa Gindler, bevor sie sich der Krankengymnastik und hier in erster Linie der Behandlung zerebralparetischer Kinder zuwandte.

2.12.7 Was sonst geschah in den Neunzigern

Die Vereinigung der beiden deutschen Staaten war zwar das einschneidendste, nicht aber das einzige größere Ereignis für die Krankengymnastik in den neunziger Jahren. Am 29. April 1994 wird das ‚Masseur- und Physiotherapeutengesetz' verabschiedet: Der Lehrgang dauert nun drei Jahre, das Anerkennungspraktikum fällt weg; die gesetzlich geschützte Berufsbezeichnung lautet ‚Physiotherapeutin/Physiotherapeut'; zum Masseur wird nicht mehr ausgebildet, nur noch zum Masseur und medizinischen Bademeister mit einer Reihe von Übergangsregelungen zur Krankengymnastik/Physiotherapie. In der neuen Ausbildungs- und Prüfungsverordnung spiegeln einige „Neuheiten" die Entwicklung: Geriatrie, Rheumatologie, Arbeitsmedizin und Sportmedizin ergänzen die klinischen Fächer, angewandte Physik und Biomechanik betonen die naturwissenschaftlichen Bezüge, Psychologie/Pädagogik/Soziologie repräsentieren die „Wissenschaften vom Menschen", die in der Krankengymnastik, wie auch in der Medizin insgesamt, bisher viel zu kurz gekommen sind. Die bewegungstherapeutischen Untersuchungs- und Behandlungstechniken bilden eindeutig den Schwerpunkt des physiotherapeutischen Handwerkszeugs, mit einem Fach „Sprache und Schrifttum" wird ausgedrückt, dass auch Physiotherapeuten schriftlich dokumentieren, berichten und mit Literatur umgehen müssen. Im Übrigen gibt es inzwischen 243 Physiotherapieschulen im vereinigten Deutschland!

Eine Bestandsaufnahme kurz vor dem 100. Geburtstag der Krankengymnastik, zu der auch diese neue Ausbildungs- und Prüfungsverordnung einlädt, ergibt, wohlwollend ausgedrückt, ein farbenprächtiges Gemälde, das der kritischere Blick allerdings eher als einen bunten Flickenteppich interpretieren würde. Die Physiotherapie imponiert nämlich mit einem fast unüberschaubaren Angebot von Untersuchungs- und Behandlungstechniken, die in der Ausbildungsordnung ziemlich wahllos aufgelistet sind. Eine durchgängige Struktur mit verbindenden Elementen fehlt. Die „Einheit in der Vielfalt" ist nicht zu erkennen. Neben der Fülle von Techniken scheinen außerdem unterschiedliche „Krankengymnastiken" nebeneinander zu existieren, eine in der Orthopädie nämlich, eine in der Neurologie, eine in der Pädiatrie usw. Die Krankengymnastik/Physiotherapie als einheitliches Fachgebiet erscheint wenig konturiert. Es ist also an der Zeit, vor Beginn des „zweiten Jahrhunderts der Krankengymnastik" und vor dem Einstieg in eine akademische Qualifizierung von Physiotherapeuten, dem Fach Profil zu geben. (Die ersten Fachhochschulstudiengänge für Physiotherapeuten zum „Bachelor of Arts"/"Bachelor of Science" sind im Jahr 2001 gestartet: im Sommersemester an der Fachhochschule Hildesheim/Holzminden/Göttingen, im Wintersemester in Kiel und in Osnabrück.) Ein erster Profilvorschlag ist das „Neue Denkmodell für die Physiotherapie" (Hüter-Becker), das im April 1997 veröffentlicht wird. Es löst die Physiotherapie aus der strengen Bindung an die Fachgebiete der klinischen Medizin und gliedert sie nach ihren Hauptwirkorten „Bewegungssystem", „Innere Organe", „Bewegungsentwicklung und Bewegungskontrolle", „Erleben und Verhalten", die in jeder Untersuchung und Behandlung miteinander vernetzt sind. Mit der für jede Behandlung gleichberechtigten Bedeutung der psychischen Ebene (Erleben und Verhalten) und der Ebene der somatischen Funktionssysteme entspricht dieses Modell nicht nur einem bio-psycho-sozialen Verständnis von Gesundheit und Krankheit, sondern es schließt auch den Kreis zu den „wilden Frauen" vom Anfang des 20. Jahrhunderts, die Bewegung nicht nur als anatomisch-physiologische Funktion sahen, sondern auch als Ausdrucksmittel des „beseelten Leibes". Dieser Ansatz, bis in die Mitte der neunziger Jahre fast ausschließlich der Behandlung von psychisch kranken Menschen vorbehalten, weil hier ein funktionell-anatomischer Bewegungszugang fehl am Platze ist, sollte mit dem „integrativen Ansatz" von Physiotherapie, wie er im „Neuen Denkmodell" ausgedrückt wird, auch allen somatisch Kranken zugänglich werden. Noch ist es zu früh, die Wirkung des Modells einzuschätzen.

Das Ende der neunziger Jahre und der Start ins 21. Jahrhundert ist wieder überschattet von drastischen Kostendämpfungsmaßnahmen. Bei leeren Kassen kommt alles auf den Prüfstand, auch die Krankengymnastik, die bisher – mit kleineren Abstrichen – immer noch in für die freiberuflich Tätigen auskömmlichem Maße verordnet worden war. Nun bestimmen Begriffe wie Richtgrößen, Fallpauschalen, Budgets, Zuzahlungen, Selbstbeteiligungen usw. die Debatte. Es scheint sehr ernst, auch für die stationäre krankengymnastische Leistung. Das Zauberwort der Kostenträger ist „Effektivitätsnachweis" (was gleichzeitig „Effizienznachweis" meint), um den auch die Krankengymnastik/Physiotherapie nicht herumkommen wird: Als wirkungsvoll anerkannt wird über kurz oder lang nur noch, wofür ein ‚statistisch signifikanter' Nachweis vorgelegt werden kann. Die Physiotherapie – als Heilgymnastik von den nach Naturwissenschaftlichkeit strebenden

Orthopäden um 1900 hoffähig gemacht – muss nun um 2000 naturwissenschaftlich belegen, dass sie erfolgreich ist. Dabei sollte sie nicht aus dem Blick verlieren, dass Behandlungserfolge nicht nur quantitativ, sondern auch qualitativ „gemessen“ werden müssen. Bei der Lösung dieser schwierigen Aufgabe wird es hilfreich sein, dass in den Bachelor-Studiengängen, die es für Physiotherapeuten seit 2001 an einigen Fachhochschulen in Deutschland gibt (vgl. Kapitel 4), Physiotherapeuten auch geschult werden, mit wissenschaftlich-methodologischem Instrumentarium umzugehen.

2.13 Ein Wort zum Schluss

Immer einmal wieder in der gut 100-jährigen Geschichte der Heilgymnastik / Krankengymnastik / Physiotherapie sah die Gegenwart des Berufsstands Besorgnis erregend aus. Immer einmal wieder war der Berufsstand durch qualitätsmindernde Einflüsse oder Kostendämpfungsmaßnahmen schwer gefährdet. Aber immer wieder hat er überlebt. Der flotte Gang von der Vergangenheit in die Gegenwart sollte auch dies zeigen: Entwicklung läuft nicht linear – es gibt Sprünge, und es gibt scheinbaren Stillstand, es gibt Zeiten der Förderung und Zeiten der Blockierung. Auch wenn die derzeitige Lage wieder einmal düster scheint, blättern Sie zurück – und blicken Sie zuversichtlich nach vorn. Aus der Vergangenheit können Sie lernen, die Zukunft zu gestalten!

Literatur

Bade P. Die Geschichte der Deutschen Orthopädischen Gesellschaft. Abhandlungen zur Geschichte der Medizin und Naturwissenschaften, H. 3, Berlin 1939

Boehm G. Die Vorgeschichte. Gründung und Entwicklung der Münchner Staatlichen Schule für Krankengymnastik. Z. Krankengymnastik. 1951;1(3):6-8

Cordes C, Arnold W, Zeibig B. Physiotherapie – Grundlagen und Techniken der Bewegungstherapie, 2. Aufl. Berlin: VEB Verlag Volk und Gesundheit; 1987

GutsMuths JGF. Gymnastik für die Jugend. Schnepfental 1793. Nachdruck im Sportverlag, 1.Ausg., Berlin 1957

Grosch G. Kurze Geschichte der Physiotherapie. In: Hüter-Becker, Schewe, Heipertz. Physiotherapie, Lehrbuchreihe Band 3. Stuttgart: Thieme; 1996

Harff J. Zur Geschichte der Krankengymnastik. In: Cotta, Heipertz, Teirich-Leube. Lehrbuch der Krankengymnastik 4. Aufl., Bd. 1. Stuttgart: Thieme; 1978

Hüter-Becker A. Entwicklung und Bedeutung der krankengymnastischen Ausbildung. In: ZVK (Hrsg.) Jahrbuch Krankengymnastik 1986/87, Köln 1986

Hüter-Becker A. Ein neues Denkmodell für die Physiotherapie. Z. f. Physiotherapeuten. 1997;4(49):565-569

Hüter-Becker A. Wandel und Entwicklung krankengymnastischer Techniken und Indikationen in den letzten 25 Jahren. Z. Krankengymnastik. 1990;12(42):1354-1357

Hüter-Becker A. Von der Heilgymnastik zur Physiotherapie – Meilensteine einer Entwicklung. Z. f. Physiotherapeuten. 1998;3(50):456-466

Hüter-Becker A. 50 Jahre Berufspolitik: 1949-1999. Z. f. Physiotherapeuten. 1999;10(51):1679-1686

Hüter-Becker A. Chronik des ZVK. Hrsg. Deutscher Verband für Physiotherapie – Zentralverband der Physiotherapeuten/Krankengymnasten (ZVK) e.V. Köln 1999

Hüter-Becker A. Bewährtes erhalten – Zukunft gestalten. Z. f. Physiotherapeuten. 2000;4(52):606-622

Kohlrausch W. Die deutsche Krankengymnastik. Fortschr. Med. 1951;69:231

Kowarschik J. Deutsche und schwedische Heilgymnastik. Wien. klin. Wschr. 1946;60, H. 14

Lorenz K. Wege nach Hellerau. Auf den Spuren der Rhythmik. Kleine Sächsische Bibliothek 5. Dresden: Hellerau Verlag; 1994

Neumann AC. Lehrbuch der Leibesübungen des Menschen in Bezug auf Heilorganik, Turnen und Diätetik Bd. 1: Allgemeine Bewegungs- und Körperstellungslehre. Berlin 1856

Silberhorn C. Recken und Strecken. Natürliche Körperübungen zur Erhaltung und Wiedergewinnung der normalen Organfunktion. München 1938

von Steinacker K. Luftsprünge. Anfänge moderner Körpertherapien. München 2000

Zeitschrift Krankengymnastik, Jahrgänge 1949-1994

Zeitschrift für Physiotherapeuten, Jahrgänge 1995-2004

3 Das berufliche Selbstverständnis von Physiotherapeuten

Antje Hüter-Becker

Um die Entwicklung des beruflichen Selbstverständnisses von Physiotherapeuten in den vergangenen 100 Jahren zu verstehen, muss aus zwei Quellen geschöpft werden: Wir müssen einen Blick werfen auf Rolle und gesellschaftliche Stellung der Frau im Gegensatz zu Rolle und gesellschaftlicher Stellung des Mannes im letzten Jahrhundert, weil die Heilgymnastik/Physiotherapie ein blütenreiner Frauenberuf, der des Arztes hingegen ein fast ebenso blütenreiner Männerberuf war. Der zweite Blick muss der medizinrechtlichen Stellung und dem Selbstverständnis des Arztes gelten, weil die Heilgymnastik/Physiotherapie von Beginn an als ein medizinischer Hilfsberuf angelegt und damit auf den Arzt als „Verordnungsgeber" ausgerichtet war – und heute noch ist.

3.1 Ergebene Dienerin

Die Heilgymnastik wurde in der Mitte des 19. Jahrhunderts als ärztliche Leistung eingeführt und auch von den entsprechenden, orthopädisch ausgerichteten Ärzten verabreicht. Die Ausbildung von „Helferinnen" wurde zunächst nicht für nötig gehalten, das haben wir bei unserem Gang durch die Berufsgeschichte gesehen. Erst als um die Wende vom 19. zum 20. Jahrhundert der Bedarf an heilgymnastischer Therapie wuchs und die „Herren im Gehrock" das mediko-mechanische Behandeln allein nicht mehr bewältigen konnten, setzte sich der Gedanke durch, eine „spezialistische Ausbildung" für Gymnastinnen zu etablieren. Wenn wir versuchen, eine Vorstellung zu entwickeln von den jungen Frauen, die sich ab 1900 zu Heilgymnastinnen ausbilden ließen, halten wir uns am besten an die großen Erzähler und Dramatiker des 19. und frühen 20. Jahrhunderts: Theodor Fontane, Henrik Ibsen oder Thomas Mann haben uns beispielsweise mit Effi Briest, Nora oder Toni Buddenbrook Frauenfiguren überliefert **(Abb. 3.1)**, die eindrücklich zeigen, wie die gesellschaftliche Musik in jener Zeit spielte: Dirigent war der Familienvater – Ehefrau, Söhne und vor allem die Töchter warteten gehorsam auf ihren Einsatz in dem Stück, dessen Partitur ebenfalls vom Vater

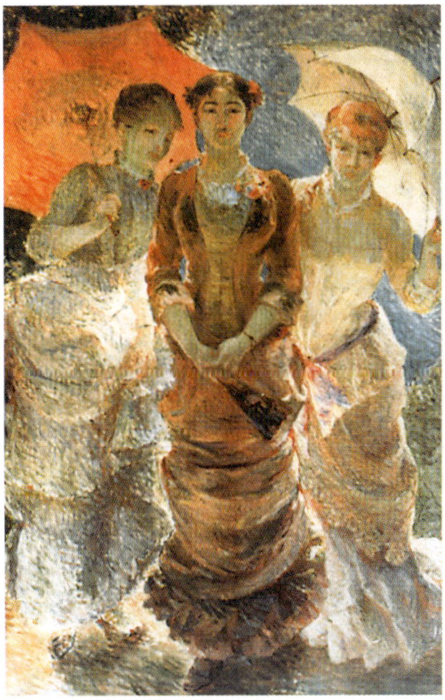

Abb. 3.1 Die jungen Frauen, die sich zu Anfang des 20. Jahrhunderts zur Heilgymnastin ausbilden ließen, hatten das Frauenbild des 19. Jahrhunderts verinnerlicht. (Die Abbildung zeigt eine Reproduktion des Gemäldes von Marie Bracquemond „Die drei Grazien" [1880] aus: Frauen des Impressionismus. Stuttgart-Zürich: Belser Verlag)

geschrieben wurde **(Abb. 3.2)**. Starb der Vater, übernahm der älteste Sohn den Taktstock. Daseinszweck der Töchter war die Ehe, alle erzieherischen Maßnahmen dienten dem Ziel, dem „Zukünftigen" eine brave, unterhaltsame, musisch gebildete und vor allem gehorsame Gattin zu bieten **(Abb. 3.3)**. Der geeignete Ehekandidat wurde vom Vater ausgesucht, Auswahlkriterium waren Einkommen und Reputation – Alter und Aussehen spielten keine Rolle. War der Vater ein fortschrittlich gesinnter Mann, beriet er sich eventuell mit seiner Gemahlin. Liebe war bei diesem Arrangement (man könnte auch von Geschäft sprechen) eher hinderlich, sie würde mit der wachsenden Zahl der Kinder kommen – oder auch nicht.

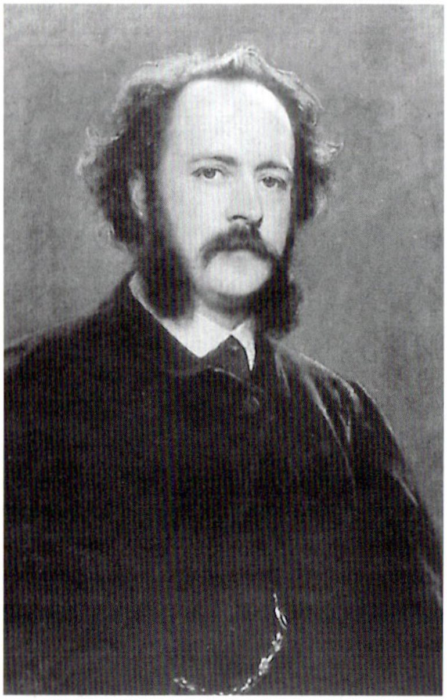

Abb. 3.2 Wie zu Hause dem Vater, war die Heilgymnastin im Turnsaal „ergebene Dienerin" des Herrn Sanitätsrats, des „Herrn im Gehrock". (Die Abbildung zeigt die Reproduktion des Gemäldes von Gustav Richter „Männliches Bildnis" [1823-1884] aus: Wirth: Berliner Malerei im 19. Jh., Siedler Verlag)

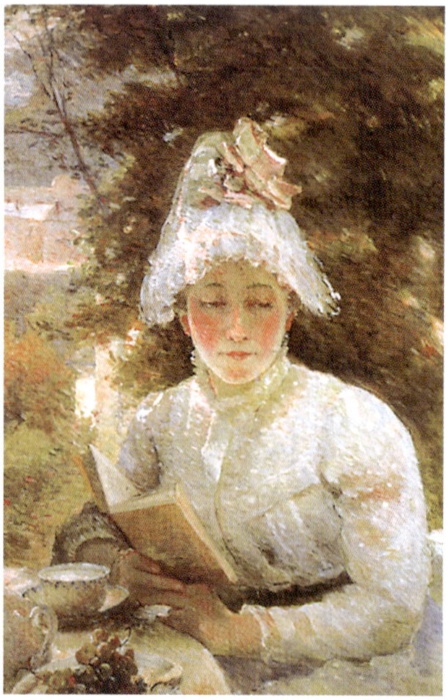

Abb. 3.3 Daseinszweck der „höheren Tochter" des 19./frühen 20. Jahrhunderts war es, dem ‚Zukünftigen' eine brave, unterhaltsame, musisch gebildete und vor allem gehorsame Gattin zu sein; Heilgymnastik war eine vorzügliche Vorbereitung auf diese Rolle. (Die Abbildung zeigt eine Reproduktion des Gemäldes von Marie Bracquemond „Die Teestunde" [1880] aus: Frauen des Impressionismus. Stuttgart-Zürich: Belser Verlag)

3.2 Höhere Tochter

Dieses hier nur knapp skizzierte Szenario traf selbstverständlich nur zu auf die „höheren Stände", das Bildungsbürgertum, die Kaufmannschaft, die städtische Gesellschaft also, die es zu etwas gebracht hatte. Wer Heilgymnastin wurde, kam im Allgemeinen aus diesem Milieu, in dem es noch als „unschicklich" galt, wenn Frauen überhaupt außerhalb des Hauses arbeiteten. Die Ausnahmen von diesem „Arbeitsverbot" waren die „weiblichen" Berufe, Pflegerin, Erzieherin, Lehrerin – und zur Jahrhundertwende, an der wir uns jetzt befinden, wurde auch allmählich die Büroarbeit als gerade noch standesgemäß toleriert. Da passte die Heilgymnastik gut ins Profil: ein dienender, helfender Beruf unter der schützenden Hand des Arztes – das war den Heiratschancen nicht abträglich. Dass noch in den 1960er Jahren bei der einen oder anderen Krankengymnastikschule als Auswahlkriterium für Schülerinnen der gesellschaftliche Stand maßgebend war (Tochter aus „guter Familie" oder Akademikertochter) und dass – folgerichtig – böse Zungen noch vor wenigen Jahren die Krankengymnastik als „Spielwiese höherer Töchter" bezeichneten, zeigt, wie nachhaltig die Entwicklung des Berufs von seinem Anfang geprägt worden ist.

3.3 Ergeben dienende höhere Tochter?

Schriftliche Äußerungen der frühen Heilgymnastinnen sind nicht bekannt. Was zu schreiben war über medizinische Angelegenheiten, das schrieben die Ärzte, und selbstverständlich betraf das auch die Heilgymnastik. Es ist hier nicht der Platz, darüber nachzudenken, wann und warum die frauendominierte Gesellschaft (Matriarchat) in eine männerdominierte (Patriarchat) übergegangen ist. Die Zeit, in der wir uns mit der Heilgymnastik/Krankengymnastik/Physiotherapie bewegen, ist jedenfalls eine Zeit, in der alle gesellschaftlichen Bezüge eine männliche Handschrift tragen. In der Kindheit unseres Berufs waren diese patriarchalischen Züge noch sehr viel deutlicher ausgeprägt als heute: Das allgemeine Wahlrecht beispielsweise erhielten Frauen erst 1919, das finanzielle Selbstbestimmungsrecht erst nach dem 2. Weltkrieg, eine gymnasiale Schulbildung musste von den „höheren Töchtern" hart erkämpft werden, zum Studium „flüchteten" sie manchmal bis in die Schweiz, wo dies weniger umstritten war als im deutschen Kaiserreich. Demut des Weibes gegenüber dem Manne war angesagt. Mit dem Arztberuf setzte der Mann seiner gesellschaftlichen Alpha-Position noch ein Sahnehäubchen auf: Macht über Gesundheit und Krankheit, Leben und Tod. Die Rollenverteilung war damit zementiert: der Arzt – Halbgott in Weiß; die Heilgymnastin – ergebene Dienerin. Ob die Spieler es wollten oder nicht, das Drehbuch war andernorts bereits geschrieben, und wer seine Rolle nicht ausfüllte, fiel von der Bühne, will sagen, er wurde gesellschaftlich geächtet. Wir Nachgeborenen können ungläubig staunend im Zuschauerraum stehen und den Kopf schütteln über den diensteifrigen Gehorsam unserer Vorfahrinnen und die beruflich-gesellschaftliche Arroganz der „Herren im Gehrock". Wir können aber auch in einem Moment kritischer Innenschau prüfen, was wir als Physiotherapeutinnen noch immer in uns tragen von jenen ersten Heilgymnastinnen – und verständnisvoll lächeln.

3.4 Arztzentrierte Medizin

Die zunehmend naturwissenschaftliche Begründung der Medizin hatte doppelte Folgen: Zum einen wurde im Zuge des verständlichen Bemühens, jedweder Scharlatanerie das Wasser abzugraben, auch manche wertvolle natürliche Heilmethode als „unwissenschaftlich" eliminiert, weil ihre Wirksamkeit nur qualitativ fassbar gewesen wäre, was aber mit den damaligen wissenschaftlichen Methoden kaum möglich war. Zum anderen wuchs die zentrale Rolle des Arztes in diesem System, weil ihm als Mann gymnasiale Schulbildung und Studium ohne Hindernisse zugänglich waren, was den „weisen Frauen", „Wehfrauen" und „Heilerinnen" versagt blieb. Ihr Wissen, das nun aus der Medizin ausgegrenzt wurde, war Erfahrungswissen, Inspiration und tiefe Einsicht in menschliches Erleben und Verhalten, die „Wissenschaft vom Menschen" sozusagen, nicht aber Naturwissenschaft. Die war – von wenigen Ausnahmen abgesehen – männliches Terrain, ist es auch noch heute, wenn wir nicht die Geschlechterverteilung unter den Studenten betrachten, sondern unter den Hochschullehrern. Zwar gab es zu Beginn des 20. Jahrhunderts auch Frauen in den Hörsälen, aber sie waren in der Minderheit, wurden belächelt, als Blaustrümpfe und Intelligenzbestien verhöhnt und landeten schließlich, wenn sie Glück hatten, als Einzelkämpferinnen in den beruflichen Domänen der Männer. Dort wurden sie nicht unbedingt mit offenen Armen empfangen, denn während beispielsweise in der Medizin die untergeordneten weiblichen Hilfskräfte (Krankenschwestern, Heilgymnastinnen) den Beschützerinstinkt des männlichen Arztes wecken konnten, trat die gleichgeordnete Ärztin als potenzielle Konkurrentin auf, bedrohte die männliche Führungsrolle und brach damit alle gesellschaftlichen Regeln. Sie aktivierte nicht den Beschützerreflex des Mannes, sondern erregte allenfalls Stirnrunzeln und Misstrauen.

3.5 Berufliches Selbstverständnis?

Schriftliche Äußerungen der frühen Heilgymnastinnen sind, wie erwähnt, nicht aufzufinden. Sie schrieben weder Lehrbücher noch Zeitschriftenbeiträge, ja, bis 1949 gab es nicht einmal eine Zeitschrift für Heil- oder Krankengymnastik. Sie unterrichteten zwar neben Ärzten und Sport-Gymnastiklehrern an den Krankengymnastikschulen, aber sie unterrichteten, was Ärzte als heilgymnastisch notwendig ausersehen hatten. Es gab keinen Berufsverband, der ihre Interessen gebündelt, formuliert und vertreten hätte, und es gab keine Tagungen und Kongresse, auf denen so etwas wie ein berufliches Selbstverständnis hätte formuliert werden können. Etwas dem hippokratischen Eid der Ärzte Vergleichbares ist für die Heilgymnastik und auch für die Krankengymnastik bis zum Ende des 2. Weltkriegs nicht nachzuweisen. Das heißt aber nicht, dass die frühen Heilgymnastinnen und späteren Krankengymnastinnen kein berufliches Selbstverständnis entwickelt hätten. Sie hätten das wohl anders formuliert, wenn sie danach gefragt worden wären – nur fragte sie niemand, und ihr „Selbstverständnis" als Frau des frühen 20. Jahrhunderts gebot ihnen, von der eigenen Person nicht allzu viel her zu machen, schon gar nicht, sie in den Mittelpunkt öffentlicher Überlegungen zu stellen. Sie verstanden sich als „Helferin des Arztes", sie genossen den Schutz und das Wohlwollen der „Herren im Gehrock", die wiederum mit nahezu väterlichem Stolz von „ihren Krankengymnastinnen" sprachen. Psychodynamisch eine interessante Konstellation: Mann – Frau, Vater – Tochter, Arzt - Heilgymnastin. Noch bis weit in die 1970er Jahre werden diese Gegensatz- und Abhängigkeitspaarungen den Umgangston zwischen Ärzten und Krankengymnasten bestimmen, wie an Beispielen zu zeigen sein wird. Und es wird auch zu zeigen sein, dass diese doppelte Emanzipation, die der Frau vom Mann nämlich und die der krankengymnastischen Tochter vom ärztlichen Vater, noch längst nicht zufrieden stellend gelungen ist. Und wieder dürfen wir kritisch prüfend nach innen schauen – und verständnisvoll lächeln.

3.6 Stimmübungen

Wie oben erwähnt, waren es in den Anfängen unseres Berufs die Ärzte, die sich über Heilgymnastik, mediko-mechanische Behandlung, Massage, orthopädische Gymnastik usw. schriftlich äußerten. In den Lehrbüchern für Orthopädie vor allem sind solche frühen Spuren zu finden, und die erste, heute noch führende Zeitschrift für Orthopädie führte im Untertitel auch die Heilgymnastik auf. Die erste Krankengymnastin, die bereits in den 1930er Jahren gemeinsam mit Kohlrausch Lehrbücher veröffentlichte, war Hede Leube **(Abb. 3.4)**, später Dr. Teirich-Leube und Leiterin der Krankengymnastikschule Freiburg. 1959 wurde sie dann auch, bis zu ihrem Ausscheiden aus gesundheitlichen Gründen 1980, gemeinsam mit Lindemann und Heipertz Herausgeberin des ersten Lehrbuchs der Krankengymnastik, das in vier Bänden im Thieme Verlag Stuttgart erschien und heute als 14-bändiges Taschenlehrbuch weiter erscheint. 1955 erschien, ebenfalls bei Thieme, die erste von vielen noch folgenden Monografien von Martha Scharll, die „Orthopädische Krankengymnastik" **(Abb. 3.5)**. Aber weder hier noch in den Büchern von Hede Leube zur Bindegewebsmassage oder zur Hockergymnastik wurde ein „berufliches Selbstverständlich" explizit formuliert. Dass sich an dem impliziten beruflichen Selbstverständnis der Krankengymnastinnen aber bis in die Zeit nach dem 2. Weltkrieg nicht allzu viel geändert hatte, entnehmen wir mit Staunen dem Leitartikel der Erstausgabe der ‚Zeitschrift Krankengymnastik' (im Untertitel ‚Fachzeitschrift der Krankengymnastinnen').

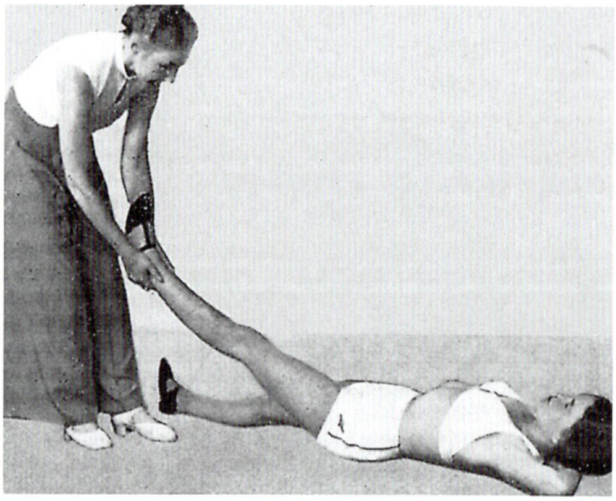

Abb. 3.4 Die Abbildung zeigt Hede Leube, Lehrerin für Krankengymnastik in Freiburg, eine Beinschüttelung demonstrierend (Quelle: Kohlrausch/Leube. Lehrbuch der Krankengymnastik bei inneren Erkrankungen. 2.Aufl. Jena: Gustav Fischer; 1943, Tafel XI, Abb. 28)

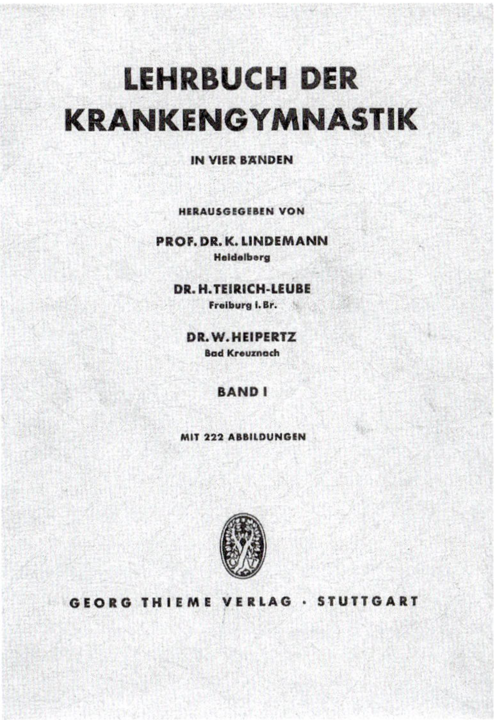

LEHRBUCH DER KRANKENGYMNASTIK

IN VIER BÄNDEN

HERAUSGEGEBEN VON

PROF. DR. K. LINDEMANN
Heidelberg

DR. H. TEIRICH-LEUBE
Freiburg i. Br.

DR. W. HEIPERTZ
Bad Kreuznach

BAND I

MIT 222 ABBILDUNGEN

GEORG THIEME VERLAG · STUTTGART

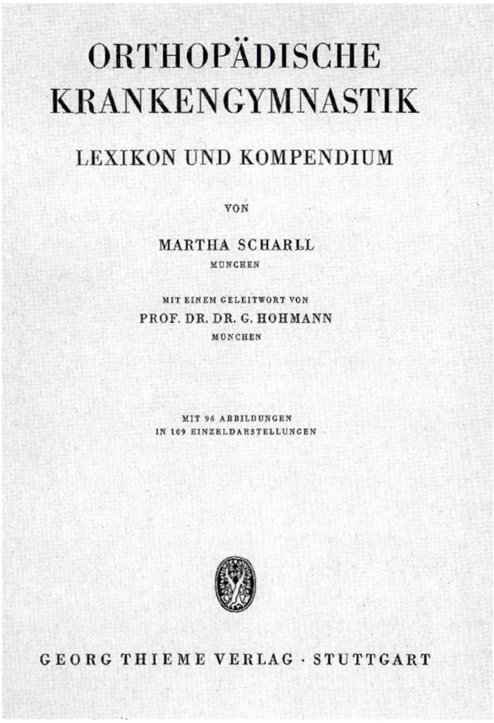

ORTHOPÄDISCHE KRANKENGYMNASTIK

LEXIKON UND KOMPENDIUM

VON

MARTHA SCHARLL
MÜNCHEN

MIT EINEM GELEITWORT VON
PROF. DR. DR. G. HOHMANN
MÜNCHEN

MIT 96 ABBILDUNGEN
IN 109 EINZELDARSTELLUNGEN

GEORG THIEME VERLAG · STUTTGART

Abb. 3.5 Hede Leube war zusammen mit Lindemann und Heipertz Herausgeberin des 1959 bei Thieme erstmals erschienenen vierbändigen „Lehrbuchs Krankengymnastik“; Martha Scharll, deren 1955 erschienene „Orthopädische Krankengymnastik“ hier abgebildet ist, war ebenfalls eine der Vorreiterinnen in der krankengymnastischen Fachliteratur.

Hier schreibt die in ihrem Berufsalltag sehr couragierte, sehr selbstständige und sehr visionäre Gründerin der Zeitschrift und Vordenkerin eines krankengymnastischen Berufsverbands, Asta von Mülmann:

„[......] Von allen Seiten wird über Konkurrenz unsachgemäßer und unvollständig ausgebildeter Kräfte geklagt. So berechtigt diese Klagen sein mögen und so viel auf diesem Gebiet aufklärend und einschränkend getan werden muss: Ausschlaggebend ist letzten Endes immer nur die bessere Leistung und die menschlich bessere Haltung! Diese Werte zu betonen, soll eine Hauptaufgabe unseres Blattes sein, damit anerkannt werden kann, was die Krankengymnastin ist: Bei allem Wissen und technischen Können nur die Helferin des Arztes (im Original hervorgehoben) in seiner Arbeit um die Gesundheit unseres Volkes!“

Ein erstes schriftliches Bekenntnis aus der Berufsgruppe selbst zu Leistung, Menschlichkeit und Unterordnung.

3.7 Noch kein Sologesang

Krieg und Nachkriegszeit hatten das Frauenbild gehörig durchgeschüttelt. Ob „höhere Tochter“ oder Tochter der „niederen Stände“, die Frauen wurden nicht geschont. Die meisten Männer an der Front, viele bereits gefallen, vermisst, verschleppt, verwundet, auf Lebenszeit verstümmelt, da waren alle Kräfte des „schwachen“ Geschlechts gefordert. Wer noch Großmütter hat, die jene Jahre erlitten haben, kann sich erzählen lassen, was es bedeutete, zwischen Fliegeralarm und Bombennächten Kinder großzuziehen, die Restfamilie zusammenzuhalten, zu ernähren, vor körperlichem und seelischem Schaden zu bewahren – soweit das überhaupt möglich war. Ein Emanzipationsschub? Äußerlich ja. Innerlich zumindest in Ansätzen, weil es so einfach nicht ist, das Rollenbild umzuprägen. Aber der aus der Not geborene emanzipatorische Ansatz reichte oft schon aus, um das Zusammenleben der „neuen“ Frau und des heimkehrenden Mannes, der übergangslos in seine alte Rolle zurückschlüpfen wollte, nachhaltig zu stören – oft zu zerstören. Er reichte aber nicht aus, um auch das berufliche Rollenverständnis zu korrigieren, wie uns das obige Zitat aus dem Leitartikel zeigt. Hier, im Beruflichen, hatte sich ja auch nichts geändert durch Krieg und Nachkrieg: Der Arzt, jetzt Stabsarzt, war immer noch ein Nachfahre der „Herren im Gehrock" und die zentrale Figur in der Medizin; die Krankengymnastin, jetzt vielleicht in Sanitätsuniform, war weiterhin die „diensteifrige Helferin". Das Gesundheitssystem war und blieb patriarchalisch hierarchisch aufgebaut; die emanzipatorischen Stimmübungen fanden allenfalls im Privaten statt. Wie wenig die berufliche Partitur umgeschrieben worden war, mag ein weiteres Zitat verdeutlichen, das dem Büchlein ‚Orthopädie' von Georg Hohmann entnommen ist, welches 1947 bei Carl Winter im Universitätsverlag Heidelberg erschienen ist:

„[......] Die Lehrkräfte (an der Krankengymnastikschule München, Anm. d. Verf.) sind Ärzte und Gymnastiklehrerinnen. Ein Handelslehrer erteilt Unterricht in Stenographie und Maschineschreiben, ärztlicher Buchhaltung und Verrechnungslehre, was für die spätere Gehilfin eines Arztes von Wichtigkeit ist. [......]."

Hohmann gehörte zu den so genannten großen Orthopäden, die ihrem Fachgebiet und auch der Krankengymnastik viele Impulse gegeben haben. Kein Wunder also, dass dieses Rollenverständnis der Krankengymnastin als Gehilfin des Arztes – mit dem er keineswegs allein stand in der Medizin – auch von der sonst durchaus emanzipierten Gründerin der Fachzeitschrift internalisiert worden war. Und nicht nur von ihr, sondern von allen Krankengymnastinnen ihrer Generation. Und diese wiederum gaben es als Lehrerinnen und Schulleiterinnen weiter an Generationen von Schülerinnen. Das Rad der Überlieferung und der beruflichen Prägung drehte sich munter fort, und in diesen Jahren der jungen Bundesrepublik Deutschland wurde die tradierte Rolle der Krankengymnastin nicht weiter hinterfragt. Was es bedeutet, in einem Frauenberuf zu arbeiten, und was es darüber hinaus bedeutet, in einem weiblichen medizinischen Hilfsberuf tätig zu sein, das wurde erst in den späten 60er / frühen 70er Jahren diskutiert – Stichwort: Frauenbewegung; Schimpfwort: Emanzen. Emanzipiert waren die Krankengymnastinnen noch lange nicht – sind es die Physiotherapeutinnen?

3.8 Flügelschlagen

In den 1970er Jahren versickerte das bis dahin doch recht lebhafte Gespräch zwischen den Krankengymnastinnen und den Orthopäden auf dem berufspolitischen Parkett. Fachärzte anderer Richtungen, wie Internisten, Unfallchirurgen oder Neurologen, traten ohnehin in diesem Berufsdialog weniger hervor, allenfalls wenn auch sie Schulleiter waren, tauchten sie bei den Konferenzen auf. So wurden beispielsweise die Schulen in Freiburg und Mainz zeitweise von einem Internisten geleitet, die Schule in Tübingen von einem Unfallchirurgen, aber in erster Linie waren seit dem Beginn krankengymnastischer Zeitrechnung die Orthopäden Leiter der Schulen. Die Gründe für die zunehmende Sprachlosigkeit zwischen „Vater" und „Tochter" haben wir beim Gang durch die Geschichte gestreift: die jeweiligen Arbeitsfelder wuchsen sich aus, Zeit wurde knapper, plötzlich spielten auch im Krankenhaus Kosten eine Rolle, kurzum: Jede Berufsgruppe hatte ihre eigenen Probleme zu lösen – und außerdem waren die „Töchter" nicht mehr ganz so pflegeleicht wie bisher, sondern erlaubten sich nun auch schon mal Widerworte. Wie sehr vor allem die ältere Generation der Orthopäden den „guten alten Zeiten" nachhing und wie sehr sie es gewohnt war, den ‚pater familias' zu geben, soll deutlich werden, wenn wir jetzt kurz die Tür zum Sitzungsraum der „Ständigen Konferenz der ärztlichen Leiter von Krankengymnastikschulen" einen Spalt öffnen:

Anwesend außer „den Herren" auch „die Damen", die krankengymnastischen Schulleiterinnen also, die zwar Rederecht, nicht aber Stimm- oder gar Wahlrecht hatten. Dies, wohlgemerkt, anno domini 1976! Die jüngste der Schulleiterinnen, eben eine von denen, die sich ein Widerwort nicht verkneifen konnten, hatte soeben den Antrag gestellt, den krankengymnastischen Schulleiterinnen Stimm- und Wahlrecht in der Konferenz einzuräumen. Während des erschreckten Schweigens im Saal dreht sich der Vordermann der Antragstellerin, Ordinarius für Orthopädie, halb zu ihr herum, tätschelt ihr Knie und sagt besänftigend: „Kindchen, Kindchen, den Antrag ziehen Sie doch zurück." Das „Kindchen" zog nicht zurück – aber die Versammlung, einschließlich „Damen", die um das gute Verhältnis mit „ihren Herren" bangten, lehnte den Antrag ab. 1976. Es hat einige Jahre gedauert, bis „den Damen" Stimm- und Wahlrecht in der Versammlung „der Herren" doch noch zugebilligt wurde.

3.9 Flugübungen

Jetzt ist es so weit: Im Mai 1979 verabschiedet die Mitgliederversammlung des ZVK in Gießen die ‚Berufsordnung der Krankengymnasten' mit dem Untertitel ‚Grundsätze des beruflichen Selbstverständnisses'. Diese Berufsordnung umreißt zunächst die Berufsausübung, indem sie den Schwerpunkt der krankengymnastischen Aufgaben in der methodischen Durchführung der Bewegungstherapie sieht, die durch physikalisch-therapeutische Maßnahmen vorbereitet und ergänzt wird. Außerdem betont sie, der Krankengymnast diene durch seine Tätigkeit der Gesundheit des Menschen, vorrangiges Ziel seiner Behandlung sei dabei die Beseitigung oder Besserung gestörter Körperfunktionen, wofür nicht nur das Fachwissen entscheidend sei, sondern auch die Fähigkeit, den Patienten zur Mitarbeit zu gewinnen und seine Eigentätigkeit anzuregen. In § 1, Ziffer 3 dieser ersten krankengymnastischen Berufsordnung war ganz offensichtlich ein Zeitzünder versteckt, der erst in der nächsten Sitzung der „Ständigen Konferenz" zur Explosion in den orthopädischen Köpfen führte. Heute kaum noch vorstellbar, dass die folgenden unscheinbaren und so absolut selbstverständlichen Sätzchen solch nachhaltige Sprengkraft enthalten haben:

„Der Krankengymnast behandelt aufgrund ärztlicher Diagnose und Verordnung. Er wählt in diesem Rahmen nach krankengymnastischer Befunderhebung die Methoden und Techniken seiner Behandlung aus.**)"

Der erste Satz kommt ja noch sehr brav im Gewand des tradierten Arzt-Krankengymnast-Verhältnisses daher, aber der zweite Satz erschien den versammelten ärztlichen Schulleitern wie ein Aufruf zum Sturm auf die Bastille. Und so, wie er oben zitiert und in der veröffentlichten Berufsordnung auch niedergelegt ist, hat er bereits eine chemische Reinigung hinter sich: Die ‚Befunderhebung' war in der Urfassung eine ‚krankengymnastische Untersuchung', und der Verweis **) auf die hier nicht aufgeführte Fußnote lenkte die Aufmerksamkeit auf den § 3 der Berufsordnung, in dem die Zusammenarbeit mit den Ärzten differenziert beschrieben und die abhängige Stellung des Krankengymnasten unmissverständlich zum Ausdruck gebracht wird:

„Die an die ärztliche Verordnung gebundene Tätigkeit des Krankengymnasten erfordert Kontakt zum behandelnden Arzt. Bei Unklarheiten der Verordnung oder Besonderheiten im Krankheitsverlauf soll eine Rücksprache mit dem verordnenden Arzt stattfinden. Der Krankengymnast ist verpflichtet, wesentliche Beobachtungen am Patienten, die mit der Erkrankung zusammenhängen oder zusammenhängen können, mitzuteilen und Auskunft über den Verlauf der Behandlung zu geben. Das berufsbedingte Verhältnis zwischen Arzt und Krankengymnast beruht auf der Achtung vor der fachlichen Kompetenz des anderen."

Der Kotau war tief genug, das Gewitter zog ab, der Himmel aber blieb noch lange bewölkt: Vater war sehr böse! Es war nämlich geschehen, oder besser, es schien geschehen zu wollen, was die „Herren im Gehrock" schon seit Kriegsende befürchtet hatten, da ihnen ja auch nicht der weibliche Emanzipationsschub entgangen war, der – wenn auch zunächst aus Kriegs- und Nachkriegsnot geboren – nicht mehr aufzuhalten war. Nicht nur „die Frau auf der Straße" wurde allmählich, sehr allmählich allerdings, selbstbewusster, auch „die Frau als Gehilfin des Arztes" begann darüber nachzudenken, ob ihre dienende Rolle außer selbstverständlich dem Patienten auch dem Arzt geschuldet sei. Es wuchs also bei den Ärzten die Sorge, die „eilfertige Helferin" könne sich zu einer Art Konkurrentin mausern. So drückte beispielsweise Braunbehrens schon 1955 in einem Festvortrag zum Thema ‚Arzt und Krankengymnast' diese Sorge ziemlich deutlich aus, wenn er u. a. formulierte, dass

„[......] es selbstverständlich notwenig ist, daß der Krankengymnast sich [....] jeweils über die speziellen Befunde orientiert [...]" und dass „die Tätigkeit des Krankengymnasten also zweifelsfrei Dinge einschließt, welche Teile der ärztlichen Untersuchung sind, deren Gesamtdurchführung dem Arzt vorbehalten ist." Und weiter: „Es wäre aber falsch, wenn er seinerseits (der Krankengymnast, Anm. d. Verf.) seine Beobachtungen, die notwendigerweise doch nur einen Teil dessen enthalten können, was ärztlich feststellbar ist, dazu benutzen wollte, um eine eigene Diagnose zu stellen. [....] Aufgabe des Krankengymnasten kann es nicht sein, Diagnosen zu stellen oder die ärztliche Diagnose zu korrigieren."

Da ist die Katze aus dem Sack und hüpft noch 1979 munter über die Sitzungstische bei der „Ständigen Konferenz". Die Krankengymnasten allerdings waren von diesem Blitz-Donnerwetter-Wolkenbruch derart eingeschüchtert, dass sie eiligst die anstößige ‚Untersuchung' durch die abwiegelnde ‚Befunderhebung' ersetzten und mit tiefem Knicks auf den § 3 verwiesen, der nun wirklich keinen Zweifel mehr lässt am Primat des Arztes. Zwar stellten die Krankengymnasten längst eine „krankengymnastische Diagnose", zwar konnten sie längst mit ihren Untersuchungsverfahren die ärztliche Diagnose differenzieren und individualisieren – in einzelnen Fällen auch korrigieren, nur darüber reden durften sie natürlich nicht und schreiben erst recht nicht.

In den weiteren Paragrafen der Berufsordnung von 1979 war kein Dynamit mehr versteckt, sie kommen unverdächtig daher. Sie fordern die vorurteilslose Ausübung des Berufs hinsichtlich Nationalität, Religion, Geschlecht, politischer Einstellung und sozialer Stellung des Patienten, verlangen, dass der Krankengymnast die rechtlichen Grundlagen seines Berufs kennt, dass er sorgfältig und gewissenhaft arbeitet und die Schweigepflicht einhält. Ein Abschnitt befasst sich mit der kollegialen Zusammenarbeit mit den Angehörigen der eigenen Berufsgruppe und fordert eine loyale, respektvolle Haltung gegenüber anderen Berufen sowie Fort- und Weiterbildung angestellter und freiberuflich tätiger Krankengymnasten. Die restlichen Bestimmungen betreffen Einzelheiten der Niederlassung in freier Praxis.

‚Leistung – Menschlichkeit – Unterordnung', diesen Dreiklang haben wir aus dem Leitartikel von 1949 herausgelesen. Er hallt immer noch nach, auch wenn die „de-jure-Unterordnung" im Berufsalltag de facto bröckelt. Auch bei den Ärzten wächst nämlich allmählich eine neue Generation heran, für welche die Krankengymnastin/Physiotherapeutin ein Mitglied unter anderen im interdisziplinären Team ist. Als Vater-Tochter-Beziehung mag allenfalls das Unterbewusstsein der einen oder anderen Physiotherapeutin/des einen oder anderen Arztes die Berufssituation interpretieren. Gleiches gilt selbstverständlich auch für männliche Physiotherapeuten; Söhne haben schließlich ebenfalls Vater-Beziehungen.

Wenn es in einer ersten groben Einschätzung auch kaum einen Unterschied geben mag zwischen dem beruflichen Selbstverständnis von 1949 und dem von 1979, der genauere Blick deckt selbstverständlich doch Unterschiede auf: Zwar wurde auch in den 40er und 50er Jahren lokal und strukturell gearbeitet (Dehnung oder Massage einzelner Muskelgruppen, Mobilisation einzelner Gelenke, Kräftigung einzelner Muskeln), gemessen aber an den heutigen strukturgenauen Behandlungsmöglichkeiten waren das zum Teil relativ ungezielte Maßnahmen. Diese aber wurden ergänzt durch kranken"gymnastische" Programme (orthopädisches

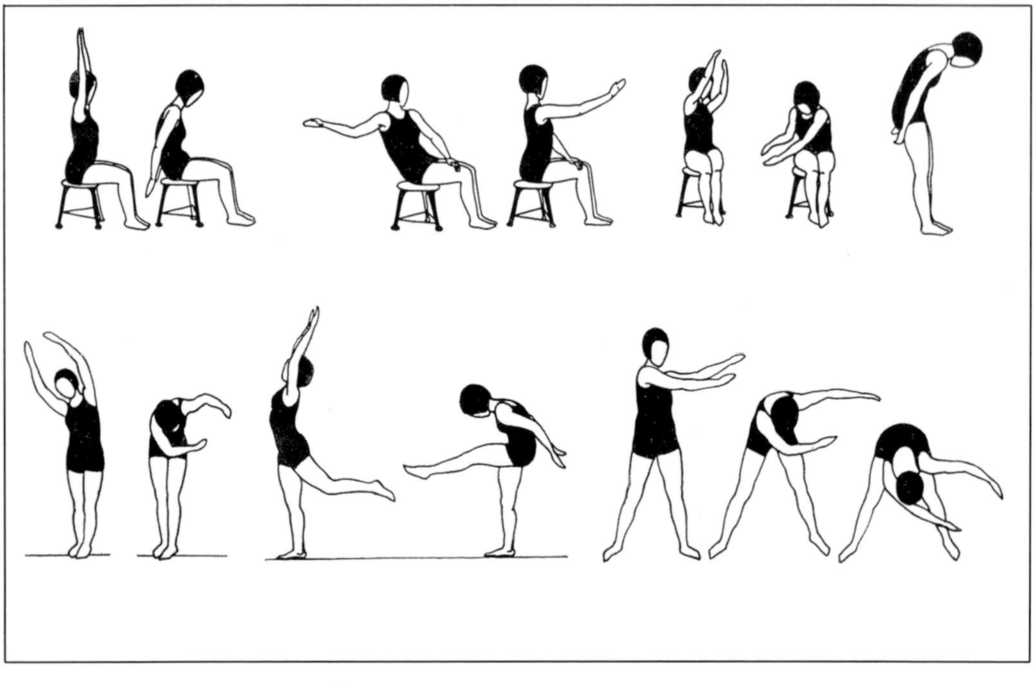

Abb. 3.6 In den 40er/50er Jahren war dem Übungsrepertoire der Krankengymnastik die gymnastische Wurzel des Berufs noch sehr viel deutlicher anzumerken als in den folgenden Jahren (Quelle: Kohlrausch/Leube. Lehrbuch der Krankengymnastik bei inneren Erkrankungen. 2.Aufl. Jena: Gustav Fischer; 1943, Tafel VIII, Abb. 15-21)

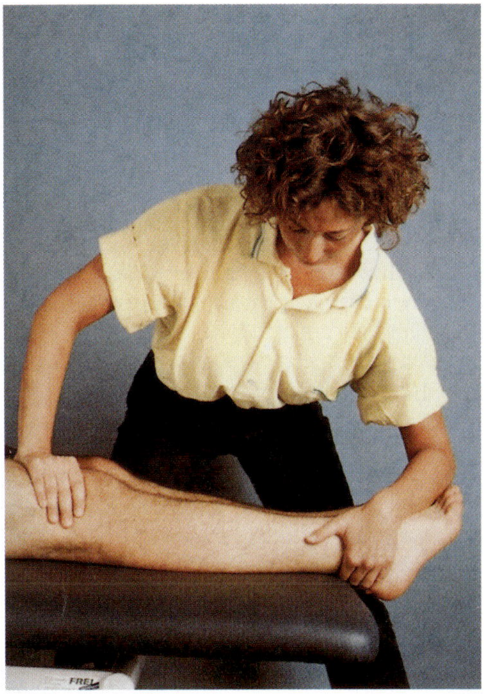

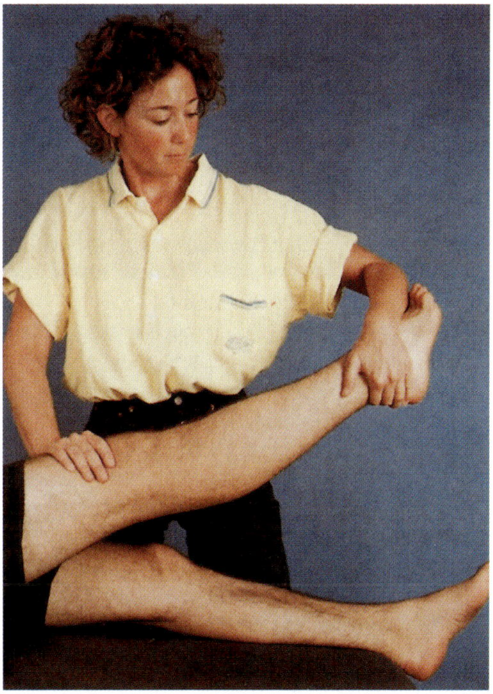

Abb. 3.7 Mit zunehmender Differenzierung struktur- und funktionsorientierter Behandlungstechniken verschwand ab den 60er/70er Jahren das gymnastische Element zunehmend, sodass die Bezeichnung „Therapeutin" gegenüber „Gymnastin" bevorzugt wurde (Quelle: Hüter-Becker A, Hrsg. Lehrbuch zum Neuen Denkmodell der Physiotherapie Bd. I Bewegungssystem. Stuttgart: Thieme; 2002:305, Abb. 4.11a/b)

Turnen, Klappsches Kriechen, Haltungsschulung z. B.), die der sportgymnastischen Wurzel der Krankengymnastik und der Berufsbezeichnung Heil- bzw. Kranken"gymnastik" sehr viel mehr entsprachen als dann ab den 60er und 70er Jahren **(Abb. 3.6).** Insofern können wir wohl unterstellen, dass die Heil- und Krankengymnastin sich deutlicher als Gymnastin verstand und dass dieser Teil des beruflichen Selbstverständnisses sich mit dem Schwinden des gymnastischen Elements zunehmend in Richtung Physio"therapeutin" wandelte **(Abb. 3.7).** Dies war ja, neben dem Wunsch, sich international anzugleichen, auch ein Grund, die Berufsbezeichnung „Krankengymnast" als nicht mehr zutreffend zu empfinden und nach der Bezeichnung Physiotherapeut zu streben. Diese Entwicklung kann positiv gesehen werden, hat sie doch das Behandlungsrepertoire der Physiotherapie erheblich erweitert und differenziert; es steckt in ihr aber auch die Gefahr (vgl. Kap. Geschichte 2.9), dass Physiotherapie den Blick verliert für den „Patienten in seinem Alltag", weil sie Erfolg und Misserfolg der Behandlung zu sehr an strukturellen Parametern misst. Die Heil- und Krankengymnastinnen können nicht weniger überzeugend und erfolgreich behandelt haben als die heutigen Physiotherapeuten, sonst hätte sich diese Therapieform nicht durchsetzen und über 100 Jahre hinweg ihre Position in der Medizin verteidigen können. Diese Tatsache legt den Gedanken nahe, dass neben „Wissen und technischem Können" 1949 ebenso wie 1979 (oder auch 2004) die ‚Person Therapeut' wie auch die ‚Person Patient' Behandlungsverlauf und Behandlungsergebnis ganz entscheidend beeinflussen.

3.10 Unterwegs zur Emanzipation

In das neue Jahrtausend startet die Physiotherapie mit einem stattlichen Haben-Konto:

- Die Taschenlehrbuchreihe Krankengymnastik / Physiotherapie, bis 1979 von Medizinern herausgegeben, wird jetzt von zwei Physiotherapeutinnen verantwortet.
- Physiotherapeuten schreiben ihre Lehrbuchbeiträge und Bücher selbst, nicht mehr nur als Ko-Autorinnen der ärztlichen Lehrer.
- Die Redaktion der ‚Krankengymnastik – Zeitschrift für Physiotherapeuten', der bis dahin immer ein Orthopäde angehört hatte, ist jetzt nur noch mit Physiotherapeutinnen besetzt.
- Physiotherapeuten brauchen zur Leitung einer Schule keinen ärztlichen Ko-Piloten mehr, Berufsgesetz sowie Ausbildungs- und Prüfungsverordnung von 1994 sprechen nicht mehr von einer solchen „Doppelspitze".
- Physiotherapeuten veranstalten ihre Tagungen und Symposien und referieren auf ärztlichen Kongressen.
- Physiotherapeuten sind auf dem Wege zu einer akademischen Qualifizierung durch Bachelor- und Master-Studiengänge an Fachhochschulen, in deren Gefolge der wissenschaftliche Diskurs auch in die Physiotherapie einzieht.
- Begriffe wie Qualitätssicherung, Evidenzbasierung und Effektivitätsstudien drängen in den physiotherapeutischen Sprachgebrauch, auch wenn sie den meisten Berufsangehörigen noch fremd im Munde liegen.

Es tut sich was in Sachen Emanzipation, die Physiotherapeuten haben sich aus mancherlei Abhängigkeiten befreit, frei aber sind sie noch längst nicht. Emanzipation hat auch zu tun mit fachlicher Autonomie und sozialer Anerkennung; letztere können die Physiotherapeuten wohl für sich beanspruchen – auch wenn die Vorstellungen über Physiotherapie bei den medizinischen Laien stellenweise verwaschen sind, als „arztähnlich", wie bei der Umfrage zum Begriff „Physiotherapeut" (siehe Kap. Geschichte 2.9.3), stellt sich der Beruf für die Öffentlichkeit nicht mehr dar. Die fachliche Autonomie allerdings kann der Physiotherapie nur begrenzt attestiert werden. Noch entscheidet der verordnende Arzt, was auf dem Rezept steht, auch wenn er dieses Recht längst nicht immer bis in den letzten Buchstaben ausnutzt: Er bestimmt Ziel, Methode, Dauer und Häufigkeit der physiotherapeutischen Behandlung, und der ‚Bundesausschuss Ärzte-Krankenkassen' entscheidet darüber, welche physiotherapeutische Leistung überhaupt als ‚abrechnungsfähiges Heilmittel' in den Katalog aufgenommen und damit von den gesetzlichen Krankenkassen vergütet wird.

Fachlich autonom sind die Physiotherapeuten allenfalls bei der Entwicklung neuer und bei der Differenzierung vorhandener Untersuchungs- und Behandlungstechniken. Hier allerdings könnte ein medizinisch-wissenschaftliches Regulativ hin und wieder nicht schaden, wenn es um theoretische Begründungen und die Formulierung von Prinzipien geht. Ein kritischer Diskurs innerhalb der Physiotherapie wäre auch notwendig, um zu verhindern, dass sich einzelne Methoden so weit verselbstständigen, dass das berufliche Selbstverständnis als Physiotherapeut verloren geht und an seine Stelle ein Selbstverständnis als Manualtherapeut, PNF-Therapeut, Bobath-Therapeut, FBL-Therapeut o.Ä. tritt, mit der Steigerungsmöglichkeit zum XY-Instruktor. Der Professionalisierungsprozess, so er denn von der Berufsgruppe gewünscht wird, braucht die gebündelte Kraft der gesamten Gruppe; interne Prestigekämpfe schwächen die politische Durchsetzungsfähigkeit der vergleichsweise kleinen Gruppe von ca. 40.000 Therapeuten in Deutschland Die aber wird dringend gebraucht, wenn es beispielsweise darum gehen sollte, sich von der ärztlichen Verordnung zu emanzipieren.

3.11 Und unterwegs vom Beruf zur Profession

Am Übergang vom 20. zum 21.Jahrhundert hat sich in dem Vokabular berufspolitischer Redner (und Redenschreiber) auch der Begriff der Professionalisierung eingenistet, wobei es dann meist darum geht, bestimmte Entwicklungen als „Meilenstein im Professionalisierungsprozess" auszuzeichnen. Dieser berufssoziologische Terminus kommt aus dem angelsächsischen Sprachraum, wobei ‚Profession' nicht mit ‚Beruf' gleichgesetzt werden darf, sondern sozusagen eine Steigerung bedeutet: Arbeit – Beruf – Profession. Der Weg von ‚Arbeit' zu ‚Beruf' bedeutet in diesem soziologischen Sprachgebrauch, sehr verkürzt, die Kombination von Wissen und der Weg von ‚Beruf' zu ‚Profession' die Verwissenschaftlichung von Wissen. Wenn ein Beruf diese Ochsentour geschafft hat und zur Profession geworden ist, müssen vier Merkmale erfüllt sein.

- Es ist ein spezialisiertes und systematisiertes Wissen vorhanden, das in der Regel durch eine theoretisch-wissenschaftliche Ausbildung erworben wird.
- Es existiert ein originäres und geregeltes Ausbildungssystem mit normativen und einheitlichen Prüfungsanforderungen.
- Es ist eine Berufsordnung vorhanden, die eine kollektive Orientierung gibt.
- Es existiert Handlungsautonomie, die auf Fachkompetenz beziehungsweise Fachautorität beruht im Hinblick auf die Profession, organisatorisch vertreten durch einen Berufsverband.

Wenn wir diesen Merkmalen Ausprägungsskalen zuordnen und sie nicht nur als vorhanden oder nicht vorhanden abhaken, so finden wir in der Physiotherapie des 21. Jahrhunderts einige zufrieden stellende und einige ermutigende Ausprägungsgrade – andererseits aber auch die ernüchternde Feststellung, dass die theoretisch-wissenschaftliche Systematisierung des Wissens noch in den Kinderschuhen steckt (Professionalisierungsexperten sprechen hier vom „vorwissenschaftlichen Stadium") und dass wir von der Handlungsautonomie noch sehr, sehr weit entfernt sind. Handlungsautonomie bedeutet nämlich, dass die Professionsangehörigen Inhalte und Umstände der Tätigkeit selbst kontrollieren können. In der Medizin allerdings besitzt einzig die Ärzteschaft die Autorität, die Tätigkeiten anderer zu dirigieren und zu beurteilen, ohne dass sie selber umgekehrt einer formellen Richtliniengebung und Beurteilung durch diese anderen unterworfen wäre.

3.12 Sind wir bereit?

Sind die Physiotherapeuten gegenwärtig wirklich bereit, den Weg der Professionalisierung konsequent bis zu Ende zu gehen? Bei der Verwissenschaftlichung des Wissens scheinen die Bremsen gelockert, auch wenn dieser Trend bei manchen Berufsangehörigen noch erhebliche Ängste und Bedenken aktiviert. Dennoch: Die Fachhochschulangebote werden akzeptiert, die Absolventen offensichtlich im Berufsfeld ebenfalls. Vor allem mit Blick auf die europäischen Nachbarn, die ihre Physiotherapeuten längst akademisch qualifizieren, wird die Akademisierung im Zuge der erwünschten Niederlassungsfreiheit von den deutschen Physiotherapeuten zunehmend wohlgefällig betrachtet. Schwieriger wird die Entscheidung darüber sein, wie es die Physiotherapeuten mit der Handlungsautonomie halten wollen. Die Lösung vom Zwang der ärztlichen Verordnung für alle therapeutischen und rehabilitativen Maßnahmen der Physiotherapie (lediglich die Prävention ist verordnungsfrei) wurde im Berufsverband bereits vor Jahren diskutiert – allerdings hinter vorgehaltener Hand und ohne Protokoll, so tief saß der „Berufsordnungs-Schock" von 1979 und so groß ist die Sorge, was dann passiert, denn: Lösen von der ärztlichen Verordnung, der Königsweg zur Handlungsautonomie, würde bedeuten, dass der Physiotherapeut sich auf dem freien „Gesundheitsmarkt" behaupten müsste. Es wäre nicht mehr der Arzt, der seinem Patienten eine physiotherapeutische Behandlung empfiehlt und als Teil seines eigenen Heilplans verordnet, sondern der Patient müsste von sich aus den Weg zum Physiotherapeuten finden. Dies wiederum setzt voraus, dass er weiß, welche hervorragende Therapie er dort „einkaufen" kann, und es setzt voraus, dass die Therapie ihm auch tatsächlich so gut hilft, dass er „bei der Stange" bleibt, denn er muss nicht mehr dem Arzt Rechenschaft ablegen, ob er das Rezept „abgearbeitet" hat oder nicht, sondern nur noch sich selbst. Außerdem ist nicht abzusehen, ob Krankengymnastik und physikalische Therapie im Heilmittelkatalog gelistet bleiben, wenn sie nicht mehr ärztlich verordnet werden sollten. Die Entscheidungen des zuständigen Bundesausschusses sind nicht zu prognostizieren. Es stecken also eine Reihe von Unwägbarkeiten und Risiken in der Befreiung von der ärztlichen Verordnung – und die damalige „Diskussion hinter vorgehaltener Hand" hat die mit diesem Emanzipations- oder Professionalisierungsschritt verbundenen existenziellen Ängste der niedergelassenen Physiotherapeuten zu Tage gefördert. Dennoch wird die Physiotherapie um diese Diskussion nicht herumkommen, wenn sie ihr berufliches Selbstverständnis professionalisieren und über den Stand der „diensteifrigen Helferin, des diensteifrigen Helfers" hinaus weiter entwickeln will.

3.13 Die Weichen sind gestellt

1999, zwanzig Jahre nach der ersten Berufsordnung und 50 Jahre nach Gründung des ZVK, wird im Berufsverband eine neue Berufsordnung formuliert, die einen erstaunlichen Wandel in der Selbsteinschätzung der Physiotherapeuten zu erkennen gibt. Beispielsweise heißt es nun in § 1, Ziffer 4:

„Entsprechend der ärztlichen Diagnose untersucht der Physiotherapeut die individuelle Ausprägung der funktionellen Auffälligkeiten und interpretiert ihre Wertigkeit. Auf dieser Grundlage plant der Physiotherapeut den Behandlungsverlauf in Absprache mit den kranken oder behinderten Menschen und/oder den Angehörigen oder anderen Bezugspersonen."

Die ärztliche Verordnung wird an keiner Stelle der Berufsordnung erwähnt; der Arzt tritt überhaupt nur als der „behandelnde Arzt" auf und als Arzt, der über die Behandlungsergebnisse zu informieren ist, wobei der Physiotherapeut ihm gegenüber an seine Schweigepflicht nicht gebunden ist.

3.13.1 Darüber hinaus gibt es weitere bemerkenswerte Neuerungen:

- So behandelt der Physiotherapeut nicht mehr, wie in Definitionen der Krankengymnastik bisher üblich, „alle Störungen im somatischen und psychischen Bereich", sondern er „beeinflusst mit seiner Behandlung die Funktionen des Bewegungssystems und der inneren Organe, die Bewegungsentwicklung und Bewegungskontrolle sowie Erleben und Verhalten des Patienten". Ein halber Schritt in Richtung des „Neuen Denkmodells".
- Untersuchungsergebnisse, Behandlungsplan und -verlauf sowie die Behandlungsergebnisse werden vom Physiotherapeuten dokumentiert; die Dokumentation dient der Therapiesteuerung, der Erfolgskontrolle, der Qualitätssicherung sowie der Information des Arztes und anderer an der Behandlung/Betreuung beteiligter Personen.
- In der Prävention vermittelt der Physiotherapeut Einsicht in die Funktionszusammenhänge des Organismus, Kenntnisse über gesundheitsgefährdende Einflüsse/Verhaltensweisen, und er entwickelt Programme zu gesundheitsbewusstem Arbeits- und Freizeitverhalten. Physiotherapeutische Prävention fördert darüber hinaus die Selbstregulation und aktiviert die Selbstheilungskräfte des Organismus.
- Dass Patientinnen ebenso wie Patienten ohne jeden politischen, ethnischen, religiösen, sozialen Vorbehalt behandelt werden sollen, forderte schon die Berufsordnung von 1979. Jetzt aber wird auch betont, dass der Physiotherapeut die Würde und Integrität der Person zu achten hat, auch wenn es sich um bewusstlose/bewusstseinsgetrübte, psychisch kranke oder sterbende Menschen handelt.
- Die Aufklärungspflicht gegenüber dem Patienten wird erwähnt und die Pflicht des Therapeuten, sich vor Behandlungsbeginn alle notwendigen Informationen zu beschaffen.

Insgesamt zeigt die Berufsordnung von 1999 ein sehr ‚modernes' Selbstverständnis der Physiotherapeuten, die sich hiernach ihrer hohen Fachkompetenz durchaus bewusst sind. Diese hohe Fachkompetenz konzentriert sich aber nach wie vor auf primär somatische Störungen – Krankengymnasten, die sich für die Arbeit mit psychisch kranken Menschen weitergebildet haben, identifizieren sich kaum noch mit ihrem „Ursprungsberuf", sondern nennen sich „Bewegungstherapeuten" oder „KBT-Therapeuten", eben weil sich ihr berufliches Selbstverständnis mit dem somatisch-funktionalistischen Verständnis der überwiegenden Zahl von Physiotherapeuten nicht deckt (KBT = Konzentrative Bewegungstherapie, ein der Körperpsychotherapie nahes Behandlungskonzept). Dass in der neuen Berufsordnung nicht mehr von „Behandlung aller somatischen und psychischen Störungen" gesprochen wird, sondern von „Beeinflussen der Funktionen des Bewegungssystems und der inneren Organe, der Bewegungsentwicklung und Bewegungskontrolle sowie des Erlebens und Verhaltens", wurde oben als erst „halber" Schritt in Richtung des Neuen Denkmodells bezeichnet. Halb deswegen, weil die andere Hälfte fehlt, die Vernetzung nämlich aller Funktionskreise mit dem Erleben und Verhalten von Patient und Therapeut, die in jeder – auch in einer sog. orthopädischen – Behandlung wirksam ist. Erst mit dieser Vernetzung würde der funktionalistisch-analytische Ansatz, dem Physiotherapie oft immer noch folgt und der logischerweise auch das berufliche Selbstverständnis prägt, aufgegeben zugunsten eines integrativen oder holistischen Ansatzes (holistisch = das Ganze betreffend, von gr. holos ‚ganz').

Die Züge von Unterwürfigkeit, wie sie die 1979er Version der Berufsordnung enthält, sind in der Version von 1999 nicht einmal mehr in Spuren vorhanden. Und die deutsche Ärzteschaft? Kein Aufschrei?

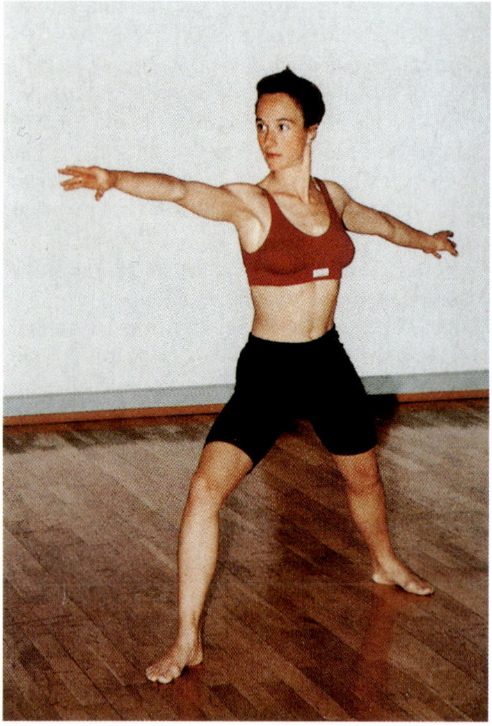

Abb. 3.8 Eine selbstbewusste, standsichere Generation von Physiotherapeutinnen und -therapeuten steht bereit, nach der Zukunft zu greifen (Quelle: Hüter-Becker A, Hrsg. Lehrbuch zum Neuen Denkmodell der Physiotherapie Bd. I Bewegungssystem. Stuttgart: Thieme; 2002:158, Abb. 1.184)

Keine Drohkulisse? Nicht einmal leiser Protest? Was ist geschehen? – Nichts ist geschehen. Es konnte auch nichts geschehen, weil zu vermuten ist, dass „die deutsche Ärzteschaft" die neue Berufsordnung der Physiotherapeuten überhaupt nicht zur Kenntnis genommen hat. Es ist sogar anzunehmen, dass nicht einmal die ärztlichen Leiter der Physiotherapieschulen, soweit es diese ärztlichen Leiter noch gibt, sie zur Kenntnis genommen haben. Die Rechtslage ist klar: Physiotherapeuten behandeln auf ärztliche Verordnung, alles andere ist „unerlaubte Ausübung der Heilkunde" und kann strafrechtlich verfolgt werden. Das wissen selbstverständlich auch die Ärzte. Wie die Physiotherapeuten dann ihr ärztlich verordnetes Tun bezeichnen, ob als Befunderhebung oder Untersuchung, ob sie die Verordnung betonen oder beschweigen, ist den Ärzten offensichtlich ziemlich gleichgültig. Und der Berufsverband, der die Berufsordnung verabschiedet hat, fragt mittlerweile auch nicht mehr bei den Ärzten nach, ob es denn so genehm sei. Sind die Physiotherapeuten also mit dieser Berufsordnung unterwegs vom Beruf zur Profession? Gibt diese Berufsordnung „kollektive Orientierung", wie es in einem Professions-Merkmal verlangt wird? Wie bekannt ist sie unter den Mitgliedern des Verbands, wie bekannt unter den Physiotherapeuten, die nicht im ZVK, sondern gar nicht oder in anderen Verbänden organisiert sind? Es könnte eine lohnende Aufgabe für den Verband sein – oder für die jüngst entstandene ‚Zukunftsinitiative' (einen informellen, von Verbänden unabhängigen Zusammenschluss engagierter Physiotherapeutinnen und Physiotherapeuten, die sich im September 2002 erstmals trafen, im Februar 2003 eine erste Zukunftskonferenz abgehalten haben und seither in kleinen Gruppen aktuelle Themen des Berufs bearbeiten) –, diese Berufsordnung mit ihren sehr zeitgemäßen Ansätzen im Selbstverständnis der Physiotherapeutinnen und Physiotherapeuten zu verankern und sie zusammen mit den Berufsangehörigen weiter zu entwickeln, damit sie kollektive Orientierungskraft entfaltet und die Begleitmusik spielt im Zuge der Professionalisierung **(Abb. 3.8).** Die Weichen sind gestellt!

Literatur

von Braunbehrens H. Arzt und Krankengymnast. Z. Krankengymnastik. 1956;5(8):65-69

Collin F. Differenz und Widerstreit. Die Frauenfrage in der Philosophie. In: Duby G, Perrot M. Geschichte der Frauen, Bd. 5, 20. Jahrhundert (hrsg. von F. Thébaud). Frankfurt/Main 1995

Debrunner H. Lehrbuch für orthopädische Hilfsarbeiterinnen. Leipzig 1919

Deutscher Verband für Physiotherapie – Zentralverband der Krankengymnasten (ZVK) e.V. (Hrsg.). Berufsordnung der Krankengymnasten – Grundsätze des beruflichen Selbstverständnisses. In: Jahrbuch Krankengymnastik 1985/86. Köln 1985

Deutscher Verband für Physiotherapie – Zentralverband der Physiotherapeuten / Krankengymnasten (ZVK) e.V. (Hrsg.): Berufsordnung der Physiotherapeuten – Grundsätze des beruflichen Selbstverständnisses. Köln 1999

Ehrenberg H, Haeusermann U. Grundlagen der Krankengymnastik. In: Cotta, Heipertz, Hüter-Becker, Rompe (Hrsg.). Krankengymnastik. Taschenlehrbuch in 12 Bänden, Bd. I Grundlagen, Techniken. Stuttgart 1990

Freidson E. Dominanz der Experten. München/Berlin/Wien 1975

Hesse HA. Berufe im Wandel. Stuttgart 1972

Hesse HA. Qualifikation und Professionalisierung. In: Frey K, Hrsg. Curriculum-Handbuch, Bd. III, Müchen/Zürich 1975

Hohmann G. Orthopädie. Heidelberg 1947

Hüter-Becker A. Physiotherapeut/Physiotherapeutin In: Blätter zur Berufskunde (hrsg. von Bundesanstalt für Arbeit, Bielefeld 1995

Hüter-Becker A. Heilgymnastin: Ein Frauenberuf – feministisch interpretiert. Z. f. Physiotherapeuten. 2001;2(53):271-278

Kirchberg F. Handbuch der Massage und Heilgymnastik. Bd. II Massage und Gymnastik bei Erkrankungen der einzelnen Organsysteme. Leipzig: Thieme; 1926

Kohlrausch WH, Leube H. Lehrbuch der Krankengymnastik bei inneren Erkrankungen. 2. Aufl. Jena: Gustav Fischer; 1943

Lagrave RM. Eine Emanzipation unter Vormundschaft. Frauenbildung und Frauenarbeit im 20. Jahrhundert. In: Duby G, Perro M. Geschichte der Frauen, Bd. 5, 20. Jahrhundert (hrsg. von F. Thébaud). Frankfurt/Main 1995

von Mülmann A. Ein Schritt vorwärts. Einführungstext der Schriftleiterin und Gründerin. Krankengymnastik – Zeitschrift der Krankengymnastinnen. 1949;1(1):1

Schewior-Popp S. Krankengymnastik und Ergotherapie. Eine exemplarische Studie zur Entwicklung von Professionalisierungsprozessen und Ausbildung in den Berufen des Gesundheitswesens. Idstein 1994

Schmölzer H. Revolte der Frauen. Portraits aus 200 Jahren Emanzipation. Wien 1999

Simmel G. Philosophische Kultur: über das Abenteuer, die Geschlechter und die Krise der Moderne. Berlin 1983

von Steinacker. K. Luftsprünge. Anfänge moderner Körpertherapien. München 2000

4 Akademisierung der Ausbildung in Physiotherapie – Bestandsaufnahme und Orientierungshilfe

Erwin Scherfer

4.1 Studiengänge in der Physiotherapie – ein Thema nur für Schülerinnen?

Noch vor etwa 5 Jahren waren Studiengänge in bzw. für Physiotherapie in Deutschland in erster Linie Zukunftsperspektive. Mittlerweile gibt es für Physiotherapeutinnen hierzulande eine Vielzahl von Studienangeboten in- und ausländischer Hochschulen. Kaum jemand hat 1999 gedacht, dass es bereits im Jahr 2004 sinnvoll sein würde, eine Art Zwischenbilanz der bisherigen Entwicklung mit dem Ziel zu ziehen, Schülerinnen in der Erstausbildung eine Orientierungshilfe hinsichtlich der neuen Studiengänge zu geben. Warum scheint eine Bestandsaufnahme bereits erforderlich?

Die Entwicklung und Einrichtung von Studiengängen für Physiotherapeutinnen weist eine erhebliche Dynamik auf. Dadurch ergeben sich vielfältige Bildungs- bzw. Weiterbildungsmöglichkeiten. Diese Dynamik hat aber auch schon eine gewisse Unübersichtlichkeit mit sich gebracht. Den Überblick zu behalten, ist sowohl für diejenigen schwierig, die sich aus beruflichen Gründen mit Studiengängen befassen, als auch und insbesondere für diejenigen, die sich fragen, ob sie eines der neuen Bildungsangebote für Physiotherapeutinnen an den Hochschulen im In- und Ausland wahrnehmen sollen, und – wenn ja – welches davon.

Die neuen Studiengänge und ihre Absolventinnen werden das Berufsbild mitgestalten. Dies löst auch Ängste dahingehend aus, ob in Zukunft eine nichtakademischen Ausbildung noch ausreicht, um sich auf dem Arbeitsmarkt behaupten zu können. Es ist zwar in der Tat zu erwarten, dass die Qualifikationsanforderungen auf dem Arbeitsmarkt zunehmen und über das, was im Rahmen der schulischen Ausbildung vermittelt werden kann, hinausgehen werden. Ebenso ist aber darauf hinzuweisen, dass sich zum einen Berufserfahrung und -praxis nicht ersetzen lassen und dass davon auszugehen ist, dass sich vielfältige auch berufsbegleitende hochschulische Weiterbildungsmöglichkeiten entwickeln werden, die bei Bedarf und Interesse Möglichkeiten bieten, an den neuen Entwicklungen teilzunehmen. Mit diesem Beitrag wird dafür plädiert, die neuen Studiengänge als Chance zu sehen – als Chance sowohl für individuelle berufliche Entwicklungsmöglichkeiten als auch für den Berufsstand insgesamt.

Wegen der Dynamik des Gegenstands leistet dieser Beitrag keine Aufstellung oder Darstellung einzelner Studiengangsangebote; denn diese wäre wahrscheinlich schon zum Zeitpunkt der Veröffentlichung nicht mehr aktuell. Aktuelle Informationen bzw. Links zu Studiengangsmöglichkeiten finden sich aber auf den Websites, die vor den Literaturangaben zu diesem Kapitel genannt werden.

Der Beitrag orientiert sich statt dessen einerseits an Fragen, die im Zusammenhang mit den neuen Studienangeboten immer wieder von Studieninteressierten gestellt werden, und andererseits an den Hintergründen der Akademisierung der Ausbildung. Im folgenden Abschnitt werden daher zunächst einige bildungs- und berufspolitische Aspekte skizziert, die für Studiengänge generell und für eine Anhebung des Ausbildungsniveaus auf Fachhochschulebene im Besonderen sprechen. Etwas ausführlicher wird dabei auf das *European Physiotherapy Benchmark Statement* (WCPT 2003a) eingegangen, weil hiermit erstmals auf europäischer Ebene Minimalanforderungen für die Lernergebnisse von Ausbildungen in der Physiotherapie vorliegen. Vor diesem Hintergrund folgt eine kurze kritische Auseinandersetzung mit der rechtlichen Normierung der deutschen Ausbildung. Schließlich wird versucht, auf konkrete Fragen wenigstens Orientierung bietende Antworten zu geben, die auch eine Bestandsaufnahme des Stands der Akademisierung der Ausbildung beinhalten, bevor zum Schluss eine resümierende Zwischenbilanz gewagt wird.

4.2 Warum Studiengänge für Physiotherapeutinnen?

Das Ziel einer Ausbildung besteht darin, die Auszubildenden adäquat auf die Anforderungen, die sie im Berufsleben bewältigen müssen, vorzubereiten. Die Regulierung der deutschen Ausbildung in der Physiotherapie erweist sich jedoch als immer weniger geeignet, dieses Ziel zu erreichen. Dies wird noch deutlicher, wenn man die gestiegenen Anforderungen im Beruf vor dem Hintergrund der Internationalität der Physiotherapie, des bereits existierenden europäischen Arbeitsmarktes und der eingeschränkten beruflichen Entwicklungsmöglichkeiten in der deutschen Physiotherapie sieht.

Internationaler Kontext

Die Entwicklung der Physiotherapie findet nicht in einem Land, sondern in einem internationalen Kontext statt. Von diesem Kontext ist die deutsche Physiotherapie noch weitestgehend isoliert. Forschungsergebnisse werden kaum wahrgenommen, an Forschungsprozessen und dem Austausch hierüber sind deutsche Physiotherapeutinnen kaum beteiligt. In ebenso geringem Maße werden berufspolitische und professionelle Entwicklungen durch den Berufsstand in der Fläche wahrgenommen oder gar mitgestaltet. Akademische Formen der Aus- und Weiterbildung brechen schon jetzt diese Isolation auf.

Europäischer Arbeitsmarkt

Bereits heute existiert in der Physiotherapie ein europäischer Arbeitsmarkt. Auf diesem Arbeitsmarkt sind deutsche Physiotherapeutinnen benachteilig, weil ihre Ausbildung nicht auf hochschulischem Niveau erfolgt. Die Arbeitsaufnahme im Ausland ist häufig erschwert, weil die Berufszulassung aufgrund fehlender nachweisbarer Kompetenzen nicht oder häufig nur mit hohen Auflagen gewährt wird. Demgegenüber können sich z.B. niederländische Physiotherapeutinnen hervorragend auf dem deutschen Arbeitsmarkt behaupten. Die dort während der fachhochschulischen Ausbildung vermittelten Kompetenzen bzw. Qualifikationen werden von deutschen Arbeitgebern (zu Recht) nachgefragt. Auch im Bereich der Niederlassungen erweisen sich die weitergehenden Qualifikationen als sehr förderlich. Studiengänge können die Nachteile, die deutsche Physiotherapeutinnen erfahren, abbauen helfen.

Berufliche Entwicklungsmöglichkeiten

Die deutsche Ausbildung in der Physiotherapie gilt in Fachkreisen als eine „Bildungssackgasse", weil es nur wenige berufliche Entfaltungs- und Entwicklungsmöglichkeiten gibt. Nicht zuletzt deswegen ist ein *brain drain* zu beobachten. Viele ausgebildete Physiotherapeutinnen absolvieren unter hohem zeitlichem und finanziellem Aufwand Studiengänge in anderen Disziplinen, um sich berufliche Entwicklungschanchen zu eröffnen und gehen dadurch dem Berufsstand verloren. Studiengänge können dazu beitragen, diese Sackgasse zu öffnen und bessere Entwicklungsmöglichkeiten innerhalb des eigenen Berufs erschließen. Dies wird in Diskussionen gerade wegen des hohen Frauenanteils in diesem Beruf hervorgehoben.

Gestiegene Anforderungen im Berufsleben und eine veränderte Wahrnehmung des Berufs

Die Regulierung der Ausbildung in Deutschland ist am Bild eines *Heilhilfsberufs* orientiert, der auf die Ausführungen von Anweisungen beschränkt bleibt. Mit dieser Aussage soll nicht die ärztliche Weisungsbefugnis in Frage gestellt, wohl aber unterstrichen werden, dass dieses Bild in dieser Form nicht mehr zeitgemäß ist.

Worin bestehen diese Anforderungen? Was kennzeichnet in diesem Sinne heute eine professionelle Praxis? Dies ist bereits in vielen Zusammenhängen mal mehr, mal weniger detailliert erarbeitet und formuliert worden, wobei ohne Anspruch auf Vollständigkeit einige dieser Zusammenhänge hier genannt seien:

- die Ergebnisse der Planungs- und Entwicklungsarbeiten an den Hochschulen,
- Arbeitsergebnisse innerhalb des Koordinationskreises der Fachhochschulen, die Studiengänge für die Gesundheitsberufe anbieten oder planen,
- das Positionspapier der Arbeitsgemeinschaft Medizinalfachberufe in der Therapie und Geburtshilfe (AG MTG 2003) oder
- der Abschlussbericht der „Arbeitsgruppe Berufsqualifikationen" der Schulleiter/innenkonferenz der Schweizerischen Schulen für Physiotherapie (SLK 2001, Köhler 2001).

Ferner liegen mittlerweile eine Reihe von Beiträgen vor, die sich mit dem Auftrag von Studiengängen in der Physiotherapie bzw. in den benachbarten Gesundheitsberufen befassen (z.B. Fischer 2003, Jehn 2003a, Jehn 2003b, Höppner 2003, Scherfer 2003a, Scherfer 2003b, Schlag 2003a, Schlag 2003b). Hieraus ergibt sich ein deutliches Muster dessen, was ergänzend in die Grundausbildung zu integrieren ist, damit diese aktuellen Anforderungen des Berufslebens gerecht werden kann.

Dabei kann eine *inhaltliche* von einer *didaktischen* Ebene unterschieden werden. Das heißt, es kommt nicht nur darauf an, was vermittelt wird, sondern genauso, wie es vermittelt wird, um die Auszubildenden auf ihre Berufsrolle vorzubereiten. Auf der inhaltlichen Ebene sind die Felder der wissenschaftlichen Kompetenzen, der intra- und interpersonalen Kompetenzen, der Managementkompetenzen, und das der Herausbildung eines professionellen Rollen- bzw. Selbstverständnisses zu nennen, in die die technischen bzw. „handwerklichen" Fertigkeiten, aber auch das theoretische Fachwissen einzubetten sind, damit beide – Fachwissen und Behandlungstechniken – reflektiert im *clinical reasoning* zum Einsatz kommen können. Auf der didaktischen Seite steht die Befähigung zum *life-long-learning* und zur Beteiligung an der Entwicklung des Berufsstands im Licht seines gesellschaftlichen Auftrags im Vordergrund.

Ausprägung wissenschaftlicher Kompetenz

Obwohl die Ausbildung in Physiotherapie nicht darauf abzielen kann, zu selbstständiger Forschung zu qualifizieren, so muss sie doch zu einer wissenschaftlichen Denkweise befähigen. Praktische Physiotherapie ist als *angewandte Wissenschaft* zu verstehen. Sie erfordert die Befähigung der Praktiker, kritisch mit Begriffen, mit Lehrbuch- und durch Forschung erzeugtem Wissen umzugehen, um dieses reflektiert in die Praxis integrieren zu können und somit evidenzbasiert praktizieren zu können. Hierfür bedarf es Kenntnisse des Forschungsprozesses und insbesondere der Befähigung zu einem kritischen Umgang mit quantitativen und qualitativen Forschungsergebnissen. § 135a des Sozialgesetzbuches (SGB) V verlangt, dass Leistungen nach dem Stand von Wissenschaft und Forschung zu erbringen sind. Dies ist nichts anderes als die Forderung nach einer evidenzbasierten Praxis, auf die durch die Ausbildung vorzubereiten ist. Zu einer wissenschaftlichen Denkweise ist auch die Bereitschaft und die Befähigung zu zählen, Therapieverläufe und -ergebnisse mit Hilfe standardisierter Tests und Assessments zu evaluieren. Auch dies erfordert einschlägige Methodenkompetenz. Und schließlich ist die Ausprägung einer wissenschaftlichen Denkweise auch erforderlich, um für die Dauer des Berufslebens ein aktives, selbstgesteuertes Wissensmanagement betreiben zu können.

Ausprägung intra- und interpersonale Kompetenzen

Es ist wohl unbestritten, dass eine erfolgreiche Gestaltung der Kommunikation zwischen Therapeutin und Patient gerade in der Physiotherapie in den meisten Situationen ein wichtiges, ja grundlegendes Element erfolgreicher therapeutischer Intervention ist. Dies erfordert die Befähigung zur Reflexion hinsichtlich der eigenen Kommunikation und Interaktion sowie zu lösungsorientiertem Verhalten im therapeutischen Prozess, aber auch gegenüber Angehörigen von Patienten, Angehörigen anderer Berufe und im eigenen Team. Es erfordert außerdem die Befähigung zur Reflexion eigener Wertvorstellungen und zum nachhaltigen Umgang mit den eigenen Ressourcen. Physiotherapeutinnen arbeiten oft mit und für Menschen mit schweren und schwersten gesundheitlichen Störungen. Dies stellt höchste Anforderungen an die Entwicklung und Ausprägung kommunikativer Kompetenz, aber auch der „Selbstmanagement"-Kompetenz, um z.B. das Gleichgewicht zwischen Empathie und erforderlicher Distanz zu wahren (Drimilla-Schlieszus 2002 v. Reumont 2003). Dies ist primär kein intellektueller Prozess, seine Reflexion erfordert aber ein Umgehen mit Begriffen und ein Analysevermögen, das auf einem als akademisch zu bezeichnenden Niveau anzusiedeln ist.

Ausprägung von Management-Kompetenzen

Die Forderung nach der Integration von *Management-Kompetenzen* in die Ausbildung bedeutet nicht, dass Berufspraktiker in Zukunft zu Managern ausgebildet werden sollen. Aber sie müssen, wie im § 135a des SGB V impliziert, in der täglichen Praxis mit Methoden und Techniken des Qualitätsmanagements umgehen können sowie darauf vorbereitet werden, an betrieblichem Qualitätsmanagement aktiv teilzunehmen, und diese Methoden – ebenso wie Methoden der Leistungserfassung – als Teil der beruflichen Praxis begreifen lernen. Physiotherapie ist eingebettet in gesundheitsökonomische und gesundheitspolitische Zusammenhänge, die zu vermitteln sind.

Professionelle Gründung und Reflexion des professionellen Selbstverständnisses

Physiotherapeutinnen gehen in ihrem Beruf einer sowohl einzelnen Patienten als auch der Gesellschaft gegenüber verantwortungsvollen Tätigkeit nach. Dies erfordert die Ausprägung eines klaren professionellen Selbstverständnisses bezüglich der Aufgaben, Möglichkeiten und Grenzen des Berufs. Voraussetzung hierfür ist wiederum eine intensive Auseinandersetzung mit Theorieansätzen (z.B. Hislop 1975; Cott et al 1995; Hüter-Becker 1997), Service-Standards (WCPT 2003b) und ethischen Kodizes. Weitere Voraussetzung ist ein praktisches Einüben einer klientenzentrierten bzw. am therapeutischen Arbeitsbündnis (Meyenburg 2003, Kostrzewa 2002) orientierten Arbeitsweise und der Einbettung physiotherapeutischer Interventionen in ein biopsychosoziales Verständnis von Krankheits-, Genesungs- bzw. Rehabilitationsprozessen – auch anhand rehabilitationswissenschaftlicher Ansätze und insbesondere des Modells der Internationalen Klassifikation der Funktionsfähigkeit, Behinderung und Gesundheit (z.B. Bengel und Koch 2000, WHO 2001).

Befähigung zum selbstständigen Weiterentwickeln von Kompetenzen

Moderne didaktische Konzepte (z.B. *problem-based learning*) sehen die Ausbildung nicht nur als Zeitraum, in dem eine bestimmte Menge „Lernstoff" zu vermitteln ist, sondern als Chance, die Auszubildenden neben einem Grundstock an „Techniken" und an Basiswissen auch mit Schlüsselqualifikationen auszustatten, die es ihnen ermöglichen, für die Dauer eines Berufslebens selbstständig den eigenen weiteren Wissenserwerb zu managen und den jeweiligen eigenen Wissenstand kritisch zu reflektieren. Dies erfordert, Auszubildende mit einer Methodik, aber auch mit Techniken auszustatten. Der aktuelle Wissensstand von Auszubildenden verliert dabei relativ an Bedeutung (er wird nicht unbedeutend, bekommt aber angesichts des ständig wachsenden und in seiner Gesamtheit nicht mehr zu bewältigenden Fachwissens einer jeden Disziplin sowie aufgrund der abnehmenden Halbwertszeit des Wissens eine andere Funktion, nämlich die der vorläufigen Antwort) zugunsten der Befähigung, Wissenslücken zu identifizieren (Fragen bzw. Probleme zu formulieren) und methodengeleitet unter Rückgriff auf traditionelle (Lehrer und andere Experten, Fachbücher und Zeitschriften) und elektronische Medien (elektronische Zeitschriften, Datenbanken) zu füllen. Dieses sind wissenschaftliche Arbeitsweisen.

Zur kritischen Reflexion der eingesetzten Technik kommt also die kritische Reflexion des eigenen Wissensstands und befähigt auf diese Weise, problemorientiert (d.h. auf spezifische Fragen hin ausgerichtet) ein *life-long-learning* zu praktizieren. Kein anderes Prinzip verbirgt sich übrigens hinter der oft missverstandenen Methodik der *evidenzbasierten Praxis*. Ferner löst ein problemorientierter und an Lernzielen orientierter Lernprozess das Denken in klassischen „Fächern" auf.

Diese anspruchsvollen, aber aus den berufspraktischen Anforderungen abgeleiteten Ausbildungsziele – mit denen die deutsche Physiotherapie, wie der folgende Abschnitt verdeutlicht, nicht alleine dasteht – erfordern die Verlagerung der Ausbildung auf ein hochschulisches Niveau.

4.2.1 Ausbildung in Physiotherapie aus europäischer Perspektive: European Physiotherapy Benchmark Statement

Im Juni 2003 wurde auf der außerordentlichen Generalversammlung der Europäischen Region der Weltföderation für Physiotherapie in Barcelona die endgültige Fassung des *European Physiotherapy Benchmark Statement* angenommen (WCPT 2003a). Dieses Dokument wurde entwickelt, um Planern und Gutachtern von berufsqualifizierenden Studiengängen in der Physiotherapie als Referenz zu dienen und formuliert in Lernzielen und Erwartungen Mindestanforderungen an Ausbildungen in der Physiotherapie. Sein Zweck ist, dazu beizutragen, dass in Europa ausgebildete Physiotherapeutinnen und Physiotherapeuten mit einem vergleichbaren Grundstock an Kompetenzen den Arbeitsmarkt betreten.

Das Benchmark-Statement wurde nicht von einer Behörde entwickelt und ist keine Rechtsnorm. Das Dokument hat empfehlenden, besser noch „Hilfe anbietenden" Charakter für Ausbilder, Planer, Begutachter und politische Entscheidungsträger in Ministerien, Behörden oder Berufsverbänden. Da es aber von den Fachverbänden auf europäischer Ebene beschlossen wurde, kann davon ausgegangen werden, dass es eine erheblich normative Macht im Zuge des Konvergenzprozesses (des „Aufeinanderzubewegens" der Ausbildungen) der Physiotherapie in Europa entwickeln wird. Das Benchmark Statement ist voraussichtlich das Dokument, das in den kommenden Jahren definieren wird, was in Europa unter Physiotherapie und unter einem Berufsanfänger in der Physiotherapie zu verstehen ist, während die Service Standards (WCPT 2003b) konkretisieren, was unter einer *professionellen Praxis* zu verstehen ist. Im Benchmark Statement kommt auch zum Ausdruck, dass die Ausbildung zum Physiotherapeuten auf Hochschulebene (*higher education*) anzusiedeln ist, mithin ein dort erworbener akademischer Grad (Bachelor bzw. sogar Master) als formale Qualifikation für den Einstieg in den Beruf anzusehen ist.

Das Benchmark Statement ist kein Curriculum, aber es definiert Erwartungen, die von der eigenen Profession, von Arbeitgebern und von der Öffentlichkeit an die Berufsausübenden gestellt werden können. Es skizziert Fertigkeiten, die von einer praktizierenden Physiotherapeutin erwartet werden können und es beschreibt Fachwissen und weitere Qualifikationen, die als zum Berufsbild gehörig gesehen werden (WCPT 2003a, 10-20).

Ferner definiert das Benchmark-Statement physiotherapiespezifische Lernziele (WCPT 2003a, 21-22), die in allgemeine Lernziele, welche für alle Gesundheitsberufe gelten (WCPT 2003a, 23-47), eingebettet sind. Diese sollen hier nicht im Einzelnen dargestellt werden (diesbezüglich sei auf die Originaldokumente verwiesen, die von der Webseite der European Region of the World Confederation for Physical Therapy herunterladbar sind (s. URL am Ende des Textes). Einige für diese Darstellung wichtige Punkte sollen jedoch hervorgehoben werden, weil durch sie deutlich wird, welche Kompetenzen in Zukunft auch in die deutsche Ausbildung zu integrieren sind, wenn die Minimalstandards erfüllt werden sollen.

So wird für das Schwellenniveau (Mindestniveau) von Ausbildungen, die auf den Berufseinstieg vorbereiten, verlangt, dass sie über ein sicheres Beherrschen von theoretischem Grundlagenwissen sowie von Behandlungstechniken und -methoden hinaus u. a. Folgendes ihren Auszubildenden/Studierenden vermitteln:

- Grundlagenkenntnisse des Forschungsprozesses und ein Verständnis dafür, wie Forschung die Praxis beeinflusst,
- ausreichende Fertigkeiten, um sicher und effektiv mit Patienten, Angehörigen und Kollegen zu kommunizieren,
- die Anwendung von problemlösenden Methoden des Clinical Reasoning,
- die Berücksichtigung kultureller und psychologischer Bedürfnisse bei Untersuchung und Behandlung,
- die Befähigung zur evidenzbasierten Praxis,
- die Befähigung zur Evaluierung der Ergebnisse der eigenen Praxis (Outcome-Messungen),
- die Befähigung zur Reflexion des eigenen Lernprozesses und zur Identifikation von beruflichen Bildungszielen sowie zum lebenslangen Lernen innerhalb der „fortlaufenden professionellen Entwicklung“,
- die Anwendung von statistischen Methoden und Computerprogrammen, um Daten zu verwalten, zu präsentieren und auszuwerten und um Patientenakten zu verwalten,
- ein grundlegendes Verständnis für die Rollen anderer Gesundheitsberufe,
- die Fähigkeit sowohl eigenständig als auch im Team zu arbeiten,
- die Befähigung insbesondere zu interdisziplinärer Teamarbeit,
- die Befähigung zur Wahrnehmung von Grenzen des eigenen professionellen Mandats,
- ein Verständnis für soziale und ökonomische Faktoren, die Physiotherapie beeinflussen,
- ein Verständnis für Mechanismen des Qualitätsmanagements in der physiotherapeutischen Praxis,
- die Reflexion der eigenen professionellen Rolle innerhalb des Gesundheitssystems,
- die Befähigung zum nachhaltigen Umgang mit eigenen Ressourcen,
- die Einhaltung von Ethik-Codes, moralischen, antirassistischen und rechtlichen Anforderungen (WCPT 2003a).

Die hier herausgestellten „Standards“ lassen sich den Kompetenzbereichen zuordnen, die weiter oben bereits als Ergebnisse von verschiedenen Entwicklungsarbeiten im deutschen Raum genannt wurden, und mit denen identifiziert wurde, was den deutschen Absolventinnen im europäischen Vergleich fehlt. Diese Differenz bezieht sich auf die Bereiche von Schlüsselqualifikationen in den Feldern der

- intra- und interpersonalen Kompetenzen,
- der wissenschaftlichen Kompetenzen,
- der (Qualitäts)management-Kompetenzen,
- der Herausbildung eines reflektierenden professionellen Selbst- und Rollenverständnisses.

Die von einem Berufsanfänger erwarteten Kompetenzen sind somit auch auf der europäischen Ebene definiert. Sie sind kongruent mit den zuvor skizzierten Ergebnissen von Entwicklungsarbeiten bei der Studiengangsentwicklung in Deutschland.

Damit ist der Hintergrund, vor dem die Studiengänge für Physiotherapeutinnen und Physiotherapeuten in Deutschland entstanden sind bzw. entstehen, beleuchtet. Die Anhebung des Ausbildungsniveaus auf Fachhochschulebene, die Akademisierung der Ausbildung, würde ermöglichen, dass Praktiker mit den Qualifikationen versehen werden, um

- auf einem europäischen Arbeits- und Bildungsmarkt wettbewerbsfähig zu sein,
- Anforderungen, die das Gesundheitssystem an die Leistungserbringer stellt, gerecht zu werden,
- Anschluss an die internationalen Entwicklungen in der Physiotherapie zu finden,
- modernen internationalen Standards hinsichtlich der Erbringung physiotherapeutischer Leistungen gerecht zu werden und damit
- das Potenzial der Physiotherapie für die Versorgung der Bevölkerung – gerade vor dem Hintergrund der demographischen Entwicklungen – zu entfalten.

4.2.2 Regulierung der Ausbildung in Deutschland vor dem Hintergrund gestiegener Qualifikationsanforderungen

Die Formulierung des Ausbildungsziels in § 8 des Gesetzes über die Berufe in der Physiotherapie stellt die Ausprägung der technischen Kompetenzen in den Vordergrund. Das Gesetz wird durch die „Ausbildungs- und Prüfungsverordnung für Physiotherapeuten" von 1994 konkretisiert.

Diese Ausbildungs- und Prüfungsordnung ist auf mindestens 3 Ebenen nicht mehr zeitgemäß. Erstens, weil sie einen Versuch darstellt, über eine ministerielle Verordnung inhaltliche Anforderungen an eine Berufsausbildung festschreiben zu wollen. Dies ist angesichts der Dynamik im Berufsfeld nicht zweckmäßig. Curriculare Gestaltungskorridore und Lernziele von Curricula können nur in einem institutionalisierten und fortwährenden Diskurs in Fachkreisen, in einem Austausch, an dem mindestens Praktiker und Lehrende, möglichst auch Organisationen der „Endverbraucher" physiotherapeutischer Dienstleistungen beteiligt sind, sinnvoll bestimmt werden, wenn sie der Dynamik im Berufsfeld gerecht und aktuell bleiben wollen.

Zweitens, weil sie praktisch keine Lern- und Ausbildungsziele vorgibt und sich auf die Angabe von Fächerüberschriften und Stundenkontingenten beschränkt. Über das Niveau, die Tiefe oder die Art der Wissensvermittlung, über die Notwendigkeit, ein fächerübergreifendes, problemorientiertes Denken einzuüben, werden keine Angaben gemacht. Die Zielvorgaben des § 14 der Prüfungsordnung weisen aber darauf hin, dass die zur Berufszulassung führende Prüfung in weit überwiegendem Maße auf das Abfragen von auswendig zu lernendem Wissen bzw. das Vorführen von eingeübten Techniken zielt. Die Fähigkeit zu Analysieren und Probleme zu lösen, ein reflektiertes *clinical reasoning,* spielt hingegen eine untergeordnete Rolle. Sie findet sich nur in der 3. Fächergruppe; doch steht nicht einmal eine zur Hälfte mangelhafte Bewertung innerhalb dieser Fächergruppe einem Bestehen der Prüfung im Wege. Vergleicht man diese Anforderungen mit den Lernzielen und dem Profil, die durch das *European Physiotherapy Benchmark Statement* (WCPT 2003) für Berufsanfänger in der Physiotherapie definiert wurden, so wird deutlich, dass die europäische Kompatibilität der deutschen Ausbildung nicht als gegeben betrachtet werden kann. Dies wird auch im Ausland wahrgenommen und erschwert die Mobilität der deutschen Physiotherapeutinnen auf dem europäischen bzw. internationalen Arbeitsmarkt.

Drittens finden für die berufliche Praxis wichtige Kompetenzbereiche keinen oder zu geringen Ausdruck in der Ausbildungs- und Prüfungsordnung. So sind z. B. die für das Fach „Sprache und Schrifttum" (!) eingeräumten 20 h kaum geeignet, auf eine evidenzbasierte Praxis vorzubereiten, vor allem dann nicht, wenn das Fach isoliert bleibt und eine hinterfragende und analytische Denkweise nicht in alle Ausbildungsbereiche integriert wird. Ebenso wenig sind die (in einem Fach isolierten) 40 h Berufs-, Gesetz- und Staatskunde hinreichend, um eine reflektierte theoretische Fundierung und die Ausprägung einer professionellen Identität zu erreichen. In der Fächergruppe 10 „Psychologie/Pädagogik/Soziologie" finden sich zwar Überschriften, die auf wichtige Aspekte des therapeutischen Prozesses hinweisen, doch ist auch hier die fehlende Verknüpfung mit der Praxis, eine mangelhafte Konkretisierung von Ausbildungszielen bei bloßer Angabe wenig konkreter Überschriften und eine mangelnde Präsentation von Schlüsselqualifikationen für die berufliche Praxis zu konstatieren.

Insgesamt kommt in der Regulierung der deutschen Physiotherapieausbildung eine Perspektive auf den Beruf zum Ausdruck, die ihn fremdreguliert, ausführend und stark biomedizinisch ausgerichtet erscheinen lässt. Sie leitet nicht zur Ausbildung von in ihrer Profession fundierten reflektierenden Praktikern hin, die zu einem evidenzbasierten und klientenzentrierten *clinical reasoning* befähigt sind.

Nun ist in der Diskussion zu berücksichtigen, dass auch die Argumente gegen eine Anhebung des Ausbildungsniveaus nachvollziehbar sind. Im Vordergrund stehen dabei einerseits die Finanzschwierigkeiten der Bundesländer (die zu investierenden Beträge wären in der Tat immens, wenn die Physiotherapieausbildung an die staatlichen Hochschulen verlagert würde) und das Interesse der zuständigen Ministerien, Absolventinnen von Realschulen nicht einen weiteren beruflichen Ausbildungsweg zu verschließen. Letzterem ist entgegenzuhalten, dass es der Entwicklung eines Gesundheitsberufs (und damit den Patienten und dem Gesundheitswesen insgesamt) kaum förderlich sein kann, wenn er arbeitsmarkt- bzw. bildungspolitische Funktionen erfüllen soll. Zukunftsweisender scheint die Frage zu sein, wie interessierte Bewerber an die Qualifikationen kommen können, die sie brauchen, um ggf. Physiotherapie studieren zu können.

Ein weiterer wichtiger Punkt ist der Mangel an entsprechend ausgebildeten Kräften, die in entsprechenden Studiengängen lehren könnten. In der Tat entsteht der Pool entsprechend qualifizierter Physiotherapeutinnen gerade erst durch die neuen Studiengänge oder dadurch, dass Physiotherapeutinnen von einem Auslandsstudium zurückkehren. Doch ist dies ein Umsetzungsproblem, für das Lösungen zu finden sind, aber kein Argument gegen die Akademisierung der Ausbildung.

Die Kritik an der deutschen Regulierung der Ausbildung ist dahingehend zu differenzieren, dass es viele Schulen gibt, die sich im Rahmen ihrer Möglichkeiten und aufgrund eigener Initiative den Herausforderungen stellen. Quasi findet somit vielerorts bereits eine Akademisierung innerhalb der Schulen statt. Diese Initiativen sollen nicht geschmälert werden. Grundlage einer Gesamteinschätzung können aber nur die Regulierung der Ausbildung und die aus ihr folgenden Minimalanforderungen an die Ausbildung sein.

Zusammenfassung

- Die deutsche Physiotherapie ist vom intenationalen Kontext noch weitestgehend isoliert. Akademische Formen der Aus- und Weiterbildung könnten diese Isolation aufbrechen.
- Auf dem europäischen Arbeitsmarkt sind deutsche Physiotherapeutinnen benachteiligt, weil ihre Ausbildung nicht auf adäquatem Niveau erfolgt. Studiengänge könnten diese Nachteile abbauen helfen. Sie könnten dazu beitragen, die „Bildungssackgasse" der deutschen Ausbildung zu öffnen.
- In der Physiotherapie zeichnen sich immer mehr gestiegene Anforderungen sowie eine veränderte Wahrnehmung des Berufs ab. Die Ausbildung in Deutschland orientiert sich aber immer noch am Bild eines Heilhilfsberufs. Dies ist nicht mehr zeitgemäß.
- Die Ausbildung in Physiotherapie sollte zur wissenschftlichen Denkweise befähigen. Praktische Physiotherapie ist als *angewandte Wissenschaft* zu verstehen.
- Eine erfolgreiche Kommunikation zwischen Physiotherapeutin und Patient erfordert die Befähigung zur Reflexion und zum lösungsorientierten Verhalten im therapeutischen Prozess. Auch der Umgang mit Methoden und Techniken des *Qualitätsmanagements* ist immer mehr von Bedeutung.
- Ein im Juni 2003 verabschiedetes Dokument des *European Physiotherapy Benchmark Statement* dient in der Physiotherapie als Referenz und formuliert Mindestanforderungen an die Ausbildung. Sein Zweck ist, dass in Europa ausgebildete Physiotherapeutinnen alle vergleichbar kompetent den Arbeitsmarkt betreten. Die Anhebung der Ausbildung auf Fachhochschulebene ermöglicht, dass Praktiker mit den Qualifikationen versehen werden, um auf einem europäischen Arbeits- und Bildungsmarkt wettbewerbsfähig zu sein.

4.3 Häufig gestellte Fragen – der Versuch von Antworten

4.3.1 Warum heißt der Abschluss Bachelor und nicht Diplom?

Diplom ist in Deutschland der vertraut klingende Name für Hochschulabschlüsse. Dies ist aber in anderen Ländern Europas nicht notwendigerweise so. Bezogen auf die Physiotherapie ist z.B. ein Diplom in England entweder ein vorakademischer Ausbildungsabschluss oder ein Abschluss für eine akademische Weiterbildung (auch als Vorstufe zu einem Masters-Abschluss), aber kein akademischer Grad. Auch in Österreich und in der Schweiz sind Diplome keine akademischen, im Sinne von „hochschulischen" Abschlüssen. Ganz allgemein ist festzustellen, dass es im europäischen Bildungsraum eine Vielzahl von Abschlussbezeichnungen gibt, die dem Ziel, die Mobilität von Studierenden und Berufstätigen zu fördern, abträglich sind.

Um u.a. dieses Problem zu lösen, haben die Bildungsminister Europas mit der *Bologna-Erklärung von 1999* beschlossen, europaweit auf die Vergleichbarkeit von Abschlüssen hinzuarbeiten. Der damit angestoßene „Bologna-Prozess" beinhaltet im Kern, dass europaweit ein gestuftes System von Hochschulabschlüssen eingeführt werden soll, bei dem nach einem mindestens 6-semestrigen Vollzeitstudium der Grad *Bachelor*, und dann nach weiteren 4 Semestern der Abschluss *Master* vergeben werden soll. Details zu dieser Regelung und zu ihrer Umsetzung in Deutschland finden sich auf den Webseiten der Hochschulrektorenkonferenz, der Kultusministerkonferenz und des Akkreditierungsrats, die URL finden sich am Ende dieses Textes. Die sog. BAMA-Struktur (Bachelor-Master) wird voraussichtlich schon in den kommenden Jahren auch den deutschen Diplom-Abschluss ablösen.

Bezogen auf die Physiotherapie findet die berufliche Erstqualifizierung in den für die Entwicklung der Physiotherapie relevanten Ländern schon auf Hochschulniveau statt. Bislang war in diesen Ländern der *Bachelor of Science* der akademische Grad, mit dem üblicherweise auch die Berufszulassung erreicht wurde (es gibt aber auch Tendenzen, ihn an höhere Abschlüsse, z.B. Masters oder klinische Doctorates zu knüpfen). Die Einführung der ersten Studiengänge für Physiotherapeutinnen in Deutschland geschah bereits im Zuge der absehbaren Einführung der BAMA-Struktur, weswegen diese Studiengänge als Bachelor-Studiengänge konzipiert wurden. In Hessen wurde allerdings noch ein Diplom-Studiengang genehmigt. Bachelor-Studiengänge haben innerhalb der BAMA-Struktur die Funktion, eine berufliche Erstqualifikation auf Hochschulebene zu vermitteln. Masters-Studiengänge dienen der Vermittlung darüber hinaus gehender Kompetenzen.

Während auf einer allgemeinen bildungspolitischen Ebene die exakte Definition der Kompetenzen, die auf der jeweiligen Stufe zu vermitteln sind, noch nicht abgeschlossen ist (Akkreditierungsrat 2003), ergibt sich für die Physiotherapie im europäischen Vergleich schon ein klareres Bild: Der Bachelor-Grad schließt die berufliche Erstqualifikation ab; Masters-Grade qualifizieren für forschende, leitende oder lehrende Tätigkeiten.

4.3.2 Warum werden in Deutschland mit dem Bachelor-Grad unterschiedliche Ausbildungsziele verfolgt?

In der Tat werden in Deutschland Bachelor-Studiengänge für Physiotheapeutinnen mit unterschiedlichen Ausbildungszielen angeboten. Während manche Hochschulen (z.B. Kiel, Hildesheim, Osnabrück, Idstein) die Funktion von Bachelor-Studiengängen europakompatibel in der Vermittlung von Kompetenzen sehen, die die berufliche Praxis professionalisieren, geben andere Hochschulen (z.B. Bielefeld, Fulda, Freiburg, Schwandorf) als Qualifizierungsziel von Bachelor-Studiengängen die Vorbereitung auf leitende, lehrende oder forschende Tätigkeiten an (was vor dem geschilderten Hintergrund nicht als europakompatibel bezeichnet werden kann).

Dies ist das Ergebnis der häufig noch ablehnenden Haltung der zuständigen Ministerien bezüglich einer akademischen Qualifizierung von Berufspraktikern in der Physiotherapie. Hochschulen, die Studienangebote für die Physiotherapie (und für verwandte Berufe) anbieten wollten, hatten z.T. die Vorgabe, sich auf die Qualifizierung für „hervorgehobene" Tätigkeiten zu beschränken. Da aber nun „Bologna" vorsieht, dass der erste an einer Hochschule erworbene akademische Grad ein Bachelor-Grad ist, sahen Hochschulen die einzige Möglichkeit in diesem Bereich aktiv zu werden darin, Bachelor-Studiengänge für leitende, lehrende oder forschende Tätigkeiten zu konzipieren.

Ohne hiermit die Qualität dieser Studienangebote als solche in Abrede zu stellen, muss festgestellt werden, dass dies aus einer Reihe von Gründen ungünstig ist. Erstens verzögert er die notwendige Aufwertung der Physiotherapieausbildung (wenn schon für hervorgehobene Tätigkeiten ein Bachelor-Grad, also der unterste akademische Grad qualifiziert, dann folgt ja daraus, dass die Qualifizierung für die „einfache" Berufspraxis vorakademisch bleiben muss).

Zweitens erzeugen die so konzipierten Studiengänge eine Intransparenz hinsichtlich der Bedeutung des Bachelor-Grads. Es wird unklar, welche Kompetenzen eine Inhaberin dieses Grads erworben hat. Ferner wird offensichtlich in unterschiedlichem Maß qualifiziert und dennoch der gleiche Grad vergeben. So bietet die Fachhochschule Fulda einen 6-semestrigen berufsbegleitenden Studiengang an, der auf „Führungs-, Leitungs- und Lehraufgaben in der Physiotherapie sowie für Aufgaben in der physiotherapeutischen Forschung" (FH Fulda 2003) vorbereiten soll. Die mit ihm einhergehende Arbeitsbelastung (*workload*) kann aber nur einem 3-semestrigen Vollzeitstudium entsprechen (laut Webseite der FH-Fulda kann er mit einer Berufstätigkeit im Umfang von einer halben Stelle vereinbart werden). Demgegenüber bietet z.B. die Fachhochschule Bielefeld einen 6-semestrigen Vollzeitstudiengang mit einem praktisch identischen Qualifizierungsziel an: *„Im Bachelor-Studiengang Pflege und Gesundheit erwerben Sie die Fähigkeiten, Fertigkeiten und Kenntnisse, die notwendig sind, um Leitungs- und Steuerungsaufgaben im Pflege- und Gesundheitsbereich übernehmen zu können"* (FH Bielefeld 2003). Diese Divergenzen sind der Akzeptanz der neuen BAMA-Struktur, die ohnehin noch gewöhnungsbedürftig ist, abträglich. Drittens wird damit die eigentliche Intention des Bologna-Prozesses unterlaufen, der doch zu einer Vergleichbarkeit der Abschlüsse nicht nur auf der nationalen, sondern auch auf der europäischen Ebene führen soll. Es ergibt sich die paradoxe Situation, dass im Ausland die deutsche Erstausbildung z.B. in Verbindung mit Weiterbildungen und Berufserfahrung als *Bachelor-Äquivalent* betrachtet wird und zur Zulassung zu Masters-Studiengängen führt, während in Deutschland (Fulda) dies Voraussetzung für die Zulassung zu einem Bachelor-Studium ist. Die angestrebte Vergleichbarkeit wird also durch Bachelor-Studiengänge, die nicht auf die berufliche Erstqualifikation zielen, verhindert. Viertens untermauern die so konzipierten Abschlüsse, dass die deutsche Ausbildung auf einem niedrigeren Niveau als in anderen Ländern stattfindet und erschweren damit wiederum die doch eigentlich erwünschte Mobilität von Studierenden und Berufstätigen. Wird doch durch diese Studiengänge dokumentiert, dass in Deutschland ein Bachelor-Grad für Tätigkeiten ausreicht, wofür in anderen Ländern weitergehende akademische Qualifikationen erwartet werden. Dies kann nicht als „Bologna-kompatibel" bezeichnet werden. Fünftens wird dabei übersehen, dass sich Abgrenzungsprobleme zu Masters-Studiengängen, die sich ebenfalls in Entwicklung befinden, ergeben, wenn bereits Bachelor-Studiengänge für leitende, lehrende oder forschende Tätigkeiten qualifizieren sollen.

Die Kultusministerkonferenz wies in ihrem Beschluss vom 14.04.2000 im Zusammenhang mit Einstufungsfragen bereits darauf hin, dass sich der Bachelor-/Bakkalaureus als erster berufsqualifizierender Regelabschluss nur etablieren kann, wenn diejenigen, die mit diesen Abschlüssen einen ersten Einstieg in den Beruf vornehmen, entsprechend ihrer Ausbildung und den Erfordernissen der Tätigkeitsfelder eingestuft werden und ihnen die Möglichkeit eröffnet wird, sich in späteren Phasen durch Erweiterung und Vertiefung ihrer Kenntnisse, z.B. in einem Masterstudiengang, ihren Kenntnissen und Fähigkeiten entsprechend beruflich weiter zu entwickeln.

Der Hoffnung sei Ausdruck gegeben, dass die so erzeugte unübersichtliche „Gemengelage", mit der wir wohl eine Zeitlang werden leben müssen, als Anfangschwierigkeit bei der Einführung einer neuen Struktur von Hochschulabschlüssen in Verbindung mit der besonderen Situation der physiotherapeutischen Ausbildung zu sehen ist und dass die Studiengänge für forschende, leitende oder lehrende Tätigkeiten bald als Masters-Studiengänge rekonzipiert und damit „Bologna-kompatibel" werden.

4.3.3 Reicht wegen der neuen Studiengänge die herkömmliche Ausbildung irgendwann nicht mehr aus – droht eine „Zweiklassengesellschaft"?

Zunächst: eine Zweiklassengesellschaft droht nicht. Der Ausdruck „Zweiklassengesellschaft" beinhaltet im Zusammenhang mit der sich abzeichnenden Ausbildungslandschaft in der deutschen Physiotherapie mindestens zwei Befürchtungen:

- erstens: es entsteht eine Unüberbrückbarkeit zwischen den Ausbildungsniveaus (Schule versus Hochschule),
- zweitens: die Klassen werden unterschiedlich behandelt (z.B. hinsichtlich Bezahlung oder Anstellungschancen).

Solange oben genannte Rechtsnormen in ihrer jetzigen Form gelten, wird die Berufszulassung in Deutschland ausschließlich über diesen Weg zu erreichen sein (oder über eine im Ausland erworbene Qualifikation, z.B. über das niederländische Bakkalaureat oder jetzt den Bachelor-Grad). Wer auf dieser Grundlage ausgebildet wird, wird auch seine Berufszulassung nicht verlieren bzw. sie auf diesem Wege erreichen können. Hier gilt Bestandsschutz.

- Gleichzeitig nimmt aber auf dem Arbeitsmarkt die Zahl der Physiotherapeutinnen allmählich zu, die über ihre deutsche Berufsqualifikation hinaus formale akademische Qualifikationen, insbesondere Bachelor- und Master-Grade erreicht haben. Nicht alle von ihnen wollen oder können den *Hands-on-Bereich* verlassen. Sie haben ja nicht nur eine formal höhere Qualifikation erworben, sie bringen auch erweiterte Kompetenzen in die berufliche Praxis ein, von der eine Praxis als Heilmittelerbringer bzw. eine Physiotherapieabteilung im Krankenhaus nur profitieren kann. Es wäre also sehr kurzsichtig, die akademisch qualifizierten Kolleginnen primär unter dem Konkurrenzgesichtspunkt zu sehen.

Relevanter ist die Frage: Wie entwickelt sich der Arbeitsmarkt für Physiotherapeutinnen insgesamt? Seine Entwicklung hängt ebenfalls von vielen Faktoren ab. Insbesondere von der zukünftigen Entwicklung der Ausbildungskapazitäten, von der zukünftigen Entwicklung der Position der Physiotherapie in der gesetzlichen Krankenversicherung. Auf keine dieser Fragen ist zurzeit eine fundierte Antwort zu geben; die Antworten können immer nur vom Typ des „je mehr, desto" sein. Die Kompetenzen, die die Studiengangsabsolventinnen in die Praxis, bzw. den Berufsstand hinein bringen, werden aber helfen (diese Vorhersage sei gewagt), Physiotherapie und ihre Arbeitsplätze zu erhalten.

Wie stellt sich die Situation hinsichtlich der Führungspositionen dar? Auch hier ist kein abrupter Wechsel, wohl aber ein allmählicher Übergang zu erwarten. Wer heute bereits in einer leitenden Position ist, wird kaum befürchten müssen, diese aufgrund des Fehlens einer akademischen Qualifizierung zu verlieren. Auch in den USA oder in Großbritannien arbeiten nach wie vor Kolleginnen und Kollegen ohne akademische Grade in Führungspositionen.

Doch dürfte es allmählich schwieriger werden, sich auf solche Stellen neu zu bewerben, wenn die Bewerbung nur auf Berufserfahrung ohne weitergehende Führungsqualifikationen (seien diese nun durch Studiengänge oder einschlägige Fortbildungen außerhalb von Hochschulen erworben) verweisen kann. Für den Bereich von leitenden – und analoges gilt für lehrende und insbesondere für forschende Tätigkeiten – kann gesagt werden, dass die Qualifikationsanforderungen zunehmen werden. Es zeichnet sich auch ab, dass Arbeitgeber – seien sie Kliniken, Schulen oder Praxen – auf die neuen akademisch qualifizierten Kräfte „zugreifen" werden. Denn sie befinden sich selbst in einer immer stärkeren Konkurrenzsituation, und gut qualifizierte Arbeitskräfte sind ein elementarer Wettbewerbsfaktor. (Man kann auch eine andere Perspektive einnehmen und fragen, in welchem Maße Physiotherapie, sei es in Praxen oder in Kliniken, weiterbestehen wird, wenn die entsprechenden „akademischen" Kompetenzen in der täglichen Praxis nicht zur Wirkung kommen).

Dies ist vor dem Hintergrund zu sehen, dass Kompetenzen, die im traditionellen System nur für eine begrenzte Zahl von „akademischen" Berufstätigkeiten für erforderlich gehalten wurden, nun in immer mehr Berufen gebraucht werden. Die Qualifikationsanforderungen steigen, und die Bildungssysteme reagieren mehr oder minder schnell auf diesen veränderten (Aus)bildungsbedarf. Der Beruf der Physiotherapie nimmt, von dieser Warte gesehen, keine Sonderposition ein, sondern er ist in umfassendere bildungspolitische Zusammenhänge und sich verändernde Ausbildungsanforderungen eingebettet.

Es wird erforderlich sein, – wie auch heute schon – über eine Portfolio-Bildung (die Sammlung von Nachweisen und detaillierten Informationen über erbrachte Aus-, Fort- und Weiterbildungen) die Voraussetzungen für erfolgreiche Bewerbungen auf gewünschte Tätigkeiten vorzubereiten. Hinzu kommen nun aber akademische (Weiter)bildungsmöglichkeiten.

Wie kann man die zugegeben komplexe Antwort auf eine scheinbar einfache Frage zusammenfassen? Erstens, die Berufszulassung wird in Deutschland (auf „absehbare Zeit") an die staatliche Prüfung, also an die schulische Ausbildung gebunden sein. Zweitens, der Arbeitsmarkt wird zunehmend (in welchem Maß, ist schwierig vorherzusagen) auch von den Praktikern weitergehende, auch formale akademische Qualifikationen erwarten, oder diese mehr und mehr erwünschen. Drittens, auf dem Niveau der täglichen Praxis, aber insbesondere auf dem Niveau von Leitungs-, lehrenden und forschenden Tätigkeiten ist ein allmählicher Übergang zu erwarten. Viertens ist der Ausdruck einer „Zweiklassengesellschaft" eindeutig abzulehnen, wenn damit die zu erwartenden Entwicklungen beschrieben werden sollen. Der Ausdruck übersieht, dass es bereits jetzt Hierarchien auch in der deutschen Physiotherapie gibt, und dass es eine Durchlässigkeit von einer Bildungsstufe zur anderen gibt. Von dieser ist in Zukunft zu erwarten, dass sie noch zunehmen wird und dass die neuen Studiengänge vielfältige neue berufliche Entwicklungschancen eröffnen, damit den Beruf attraktiver machen und gerade denjenigen, die am meisten zur Weiterentwicklung des Berufsstands beitragen können, die Möglichkeit geben, ihre Befähigungen innerhalb der Physiotherapie zu entfalten. Freilich entsteht keine „schöne neue Welt", sondern eine anspruchsvollere und vielleicht auch anstrengendere, in der der Berufsangehörige immer auch ein Manager seines eigenen beruflichen Werdegangs ist. Es zeichnet sich eine Heterogenität, eine Vielfalt, auch ein Nebeneinander von zu erreichenden Qualifikationen ab, die mit unterschiedlichen Anforderungen für verschiedene Anstellungen abzugleichen sind, wobei sich die „neue" Situation aber von der jetzigen vor allem darin unterscheiden wird, dass es auch mehr Möglichkeiten geben wird.

4.3.4 Sind deutsche Physiotherapiestudiengänge international anerkannt?

Zumindest in der Vergangenheit sind Vertreter deutscher Hochschulen, die Studiengänge für Physiotherapeutinnen anbieten, gelegentlich recht großzügig mit dem Begriff der internationalen Anerkennung umgegangen. Solche Verlautbarungen sind aber problematisch, weil es weder hinsichtlich der Erteilung der Erlaubnis, den Beruf auszuüben, noch hinsichtlich der akademischen Anerkennung internationale Behörden oder Agenturen gibt, die diese aussprechen könnten. Die Erklärung einer internationalen Anerkennung muss daher leider zunächst unter dem Aspekt der Werbung für die eigene Institution gesehen werden.

Die Frage kann für Studieninteressierte aus zwei Gründen wichtig sein: Zum einen ist sie von Belang, wenn man im Ausland als Physiotherapeutin arbeiten möchte, zum anderen, wenn man sich im Ausland auf einen Studienplatz für einen weiterführenden Studiengang bewerben möchte. Bei ersterem geht es um Anerkennung im Sinne von Berufszulassung, bei letzterem um Anerkennung im Sinne von akademischer Akzeptanz des Abschlusses.

Im Hinblick auf die Berufszulassung kann grundsätzlich kein Studiengang für sich in Anspruch nehmen, international anerkannt zu sein. Die Formulierung impliziert nach Auffassung des Verfassers, dass man mit diesem Abschluss in jedem gewünschten Land als Physiotherapeutin ohne weiteres berufstätig werden könnte. Physiotherapie zählt aber zumindest in den Ländern, die für eine Auslandstätigkeit am häufigsten gefragt sind (z. B. Großbritannien, die USA oder Australien) zu den sog. reglementierten Berufen. Einer Berufszulassung geht dabei eine individuelle und in der Regel recht aufwendige, bürokratische und teure Prüfung der formalen Qualifikationen und der erworbenen beruflichen Kompetenz voraus (individuell geprüft werden auch die Unterlagen von Physiotherapeutinnen, die ihre Qualifikation im Ausland erworben haben und nun in Deutschland arbeiten möchten). Die Prüfung kann zur sofortigen Berufszulassung oder zu Auflagen führen, z. B. nachzuholende Semester oder Praktika, die vor einer Berufszulassung zu erfüllen sind.

Dieses Recht wird im EU-Raum den Mitgliedsstaaten ausdrücklich durch die einschlägigen EU-Richtlinien, in die auch die deutsche Physiotherapie aufgenommen wurde, zugebilligt. Dies ist vor dem Hintergrund zu sehen, dass EU-Mitgliedsstaaten grundsätzlich das Recht haben, bereits erreichte höhere Standards (unabhängig davon, ob es um technische Sicherheit oder um Qualifikationen in reglementierten Berufen geht) zum Schutz ihrer Bürger aufrechterhalten dürfen (es soll keine Harmonisierung nach unten geben). Neben dem Niveau und dem Inhalt der Qualifikation spielt dabei vor allem der Aufgabenzuschnitt der Physiotherapie innerhalb des Gesundheitssystems des Gastlands eine Rolle. Diese können mit unterschiedlich hoher Verantwortung verbunden sein (Stichwort Erstkontakt). Die Ausbildungen bereiten landesspezifisch vor.

Dennoch kann man davon ausgehen, dass ein akademischer Grad, aber insbesondere inhaltliche Informationen über den Studiengang (durch das *Diploma Supplement*) einer Berufszulassung in Ländern, in denen sich die Berufszulassung für deutsche Physiotherapeutinnen schwierig gestaltet, förderlich ist, wenngleich nicht von einer auflagenfreien Zulassung ausgegangen werden sollte. Hinzu kommt, dass sehr wahrscheinlich die Zulassungspraxis auch von dem im jeweiligen Gastland gerade wahrgenommenen „Sättigungsgrad des Arbeitsmarkts" mit beeinflusst wird.

Wenn ein Studiengang eine Akkreditierung in den USA (oder in einem anderen Land) erreicht hat, kann man zwar von einer formalen Anerkennung des Studiengangs (dort, wo die Akkreditierung erreicht wurde) sprechen. Es empfiehlt sich aber dringend, als Studienbewerberin – sofern dies von Belang ist – genau zu eruieren, was eine solche

Akkreditierung für eine evtl. angestrebte Berufstätigkeit in den USA bzw. in anderen Ländern präzise bedeutet.

Die Frage nach der akademischen Anerkennung hätte dann praktische Relevanz, wenn davon die Zulassung zu weiterführenden Studiengängen abhinge. Zumindest im Hinblick auf die Zulassung zu Masters-Studiengängen z.B. in Großbritannien oder Australien ist diese Frage jedoch sekundär, weil die dortigen Hochschulen deutsche Physiotherapeutinnen unter bestimmten Voraussetzungen auch ohne vorherigen Bachelor-Abschluss zu weiterführenden Studiengängen zulassen.

Umgekehrt kann man, auch wenn man Inhaberin eines Bachelor-Grads ist (egal, ob dieser nun an einer deutschen Hochschule oder im Ausland erreicht wurde), daraus keinen Rechtsanspruch fordern, zu einem Masters-Studiengang zugelassen zu werden. Wie auch bei Bachelor-Studiengängen können sich die Hochschulen per Auswahlverfahren im Rahmen der im jeweiligen Land geltenden rechtlichen Regelungen ihre Studierenden aus den Bewerbern auswählen. Formal gesehen ist somit eine internationale Anerkennung in akademischer Hinsicht nicht existent und praktisch gesehen von sekundärer Bedeutung.

4.3.5 Ist ein Studium im Ausland sinnvoll?

Deutsche Physiotherapeutinnen können auch im Ausland studieren. Von besonderem Interesse sind die Masters-Studiengänge in Großbritannien oder Australien. Hierfür gibt es eine Reihe von Gründen. Grundsätzlich sollte dazu ermutigt werden, sofern es ein reguläres Studium an einer im Heimatland akkreditierten bzw. staatlich anerkannten Universität ist.

Erstens führen Aufenthalte im Ausland zu einer immensen Verbreiterung des persönlichen Horizonts und stellen allein deswegen eine große Bereicherung der Lebenserfahrung dar. Zweitens machen sie – dies gilt natürlich insbesondere für Studiengänge im angloamerikanischen Sprachraum – vertraut mit der internationalen Sprache der Physiotherapie. Die deutsche Physiotherapie leidet auch unter ihrer sprachlichen Isolation. Ein Großteil der relevanten Literatur, in erster Linie aktuelle Forschungsliteratur, wird in der englischen Sprache veröffentlicht. Mit dieser vertraut zu sein, ist ein großer Gewinn, den man so effizient kaum anders als durch einen längeren Aufenthalt in einem englischsprachigen Gastland erreichen kann.

Ein dritter Grund ist, dass man durch einen Auslandsaufenthalt (insbesondere, aber nicht nur in den USA, Großbritannien, Irland, USA, Südafrika oder Neuseeland) aus erster Hand lernen und erleben kann, was Physiotherapie auch in hoffentlich nicht allzu weiter Zukunft in Deutschland sein könnte. In den genannten Ländern hat sich die Physiotherapie längst zu einer eigenständigen Profession entwickelt, mit einer fest im Hochschulbereich verankerten Ausbildung und mit ausgebauten Forschungsstrukturen. Der Bericht von Barth (2002) gibt einen guten Eindruck der Wirkung, die ein Auslandsaufenthalt haben kann.

Viertens haben ausländische Hochschulen häufig eine liberale Zulassungspolitik in Bezug auf weiterführende Studiengänge. Hier ist also der Zugang zu Masters-Studiengängen möglich, wenn bestimmte Voraussetzungen erfüllt sind (Sprachkenntnisse, Berufserfahrung, Weiterbildungen, informell erworbene Qualifikationen, die für die Studierfähigkeit sprechen, etc.) – auch wenn vorher kein formaler Bachelor-Grad erreicht wurde. Die deutsche Berufsqualifikation in Verbindung mit weiteren während der Berufstätigkeit erworbenen Kompetenzen wird dabei als „Bachelor-Äquivalent" bewertet. Zumindest für die sog. „internationale Weiterbildung in Manueller Therapie" (OMT), die den Standards der International Federation of Manipulative Orthopaedic Therapy (IFOMT) entspricht, liegen Erfahrungen vor, dass sie in Australien (wahrscheinlich auch in Großbritannien und in anderen Ländern, doch liegen dem Verfasser keine konkreten Erfahrungen vor) sogar auf Masters-Studiengänge angerechnet werden, da sie die praktischen Ausbildungsinhalte, die auch Teil des Studiums sind, ganz oder teilweise beinhalten.

Deutsche Hochschulen tun sich mit einer so weitgehenden Durchlässigkeit noch schwer, obwohl die Tendenz in der europäischen und auch in der nationalen Bildungspolitik dorthin weist. Auch liegen in Deutschland noch zu wenig Erfahrungen mit einer modularisierten Studiengangsorganisation vor, die es ermöglicht, in eine Art Bausteinprinzip von einer formalen Qualifikation zur nächsten zu gelangen. Hier sind aber in den nächsten Jahren erhebliche Entwicklungen zu erwarten. In diesem Zusammenhang ist auch die gemeinsame Erklärung des Bundesministeriums für Bildung und Forschung, der Kultusministerkonferenz und der Hochschulrektorenkonferenz, die für eine vermehrte Anerkennung von beruflichen Ausbildungsleistungen auf einschlägige Studiengänge plädiert, von Bedeutung (KMK/HRK/BMBF 2003). Auf kaum eine andere Berufsgruppe passt diese Erklärung gerade vor dem

Hintergrund des Bologna-Prozesses wohl besser als auf die Gesundheitsberufe in Deutschland. Gleichzeitig unterstreicht die Erklärung die Angemessenheit von Studiengangsmodellen, die die praktische Ausbildung integrieren bzw. unter bestimmten Voraussetzungen auf den Studiengang anrechnen.

Aus einer fachlichen wie auch persönlichen Perspektive spricht also vieles für ein Studium nach der Ausbildung sowie Berufserfahrung im Ausland. Die erforderlichen Differenzierungen sind in erster Linie formaler Natur. Die deutschen Studienabschlüsse sind nicht immer kompatibel mit den insbesondere in den englischsprachigen Ländern weitgehend modularisierten Studiengängen. Zwar darf ein im Ausland an einer regulären Hochschule erreichter Abschluss auch in Deutschland getragen werden, doch es können sich Probleme bei der Zulassung zur Promotion (genauer, bei der Berechtigung, sich für ein Promotionsverfahren zu bewerben) und bei der Eingruppierung in die Gehaltsstufen nach dem Bundesangestelltentarif (BAT) ergeben.

Zunächst ist bei ausländischen Masters-Studiengängen zu unterscheiden, ob es sich um anwendungsorientierte (klinische) Studiengänge oder um forschungsorientierte Studiengänge handelt. Erstere spezialisieren bzw. vertiefen vor allem berufspraktische Kompetenzen. Zum Ausdruck kommt dies in Abschlüssen, in denen diese Spezialisierung auch verbalisiert wird (z.B. *Master of Manipulative Therapy, Master of Sports Physiotherapy* etc.). Forschungsorientierte Abschlüsse tragen in der Regel die Bezeichnung „of Science" (evtl. mit weiteren Spezialisierungen). Masters-Studiengänge für Physiotherapeutinnen gibt es im englischsprachigen Ausland in einer großen Vielfalt, und es empfiehlt sich, wie bei jeder Entscheidung für ein Studium, sich genau nach dem Ausbildungsziel bzw. nach der Einbettung in das Hochschulsystem im Gastland zu erkundigen. Häufig kann dort der anwendungsorientierte Master mit wenigen weiteren Modulen in einem überschaubaren Zeitraum und durch das Anfertigen einer Thesis zu einem im Gastland promotionsberechtigenden *Master of Science* weitergeführt werden.

Solch konsequent durchmodularisierte Bildungswege sind an den deutschen Hochschulen noch nicht etabliert, so dass – akademisch gesehen – der „klinische" Masters-Grad in Deutschland noch keine Anknüpfungspunkte findet. Doch auch bei forschungsorientierten Master-of-Science-Abschlüssen kann evtl. eine Aufnahme in ein Promotionsverfahren auf Probleme stoßen, wenn diesem kein formaler Bachelor-Abschluss voranging. Dies wird in Fachkreisen diskutiert, konkrete Erfahrungen sind aber noch nicht bekannt.

Es empfiehlt sich daher, vor Antritt eines Auslandstudiums (und genauso vor Antritt eines in Deutschland oder von Deutschland aus stattfindenden Bildungsangebots ausländischer Anbieter), zu eruieren, wie der angestrebte Studienabschluss später in Deutschland von den hiesigen Stellen erstens hinsichtlich der Berechtigung, an weiterführenden Studiengängen teilnehmen zu können, und zweitens hinsichtlich der zu erwartenden Eingruppierung in den Bundesangestelltentarif behandelt wird. Zuständig für die Einstufung von ausländischen Bildungsabschlüssen ist die Zentralstelle für die Anerkennung ausländischer Bildungsabschlüsse bei der Kultusministerkonferenz mit Sitz in Bonn (die URL ist vor den Literaturhinweisen angegeben).

4.3.6 Wie wirkt sich ein Bachelor-Abschluss auf dem Arbeitsmarkt aus?

In Bezug auf die Stellenchancen kann die Frage nicht allgemein beantwortet werden, denn es hängt ab

- vom Ausbildungsziel des Studiengangs,
- von der Ausgangsposition, mit der man das Studium aufnahm,
- von der Entwicklung des einschlägigen Stellenmarkts.

Zu letzterem können hier keine fundierten Prognosen gegeben werden, außer dass allmählich mehr Stellen für Physiotherapeutinnen im Bereich von Forschung und Entwicklung oder im Projektmanagement entstehen werden – in welcher Zahl und in welchem Verhältnis zur Zahl der Absolventinnen, kann jedoch nicht beantwortet werden.

Studienanfänger oder Quereinsteiger, die unmittelbar aus der beruflichen Erstausbildung kommen (auch an einer Kooperationsschule), und noch nicht über Berufserfahrung verfügen, sind zunächst Berufsanfänger, die mit erweiterten Kompetenzen ausgestattet sind. Somit ist zu erwarten, dass sie primär Anstellung in der unmittelbaren Berufspraxis finden. Diese Feststellung soll aber andere Anstellungen nicht für unmöglich erklären. Liegt bereits Berufserfahrung oder eine Tätigkeit in lehrender, leitender oder selbstständiger Position vor, so wird man auch durch einen Bachelor-Abschluss nicht wieder zum Berufsanfänger, sondern in die Lage versetzt, die neuen Kompetenzen in die bisherige (oder eine andere) Tätigkeit einzubringen.

Über den Verbleib der bisherigen Absolventinnen von Studiengängen liegen dem Verfasser keine gesicherten Daten, nur persönlich kommunizierte Erfahrungen vor. Sie weisen darauf hin, dass Studiengangsabsolventinnen durchaus interessante Positionen, wenn auch nicht immer in Vollzeit und in der Regel in befristeten Projekten, erreichen können, z. B. in Forschungsprojekten an Hochschulen, in der Entwicklung oder Evaluierung von Studiengängen oder auch in praxisnahen Anstellungen, in denen Forschungs- oder Evaluierungskompetenz gefragt wird. Ferner wagen Absolventinnen auch neue Formen der Selbständigkeit, z. B. in der Beratung von Praxen beim Qualitätsmanagement. Insgesamt stellt sich die Situation noch heterogen dar, soll heißen: Ein Studium eröffnet Chancen für die berufliche Weiterentwicklung, ist aber keine Garantie. Noch sind diejenigen, die sich für ein Studium entscheiden, Pioniere. Vor zu hohen Erwartungen muss gewarnt sein, ohne dass die Chancen, die sich durch ein Studium ergeben, geschmälert werden sollen.

Einfacher ist die Antwort auf die zu erwartende Einstufung zumindest im öffentlichen Dienst. Für den höheren Dienst (BAT IIa) ist grundsätzlich ein an einer Universität absolvierter Masters-Studiengang oder ein an einer Fachhochschule absolvierter Masters-Studiengang, für den bei der Akkreditierung festgestellt wurde, dass er für den höheren Dienst qualifiziert, erforderlich. Während Bachelor-Studiengänge, unabhängig ob sie an einer Universität oder an einer Fachhochschule erreicht wurden, für den gehobenen Dienst (BAT IV) qualifizieren (KMK 2000, KMK und IMK 2002). Allerdings haben auch öffentliche Arbeitgeber gewisse Ermessenspielräume. Bei öffentlichen Arbeitgebern, die den Bundesangestelltentarif aufgekündigt haben und bei privaten Arbeitgebern ist noch nicht deutlich abzusehen, wie akademische Qualifikationen honoriert werden.

4.3.7 Welche Kriterien kann man bei der Wahl einer Fachhochschule anlegen?

Die im Folgenden vorgestellten Kriterien sollen nicht wie eine Checkliste verwendet werden. Vielmehr handelt es sich um Anregungen, die man berücksichtigen bzw. in seine Überlegungen zu einem Studiumsbeginn einbeziehen kann und die dabei helfen sollen, zu einer informierten Entscheidung zu gelangen. Die Vorschläge erheben keinen Anspruch auf Vollständigkeit.

Ausbildungsziel und Organisation des Studiums

Zunächst sei jeder Studieninteressierten empfohlen, für sich selbst zu formulieren, welches Ausbildungsziel sie mit einem Studium verfolgt, und von welchem beruflichen Ausgangspunkt ein Studium angestrebt wird (berufliche Erstqualifikation, berufserfahren, schon in leitender Position oder Berufsanfänger?). Dies kann man dann mit den Ausbildungszielen und Bewerbungsvoraussetzungen der einzelnen Studiengänge abgleichen. Die weiter oben diskutierten bildungspolitischen Einordnungen sind dabei im Vergleich zu den Studieninhalten von untergeordneter Bedeutung.

Eine Rolle bei der Entscheidung für eine Bewerbung dürfte auch die Organisation des Studiums spielen, beispielsweise, ob eine Berufstätigkeit in Teilzeit möglich ist, ob das Studium in Blockwochen organisiert ist oder in jeder Woche Präsenz erfordert. Dabei sollte man sich nicht von Semesterwochenstunden (also den Lehrveranstaltungen in Präsenz) leiten lassen, sondern von der veranschlagten *workload*, der Gesamtarbeitsbelastung, die von den Studierenden erwartet wird. Dabei entsprechen 900 Stunden der *workload* eines Vollzeitsemesters bzw. ca. 30 *credit points* nach dem European Credit Transfer System.

Informationen über das Curriculum des Studiengangs

Mittlerweile ist üblich, dass Studiengangsinformationen detailliert online zur Verfügung stehen. Doch ist die Art des Mediums (ob elektronisch, ob gedruckt) ebenso wenig relevant wie die Verpackung. Nur die Inhalte zählen: Werden genaue Informationen über die Module (bei früherer Studiengangsorganisation: Fächer) und deren Lernziele und „Lehr-/Lernmethoden" gegeben? Im Idealfall werden Listen der zu bearbeitenden Literatur mitgeteilt. Entscheidend ist, dass über Formulierungen mit Werbefunktion hinaus ein klares Bild dessen deutlich wird, *was wie* in dem Studiengang vermittelt werden soll (was auch eine Überprüfung durch den Kunden ermöglicht, ob die Zusagen eingelöst wurden). Ein wichtiger curricularer Unteraspekt ist, ob Fachenglisch angeboten wird und ob aktuelle englischsprachige Literatur Verwendung findet.

Fachliche Vertretung des Berufs unter den Dozentinnen

Verfügt der Studiengang über mindestens eine Professur für Physiotherapie und hat die Inhaberin dieser Professur eine physiotherapeutische Qualifikation, oder einen eindeutigen Bezug zur Physiotherapie? Welche Informationen werden über die Qualifikationen und den Hintergrund der Lehrenden generell bereitgestellt. Aus welchen (physiotherapeutischen) Fachrichtungen kommen festangestellte oder Honorarkräfte? Auch die Veröffentlichungen der Lehrenden geben einen Eindruck über die fachliche Vertretung des Berufs.

Anrechnung von dem Studiengang entsprechenden Ausbildungsleistungen

Die Anrechnung von Lern- bzw. Bildungsleistungen, auch informeller Art, erfährt gegenwärtig eine Aufwertung im europäischen Bildungsraum. Man spricht von APEL (*appraisal of prior experiental learning*). Auch die oben genannte gemeinsame Erklärung von BMBF, KMK und HRK ist in diesem Zusammenhang zu sehen. Ein Kriterium für die Entscheidung für ein Studium kann ggf. sein, inwiefern dort bereits Verfahren existieren, die eine Anrechnung einschlägiger Vorleistungen ermöglichen.

Ausstattung

In diesem Zusammenhang kan man folgende Fragen stellen:

- Ermöglicht der Studiengang den Studierenden die Nutzung von wichtigen internationalen gebührenpflichtigen Datenbanken (insbesondere CINAHL)?
- Wie sind die Arbeitsmöglichkeiten an der Hochschule bezüglich Computern bzw. Internetzugängen geregelt?
- Gibt es Räume, die Studierende für Gruppen- und selbstorganisiertes Lernen nutzen können? Wie groß ist der einschlägige (physiotherapeutische) Buchbestand?
- Wie groß ist der Bestand an aktueller englischsprachiger Literatur?
- Welche internationalen Zeitschriften sind abonniert?

Ein Besuch der avisierten Hochschule ist immer zu empfehlen, um einen Eindruck von Ausstattung und zu erwartenden Lern- und Arbeitsbedingungen zu erhalten. Hochschulen veranstalten auch „Tage der offenen Tür", die besonders geeignet sind, mit Studierenden, aber auch mit Dozenten Kontakt aufzunehmen. Schließlich sei auf das spezielle Forum „Studium" der Webseite *physio.de* verwiesen, auf der man sich mit Studierenden austauschen oder den Austausch unter Studierenden verfolgen kann.

Zusammenfassung

- Im europäischen Bildungsraum gibt es eine Vielzahl von Abschlussbezeichnungen, die dem Ziel, die Mobilität von Studierenden und Berufstätigen zu fördern, abträglich sind. Um dieses Problem zu lösen, haben die Bildungsminister Europas mit der *Bologna-Erklärung von 1999* beschlossen, europaweit auf die Vergleichbarkeit von Abschlüssen hinzuarbeiten. Der sog. *Bologna-Prozess* beinhaltet im Kern, dass europaweit ein gestuftes System von Hochschulabschlüssen eingeführt werden soll, bei dem nach einem mindestens 6-semestrigen Vollzeitstudium der Grad *Bachelor*, und dann nach weiteren 4 Semestern der Abschluss *Master* vergeben werden soll. Der Bachelor-Grad schließt die berufliche Erstqualifikation ab; bei aufbauenden Studiengängen kann die Berufsausbildung Anrechnung finden. Masters-Grade qualifizieren für forschende, leitende oder lehrende Tätigkeiten.
- Deutsche Physiotherapeutinnen können generell auch im Ausland studieren. Von besonderem Interesse sind die Masters-Studiengänge in Großbritannien oder Australien. Grundsätzlich sollte dazu ermutigt werden, sofern es ein reguläres Studium an einer im Heimatland akkreditierten bzw. staatlich anerkannten Universität ist.
- Es empfiehlt sich, vor Antritt eines Auslandstudiums zu eruieren, wie der angestrebte Studienabschluss später in Deutschland von den hiesigen Stellen erstens hinsichtlich der Berechtigung, an weiterführenden Studiengängen teilnehmen zu können, und zweitens hinsichtlich der zu erwartenden Eingruppierung in den Bundesangestelltentarif behandelt wird.
- Kriterien, die man bei der Wahl einer Fachhochschule anlegen kann:
  - persönliches Ausbildungsziel,
  - Organisation des Studiums
  - Inhalt des Studiengangs, Angebot von Fachenglisch, Verwendung englischsprachiger Literatur,
  - Profil der Lehrenden,
  - Austattung (Räumlichkeiten, Computer/Internetzugänge, Literatur),
  - besonders geeignet: *Tage der offenen Tür*, um einen persönlichen Eindruck zu gewinnen.

4.4 Akademisierung der Physiotherapieausbildung – eine Zwischenbilanz

Eine völlige Akademisierung der Ausbildung, wie sie unter anderem durch die in der Arbeitsgemeinschaft der Medizinalfachberufe in der Therapie und Geburtshilfe (AG MTG) zusammen arbeitenden Berufsverbände seit 1991 gefordert wird, ist in Deutschland zurzeit nicht in Sicht. Dies ist aber keine Langzeitprognose! Dass die politischen Entscheidungsträger sich nicht zu einer Politik durchringen konnten, die eine klare Perspektive für eine vollständige Anhebung des Ausbildungsniveaus in den Hochschulbereich bietet, ist ungünstig für die Entwicklung des Berufs.

Gerade die aktuellen Entwicklungen in der Bildungslandschaft auf europäischer Ebene, die Einführung der Bachelor-Master-Struktur von gestuften Hochschulabschlüssen, das europäische Bemühen um Vergleichbarkeit von Abschlüssen sowie Transparenz und Konvergenz von Bildungsabschlüssen, die Bemühungen zur Mobilitätsförderung von Studierenden und Berufstätigen, die Forderung nach der Anrechnung von Berufsausbildungen auf Studiengänge bilden eine Konstellation, die nicht eindeutiger für die Einführung berufsqualifizierender Studiengänge und angemessener Nachqualifizierungsmöglichkeiten sprechen kann. Das Festhalten an den bestehenden Ausbildungsstrukturen führte zu der jetzt festzustellenden Unübersichtlichkeit der Studienabschlüsse schon auf der nationalen Ebene zu einem Zeitpunkt, zu dem doch Übersichtlichkeit auf der europäischen Ebene angestrebt wird.

Obwohl die umfassende Akademisierung der Ausbildung in Deutschland sich nicht abzeichnet, ist abzusehen, dass weitere Studienangebote entstehen werden, wenn nicht an deutschen Hochschulen, dann z. B. an niederländischen, die den deutschen Bildungsmarkt immer mehr für sich erschließen. Sie reagieren damit unternehmerisch und durch berufsbegleitende Angebote auch sehr kundenorientiert auf die wachsende Nachfrage, die durch heimische Angebote nicht gedeckt wird.

Betrachtet man die Entwicklung insgesamt, so zeichnet sich eher eine „schleichende" Akademisierung ab. Dies ist mit Sicherheit nicht der optimale Weg, weil er eher Unsicherheit auslöst und einem transparenten Übergang abträglich ist. Aber es ist ein Weg, auf dem allmählich die in diesem Beitrag diskutierten und für dringend erforderlich erachteten Qualifikationen in den Berufsstand „einsickern" können. Als Fehlentwicklung ist zu betrachten, dass einige Studiengänge mit dem Abschluss Bachelor für leitende, forschende oder lehrende Tätigkeiten vorbereiten, weil dies kaum als europakompatibel zu betrachten ist. Dies spricht zwar nicht gegen die Studiengänge an sich, doch wären sie – wie oben begründet – für die Entwicklung des Berufsstands und für die Akzeptanz und Vergleichbarkeit der Abschlüsse im In- und Ausland besser als Masters-Studiengänge konzipiert worden.

Dennoch entstand dieses Kapitel in der Zuversicht, dass die deutsche Physiotherapieausbildung ihren Weg nach Europa finden wird. Die Studiengänge, die mit einem Bachelor-Programm primär die Ausstattung von Berufspraktikern mit Schlüsselqualifikationen und damit die Befähigung zu einer professionellen Praxis verbinden, weisen diesen Weg.

Eine Zweiklassengesellschaft ist nicht zu befürchten, wohl aber eine Ausdifferenzierung von Angebot und Nachfrage auf dem Arbeitsmarkt. Damit einher gehen aber auch neue Entwicklungsmöglichkeiten.

Websites

Akkreditierungsrat: www.akkreditierungsrat.de/ Die Seite des Akkreditierungsrats stellt Informationen zu bereits akkreditierten Studiengängen in allen Fachbereichen und zum System der Akkreditierung von Bachelor- und Master-Studiengängen bereit

Deutscher Verband für Physiotherapie – Zentralverband der Physiotherapeuten/Krankengymnasten Deutschlands: www.zvk.org Unter der Rubrik „Beruf" werden vom Berufsverband umfassende Informationen über Studienmöglichkeiten in Deutschland zur Verfügung gestellt.

ENPHE, European Network of Physical Therapy in Higher Education http://www.enphe.org/enphe.cfm

European Region of the World Confederation of Physical Therapy: http://www.physio-europe.org/ Auf dieser Seite sind das European Physiotherapy Benchmark Statement und die European Physiotherapy Practice Standards erhältlich

Hochschulrektorenkonferenz: www.hrk.de Hier wie auch auf der Seite der Kultusministerkonferenz www.kmk.org finden sich vielfältige Informationen zum neuen System von Bachelor- und Master-Studiengängen

ICF International Classification of Functioning, Disability and Health. Die Originalversion steht auf der Webseite der Weltgesundheitsorganisation zur Verfügung: http://www3.who.int/icf/icftemplate.cfm,

Die deutsche Übersetzung (Korrekturfassung) ist auf der Seite des DIMDI, des Deutschen Instituts für Medizinische Dokumentation und Information, einsehbar und kann auch herunter geladen werden: http://www.dimdi.de/de/klassi/ICF/index.html

Physio-Akademie des ZVK gGmbH www.physio-akademie.de: In der Rubrik „Wissenschaft und Evaluation“ finden sich Links zu den deutschen Hochschulen, die Bachelor-Studiengänge anbieten.

www.physio.de bietet eine Übersicht über Studienmöglichkeiten in Deutschland, außerdem ein Forum, auf dem sich Studierende und Studieninteressierte über alle Fragen, die mit Studiengängen zusammenhängen austauschen können.

Literatur

AG MTG – Arbeitsgemeinschaft der Medizinalfachberufe in Therapie und Geburtshilfe. Positionspapier der AG MTG zur Akademisierung der Medizinalfachberufe in der Therapie und Geburtshilfe. 2003 (erhältlich beim ZVK: Deutscher Verband für Physiotherapie – Zentralverband der Physiotherapeuten/Krankengymnasten e.V., Postfach 210280, 50528 Köln oder info@zvk.org).

Akkreditierungsrat, Hrsg. „Conclusions and Recommendations of the Conference“ der Conference on Master-Level Degrees in Helsinki im März 2003. Das Dokument ist einsehbar unter http://www.jointquality.org/content/finland/masterfinalconclusions.doc bzw. zu finden auf der Website des Akkreditierungsrates: http://www.akkreditierungsrat.de/ Rubrik: Anerkennung, in diesem Text auf das Link der „Dublin-Descriptors“ klicken. Tag der Einsichtnahme: 23.12.2003.

Barth, C. Wer fragt nach dem „Master of Science“ – erste Eindrücke nach drei Monaten am University College London. Z Physiotherapeuten. 2002;2:263–265.

Bengel J, Koch U. Grundlagen der Rehabilitationswissenschaften. Themen Strategien und Methoden der Rehabiliationsforschung. Berlin Heidelberg New York: Springer; 2000.

Cott C, Finch E, Gasner D, Yoshida K, Thomas S, Verrier, M. The Movement Continuum Theory of Physical Therapy. Physiotherapy Canada. 1995;2:87–95.

Drimilla-Schlieszus H. Empathie und Abgrenzung – Inhalte der Physiotherapieausbildung. Zeitschrift für Physiotherapeuten. Beiträge zu Unterricht und Ausbildung. 2002;4:13–20.

Fachhochschule Fulda (2003). Informationen über den Studiengang Physiotherapie. http://www.fh-fulda.de/fb/pg/physio/studiengang.htm (Tag der Einsichtnahme 23.12.2003).

Fischer, A. Anforderungen an die Inhalte und den Begutachtungsprozess von wissenschaftlich orientierten, theoriegeleiteten Bachelor-Arbeiten, welche mit dem Bachelor of Science abschließen. Ergotherapie – Z angewandte Wissenschaft. 2003;1:36–45.

Gesetz über die Berufe in der Physiotherapie (Masseur und Physiotherapeutengesetz – MPhG) vom 26. Mai 1994. Bundesgesetzblatt. Jahrg. 1994, Teil 1, 1084–1088.

Higgs J, Jones M, eds. Clinical Reasoning in the Health Professions. Oxford Auckland Boston: Butterworth-Heinemann;2000.

Hislop H. The Not-so-Impossible Dream. Tenth Mary McMillan Lecture. Physical Therapy.1975;10:1069–1080.

HRK: Hochschulrektorenkonferenz; Konferenz der Rektoren und Präsidenten der Hochschulen in der Bundesrepublik Deutschland. Studienreform mit Bachelor- und Master-Studiengängen. http://www.hrk.de/161.htm; Tag der Einsichtnahme 06.09.2003.

Höppner H. Studieren ab dem ersten Tag. Dualer Bachelor-Studiengang Physiotherapie an der Fachhochschule Kiel. Z Physiotherapeuten.2003;2:254–255.

Hüter-Becker A. Ein neues Denkmodell für die Physiotherapie. Z Physiotherapeuten.1997;4:565–569.

Jehn P. Berufsentwicklung und Hochschulstudiengänge – Kriterien und Perspektiven. Ergotherapie und Rehabilitation.2003a;4:6–9.

Jehn P. Entwicklung der therapeutischen Berufe und Perspektiven aus Sicht der Ergotherapie. In: Nauerth A, Walkenhorst V, Klemme B. Fachhochschule Bielefeld; Fachbereich Pflege und Gesundheit. Workshop-Reader. 2003b;14. Workshop. Die Zukunft der therapeutischen Berufe am 23.10.2002; S. 10-19; http://www.fh-bielefeld.de/filemanager/download/935

KMK: Kultusministerkonferenz der Länder. Laufbahnrechtliche Zuordnung von Bachelor-/Bakkalaureus- und Master-/Magisterabschlüssen gem. ß19 HRG; Beschluss der Kultusministerkonferenz vom 14.04.2000;2000.

KMK und IMK. Ständige Konferenz der Innenminister und -senatoren der Länder; Ständige Konferenz der Kultusminister der Länder in der Bundesrepublik Deutschland. Vereinbarung „Zugang zu den Laufbahnen des höheren Dienstes durch Masterabschluss an Fachhochschulen“ Beschluss der

Innenministerkonferenz vom 06.06.2002 und der Kultusministerkonferenz vom 24.05.2002.

KMK. Sekretariat der Ständigen Kultusministerkonferenz der Länder in der Bundesrepublik Deutschland: 10 Thesen zur Bachelor- und Masterstruktur in Deutschland. Beschluss der Kultusministerkonferenz vom 12.06.2003. http://www.kmk.org/doc/beschl/BMThesen.pdf Tag der Einsichtnahme 06.10.03.

KMK/HRK/BMBF. Kultusministerkonferenz, Hochschulrektorenkonferenz und Bundesministerium für Bildung und Forschung. Pressemitteilung vom 04.11.2003. Berufsausbildung soll auf das Hochschulstudium angerechnet werden. www.kmk.org

Köhler B. Berufsqualifikationen Physiotherapie. Z Physiotherapeuten. Beiträge zu Unterricht und Ausbildung.2001;9:17–21.

Kostrzewa D. Das therapeutische Arbeitsbündnis – Ein handlungsorientierter Professionalisierungsansatz für die Physiotherapie. Z Physiotherapeuten. Beiträge zu Unterricht und Ausbildung. 2002;1:1–12.

Meyenburg U. Klientenzentriertes Handeln in der Physiotherapie – Theoretische Annäherung und empirische Exploration im Rahmen einer Gruppendiskussion Teil I; Z Physiotherapeuten. Beiträge für Unterricht und Ausbildung.2003;8:17–25.

PhysTh-APrV: Ausbildungs- und Prüfungsverordnung für Physiotherapeuten (PhysTh-APrV) vom 06.12.94; Bundesgesetzblatt Nr. 90 vom 20.12.1994, S. 3786–3804.

Reumont A v. Wer berührt wen in der Physiotherapie? Z Physiotherapeuten. 2003; 12: 2156–2164

Scherfer E. Internationale Perspektiven in der Physiotherapie bzw. von Peter, Paul und Moya. In: Fachhochschule Bielefeld; Nauerth A, Walkenhorst U, Klemme B. Fachbereich Pflege und Gesundheit. Workshop-Reader. Nr. 14; Workshop. Die Zukunft der therapeutischen Berufe am 23.10.2002. 2003; S. 20–27; http://www.fh-bielefeld.de/filemanager/download/935

Scherfer E. Was ist ein Bachelor – und warum wir die „Bachelors" herzlich willkommen heißen! Wissenschaft verstehen, Folge 11. Z Physiotherapeuten.2003;12:2165-2170.

Schlag B. Was tut eigentlich der ZVK für die Akademisierung der Physiotherapieausbildung? Zeitschrift für Physiotherapeuten (Mitteilungen des Zentralverbandes). 2003;5:874–876 oder: http://www.physio-akademie.de/service/artikel-bodo-schlag.php?uid=

Schlag B. Entwicklung der therapeutischen Berufe. In: Fachhochschule Bielefeld; Nauerth A, Walkenhorst U, Klemme B.Fachbereich Pflege und Gesundheit. Workshop-Reader. Nr. 14; Workshop. Die Zukunft der therapeutischen Berufe am 23.10.2002; 2000b;S. 3–9; http://www.fh-bielefeld.de/filemanager/download/935

SLK Schulleiter/innenkonferenz der Schweizer Schulen für Physiotherapie (2001). Arbeitsgruppe Berufsqualifikationen. Abschlussbericht. Eigenverlag

WCPT. European Region of the World Confederation of Physical Therapy. European Physiotherapy Benchmark Statement. http://www.physio-europe.org/index3.htm. 06.09.03. 2003a.

WCPT. European Region of the World Confederation of Physical Therapy. Physiotherapy Service Standards. http://www.physio-europe.org/index3.htm. 06.09.03. 2003b.

5 Theoriemodelle und ihre Bedeutung für die Physiotherapie

Elly Hengeveld

Dieses Kapitel führt Sie in die gedanklichen Hintergründe medizinischer und physiotherapeutischer Arbeit ein. Es stellt Ihnen *Theoriemodelle* vor. Diese Modelle zeigen Denkmuster, die man Paradigmen nennt. Paradigmen beeinflussen sowohl Ihre Ausbildungsinhalte als auch Ihre spätere Berufstätigkeit – bewusst oder unbewusst. Sie sind für die Professionalisierung der Berufsgruppe der Physiotherapeuten unerlässlich. Theoriemodelle beeinflussen auch die Forschung. Ein weiterer Nutzen ist, die Stellung der Physiotherapeuten innerhalb des interdisziplinären Teams deutlich zu machen, die Modelle tragen dazu bei, die Leistungen der Physiotherapie im Gesundheitswesen darzustellen und Physiotherapie gegenüber der Angebote anderer therapeutischer Berufe, abzugrenzen.

Grundsätzlich ist ein Theoriemodell zur Physiotherapie dann geeignet, wenn es zukunftsweisend ist und verbindlich verschiedene Ebenen physiotherapeutischen Handelns einschließt.

Aus historischen Gründen ist die Physiotherapie von Anfang an sehr stark mit der Medizin verbunden und beide mit den Naturwissenschaften. Deshalb werden zunächst die Theoriemodelle in der Medizin und anschließend in der Physiotherapie dargestellt.

5.1 Medizinische Denkmodelle

Biomedizinisches Modell

> *Das am weitesten verbreitete Paradigma in der Medizin ist das biomedizinische Modell.*

Hierbei wird Krankheit als eine Abweichung von der Norm definiert. Diese Norm bezieht sich auf messbare körperliche Vorgänge. Es wird nach biologischen Ursachen und Befunden gesucht. Ist diese Suche nicht erfolgreich, werden psychopathologische Prozesse oder soziale Probleme vermutet.

Diese Sichtweise ist bei akuten Störungen oder bakteriellen Erkrankungen hilfreich. Das biomedizinische Modell trennt aber Körper und Geist und darin liegt seine Schwäche: Sowohl in der medizinischen (Notfall-)Versorgung als auch z. B. bei Krebskranken werden häufig *normale* psychosoziale Aspekten als beitragende Faktoren vernachlässigt (Turk, Sist et al. 1998). In der Akut-Psychiatrie dagegen werden pathobiologischen Vorgängen zu wenig Beachtung geschenkt (Delfgou 1988).

Das biomedizinische Modell verleitet auch zu dazu, dem Patienten die Schuld für seine Erkrankung zu geben und sich weniger für ihn zu engagieren, wenn keine „handfesten" Ursachen gefunden werden.

Dieses Modell wurde zunehmend kritisiert und es wurde festgehalten, dass dieses Modell nicht nur für die Psychiatrie, sondern für die ganze Medizin unzureichend sei, weil es psychische und soziale Faktoren und die Ebene des Verhaltens zu wenig berücksichtigt (Engel 1977).

Biopsychosoziales Modell

> *Das biopsychosoziale Theoriemodell stellt den Menschen als denkendes und fühlendes Wesen mit seinem persönlichen Krankheitserleben in den Mittelpunkt.*

In diesem Modell wird unterschieden zwischen
- Disease (biologische Dysfunktion),
- Illness (persönliches Erleben der Krankheit) und
- Sickness (soziale Folgen der Krankheit) (Kleinmann 1988).

Das individuelle Krankheitserleben wird von persönlichen Gedanken und Gefühlen als auch von sozialen Interaktionen zwischen Patienten und seiner Umgebung bestimmt (Kleinmann 1988)

Eine Arbeitsgruppe der Universität von Los Angeles stellte fest, dass Gefühle, Gedanken, Haltungen und der Umgang mit der Krankheit das individuelle Erleben der Krankheit bestimmen. Das individuelle Erleben kann seinerseits großen Einfluss auf das Behandlungsergebnis haben. Die Arbeitsgruppe hält deshalb Empathie, Verständnis und eine gute Patienten-Therapeuten-Beziehung für wichtig. Unterstützung aus dem sozialen Umfeld und die Stimmung, Gefühle und die Haltung des Patienten und weitere Faktoren fördern nach ihrer Meinung den Heilungsprozess (Cousins 1989).

Neben dem individuellen Krankheitserleben ergänzt der Blick auf das individuelle Gesundheitserleben und die gesundheitsfördernden Faktoren das Modell. Man nennt das eine *salutogenetische Perspektive.* Der Begriff Salutogenese steht dabei im Gegensatz zu Pathogenese und zeigt die Orientierung an der Gesundheit und der Gesundheitsförderung. (*lat.* Salus = Gedeihen, Wohlsein, Heil)

Es stellt sich die Frage, warum einige Menschen trotz stressender Umstände gesund bleiben, andere dabei krank werden. Es stellte sich heraus, dass eine Grundorientierung, die das Ausmaß eines umfassenden, dauerhaften und gleichzeitig dynamischen Gefühls des Vertrauens, das sog. *Kohärenzgefühl* (Kohärenz = Zusammenhang) eine Rolle spielt:

- Vertrauen darauf, dass die Ereignisse im Leben strukturiert, vorhersehbar und erklärbar sind,
- die Ressourcen verfügbar sind, um den aus den Ereignissen stammenden Anforderungen gerecht zu werden,
- diese Anforderungen Herausforderungen sind, die Intervention und Engagement lohnen.
- Kurz gefasst: Der Mensch muss die Dinge verstehen und handhaben können und sie müssen von erkennbarer Bedeutung sein (Antonovsky 1987, Schüffel, Brucks et al. 1998).

Integratives biopsychosoziales Modell

Das erweiterte biopsychosoziale Modell schließt auch die Verhaltensebene und soziale respektive psychische Faktoren ein.

Die Verhaltensmedizin beschäftigt sich z. B. mit der Art und Weise, wie Patienten mit ihren körperlichen Symptomen umgehen und wie verschiedene Verhaltensweisen das Auftreten von Krankheiten fördern.

Das biopsychosoziale Modell bildet zusammen mit der Verhaltensebene das *integrative biopsychosoziale Modell* oder *Glasgow Illness Model* (Waddell 1987) **(Abb. 5.1).**

In der Untersuchung und Behandlung vieler Patienten mit Schmerzen spielen sowohl die Grundeinstellung und die Vorstellungen des Patienten als auch der Leidensdruck oder die Bedeutung des Problems für den Patienten, das Verhalten und der Einfluss auf die und von der sozialen Umgebung eine bedeutende Rolle (Waddell 1984).

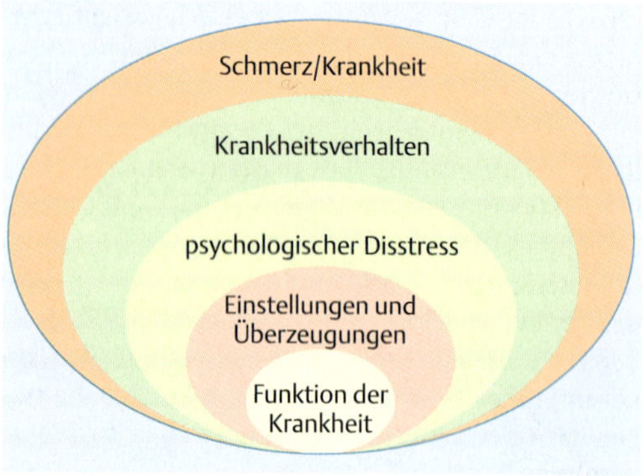

Abb. 5.1 Glasgow Illness Model.

„Viele Symptome des täglichen Lebens werden meist als kleine, vorübergehende nozizeptive Stimuli interpretiert. In der Erwartung einer natürlichen Erholung wird das Problem meistens nicht beachtet oder man gönnt sich einfach etwas Ruhe. Es beeinflusst das normale Leben eigentlich nicht. Die Entscheidung, Hilfe zu suchen hängt mehr davon ab, welche Bedeutung eine Person einem Symptom beimisst, ob Behandlungsmöglichkeiten bestehen, ob positive Erwartungen hinsichtlich der Therapie und ob angelernte oder kulturelle Verhaltensweisen bei Krankheit bestehen.
Die Chance, die Entscheidung zu treffen [Hilfe zu suchen] wird durch Ängstlichkeit und emotionalen Disstress oder durch Lebensereignisse und Stress erhöht" (Waddell 1987, Seite 634).

5.2 Physiotherapeutische Theoriemodelle

Die Physiotherapie ist geschichtlich mit der Medizin eng verbunden (siehe Kap. 2). Viele Physiotherapeuten folgen in ihren Befund- und Behandlungsprozessen der biomedizinischen Denkweise (Parry 1991; Barclay 1994; Cott, Finch et al. 1995; Parry 1995; Welti 1997).

Das heißt nicht, dass nicht auch andere Denkmodelle benutzt wurden, allerdings wurden sie lange Zeit nicht offen gelegt bzw. waren der Berufsgruppe nicht bekannt.

Maitland setzte sich schon in den sechziger Jahren für eine genaue spezifische physiotherapeutische Untersuchung ein, ohne sich jedoch von der Pathobiologie völlig zu distanzieren. Er erkannte, dass viele Patienten bei gleicher biomedizischener Diagnose ein unterschiedliches klinisches Erschienungsbild von Bewegungsstörungen hatten. Er schlug vor, die Symptome und Befunde von Bewegungsdysfunktionen bei einer biomedizinischen Diagnose genau zu erfassen, um die Therapie und die weitere Untersuchung zu dosieren (Maitland 1968). Kenntnisse oder Hypothesen über pathobiologische Prozesse bestimmen zwar die Vorsichtssituationen der Therapie mit, aber sie sind nicht hilfreich für die Gestaltung der eigentlichen physiotherapeutischen Behandlung. Dazu braucht es ein physiotherapiespezifisches Denkmodell

Auch Bobath, Knott, Grieve u.a. trugen dazu bei, dass sich Physiotherapeuten zunehmend bewusst wurden, dass ihre Berufsgruppe eigene Denkmodelle benötigte.

Es wurde kritisiert, dass Gesundheit zu sehr als das Fehlen von Störungen betrachtet wurde (Pratt 1989; Carpenter 1997) oder der Schwerpunkt zu stark auf Pathologie und Funktionsstörungen gelegt werde (Rothstein 1994). Viele Autoren empfahlen, dem biopsychosozialen Modell zu folgen und das subjektive Erleben des Patienten deutlich in der Therapie zu berücksichtigen (Pratt 1989; Moon 1990; Sim 1990; Köke 1997).

Es spricht vieles dafür, das Eine zu tun und das Andere nicht zu unterlassen: Pathobiologische Prozesse *und* psychosoziale Faktoren zu untersuchen, um die Rehabilitation so umfassend wie möglich zu gestalten (Gatchel und Turk 1996). Die psychosoziale Untersuchung muss sich nicht immer mit den Problemen in der Vergangenheit des Patienten befassen. Bedeutsam können seine momentanen Gefühle und Gedanken sein und wie sich das aktuelle Problem auf seine Umgebung auswirkt und von der Umgebung beeinflusst wird (Hengeveld 1998 a).

Bedeutung der Bewegung für die Entwicklung von Theoriemodellen

Obwohl eine zunehmende Zahl von Autoren dafür plädiert ein biopsychosoziales Denkmodell in die Physiotherapie zu verankern, wird betont, dass es eines eigenes Denkmodells bedarf, welches die klinische Praxis und Forschung leiten sollte (Roberts 1994).

Vieles spricht dafür, die *Bewegung als zentrales Element* eines physiotherapeutischen Theorie- bzw. Denkmodells zu verankern. „Physiotherapie ist ein Beruf im Gesundheitswesen, welcher die Wissenschaft der Pathokinesiologie und die Anwendung von therapeutischen Übungen zur Prävention, Beurteilung und Behandlung von Dysfunktionen in der menschlichen Bewegung einsetzt" (Hislop 1975).

Kybernetisches Regelkreis-Modell

Zunächst gab es ein *kybernetisches Regelkreis-Modell* mit einer hierarchischen Gliederung von Bewegungssystemen von den Zellen über Organsysteme bis hin zu Familie und Gesellschaft. Dieses Modell sollte die Wissenschaft der Physiotherapie in der Pathokinesiologie führen (Hislop 1975). Dieses Theoriemodell geht davon aus, dass alle Systeme erforscht werden sollten, weil sie mit der physiotherapeutischen Behandlung in Beziehung stehen. **(Abb. 5.2).**

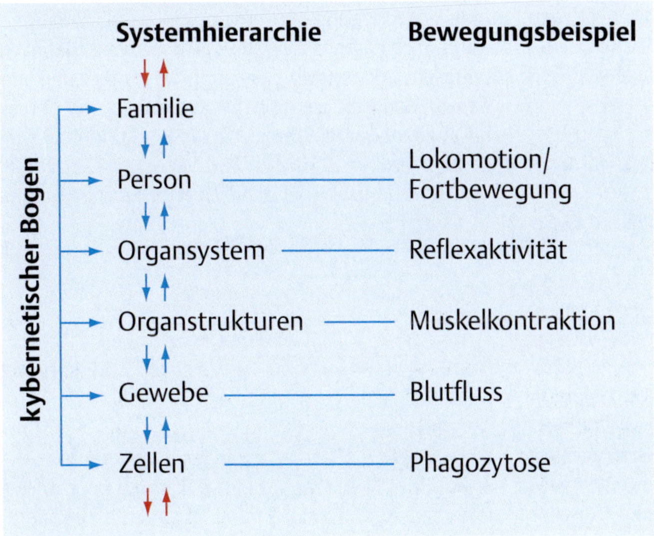

Abb. 5.2 Kybernetisches Regelkreis-Modell, Subsysteme der menschlichen Bewegung (Hislop 1975)

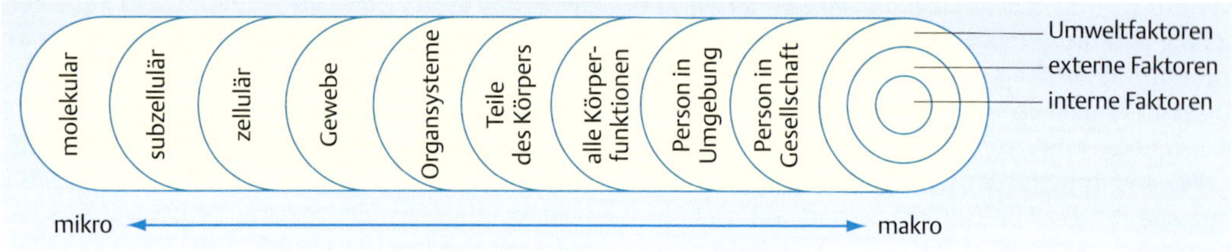

Abb. 5.3 Movement Continuum Theory (Cott et al. 1995).

Bewegungskontinuum-Modell

Mit dem *Bewegungskontinuum-Modell* (Movement Continuum Theory) wurde die Theorie des kybernetischen Modells mit dem Ziel weiter entwickelt (Cott et al 1995), die wissenschaftliche Forschung zu leiten und Ausbildungscurricula festzulegen **(Abb. 5.3).**

Es sollte alle Konzepte und Teiltheorien integrieren. Konzepte aus der Manuellen Therapie können z.B. auf der Ebene „Bewegung von Körperteilen", neurologische Konzepte wie Bobath, Vojta und Brunnström auf den Ebenen „Bewegung von Körper und Umgebung", Elektrotherapie auf den Ebenen „Moleküle" und „Zellen" eingeordnet werden.

Das Bewegungskontinuum-Modell beinhaltet allgemeine und physiotherapeutische Prinzipien.

Allgemeine Prinzipien:

- Bewegung ist ein essenzieller Bestandteil des menschlichen Lebens.
- Bewegung findet in einem Kontinuum zwischen den Extremen einer mikroskopisch wahrnehmbaren Ebene und der Ebenen des Individuums in der Gesellschaft statt.
- Bewegungsniveaus in dem Kontinuum werden von physischen, psychologischen, sozialen und Umweltfaktoren (oder Umgebungsfaktoren) beeinflusst.

Physiotherapeutische Prinzipien:

- Bewegungsniveaus sind innerhalb des Kontinuums voneinander abhängig.
- Auf jeder Ebene des Kontinuums gibt es ein maximal erreichbares Bewegungspotenzial, das sowohl vom maximal erreichbaren Bewegungspotenzial der anderen Ebenen als auch von physischen, psychologischen, sozialen und Umgebungsfaktoren beeinflusst wird.
- Innerhalb der Grenzen, die vom maximalen erreichbaren Bewegungspotenzial bestimmt werden, hat jedes menschliche Wesen ein bevorzugtes Bewegungsausmaß und ein momentanes Bewegungsausmaß, die unter normalen Umständen gleich sind.
- Pathologische Faktoren und Entwicklungsfaktoren können das maximal erreichbare Bewegungspotenzial ändern und/oder einen Unterschied zwischen dem bevorzugten und dem momentanen Bewegungsausmaß verursachen.
- Der physiotherapeutische Schwerpunkt besteht darin, die drohende und/oder bestehende Differenz zwischen bevorzugtem und momentanem Bewegungspotenzial zu verkleinern.
- Die physiotherapeutische Praxis umfasst therapeutische Bewegungen auf allen Ebenen, physikalische Maßnahmen, therapeutische Beziehungsarbeit, Schulung und Erziehung, technische Anpassungen und Umgebungsanpassungen.

Neurophysiologische Modelle, die das Verstehen von Schmerzen fördern

Gate Control Theory

1965 wurde die *Gate Control Theory* veröffentlicht (Melzack und Wall 1982; Melzack und Casey 1968). Sie revolutionierte die Ansichten über Schmerzen, deren Erforschung und Behandlung. Bis dahin ging man überwiegend von davon aus, dass Schmerzen durch geschädigte Gewebe verursacht werden. Die neue Theorie zeigte, dass auch Dysfunktionen der neuronalen Netzwerke bei Abwesenheit von Gewebeschaden, Schmerzen verursachen können: Nozizeptive Prozesse können im Nervensystem einerseits durch Input über dicke Nervenfasern, anderer-

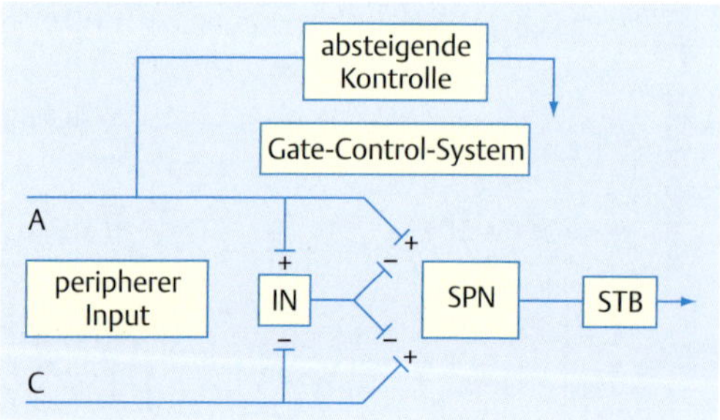

Abb. 5.4 Gate Control Theory.

seits durch kognitive, affektive und soziokulturelle Prozesse verändert werden **(Abb. 5.4).**

Der Schmerz wird nicht lediglich als Begleitsymptom betrachtet, sondern als eigenständiges Hauptproblem, das auch von biologischen, affektiven, kognitiven und soziokulturellen Faktoren beeinflusst werden kann.

Das Modell ermöglichte ein neues Verständnis auch für Leiden, Behinderungen und das Schmerzverhalten, bei denen diese Faktoren von Bedeutung sein können.

Mature Organism Modell oder das Modell des erwachsenen Organismus

Der englische Physiotherapeut Louis Gifford beschrieb ab 1998 das MOM-Modell (Mature Organism Modell) für den erwachsenen Organismus **(Abb. 5.5).**

Der Mensch wird als biologisches Wesen verstanden, das über sein Nervensystem fortlaufend Informationen aus der Umwelt aufnimmt (Input). Diese Informationen werden auf der Grundlage seiner physiologischen, kognitiven, affektiven und soziokulturellen Ausstattung und seiner Erfahrungen verarbeitet. Die Reaktionen (Output) erfolgen sowohl in Form von physiologischen Prozessen wie Veränderungen des Muskeltonus und vegetativen Reaktionen als auch auf der Verhaltensebene z.B. durch Vermeiden von Aktivitäten oder durch Schmerzensschreie.

Der Output kann wiederum das Nervensystem beeinflussen (Gifford 1998, 2000).

Schmerz wird damit als ein dynamisches Phänomen verstanden: Am Anfang einer Schmerzperiode können andere Faktoren das Schmerzerleben beeinflussen als zu einem späteren Zeitpunkt. Dabei spielen auch Lernvorgänge und psychosoziale Faktoren eine Rolle.

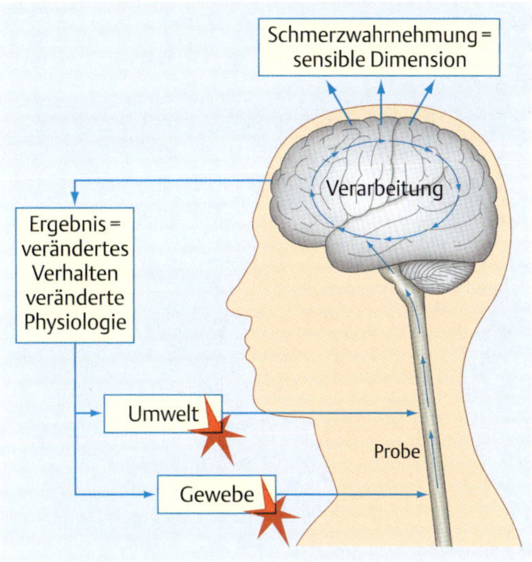

Abb. 5.5 Modell des erwachsenen Organismus.

Verhaltensdiagramme

In der Rehabilitation von Schmerzpatienten wird zunehmend dem Schmerzverhalten mehr Aufmerksamkeit geschenkt (Fordyce 1982, 1995). Das sogenannte *Angstvermeidungsverhalten* gilt in den Industrieländern als ein beitragender Faktor für Langzeitbehinderungen aufgrund von Kreuzschmerzen (Philips und Jahanshani 1986; Vlaeyen und Crombez 1999; Al-Obeidi, Nelson et al. 2000; Vlaeyen und Linton 2000). Diese Langzeitbehinderungen verlangen einen hohen Preis in einer sozialen Gesellschaft in bezug auf die Bezahlung durch Kostenträger in Solidargemeinschaften.

Die Strategie gegen diese Entwicklung besteht darin, diese Patienten so schnell wie möglich wieder in ihr normales Aktivitätsniveau zurückzuführen und nicht wie bisher, lange Bettruhe und das Vermeiden von Belastungen vorzuschreiben (Fordyce 1997, Kendall, Linton et al 1997; Waddell 1998). Bei

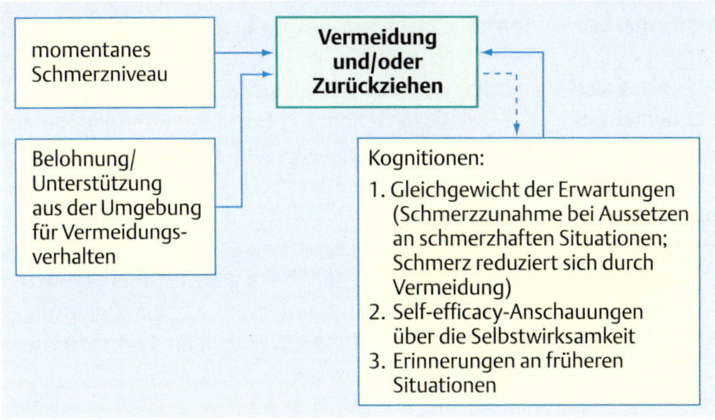

Abb. 5.6 Verhalten wird vom momentanen Schmerzniveau, der Belohnung/Unterstützung aus der Umgebung und Kognitionen beeinflusst (Philips 1987).

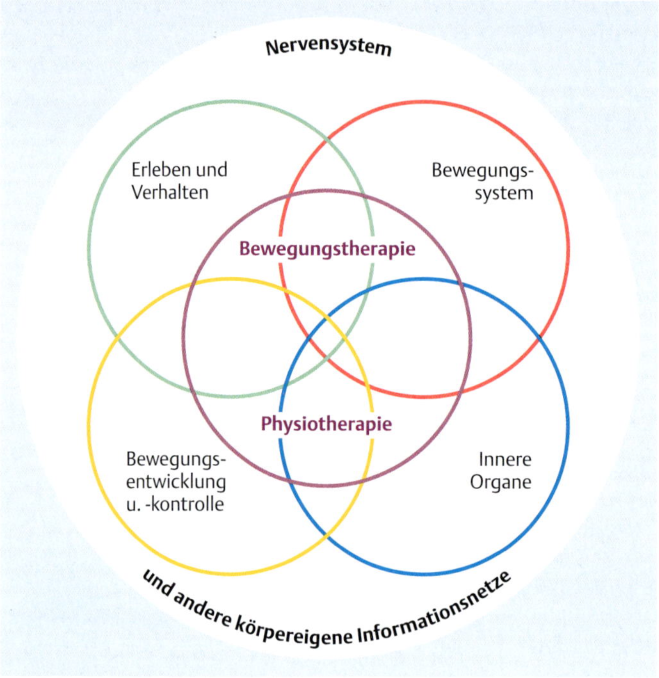

Abb. 5.7 Neues Denkmodell für die Physiotherapie (Hüter-Becker 2002).

akuten nozizeotiven Störungen ist das Vermeidungsverhalten allerdings nach wie vor zu respektieren, allerdings wird dabei mehr das Konzept der ‚reduzierten Aktivität' als das Konzept der Bettruhe bevorzugt.

Bei Philips (1987) umfasst das Vermeidungsverhalten auch interessante, eigentlich erholsame Aktivitäten wie Konzertbesuche oder soziale Kontakte. Sein Modell des Schmerzvermeidungsverhaltens misst neben den Einflüssen aus der Umgebung auch der gedanklichen Ebene mit ihren Erwartungen, Anschauungen und Erinnerungen Bedeutung zu.

Das Neue Denkmodell für die Physiotherapie in Deutschland

Ein Denkmuster für die gesamte Physiotherapie stellte eine Arbeitsgruppe der deutscher Physiotherapeuten 1997 vor (Hüter-Becker 1997). Im Mittelpunkt des *Neuen Denkmodells der Physiotherapie* stehen die Organ- und Funktionssysteme, an denen physiotherapeutische Intervention ihre Wirkungen entfaltet. Diese Systeme werden im Modell als *Wirkorte* der Physiotherapie bezeichnet.

Diese Wirkorte sind miteinander vernetzt (s. u.) und sind

- das Bewegungssystem,
- die inneren Organe,
- die Bewegungsentwicklung und Bewegungskontrolle und
- das Erleben und Verhalten des Patienten.

Dieses Theoriemodell verlässt die klassische Einteilung in medizinische Fachgebiete. Die Physiotherapie bezieht sich damit erstmals auf sich selbst. Ein Paradigmenwechsel zu vermehrten eigenständigen Problemlösungsprozessen findet statt.

Physiotherapie wird als eine Therapie beschrieben, die sich nicht auf einen Wirkort beschränkt, sondern immer den gesamten Menschen mit allen seinen Wirkorten betrifft. Der Umgang mit diesem Theoriemodell verlangt vernetztes Denken.

Die aktuelle seit 1994 bestehende Ausbildungs- und Prüfungsordnung der Physiotherapieausbildung sieht weitgehend eine Gliederung physiotherapeutischer und ärztlicher Inhalte nach den medizinischen Fachgebieten vor. Es gibt aber zunehmend Bemühungen auf der Ebene der Ausbildungsstätten, die Ausbildungsinhalte dem Neuen Denkmodell anzupassen. Große Anstrengungen sind dafür noch erforderlich.

Das neue Denkmodell stellt die Bewegungs*therapie* in den Mittelpunkt. Dadurch beschränkt es sich auf therapeutisches Handeln, das Massagetherapie und physikalische Therapie ausschließt. Weiter betont es damit die kurative Seite und berücksichtigt vielleicht die palliative, präventive und erzieherische Rolle der Physiotherapie zu wenig, so wie es in anderen Ländern festgehalten wird (KNGF 1998; WCPT 1999).

5.3 ICF – ein für Physiotherapeuten bedeutendes Rehabilitationsmodell der WHO

Das aktuelle Rehabilitationsmodell der Weltgesundheitsorganisation (WHO) ist die ICF, die *International Classification of Functioning, Disability and Health* (2001) **(Abb. 5.8).**
Im Gegensatz zu der davor bestehenden, 1980 veröffentlichten Klassifikation ICIDH (International Classification of Impairments, Disabilities and Handicaps), die Gesundheitsstörungen noch auf der Grundlage eines biomedizinischen Modells einteilte, ist die ICF an positiven Aspekten orientiert. Gefragt wird nicht nur, was der Mensch *nicht* kann.

Mittels der ICF werden die körperlich-seelische Verfassung eines Menschen beurteilt, seine Möglichkeiten, die Aktivitäten des Alltags zu meistern und seine Teilhabe (Partizipation) am öffentlichen, sozialen Leben.
So wird mit der ICF der Entwicklung von einem rein biomedizinischen zu einem biopsychosozialen Denkmodell Rechnung getragen.

Das folgende Beispiel aus der Sozialmedizin zeigt den Prozess der Weiterentwicklung des Umdenkens deutlich: Beschrieb die ICIDH es noch als „Handicap" eines Rollstuhlfahrers, wenn er nicht in ein Gebäude fahren konnte, das nur Treppen und keine schiefe Ebenen oder Aufzüge hat, wird heute das Gebäude als nicht rollstuhlgerecht bezeichnet.

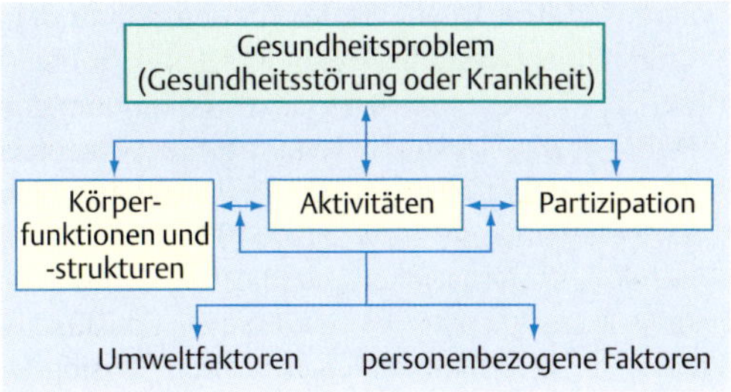

Abb. 5.8 ICF (International Classification of Functioning, Disability and Health).

Die ICF ist nicht nur dafür geeignet, weltweit Rehabilitationsprogramme zu entwickeln und die entsprechende Gesetzgebung zu unterstützen. Für die Physiotherapie ist sie ein hervorragendes Raster, Leitlinien für die Untersuchung und Behandlung und für die Bewertung des Behandlungsergebnisses zu erstellen. Es lohnt sich für alle Physiotherapeuten, die Struktur der ICF zu verinnerlichen (Hengeveld 1998).

Zusammenfassung

- Physiotherapeuten sollten die verschiedenen Modellvorstellungen kennen und verstehen, um ihr eigenes Paradigma zu diskutieren und sich auf eine gemeinsame Plattform zu verständigen, die ihr berufliches Selbstverständnis widerspiegelt.
- Besondere Beachtung sollte dem biopsychosozialen Modell inklusive der Verhaltenstherapie, den neurophysiologischen Modellen ICF, dem Bewegungskontinuum von Cott et al. und dem Neuen Denkmodell zukommen.
- Diese Modelle könnten die Ausbildungscurricula der Zukunft und die Forschung in der Physiotherapie prägen.

Literatur

Al-Obaidi SM, Nelson RM, et al. The Role of Anticipation and Fear of Pain in the Persistence of Avoidance Behavior in Patients With Chronic Low Back Pain. Spine. 2000;25:1126-1131.
Antonovsky A. The Salutogenetic Perspective: Towards a New View of Health and Illness. Advances, Inst. For Adv. Of Health. 1987;4:47-55.
Barclay J. In Good Hands – The History of the Chartered Society of Physiotherapy 1894 - 1994. Oxford: Butterworth-Heinemann; 1994.
Carpenter C. Conducting Qualitative Research in Physiotherapy. A Methodological Example. Physiotherapy. 1997;83:547-552.
Cott CA, Finch E, et al. The Movement Continuum Theory for Physiotherapy. Physiotherapy Canada. 1995;47:87-95.

Cousins N. Head First, the Biology of Hope and the Healing Power of Human Spirit. New York: Penguin Books; 1989.

Engel GL. The Need for a New Medical Model: a Challenge for Biomedicine. Science. 1977;176:129-136.

Fordyce WE. On the Nature of Illness and Disability. Clin. Orthop. and Rel. Research. 1997;336:47-51.

Gatchel RJ, Turk DC. Psychological Approaches to Pain Management. New York: Guilford Press; 1996.

Gifford L. The Mature Organism Model. Topical Issues in Pain – Whiplash: science and management. Fear-avoidance beliefs and behaviour. Falmouth, Adelaide: NOI Press; 1998a.

Gifford L. Pain, the Tissues and the Nervous System: A conceptual model. Physiotherapy. 1998b;84:27-36.

Gifford L. Schmerzphysiologie. In: van den Berg, ed. Angewandte Physiologie. Band 2: Organsysteme verstehen und beeinflussen. Stuttgart: Thieme Verlag; 2000.

Hengeveld E. Gedanken zum Indikationsbereich der Manuellen Therapie. Teil 1 und Teil 2. Manuelle Therapie. 1998a;2:176-181 und 3:2-7.

Hengeveld E. Theorie der Physiotherapie: Plädoyer für einen Paradigmenwechsel. Teil 1 und Teil 2. Physiotherapie (Schweiz). 1998b;11:18–28 und 12:13-20.

Hislop HJ. The Not-So Impossible Dream. Physical Therapy. 1975;55:1069-1080.

Hüter-Becker A. Ein neues Denkmodell für die Physiotherapie. Krankengymnastik. 1997;4:565-569.

Hüter-Becker A, Betz C, Quinten S, Rauch S, Weinberg A, eds. Lehrbuch zum neuen Denkmodell der Phyisotherapie, Band 1: Bewegungssystem. Stuttgart: Georg Thieme Verlag; 2002.

Kendall NAS, Linton SJ, et al. Guide to Assessing Psychosocial Yellow Flags in Acute Low Back Pain: Risk Factors for Long-Term Disability and Work Loss. Wellington, New Zealand: Accident Rehabilitation & Compensation Insurance Corporation of New Zealand and the National Health Committee; 1997.

Köke AJA. Andere aanpak lage rugpijnklachten. Fysiopraxis. 1997;8:16-18.

Maitland GD. The Maitland Concept: Assessment, Examination and Treatment by Passive Movement. Physical Therapy of the Low Back. New York: Churchill Livingstone; 1987.

Moon M. Rehabilitation and Chronic Muskuloskeletal Pain: A Bio-psychosocial Approach. New Zealand Journal of Physiotherapy. 1990;4:23-27.

Parry A. Physiotherapy and Methods of Inquiry: Conflict and Reconciliation. Physiotherapy. 1991;77:435-439.

Parry A. Ginger Rogers Did Everything, Fred Astaire Did Backwards and in High Heels. Physiotherapy. 1995;81:310-319.

Philips HC, Jahanshani M. The Components of Pain Behaviour. Report. Behav. Res. Ther. 1986;24:117-124.

Philips HC. Avoidance-behaviour and its Role in Sustaining Chronic Pain. Behav. Res. Ther. 1987;25:273-279.

Pratt JW. Towards a Philosophy of Physiotherapy. Physiotherapy. 1989;75:114-120.

Roberts P. (1994) Theoretical Models of Physiotherapy. Physiotherapy 80, 375-366.

Rothstein J. Disability and Our Identity. Physical Therapy. 1994;74:375-378.

Schüffel W, Brucks U, et al., eds. Handbuch der Salutogenese – Theorie und Praxis. Wiesbaden: Ullstein Medical; 1998.

Sim J. The Concept of Health. Physiotherapy. 1990;76:423-428.

Turk DC, Sist TC, et al. Adaptation to metastatic cancer pain: role of psychological and behavioural factors. Pain. 1998;74:247-256.

Vlaeyen JWS, Crombez G. Fear of movement/(re)injury, avoidance and pain disability in chronic low back pain patients. Manual Therapy. 1999;4:187-195.

Vlaeyen J, Linton S. Fear avoidance and its consequences in chronic pain states: A state of the art. Pain. 2000;85:317-332.

Waddell G. A New Clinical Model for the Treatment of Low Back Pain. Spine. 1987;12:632-644.

Waddell G. The Back Pain Revolution. Edinburgh: Churchill Livingstone; 1998.

Welti SR. Massage und Heilgymnastik in der ersten Hälfte des 20. Jahrhunderts. Sempach: Schweizerisches Rotes Kreuz (SRK), Schweizerischer Physiotherapeuten Verband (SPV). 1997.

WHO. ICF – International Classification of Functioning, Disability and Health. Genf: WHO; 2001.

WHO. The International Classification of Impairments, Disabilities and Handicaps. Genf: WHO; 1980.

6 Verbände

Ulrike Wolf

6.1 ZVK und WCPT

6.1.1 ZVK – Deutscher Verband für Physiotherapie – Zentralverband der Physiotherapeuten/Krankengymnasten e. V.

Der Deutsche Verband für Physiotherapie – Zentralverband der Physiotherapeuten/Krankengymnasten (ZVK) e.V. ist der älteste und größte Berufsverband der Physiotherapeuten/Krankengymnasten in Deutschland. Mehr als 33.000 Mitglieder lassen ihre beruflichen Belange durch den ZVK vertreten.

Die Konstituierung des Berufsverbandes war die Folge der Professionalisierung des krankengymnastischen Berufes, der sich mit der Gründung der ersten Ausbildungsstätten (1900 in Kiel, 1916 in Dresden) neu entwickelt hatte.

Was sind nun die vorrangigen Aufgaben und Funktionen des ZVK?

- Er *vertritt die Interessen der Mitglieder*, mit dem Ziel politisches Gewicht zu gewinnen, Einfluss auf die Gesetzgebung zu nehmen.
- Dadurch sollen einerseits die *Marktverhältnisse* für die Mitglieder günstig gestaltet werden, andererseits soll die *soziale und fachliche Anerkennung* unseres Berufes gefestigt und ausgebaut werden.
- Er ist ein *fachkompetenter Gesprächspartner der Politik*. Die politischen Entscheidungsträger sind auf Informationen aus Berufsverbänden angewiesen. Dadurch kann ein Berufsverband aktiv in den politischen Entscheidungsprozess eingreifen.
- Er stellt eine Art *„Frühwarnsystem“* dar. Durch seine Nähe zur Politik erkennt er frühzeitig die

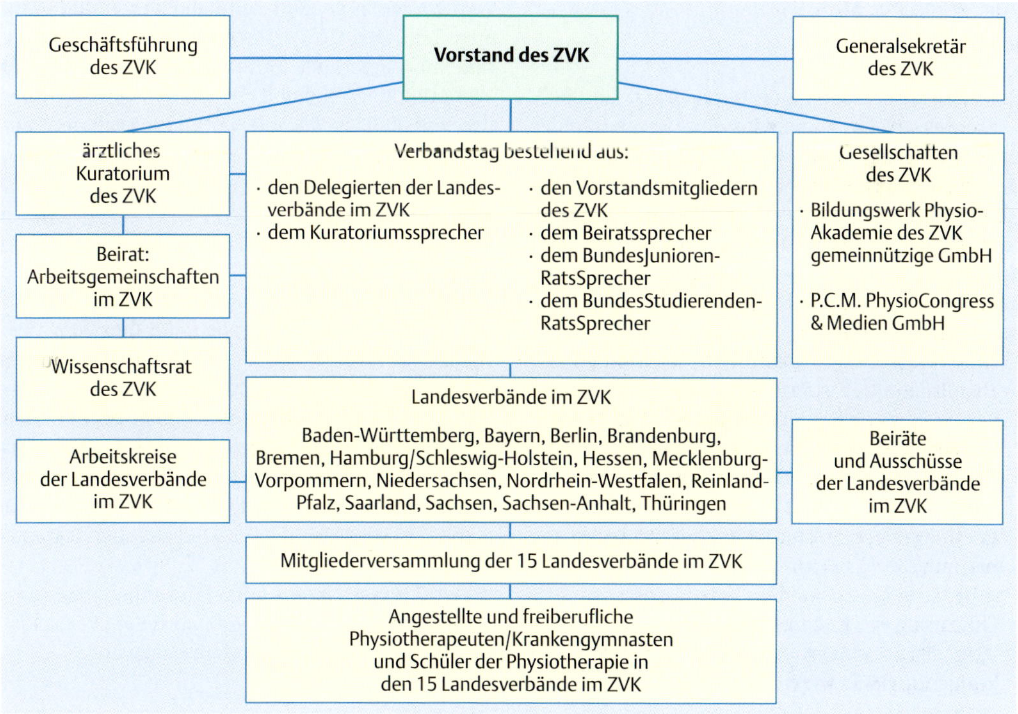

Abb. 6.1 Organisationsstruktur des ZVK heute.

Entwicklungen und kann seine Mitglieder entsprechend vorbereiten und zeitnah informieren.
- Er kümmert sich um *Fort- und Weiterbildung* zur Erhaltung und Weiterentwicklung des hohen Qualifikationsniveaus.
- Er macht *Presse- und Öffentlichkeitsarbeit*,
- bietet *Beratungsdienstleistungen* sowie
- *sonstige Dienstleistungen*.

Im Laufe der Jahrzehnte wurden Organisationsstruktur und Aufgabengebiete des ZVK immer wieder den aktuellen politischen, berufsständischen und fachlichen Gegebenheiten angepasst und erweitert **(Abb. 6.1)**.

Der ZVK ist ein eingetragener Verein und als klassischer Dachverband föderalistisch aufgebaut. Damit werden alle wesentlichen Entscheidungen auf eine breite Basis gestellt. Die Landesverbände sind eigenständige Organisationen (selbstständige Vereine), die ihre Arbeit an der Basis leisten und ihre Mitglieder vor Ort betreuen.

Die Vertretung der einzelnen Mitglieder ist grundsätzlich die Aufgabe des jeweiligen Landesverbandes.

Die Organe des Vereins (ZVK e.V.) sind:
- der Verbandstag,
- der Vorstand.

Verbandstag

Der Verbandstag tagt mindestens viermal jährlich.

Er setzt sich zusammen aus den Delegierten der Landesverbände, den Vorstandsmitgliedern des ZVK, dem Sprecher des Beirats bzw. seinem Stellvertreter, dem Sprecher des ärztlichen Kuratoriums bzw. seinem Stellvertreter, dem Sprecher des BundesJuniorenRates bzw. seinem Stellvertreter sowie dem Sprecher des BundesStudierendenRates bzw. seinem Stellvertreter.

Der Verbandstag bestimmt die Richtlinien der Verbandspolitik. Er ist insbesondere zuständig für:
- Erarbeitung und Festlegen der Ziele zu grundsätzlichen Fragen der Verbandspolitik in den Bereichen Gesetzgebung, Öffentlichkeitsarbeit, Vergütungspolitik, Aus-, Fort- und Weiterbildung,
- Erteilung von Aufträgen zur Erarbeitung bestimmter Themen sowie Diskussion der Arbeitsergebnisse und Beschlussfassung,
- Einsetzung von Kommissionen
- Wahl des Vorstands
- Wahl des Generalsekretärs und der Kommissionsmitglieder auf Vorschlag des Vorstands
- Genehmigung des Haushaltsplanes

Vorstand

Der Vorstand besteht aus dem Vorsitzenden und drei gleichberechtigten stellvertretenden Vorsitzenden. Der Vorstand wird vom Verbandstag auf die Dauer von drei Jahren gewählt.

Der Vorstand hat Pflichten und Rechte, die in Satzung und Gesetz festgelegt sind. Er führt außerdem die Geschäfte des ZVK und verwaltet den Teil der Mitgliedsbeiträge, der von den Landesverbänden zur Erledigung seiner Aufgaben an den ZVK – Bund abgeführt wird.

Zu diesen Aufgaben gehören zum Beispiel:
- Gebührenverhandlungen mit Krankenversicherungsträgern einschließlich der Verhandlungen über Rahmenverträge auf Bundesebene,
- Überwachung der Arbeit des Generalsekretärs sowie Einstellung, Überwachung und Entlassung des Geschäftsführers und des Justiziars,
- Einstellung und Entlassung des Geschäftsstellenpersonals,
- Planen, Initiieren und Durchführen von Projekten im Sinne der berufspolitischen Zielsetzung des ZVK.

Die Arbeit des Vorstands erfolgt ehrenamtlich. Ein Vorstandsmitglied kann jedoch hauptamtlich tätig werden, wenn es zum Zeitpunkt der ersten Wahl angestellt tätig ist. Vorstand und Geschäftsführung mit ihren Referaten „SGB V" und „Aus-, Fort und Weiterbildung" bilden die Exekutive des ZVK. Über den Verbandstag wird die Verbindung mit den Landesverbänden gehalten.

Generalsekretär

Der Generalsekretär berät den Vorstand und die Landesverbände in allen berufsständischen Fragen und erledigt weitere Aufgaben, die ihm vom Vorstand übertragen werden.

Dazu gehört z.B. die Koordination und Überwachung der fachlich-inhaltlichen Arbeit des ZVK. Den Schwerpunkt bildet dabei die Arbeit in den Kommissionen. Der Generalsekretär berichtet dem Verbandstag über den Erledigungsstand und macht damit die Arbeit für die Verbandsgremien transparent.

Der Generalsekretär muss Physiotherapeut sein; er wird auf Vorschlag des Vorstands vom Verbandstag auf die Dauer von sechs Jahren gewählt.

Geschäftsführer

Der Geschäftsführer hat die Aufgabe,

- die Arbeit der Geschäftsstelle zu leiten und zu überwachen,
- die Bücher des Vereins zu führen,
- die ihm vom Vorstand übertragenen Aufgaben zu erledigen.

Der Verbandstag bestellt zur Unterstützung des Vorstands in Fragen der Berufspolitik ein Kuratorium.

Mitglieder des Kuratoriums können außer Physiotherapeuten/Krankengymnasten auch Ärzte und sonstige Personen sein, deren Mitarbeit den Zielen und Interessen des ZVK förderlich ist. Sie werden für die Dauer von drei Jahren vom Verbandstag gewählt.

Kommissionen

Der Verbandstag kann zur Vorbereitung berufsständischer und politischer Entscheidungen Kommissionen einsetzen.

Diese bestehen aus drei bis maximal sieben Mitgliedern. Der Verbandstag definiert konkrete Themen, zu denen in den Kommissionen Beschlussvorlagen zur politischen Entscheidungsfindung erarbeitet werden. Die Mitglieder der Kommissionen haben besondere Sachkenntnis und werden vom Vorstand aus den von den Landesverbänden nominierten Kandidaten ausgewählt und dem Verbandstag zur Wahl vorgeschlagen.

Ziel der Einsetzung von Kommissionen ist es, fachlichen und politischen Sachverstand aus den Ländern vermehrt in die Verbandsarbeit einzubinden.

Wissenschaftsrat

Der Wissenschaftsrat hat die Aufgabe , den Verband in Fragen der Wissenschaft und Forschung zu beraten. Außerdem fördert er die Forschung und Weiterentwicklung des wissenschaftlichen Arbeitens in der Physiotherapie.

In eigenen Schulungsseminaren soll er das Interesse der Mitglieder des ZVK am wissenschaftlichen Denken und Arbeiten wecken und vertiefen.

Er entscheidet außerdem über die Vergabe des Wissenschaftspreises des ZVK, der alle zwei Jahre verliehen wird und mit € 5.000,- dotiert ist.

Arbeitsgemeinschaften

Arbeitsgemeinschaften werden vom Verbandstag für die ständige Bearbeitung von Aufgaben gebildet und sind fachliche Berater des ZVK für ein Fachgebiet bzw. einen Aufgabenbereich. Zu ihren Aufgaben gehört die qualifizierte Weiterentwicklung der jeweiligen Untersuchungs- und Behandlungstechniken sowie die fachspezifische Qualitätssicherung der Fort- und Weiterbildungsangebote.

Beirat

Der Beirat besteht aus den Leitern der Arbeitsgemeinschaften im ZVK. Er berät den Vorstand in fachlichen Fragen.

BundesJuniorenRat

Im Mai 2003 wurde im ZVK die Juniorenorganisation gegründet, mit dem Ziel, die Schüler und Berufseinsteiger aktiv in die berufspolitischen Diskussionen und Entscheidungen des ZVK einzubeziehen.

Der BundesJuniorenRat besteht aus je einem Juniorenvertreter der ordentlichen Mitglieder des ZVK (Landesverbände). Er berät den Vorstand in Ausbildungsfragen und vertritt die Interessen der Junioren der Physiotherapie (Schüler und Berufseinsteiger) in Deutschland in den Gremien des ZVK.

Der Sprecher des JuniorenRates ist stimmberechtigtes Mitglied des Verbandstages.

Die Junioren erwarten vom ZVK, sich für die Sicherung der Ausbildungsqualität und die Anerkennung des deutschen Abschlusses im europäischen Ausland einzusetzen. In diesem Zusammenhang ist für die Junioren auch das Thema der Akademisierung der Ausbildung von besonderem Interesse. Des weiteren erwarten sie, dass der ZVK eine Plattform zum regelmäßigen Informationsaustausch für Junioren bereitstellt. Selbstverständlich ist es ein besonderes Anliegen der Junioren, dass durch die Aktivitäten des ZVK die Möglichkeit zur Ausübung des erlernten Berufes auch in Zeiten restriktiver Finanzpolitik im Gesundheitswesen gesichert wird. Hierzu gehört auch die Erschließung neuer Tätigkeitsfelder durch den ZVK (z.B. ErgoPhysConsult, Tierphysiotherapie).

BundesStudierendenRat

Gleichfalls im Jahr 2003 wurde der BundesStudierendenRat im ZVK gegründet, um den besonderen Bedürfnissen studierender Kollegen Rechnung zu tragen.

Er berät den Vorstand in Hochschulfragen, sein Sprecher ist stimmberechtigtes Mitglied im Verbandstag. Der BundesStudierendenRat besteht aus je einem Delegierten der Studierenden der Physiotherapie jeder deutschen Hochschule.

Nutzen des ZVK für den Berufstand

Wie eingangs schon erwähnt, ist der ZVK der erste Berufsverband der Physiotherapeuten/Krankengymnasten in Deutschland gewesen. Daher hat dieser Verband wie kein anderer die Professionalisierung der Berufsgruppe der Physiotherapeuten/Krankengymnasten in Deutschland und etwas später auch in Europa und der Welt mitbestimmt und mitentwickelt. Für unsere damaligen Kollegen war es zur Weiterentwicklung und zunehmenden Professionalisierung einfach notwendig, in den sich konstituierenden Berufsverband einzutreten und ihn mit aller Kraft zu unterstützen. In heutigen Zeiten gehört es nicht mehr zum „guten Ton" oder zur „Tradition", in einen Berufsverband einzutreten. Da sich unser Beruf weitgehend etabliert hat und gesetzlich einigermaßen abgesichert ist, stehen für die Berufsangehörigen andere Fragen im Vordergrund, wenn sie sich für eine Mitgliedschaft im Berufsverband entscheiden sollen. Mehr und mehr spielt die Kosten-Nutzen Relation eine Rolle.

Außerdem ist der Erfolg von Verbandsarbeit oft schlecht messbar und für die Mitglieder nur schwer nachvollziehbar. Ein Verhandlungsergebnis bei den Kassenverhandlungen beispielsweise kann auf den ersten Blick enttäuschend scheinen und hat doch unter allen realistischen Möglichkeiten das geringste Übel durchsetzen können. Der Verlauf der Verhandlungen selbst wird aus verschiedenen Gründen häufig nicht transparent.

Ein weiterer Grund für mangelndes Interesse am Berufsverband liegt darin, dass dieser sich in der Regel mit Aufgaben befasst, die langfristige Ziele haben. Wichtig sind die vier Aktionsfelder:

- Mitgestalten der Gesundheitspolitik,
- Weiterentwicklung des Berufes,
- Zukunftssicherung für den gesamten Berufsstand,
- Pflegen und Ausbauen der internationalen Beziehungen.

Um hier erfolgreich zu arbeiten, ist der Berufsverband aber auf zahlreiche Mitglieder angewiesen, nur das kann ihm das nötige politische Gewicht verleihen, den gesamten Berufstand zu vertreten. Die Entscheidung über eine Mitgliedschaft im Berufsverband sollte daher jeder Physiotherapeut sowohl aus der aktuellen Situation heraus als auch mit Blick in die Zukunft treffen.

Der ZVK bündelt als größter deutscher Verband der Physiotherapeuten deren Interessen und hat somit eine entscheidende Stimme bei der Vertretung unseres Berufsstandes.

Geschichte des ZVK

Die Erfolge der berufspolitischen Arbeit des ZVK für unseren Berufsstand haben inzwischen eine mehr als 50-jährige Geschichte. Oft hat es Jahre gedauert, bis ein bestimmtes Engagement unserer ehrenamtlichen Verbandsfunktionäre Früchte trug.

Der Deutsche Verband für Physiotherapie – Zentralverband der Physiotherapeuten/Krankengymnasten (ZVK) e.V. wurde am 5./6. November 1949 in Bad Soden als „Zentralverband der krankengymnastischen Verbände im westdeutschen Bundesgebiet" gegründet.

Gründungsmitglieder waren:

- die ersten Vorsitzenden von 11 Landesverbänden,
- die technischen Leiterinnen der 10 Krankengymnastikschulen,
- die Herren Dr. Harrf, Dr. Lubinus, Dr. Moselbach, Dr. Reuss,
- einige zweite Vorsitzende und Lehrerinnen der Schulen.

Die ersten Ziele der 1948 von 11 Krankengymnastinnen aus den drei Westzonen gegründeten Zentralorganisation waren:

- gleicher Aufbau der (Landes-)Verbände, um später alle Krankengymnastinnen in Deutschland zusammenschließen zu können,
- Hebung des Niveaus in Aus- und Fortbildung,
- Anerkennung krankengymnastischer Leistung durch die Ärzte,
- Erweiterung des Aufgabengebietes der Krankengymnastik,
- Lösung der wirtschaftlichen Fragen für Krankengymnastinnen.

Seit seiner Gründung 1949 war der ZVK maßgeblich an der Entwicklung der einheitlichen Regelung der Ausbildung beteiligt. Mit dem höheren Ausbildungsniveau stiegen die Anforderungen, Ausbildungsdauer und Ausbildungskosten nahmen zu, und die standardisierte Ausbildung wurde Voraussetzung für die erste bundeseinheitliche Ausbildungs- und Prüfungsordnung, die 1960 in Kraft trat.

Die ersten berufspolitischen Ziele des neuen Berufsverbandes waren:

Gesetzliche Anerkennung der Krankengymnastik/Physiotherapie

Im April 1952 wird der Bundesregierung der erste Antrag für ein Gesetz über die Ausbildung, Prüfung und Berufstätigkeit der Krankengymnasten vorgelegt.

1953 wird der Antrag vom Bundestag auf Empfehlung des Ausschusses für Fragen des Gesundheitswesens angenommen.

1954 gibt es die erste Anhörung zum Krankengymnastikgesetz, an welcher der ZVK teilnimmt.

Im Dezember 1958 verkündet der Bundespräsident das Gesetz über die Berufe des Masseurs, des Masseurs und medizinischen Bademeisters und des Krankengymnasten im Bundesgesetzblatt.

Inkrafttreten des Gesetzes: 1. Juli 1958

Soziale Anerkennung

Aus den Angehörigen des „Heil-Hilfsberufes" werden zunehmend Angehörige eines geachteten, eigenständigen Berufsstandes, die mit fundierten Fachkenntnissen und qualifizierter Fachpraxis immer mehr zu Partnern der Ärzte im Gesundheitswesen werden.

Abgrenzung des Berufes gegenüber anderen, die Ähnliches tun

Mit zunehmender Spezialisierung wachsen die Schnittstellen zu anderen Berufsgruppen im gleichen Umfeld. Seit 1959 ist die Berufsbezeichnung gesetzlich geschützt. Der vom ZVK immer wieder geforderte Tätigkeitsschutz wurde allerdings bis heute nicht verwirklicht.

Weitere Verbesserung der Ausbildung und der Qualität der beruflichen Arbeit

Die enorme Zunahme der Schulneueröffnungen machte es für den ZVK immer schwieriger, die Qualitätsanforderungen an die Ausbildung zu bündeln und zu vereinen. Vor allem durch die Zunahme privatwirtschaftlicher Interessen wurden die Einflussmöglichkeiten des Verbandes mehr und mehr zurückgedrängt. Es wurden zwar vom ZVK initiierte „Richtlinien für die Errichtung und den Betrieb von Krankengymnastikschulen" verabschiedet, doch auch diese verhinderten nicht die eigenständigen, unterschiedlichen Entwicklungen und Umsetzungen an den einzelnen Schulen. Dies zwang den ZVK, durch entsprechende Fort- und Weiterbildungsangebote nachzuliefern, was den Absolventen in der Ausbildung nicht ausreichend vermittelt wurde. Es wurden daher Arbeitsgemeinschaften gegründet, die entsprechende Kurssysteme auf- und ausbauten.

Mit der immer rasanter fortschreitenden Entwicklung in der Medizin musste und muss sich der Berufsstand, aber auch der Berufsverband weiterentwickeln. Auch die enger werdenden internationalen Beziehungen wirken sich auf Berufstand und Berufsverband aus. Der ZVK übernimmt hier eine aktive Rolle, er gehört zu den Gründungsmitgliedern der im September 1951 in Kopenhagen gegründeten „World Confederation for Physical Therapy" (WCPT).

Weitere Meilensteine auf dem Weg zur Professionalisierung der Physiotherapie, die der ZVK federführend mitgestaltet hat, sind in der folgenden Checkliste aufgeführt.

Checkliste

1962	Gründung eines Schulreferates im ZVK
1970	Vorbereitung der Richtlinien über die Ausbildung und Ausübung der Krankengymnastik innerhalb der 6 EWG-Mitgliedsstaaten
1970	Erste Teilnahme einer Schülerdelegation an der Mitgliederversammlung des ZVK
1975	Erarbeitung eines Curriculums für die Ausbildung von Lehrern der Krankengymnastik
1979	Gründung des „Standing Liaison Committee of Physiotherapists of the EU (SLCP) durch 9 Mitgliedsverbände der WCPT, der ZVK ist Gründungsmitglied
1979	Verabschiedung der Berufsordnung der Krankengymnasten – Grundsätze des beruflichen Selbstverständnisses
1980	Erste Kämpfe gegen die Ausgabenbegrenzungsdiskussionen durch die „Konzertierte Aktion im Gesundheitswesen"

Checkliste (Fortsetzung)

1982	Das „Gesetz zur Ergänzung und Verbesserung der Wirksamkeit kostendämpfender Maßnahmen in der Krankenversicherung" tritt in Kraft, der ZVK legt Verfassungsbeschwerde ein (abgewiesen 1985)
Juli 1982	Die Heil- und Hilfsmittelrichtlinien treten in Kraft
1983	Erste Gespräche zur Novellierung des Berufsgesetzes
1985	Anhörung zur Novellierung des Berufsgesetzes, der ZVK erhält Anhörungsrecht
1987	Beschluss über die Vergabe eines „Wissenschaftspreises des ZVK" zur Förderung der wissenschaftlichen Evaluation der Wirksamkeit physiotherapeutischer Maßnahmen
1989	Resolution zum Berufsgesetz
1989	Erste Kooperation des ZVK mit den Physiotherapeuten der DDR
1990	Gründung des „Vier-Ländertreffens" (Österreich, Liechtenstein, Schweiz, Deutschland). Ziel: stärkere Zusammenarbeit der deutschsprachigen Physiotherapieverbände
1990	Gründung der WCPT Europa, der ZVK ist Gründungsmitglied
1990	Aufbau einer Interessenvertretung der Physiotherapeuten in der DDR
April 1990	Gründung des Zentralverbandes der Physiotherapeuten (ZVdP) der DDR
Oktober 1990	Vereinigungsvertrag zwischen ZVK und ZVdP. Neuer Name: Deutscher Verband für Physiotherapie – Zentralverband der Physiotherapeuten/Krankengymnasten (ZVK) e. V., mit 15 Landesverbänden
1991	Gründung einer Arbeitsgemeinschaft Medizinalfachberufe in der Therapie und Geburtshilfe (AG MTG). Ziel: Qualitätssicherung in Aus- und Weiterbildung
1992	Einrichtung einer Wissenschaftskommission – wird später in Wissenschaftsrat umbenannt
1992	Der ZVK wird Vollmitglied in der „International Federation of Orthopaedic Manipulative Therapists" (IFOMT)
1994	Das „Masseur- und Physiotherapeutengesetz" wird verabschiedet
1995	Gründung (ZVK Mitinitiator und Gründungsmitglied) der internationalen Freiberufler-Organisation „International Private Practitioners Association" (IPPA) in der WCPT
Dezember 1996	große Demonstration in Bonn gegen die Überlegungen der Bundesregierung, die Heilmittel zu Gestaltungsleistungen zu degradieren
1997	Der ZVK erhält im Zuge des Partnerschaftsmodells erstmals Mitspracherecht im Entscheidungsprozess des Bundesausschusses Ärzte und Krankenkassen und erarbeitet einen Vorschlag für einen Indikationskatalog physiotherapeutischer Leistungen
Juni 1997	Der ZVK initiiert die Gründung des Interessenverbandes zur Sicherung der Qualität an deutschen Schulen für Physiotherapie (ISQ) e. V.
Juli 1997	Gründung der Bundesarbeitsgemeinschaft der Heilmittelverbände (BHV) e. V. Ziel: Bündelung der Kräfte aller Heilmittelerbringer
1999	Angleichung der Berufsordnung von 1979 an die aktuelle Entwicklung
1998	Zusammenschluss von SLCP und WCPT Europa zur WCPT European Region
Juli 2001	Die Novellierung der Heilmittelrichtlinien und der neue Heilmittelkatalog treten in Kraft
Juli 2003	Der ZVK wehrt sich zusammen mit der BHV (Bundesarbeitsgemeinschaft der Heilmittelverbände) erfolgreich gegen die Rationalisierungsbestrebungen des Bundesausschusses der Ärzte und Krankenkassen im Rahmen der Novellierung der Heilmittelrichtlinien und des Heilmittelkatalogs.

Ziele für die Zukunfts

Diese Liste wird in Zukunft noch länger werden, denn es stehen bereits neue Ziele an:

- Anheben der deutschen Fachschulausbildung auf akademisches Niveau, Angleichung an europäisches Niveau,
- Fördern von wissenschaftlichen Wirksamkeitsnachweisen in der Physiotherapie,
- Fördern wissenschaftlichen Denkens und Arbeitens im physiotherapeutischen Alltag,
- Etablieren der Physiotherapie als festen Baustein im gesamten Gesundheitswesen,
- ...

Der ZVK als größter Berufsverband der Physiotherapeuten/Krankengymnasten wird weiterhin, wie er es in den letzten 50 Jahren getan hat, aktiv an der Erreichung solcher Ziele mitarbeiten. Mit der Unterstützung seiner Mitglieder wird er zum Wohl des Berufstandes und zur Erhaltung und Weiterentwicklung eines vielseitigen und interessanten Berufes beitragen können.

6.1.2 WCPT – World Confederation of Physical Therapy

Geschichte der WCPT

Mit dem Ende des 2. Weltkrieges begann auch im Gesundheitswesen die Diskussion über eine Neuordnung der internationalen Beziehungen. Für die Physiotherapeuten wurde hier zunächst ein bilateraler Dialog zwischen dem englischen Berufsverband – Chartered Society of Physical Therapy (CSP) – und den amerikanischen Kollegen – American Physiotherapy Association (APTA) –aufgenommen.

Die Weltgesundheitsorganisation – World Health Organisation (WHO) – wurde 1948 gegründet. Im gleichen Jahr fand in London ein erster internationaler Physiotherapeutenkongress statt, organisiert durch die Chartered Society of Physiotherapy. 120 Teilnehmer aus 15 Nationen waren in die britische Hauptstadt gereist, um unter anderem über die zukünftigen internationalen Beziehungen der Physiotherapeuten zu diskutieren. Das Ergebnis war einmütig, die Teilnehmer plädierten für den Aufbau eines Weltverbandes der Physiotherapeuten. Ein Gründungskomitee wurde eingesetzt und beschloss, den Weltverband bis zum Jahre 1950 ins Leben zu rufen.

1949 wurde der ZVK gegründet und erhielt eine Einladung, an dem Internationalen Kongress für Heilgymnastik vom 20. – 24. September 1950 in Paris teilzunehmen. Auf diesem Kongress wurde das Ergebnis des Gründungskomitees zur Diskussion und Beschlussfassung gestellt. Die Statuten wurden beschlossen, und der Aufbau des Weltverbandes konnte beginnen.

Am 8. September 1951 wird die „World Confederation for Physical Therapy" (WCPT) in Kopenhagen gegründet. Der ZVK gehört zu den Gründungsmitgliedern. Gründungsländer sind:

- Australien
- Dänemark
- Finnland
- Großbritannien
- Kanada
- Neuseeland
- Norwegen
- Schweden
- Südafrika
- USA
- Westdeutschland
- Australien
- Kanada
- Dänemark
- Finnland
- Großbritannien
- Neuseeland
- Norwegen
- Schweden
- Südafrika
- USA
- Deutschland (ZVK)

In den Vorstand wurde eine Vertreterin des ZVK gewählt: Gertrud Finke, Mitglied im Landesverband Nordrhein-Westfalen.

Weitere Stationen der „World Confederation for Physical Therapy"

- 1952 Kontaktaufnahme zur WHO (World Health Organisation, gegründet 1948)
- 1953 1.Weltkongress in London
- 1955 Anerkennung durch die WHO
- 1955 2. Weltkongress in New York
- 1958 Beraterstatus von UNICEF
- 1960 eigenes Sekretariat in London
- 1960 Entwicklung von Leitlinien für die Physiotherapieausbildung
- 1960 Kooperation mit der WHO in Marokko

Die Entwicklung der Mitgliederzahlen kann sich sehen lassen: von 16 Mitgliedern noch im Jahre 1960 wuchs die Mitgliederzahl auf 225.000 Physiotherapeuten im Jahr 2000 an.

Struktur der WCPT

Der Vorstand der WCPT heute besteht aus dem Präsidenten, dem Vizepräsidenten und den 5 Regionalvertretern aus den 5 Regionen der WCPT:
- Afrika
- European Region
- Nordamerika
- Südamerika
- West-Pazifik / Asien

Organigramm

Als erste Präsidentin wird Mildred Elson (USA) gewählt. In das erste Executive Committee wird auch eine Vertreterin des ZVK, Gertrud Finke vom Landesverband Nordrhein-Westfalen, gewählt **(Abb. 6.2)**.

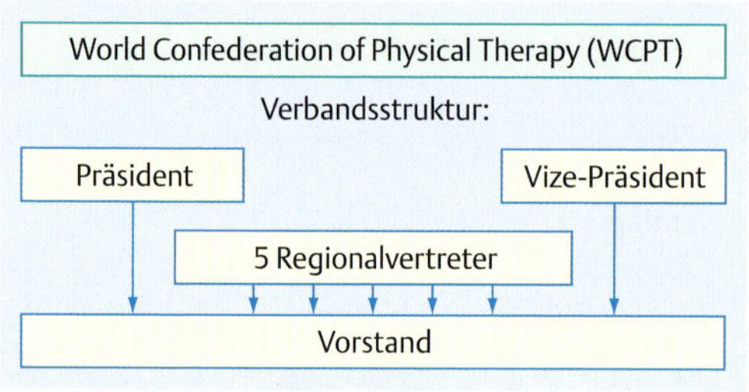

Abb. 6.2 Verbandsstruktur der WCPT.

Die WCPT nimmt ihre Arbeit auf. Im Jahre 1952 kommt es zu einer ersten Begegnung mit der Weltgesundheitsorganisation. 1955 wird die WCPT als unabhängige berufsständische Organisation durch die WHO als Kooperationspartner anerkannt. Auf dieser Basis wird 1960 bei einer Polio-Epidemie in Marokko ein gemeinsames Kooperationsprojekt zwischen WHO und WCPT durchgeführt. 1958 erhält der Weltverband Konsultantenstatus bei den Vereinten Nationen und Beraterstatus bei UNICEF, der Kinderhilfsorganisation der Vereinten Nationen.

Der 1. Weltkongress wird 1953 in London durchgeführt. In Zukunft wird er alle 4 Jahre in einem anderen Land durchgeführt werden. Wissenstransfer und gegenseitiger Informationsaustausch stehen auf diesen Veranstaltungen ganz oben auf der Tagesordnung.

Bis 1991 hat der Weltverband eine zentrale Organisationsstruktur. Mit der wachsenden Zahl der Mitgliedsorganisationen wächst auch das Bedürfnis nach einer basisnahen regionalen Struktur. So wird auf der Generalversammlung 1991 in London eine Unterteilung in 5 Regionen beschlossen, mit dem Ziel, eine stärkere regionale Identität zu fördern. Diese Regionen sind:
- Afrika
- Australien/ Westpazifik
- Europa
- Nordamerika
- Südamerika

Jede Region entsendet einen gewählten Vertreter in das Executive Committee des Weltverbandes. Die alle 4 Jahre stattfindende Generalversammlung wählt direkt den Präsidenten und den Vizepräsidenten.

Was leistet der Weltverband?

Das Grundsatzpapier des Weltverbandes – Declaration of Principle – ist die Basis für eine internationale Zusammenarbeit der Physiotherapeuten weltweit. In dieser Grundsatzerklärung werden folgende Themen angesprochen:
- ethische Grundsätze,
- Qualität der Ausbildung,
- beruflicher Tätigkeitsschutz,
- Standards in der Physiotherapie,
- Qualitätssicherungsmerkmale,
- Gültigkeit physiotherapeutischer Behandlungstechniken,
- berufliche Autonomie,
- Regelung der freiberuflichen Tätigkeit,
- Durchführung der Patientenaufklärung,
- Rechte der Kinder,
- Patientenrechte,
- Kooperation mit dem Arzt,
- Kooperation mit anderen Gesundheitsberufen,
- Stellenplanschlüssel,
- Einsatz gegen Folter.

Darüber hinaus gibt es Positionsbestimmungen zu folgenden Themen:
- Eingangsvoraussetzung zur Ausbildung,
- Maßnahmen der Spezialisierung,
- Einsatz von Assistenzpersonal,
- Betreuung älterer Menschen,
- Umgang mit Risikopatienten,
- Entwicklung von Leitsätzen zur
  - Ausbildung,
  - Fortbildung,
  - Weiterbildung.
- physiotherapeutische Grundsätze,
- wohnortnahe Rehabilitation,
- Evidence-Based Practice.

Die gegenseitige Unterstützung und Zusammenarbeit der Mitgliedsorganisationen in den einzelnen Regionen des Weltverbandes bildet ein festes Fundament; sie ermöglicht den Mitgliedsorganisationen, voneinander für die Weiterentwicklung des Berufsstandes zu lernen und zu profitieren. Dazu dienen vor allem die Arbeitsgruppen der WCPT. Es sind dies:

- International Acupuncture Association of Physical Therapists (IAAPT),
- International Organisation of Physical Therapists in Women`s Health (IOPTWH),
- International Private Practitioners Association (IPPA),
- International Federation of Orthopaedic Manipulative Therapists (IFOMT),
- International Federation of Sports Physiotherapy (IFSP),
- International Association of Physical Therapists Working with Older People (IPTOP).

Aus 11 Mitgliedsorganisationen sind heute 91 geworden, in denen 250.000 Physiotherapeuten organisiert sind. Ein enger Austausch – basierend auf Partnerschaftsprogrammen zwischen den einzelnen Regionen – gewährleistet die gegenseitige Unterstützung und den kollegialen Erfahrungsaustausch. Internationale Konferenzen führen weltweit Physiotherapeuten zu den Fragen Forschung, Standards und Evidence-Based Practice zusammen. Der hohe Standard in Forschung und Praxis wird alle 4 Jahre auf dem Weltkongress demonstriert. Die Physiotherapie ist weltweit eine anerkannte Disziplin, die im Gesundheitswesen ihren festen Platz gefunden hat.

WCPT-ER (World Confederation of Physical Therapy – European Region)

Der europäische Regionalverband hat 35 Mitgliedsorganisationen mit insgesamt 140.000 Mitgliedern. An der Spitze steht ein 5-köpfiges Executive Committee mit einem Generalsekretariat in Brüssel.

Der Vorstand besteht aus dem Vorsitzenden, dem stellvertretenden Vorsitzenden und 3 weiteren Vorstandsmitgliedern und wird von einer Generalsekretärin ergänzt. Jeweils ein Vorstandsmitglied steht einer der drei folgenden Arbeitsgruppen vor:

- Education (Ausbildung),
- European Union (EU),
- Professional Issues (berufliche Fragen).

Die Generalversammlung findet alle zwei Jahre statt.

Die WCPT-ER ist zudem Mitglied in folgenden Organisationen:

- European Public Health Alliance,
- European Policy Center,
- European Health Care Forum.

Quellen

Chronik des ZVK – 50 Jahre Deutscher Verband für Physiotherapie – Zentralverband der Physiotherapeuten/Krankengymnasten (ZVK) e.V.
Satzung des ZVK
www.zvk.org

6.2 Klare Ziele – konkrete Perspektiven: Der Bundesverband selbstständiger Physiotherapeuten – IFK e. V.

Ute Repschläger

Seit 1981 trägt der Bundesverband selbstständiger Physiotherapeuten – IFK e.V. – verantwortlich dazu bei, die Interessen der Physiotherapie gegenüber der Politik, bei den Krankenkassen, der Ärzteschaft und in den Medien konsequent und wirkungsvoll zu vertreten. Der IFK vertritt bundesweit ausschließlich die Interessen der selbstständigen Physiotherapeuten. Mit diesem klaren Profil ist der Berufsverband deutlich von Nachbarverbänden unterscheidbar: Der IFK versucht keinen Spagat zwischen unterschiedlichen Interessen von Arbeitnehmern und Arbeitgebern. Die vorrangigen Verbandsziele sind eindeutig formuliert: So arbeitet der IFK z.B. für die Sicherung einer angemessenen Vergütung der Leistungen niedergelassener Physiotherapeuten. Er setzt sich konsequent für eine Anpassung und Sicherung der Leistungsbeschreibungen ein, um eine zeitgemäße physiotherapeutische Versorgung im deutschen Gesundheitssystem – von Ost bis West und von Nord bis Süd – zu sichern. Seine gesundheitspolitischen Bemühungen konzentrieren sich darauf, einen wichtigen Satz zu kommunizieren: Die Physiotherapie ist ein unverzichtbarer Baustein in der Therapiekette einer zeitgemäßen Gesundheitsversorgung. Daher sind auch alle unsere Anstrengungen darauf gerichtet, die Heilmittel im Allgemeinen sowie die Physiotherapie im Besonderen in jedem Fall als Bestandteil des Leistungskatalogs der gesetzlichen Krankenversicherung zu erhalten. Gleichzeitig zeigen wir jedoch unseren Mitgliedspraxen Wege auf, die Basis ihrer Praxis zum Teil auch außerhalb der gesetzlichen Krankenversicherung zu verbreitern.

Die zentrale Organisationsstruktur des IFK erlaubt eine zentrale Planung und Bearbeitung, sie garantiert den Praxisinhabern einen direkten, persönlichen und kompetenten Ansprechpartner und bietet die Sicherheit, Informationen immer aus erster Hand zu erhalten. Der IFK sieht sich als moderner Dienstleister für Praxisinhaber: Er setzt nicht auf Bürokratie, sondern auf schnelle, professionelle Lösungen. Der IFK verwaltet keine Landesorganisationen, sondern stellt sich direkt den Fragen seiner Mitglieder und handelt vor Ort mit Unterstützung seiner sogenannten Regionalausschüsse. Ein aus selbstständigen Therapeuten zusammengesetzter Fachausschuss begleitet wirksam das strategische Vorgehen bei Kassenverhandlungen. Für die IFK-Mitglieder im Osten Deutschlands gibt es eigens den Fachausschuss Ost. Auch der IFK-Vorstand besteht nur aus Selbstständigen. Damit ist gewährleistet, dass die Erfahrungen der Praxisinhaber kontinuierlich in die Verbandsarbeit einfließen **(Abb. 6.3)**.

Qualitätssicherung ist ein wichtiges Thema im Praxisalltag. Der IFK will in Gesetzgebungsverfahren und Verhandlungen mit den Kostenträgern ein qualitativ hochwertiges Versorgungsangebot von Physiotherapie sichern. Daneben gilt sein zentrales Interesse sowohl der Erweiterung der Leistungsangebote für Patienten als auch der kontinuierlichen Optimierung der persönlichen und wirtschaftlichen Handlungsspielräume der IFK-Mitglieder.

Existenzsicherung für selbstständige Physiotherapeuten ist die wichtigste Aufgabe des IFK. Existenzsicherung bedeutet nicht allein Verhandlung einer angemessenen Vergütung oder Schaffung neuer Abrechungspositionen für IFK-Mitglieder. Angefangen beim Informationsdienst für Mitglieder, über Serviceangebote, bis hin zur Rechtsberatung und Öffentlichkeitsarbeit bietet der IFK ein breites Service-Spektrum für Physiotherapeuten. Er unterstützt Physiotherapeuten in allen Fragen bezüglich der räumlichen, personellen und apparativen Voraussetzungen ihrer Praxisgründung. Auf Wunsch führt der IFK in Abstimmung mit den Krankenkassen die Abnahme der Räumlichkeiten durch und beantragt die Zulassung bei den Kostenträgern. Ferner übernimmt der Bundesverband die Beantragung der Zulassungserweiterung für besondere Maßnahmen der physikalischen Therapie.

Darüber hinaus bedeutet eine Mitgliedschaft im IFK konkrete Kostenersparnis bei Praxisversicherern, Abrechnungszentren und in anderen Bereichen der Praxisorganisation. Schließlich unterstützt der IFK seine Mitglieder ebenfalls bei der Beantragung von Existenzgründungsdarlehen. Auch die Führung einer Physiotherapiepraxis wird durch das Engagement des IFK in vielerlei Hinsicht erleichtert. IFK-Fachleute beraten bei rechtlichen Problemen, unterstützen Praxisinhaber bei betriebswirtschaftlichen Entscheidungen und bieten wertvolle Hilfe rund um die Praxisorganisation sowie zum Thema „Abrechnung mit den Krankenkassen".

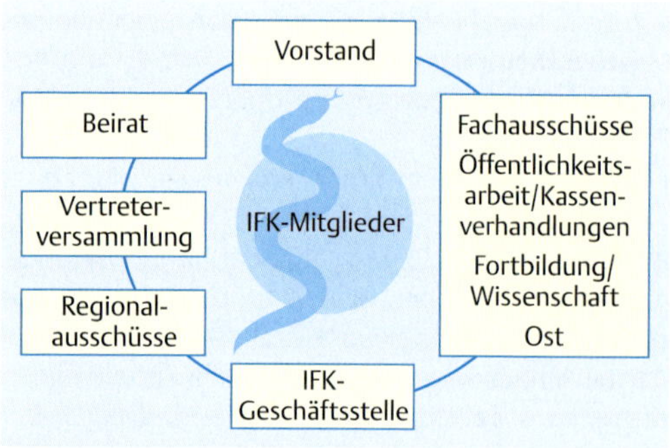

Abb. 6.3 Organisationsstruktur des IFK.

Ein wichtiger Baustein der professionellen IFK-Praxisberatung ist die intensive Rechtsberatung. Das Referat Recht der IFK-Geschäftsstelle bietet mittels erfahrener Juristinnen eine verlässliche und kostenlose Unterstützung in diversen Rechtsgebieten. Wichtigste Säule des IFK-Rechtsberatungssystems ist die tägliche telefonische, direkte Mitgliederberatung in allen für die Einzelpraxis wichtigen Belangen. Dies wird ergänzt durch die im Physioservice zur Verfügung stehenden Merkblätter, Dokumentationen der gesetzlichen Grundlagen und Musterverträge. Einer effektiven Rechtsdurchsetzung vor Gericht dient sowohl die Kooperation mit Vertragsanwälten als auch die Beratung der externen Rechtsvertreter unserer Mitglieder. Der IFK nutzt zudem Synergien der Referate Recht und Wirtschaft. So können auch komplexe Abrechnungsfragen hausintern gemeinsam von Experten verschiedener Fachrichtungen betreut werden. Zweifelsfragen über Verträge mit den Krankenkassen werden in der Regel direkt von den Personen beantwortet, die diese Verträge mit verhandelt haben. Dies gewährleistet einen reibungslosen Informationsfluss ohne Informationsverluste.

Erfolgreiche Selbstständigkeit hängt nicht allein von der hervorragenden therapeutischen Kompetenz ab, sondern basiert ebenso auf einem verwaltungstechnisch optimierten Ablauf in der Physiotherapiepraxis. Der IFK hat daher zahlreiche Formulare entwickelt, die Selbstständigen die tägliche Arbeit in der Praxis erleichtern oder aber es ermöglichen, anstehende Probleme leichter zu handhaben. Dieser Mitglieder-Service wird ständig aktualisiert und erweitert.

Der IFK macht sich für Fortbildung stark: Um direkt dazu beizutragen, die Menschen in Deutschland mit hochwertiger Physiotherapie zu versorgen, bietet der IFK an mehr als 10 Standorten im gesamten Bundesgebiet Fortbildungen an, die dem neuesten therapeutischen und medizinischen Kenntnisstand entsprechen. Die hohe Qualität der IFK-Fortbildungen wird verbandsintern sowohl durch Teilnehmerbefragungen als auch durch die Experten im Fachausschuss Fortbildung/Wissenschaft ständig evaluiert. Der IFK verpflichtet bundesweit wie international anerkannte Referenten für seine Fortbildungen, arbeitet eng mit medizinischen Hochschulen zusammen und aktualisiert laufend sein Kursangebot, so etwa bei der Einführung neuer Abrechnungspositionen. Ziel der IFK-Fortbildungen ist die fachliche Kompetenz von Physiotherapeuten auf höchstem Niveau. Darüber hinaus bieten diese Qualifizierungsmaßnahmen Physiotherapeuten Gelegenheit zum ebenso wichtigen Informations- und Erfahrungsaustausch: Neue Kontakte können geknüpft und bestehende vertieft werden. Nicht zuletzt gilt: Fortbildung beim IFK macht Spaß.

Der IFK entwickelt ständig innovative Konzepte für seine Mitglieder, damit diese den wachsenden Anforderungen am Markt gerecht werden können. Mit zukunftsorientierten Konzepten sichert der IFK den Berufsstand und verbreitert dessen Basis. Der IFK will seine Mitglieder an den aktuellen wissenschaftlichen Fachdiskussionen teilhaben lassen. Fachliche Unterstützung erhalten wir dabei von Experten, die in den wissenschaftlichen Beirat des IFK-Fachmagazins „Physiotherapie“ eingebunden sind, aber auch durch unseren Fachausschuss Fortbildung/Wissenschaft. Darüber hinaus bietet das IFK-Fachmagazin „Physiotherapie“ ein Forum für wissenschaftliche Artikel anerkannter Autoren. Der IFK will eine bessere fachwissenschaftliche Absicherung der Arbeit von Physiotherapeuten gewährleisten und strebt daher die Akademisierung des Berufsbildes an. Deshalb ist der IFK auch Gründungsmitglied der AG MTG (Arbeitsgemeinschaft Medizinalfachberufe in der Therapie und Geburtshilfe).

Der IFK vertritt die Interessen seiner Mitglieder auch als zuverlässiger Partner in starken Bündnissen. Im Rahmen der *Bundesarbeitsgemeinschaft der Heilmittelverbände (BHV)* arbeitet der IFK mit den maßgebenden Berufsverbänden der deutschen Heilmittelerbringer zusammen. Mit dem *Bundesverband Freier Berufe (BFB)* hat der IFK einen weiteren starken Verbündeten in Fragen der Freiberuflichkeit. Viele Interessen selbstständiger Physiotherapeuten decken sich mit denen anderer Freiberufler, so etwa bei Fragen der Besteuerung oder hinsichtlich der Europäisierung des Gesundheitswesens. Gemeinsam mit unseren Bündnispartnern setzen wir uns kooperativ, situationsgerecht und zielorientiert für die Interessen der selbstständigen Physiotherapeutinnen und Physiotherapeuten ein.

> *„Wir haben ein klares Ziel: Die sichere Positionierung der Physiotherapie im Gesundheitswesen. Wir beziehen aktiv Positionen und wollen die politische Meinungsbildung im Gesundheitswesen mitgestalten. Deshalb pflegen wir intensive Kontakte und suchen das Gespräch mit politischen Entscheidungsträgern, Ministerien, Spitzenverbänden der Krankenkassen, der Ärzteschaft, anderen maßgeblichen Beteiligten im deutschen Gesundheitswesen sowie mit anderen Berufsverbänden. Wir setzen auf aktive Öffentlichkeitsarbeit, um das Profil der Physiotherapie zu schärfen. Der IFK geht offen und mit umfassender Information auf die Medien zu. Wir wollen, dass die Menschen in Deutschland die Physiotherapie als unverzichtbaren Teil der medizinischen Versorgungskette wahrnehmen.“*

Die IFK-Vorsitzende Ute Repschläger ist selbstständige Physiotherapeutin in Witten/NRW

Quellen

www.ifk.de

6.3 Verband Physikalische Therapie – Vereinigung für die physiotherapeutischen Berufe (VPT) e. V.

Udo J. Fenner

Der VPT gehört zu den größten Heilmittelverbänden in Deutschland und vertritt die Interessen von ca. 22.000 Mitgliedern (Stand 2004).

Zu den Mitgliedern zählen Physiotherapeuten sowie Masseure und medizinische Bademeister. Vertreten werden gleichermaßen Selbstständige, Angestellte und Therapeuten in der Ausbildung.

Aus der Überzeugung heraus, dass es heute wichtiger denn je ist, den interdisziplinären Gedanken zu fördern und konsequent zu verfolgen, vertritt der VPT alle Berufsgruppen im Bereich der Physiotherapie.

Immer mehr fachübergreifende Praxen entstehen, eine fachübergreifende Therapie bietet den Patienten viele Vorteile, da viele physiotherapeutischen Heilmittel erst in Kombination miteinander ihre optimale Wirkung entfalten. Das sind für den Berufsverband Gründe, *alle* Therapiemethoden der Physiotherapie und deren wissenschaftliche Untermauerung zu fördern.

Ein wesentliches Ziel des VPT ist es, die Qualität physiotherapeutischer Behandlungen zu sichern und gleichzeitig zu gewährleisten, dass diese für den Patienten finanzierbar bleiben. Auch in Zukunft sollen alle notwendigen Leistungen des modernen Gesundheitssystems allen Bürgern, unabhängig von ihren finanziellen Möglichkeiten, zur Verfügung stehen.

Als sachverständiger Ansprechpartner ist der VPT in der Politik ebenso anerkannt wie bei den Institutionen der gesetzlichen Sozialversicherung und bei Gerichten. Die Ministerien binden den Verband in Beratungen über gesetzliche Maßnahmen ein. So war der VPT z. B. maßgeblich an der Entstehung des 1994 in Kraft getretenen neuen Berufsgesetzes – „Gesetz über die Berufe in der Physiotherapie (Masseur- und Physiotherapeutengesetz – MPhG)“ – beteiligt.

Besonders hervorzuheben ist, dass der VPT im Rahmen dieser Verhandlungen erhebliche Erleichterungen für die Weiterqualifizierungsmöglichkeiten innerhalb der physiotherapeutischen Berufe erreichen konnte, unter Wahrung strenger Qualitätsanforderungen.

In Kooperation mit anderen Interessenvertretungen konnte der VPT auch bei den bisherigen gesundheitspolitischen Reformen große Erfolge verbuchen. So ist es gelungen, die Physiotherapie als Pflichtleistung in der gesetzlichen Krankenversicherung zu erhalten und damit allen gesetzlich Krankenversicherten weiterhin verfügbar zu machen.

6.3.1 Geschichtlicher Rückblick

Tabelle 6.1 Wichtige Daten in der Verbandsentwicklung

24.8.1948	Eintragung des Verbands in das Vereinsregister Hamburg
7.5.1949	erste Beiratstagung (Mitgliederversammlung) des Verbands
Januar 1980	Erscheinen der ersten monatlichen Fachzeitschrift
1985	Gründung der VPT Akademie in Fellbach-Schmiden bei Stuttgart
1985	Einrichtung der verbandseigenen Rechts- und Auslandsabteilung
1.5.1988	Einrichtung eines eigenen Verbindungsbüros in Bonn (seit 2001 mit Sitz in Berlin)
25./26.5.1990	Änderung des Verbandsnamens in die heutige Bezeichnung "Verband Physikalische Therapie – Vereinigung für die physiotherapeutischen Berufe (VPT) e. V."
1990/1991	Gründung von VPT-Landesgruppen und -Bezirksstellen in den neuen Bundesländern
11.12.1991	Gründung der Sektion Blinde und Sehbehinderte des VPT
1.7.1997	Der VPT ist Gründungsmitglied der "Bundesarbeitsgemeinschaft der Heilmittelverbände (BHV) e. V.", die die Interessen aller Heilmittelerbringer in Deutschland vertritt

6.3.2 Der VPT heute

Rechtsform, Sitz und Wirkungsbereich des VPT

Der VPT ist in der Rechtsform eines eingetragenen Vereins (e. V.) organisiert und beim Amtsgericht in Hamburg, dem Sitz des Verbands, in das Vereinsregister eingetragen. In Hamburg ist auch die Bundesgeschäftsstelle ansässig. Gemäß der Satzung des VPT können Masseure und medizinische Bademeister sowie Physiotherapeuten / Krankengymnasten aus der Bundesrepublik Deutschland und der Europäischen Union Mitglied werden.

Organe

Der VPT gliedert sich in 13 Landesgruppen und diese wiederum in 66 Bezirksstellen. Seine Exekutivorgane sind der Bundesvorstand und die Bundesdelegiertenversammlung. Die Bezirksstellen unterstehen der jeweiligen Landesgruppe, die Landesgruppen dem Bundesvorstand. Auf diese Weise ist die Interessenvertretung auf Bundes-, Landes- und Bezirksebene so gut miteinander verzahnt, dass sie bundesweit einheitlich erfolgt.

Landesgruppen

Die Landesgruppen halten den Kontakt zu den in ihrem Bereich zuständigen Behörden, den regionalen ärztlichen Verbänden und Organisationen sowie zu den Landesorganisationen der Versicherungsträger. Die Landesgruppen sind innerhalb der vom Bundesvorstand beschlossenen Rahmenbedingungen bevollmächtigt, für den Bereich ihres Bundeslandes Verträge und Vereinbarungen abzuschließen. Jede Landesgruppe hat eine Geschäftsstelle eingerichtet, die die Geschäftsführung der Landesgruppe wahrnimmt. Außerdem obliegt der Landesgruppe und ihrer Geschäftstelle die direkte Betreuung der Mitglieder auf Landesebene.

Bezirksstellen

Den Bezirksstellen fällt vor Ort die direkte Betreuung der Mitglieder zu, so dass möglichst überall in der Bundesrepublik für Mitglieder ein Ansprechpartner nahe erreichbar ist. So können die Wege kurz und der persönliche Kontakt zum Verband hoch gehalten werden.

Bundesvorstand

Der Bundesvorstand setzt sich aus den von der Bundesdelegiertenversammlung gewählten Vorsitzenden und den Landesgruppenvorsitzenden zusammen. Er leitet die Verbandsarbeit, richtet die Arbeit der Landesgruppen und Bezirksstellen einheitlich aus und sorgt für die Durchführung der Beschlüsse der Bundesdelegiertenversammlung. Er vertritt darüber hinaus die Ziele des VPT gegenüber den obersten Behörden, Ministerien, Körperschaften und Gerichten sowie gegenüber ärztlichen Verbänden und Organisationen und den Spitzenverbänden der Versicherungsträger, wie Krankenkassen und Berufsgenossenschaften.

Bundesdelegiertenversammlung

Neben dem Bundesvorstand ist das maßgebliche Entscheidungsgremium des VPT die Bundesdelegiertenversammlung, die von den Bezirksvorsitzenden gebildet wird und die ordentliche Mitgliederversammlung darstellt. Sie tritt in der Regel einmal jährlich zusammen und wählt die Bundesvorsitzenden, überwacht die Arbeit des Bundesvorstands und legt die Richtlinien für die gesamte Verbandsarbeit fest. Darüber hinaus nimmt die Bundesdelegiertenversammlung den jährlichen Geschäftsbericht entgegen und beschließt über die Entlastung des Vorstands im Sinne des § 26 BGB.

6.3.3 Leistungen des VPT

Im Einzelnen engagiert sich der VPT auf folgenden Gebieten:

- Betreuen der Mitglieder vor Ort durch Bezirksstellen und auf Landesebene durch Landesgruppen und deren Geschäftsstellen,
- Vertreten aller berufspolitischen Interessen auf regionaler und überregionaler Ebene, gegenüber Ministerien, Behörden, Organisationen und Verbänden,
- Beraten der Mitglieder in allen den Beruf und die tägliche Praxis betreffenden Fragen durch qualifizierte Juristen und Versicherungsfachleute,
- Veranstalten von Kongressen, Lehrgängen, Seminaren und anderen Fortbildungsveranstaltungen zur Vermittlung der modernen wissenschaftlichen Erkenntnisse auf allen Gebieten der Physiotherapie und zur Pflege des beruflichen Gedankenaustauschs:
  - Fort- und Weiterbildungsveranstaltungen werden Mitgliedern zu besonders günstigen Konditionen angeboten.
  - Mit seinen Fort- und Weiterbildungsveranstaltungen trägt der Verband zu einem hohen Behandlungsniveau der Therapeuten in Deutschland bei.
- kontinuierliche Information aller Mitglieder mittels
  - Internet,
  - Rundschreiben,
  - Mitgliederversammlungen,
  - Kongressen
  - sowie über die Fachzeitschrift "Physikalische Therapie in Theorie und Praxis", die Mitgliedern *kostenfrei* jeden Monat ins Haus geliefert wird. (Die Fachzeitschrift ist das offizielle Organ des VPT.)
- ständiger Meinungsaustausch über berufliche und fachliche Belange mit ärztlichen Verbänden, Standesorganisationen, wissenschaftlichen Gesellschaften und medizinischen Fakultäten von Universitäten und Hochschulen,

- Beraten der Mitglieder, die als Angestellte beschäftigt sind, in allen arbeitnehmerrelevanten Fragen und Herausgabe von Musterverträgen,
- Pflege des Kontakts zu Gewerkschaften.

6.3.4 Spezielle Leistungen für Therapeuten in der Ausbildung

Der VPT informiert Schüler und Praktikanten über den Berufsstand. Er bietet ihnen Hilfe beim Start ins Berufsleben und erleichtert auf verschiedene Weise den Einstieg in den Beruf. Im Einzelnen hält er unter anderem folgende Leistungen für Schüler bereit:

- kostenfreie Mitgliedschaft und kostenloser Bezug der monatlich erscheinenden Fachzeitschrift,
- vergünstigte Konditionen bei der Teilnahme an Fortbildungen,
- umfassende, regelmäßige und kostenlose Information über alle den Berufsstand betreffenden Entwicklungen,
- Beratung in allen Punkten, die für einen erfolgreichen Berufsstart wichtig sind,
- Beratung in Versicherungsfragen,
- Existenzgründungsberatung,
- Pflege des Kontakts zu Physiotherapie- und Massageschulen,
- Beratung bei Auslandstätigkeiten durch die Rechts- und Auslandsabteilung des VPT,
- Förderung blinder und sehbehinderter Schüler.

Darüber hinaus haben Schüler, die Mitglied beim VPT sind, das Recht, an Mitgliederversammlungen auf Landesebene teilzunehmen.

6.3.5 Spezielle Leistungen für Selbstständige

- Der VPT schließt Verträge und Gebührenvereinbarungen mit den Kostenträgern der Sozialversicherung ab, also z. B. mit Krankenkassen und Berufsgenossenschaften. Die so getroffenen vertraglichen Regelungen gelten für alle selbstständigen Mitglieder des Verbands.
- Neue Vertragsabschlüsse und Änderungen werden den Selbstständigen jeweils schnellstmöglich mitgeteilt. So wird sichergestellt, dass jedes Mitglied immer die aktuellen Preise mit den Kostenträgern abrechnen kann.
- Der VPT
  - bearbeitet auf Wunsch Anträge auf Kassenzulassung,
  - gibt Hilfestellung bei der Wahl des Praxissitzes und
  - bei der Einrichtung der Praxis.
- Selbstständigen Mitgliedern werden die Dienste der mit dem Verband verbundenen berufsständischen Abrechnungsstellen angeboten.
- Der VPT veröffentlicht Informationen, Argumentationshilfen, Plakate und Merkblätter zur Auslage in den Praxen oder zur Verteilung an Ärzte und Patienten.
- Er vermittelt bei Vertragsstreitigkeiten zwischen Verbandsmitgliedern und Kostenträgern.

6.3.6 Weitere Informationen

Ein Schwerpunkt der Arbeit des VPT liegt darin, die Fort- und Weiterbildungstätigkeit aller Physiotherapeuten bzw. Masseure und medizinischen Bademeister zu fördern. Von ganz besonderer Bedeutung ist hierbei das GKV-Modernisierungsgesetz vom 1. Januar 2004, das für alle Therapeuten und Ärzte, die gesetzlich Krankenversicherte behandeln, eine Fortbildungsverpflichtung eingeführt hat. Der VPT begrüßt die Einführung einer kontinuierlichen Fortbildung als qualitätssicherndes Element. Im Sinne einer an hohen Qualitätsmaßstäben orientierten Tätigkeit am und für den Patienten ist für die Mitglieder unseres Berufsstands lebenslange Fortbildungsbereitschaft unerlässlich.

Quelle

www.vpt-online.de

Physiotherapeuten – leistungsfähige Partner im Gesundheitswesen

7 Die Rollen des Schülers in der Physiotherapie

Schüler sind lernende Therapeuten

Schüler lernen auch am Modell, Lehrer sind Modelle

Landes- und Bundesschülertreffen bieten Chancen zum Austausch

7 Die Rollen des Schülers in der Physiotherapie

Astrid Schämann

7.1 Einleitung

Als Physiotherapieschüler werden Sie während Ihrer Ausbildung viele Rollen innehaben. Sie sind Lernende, Therapeuten, Lehrende (gegenüber Patienten und z.B. Semesterkollegen), Mitschüler, Klassensprecher, Mitarbeiter in interdisziplinären Teams und noch vieles mehr. Sie haben sich für eine spannende Ausbildung und einen noch spannenderen Beruf entschieden, der ebenfalls zahlreiche und häufig wechselnde Rollen mit sich bringt. So sind Sie nach der Ausbildung vielleicht selbstständiger Unternehmer, tröstender, aber auch mutmachender Therapeut schwerkranker Patienten, Berater und Trainer von Sportlern, Verhandlungspartner von Krankenkassen oder Lehrender an einer Physiotherapieschule.

Ziel dieses Kapitels ist es, Ihnen zu verdeutlichen, was Sie außer Kenntnis- und Fähigkeitserwerb in Ihrer Ausbildung beschäftigen wird. Sie lernen die verschiedenen Rollen kennen, die sie einnehmen bzw. die ihnen zugeschrieben werden. Sie erhalten die Chance, sich - zusammen mit den Lehrern - mit der Ausbildungssituation differenziert auseinander zu setzen.

Dieser Beitrag stellt eine optimale Ausbildungssituation vor, die „Soll-Situation". Das ermöglicht Ihnen den Vergleich mit der „Ist-Situation". Vielleicht können ja die folgenden Inhalte zu Diskussionen anregen. Schüler, Schülervertreter und Lehrer könnten gemeinsam darüber nachdenken, wie Ist und Soll zur Deckung gebracht oder angenähert werden können – falls nötig!

7.1.1 Wo steht die Physiotherapie heute?

Die deutsche Physiotherapie hat sich, ausgehend von der zu Beginn des 20. Jahrhunderts bestehenden engen Anbindung an die orthopädische Medizin (vgl. hierzu Kap. 2, Hüter-Becker 1997 und 1999) zu einer vielfältigen und differenzierten, nicht invasiven Behandlungsform mit sehr vielen unterschiedlichen Fachgebieten entwickelt. Diese Entwicklung in die vielen verschiedenen Fachbereiche hinein folgte zunächst der klassischen Fächeraufteilung der Medizin. Schewior-Popp (1994) beschreibt diese Entwicklung von der Phase der Berufsfindung und Verberuflichung (bis ca. 1945) über die Phase der Etablierung als gehobener Frauenberuf (bis ca. 1960) bis hin zur Phase der quantitativen Erweiterung und qualitativen Differenzierung (bis ca. 2000).

Nach der explosionsartigen Zunahme der Physiotherapieschulen – im Jahr 1998 waren es 225 (Schaemann 2001) und zeitlich etwas versetzt folgenden unzähligen, wenig transparenten Fort- und Weiterbildungsangebote hat die Physiotherapie jetzt einen Entwicklungsstand erreicht, bei dem eine akademische Ausbildung für Physiotherapeuten möglich wird. Bemerkt werden muss aber, dass das Berufsbild trotz dieser positiven Entwicklung in der Öffentlichkeit bis heute nicht unbedingt bekannt ist **(Abb. 7.1)**.

Im Verlauf dieser Professionalisierung mussten und müssen sich Physiotherapeuten mit den Veränderungen im Gesundheitswesen auseinandersetzen. Dazu gehören u.a.

- ein neues Rollenverständnis gegenüber Patienten, die immer häufiger als Klienten (sogar als Kunden) gesehen werden und eine klientenorientierte/klientenzentrierte Therapie fordern (siehe auch S. 98);
- eine veränderte Sichtweise von Gesundheit und Krankheit. Defizitorientierte, biomedizinische Modelle weichen *ressourcenorientierten, biopsychosozialen Modellen*, wie sie die Weltgesundheitsorganisation (WHO) im Sinne der Internationale Klassifikation der Funktionsfähigkeit, Behinderung und Gesundheit (ICF) vorstellt;
- die Forderungen nach Qualitätssicherung, z.B. von Kostenträgern im Gesundheitswesen aber auch von Vordenkern in der Berufsgruppe selbst;
- die Forderungen und der in der Berufsgruppe selbst wachsende Wunsch nach bestmöglicher evidenzbasierter Praxis;
- das Etablieren integrierter Versorgung

Auf der einen Seite entwickeln sich die Möglichkeiten medizinischer Versorgung auf einem sehr hohen technischen Level weiter, auf der anderen Seite werden die finanziellen Ressourcen im Gesundheitswesen immer knapper. Dies gilt auch für Deutschland, obwohl laut OECD (Organisation for Economic Co-operation and Development)

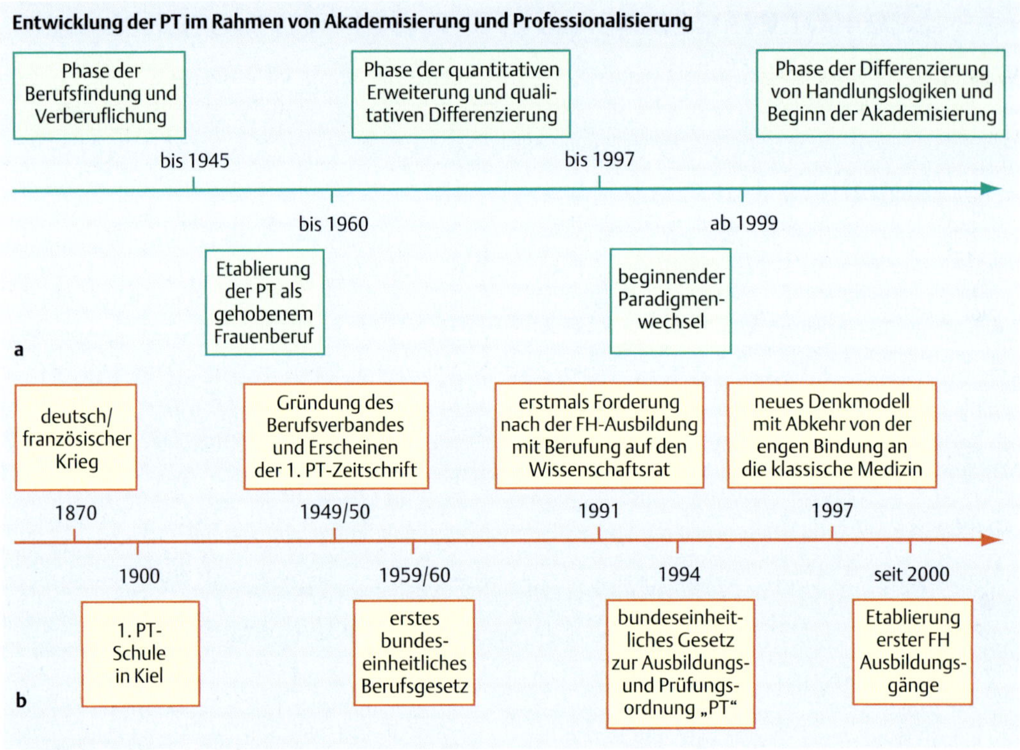

Abb. 7.1 Meilensteine der Entwicklung (Schämann 2001)

Deutschland im Jahre 2001 mit Gesundheitsausgaben in Höhe von 10,9% des Bruttoinlandsproduktes hinter den USA und der Schweiz immerhin auf Platz 3 rangiert.

Das Gesundheitsmodernisierungsgesetz hat für die Physiotherapie tiefgreifende monetäre Einschnitte zur Folge, so wird beispielsweise die Anzahl der Verordnungen (mit einigen Ausnahmen) künftig limitiert. Die Prävention allerdings wird weitaus mehr als bisher ins Blickfeld der Therapeuten rücken. Diese Entwicklung hat für Physiotherapeuten Konsequenzen. Sie werden sich in ihrem Alltag mit ganz unterschiedlichen, auch neuen *Rollen* und Berufsfeldern auseinandersetzen müssen, um den an sie gestellten Erwartungen und Anforderungen gerecht zu werden.

> *Trotz der Veränderungen und Einschnitte spielt die Physiotherapie nach wie vor eine wesentliche Rolle im Gesundheitssystem, insbesondere in der akuten Behandlung und in der Rehabilitation sowie der Gesundheitsförderung.*

7.2 Der Rollenbegriff

Was wird nun als Rolle bezeichnet?

Um den Begriff der Rolle zu verstehen, ist ein kurzer Ausflug in die Soziologie notwendig. Die Soziologie ist eine Gesellschaftswissenschaft und befasst sich z. B. mit den Gesetzmäßigkeiten (Strukturmerkmalen und Entwicklungstendenzen) des gesellschaftlichen (Zusammen-)Lebens. Ein Schlüsselbegriff der Soziologie ist das *soziale Handeln*. Soziales Handeln meint alle Formen menschlichen Handelns, deren Inhalt und Ziel die Auseinandersetzung des Individuums mit der gesellschaftlichen Wirklichkeit ist. Soziales Handeln kann auch als zwischenmenschliches Handeln bezeichnet werden.

Soziales Handeln

Soziales Handeln läuft nach bestimmten Regeln und in bestimmten Formen ab, ist relativ konstant, und die Zusammenhänge sind nachvollziehbar, sowohl praktisch als auch kognitiv. Max Webers Definition von Soziologie und der Komplexität sozialen Handelns beschreibt eindrücklich den Zusammenhang: „Soziologie (...) soll heißen: eine Wissenschaft, welche soziales Handeln deutend verstehen und dadurch in seinem Ablauf und in seinen Wirkungen ursächlich erklären will. *Handeln* soll dabei ein menschliches Verhalten (einerlei, ob äußeres oder innerliches Tun, Unterlassen oder Dulden) heißen, wenn und insofern als der oder die Handelnden mit ihm einen subjektiven Sinn verbinden. *Soziales* Handeln aber soll ein solches Handeln heißen, welches seinem von dem oder den Handelnden gemeinten Sinn nach auf das Verhalten anderer bezogen wird und daran in seinem Ablauf orientiert ist" (Weber 1984, S. 19).

Soziales Handeln wird von jedem Individuum der Gesellschaft erwartet. Was genau erwartet wird, ist abhängig von der sozialen Rolle, die das Individuum zum betreffenden Zeitpunkt einnimmt.

Vorschlag: Diskutieren Sie den Begriff soziales Handeln.

Soziale Rollen, soziale Normen, soziale Positionen

Die *soziale Rolle ist* abhängig von der sozialen Position innerhalb einer Institution, in der die Person eine spezifische, für das Funktionieren der Institution (etwa dem Krankenhaus) notwendige Funktion ausübt. An diese Rolle werden entsprechende Erwartungen geknüpft. Die soziale Rolle kann man auch verstehen als ein aus speziellen Normen bestehendes Bündel von Verhaltenserwartungen, die von einer oder mehreren Bezugsgruppen an den Inhaber einer bestimmten *sozialen Position* (s. u.) herangetragen werden.

Unter *sozialen Normen* versteht man wiederum „Verhaltensregelmäßigkeiten, die durch Typisierung einer Situation und eines ihr zugeordneten Handlungsablaufes erreicht werden" (Siegrist 1988). So sollen Therapeuten, die im Krankenhaus arbeiten, beispielsweise weiße Kleidung tragen.

Die gemeinsame soziale Situation und Reaktion wird durch soziale Normen definiert. Sie strukturieren darüber hinaus die Erwartungen von Interaktionspartnern. In gewissem Umfang wird dadurch das Handeln vorhersagbar und kontrollierbar. Soziales, normiertes Handeln ist von *inneren* und *äußeren sozialen Kontrollen* begleitet.

- Innere soziale Kontrolle bedeutet, dass das Individuum durch Erziehung oder kognitive Beeinflussung Verhaltensgebote verinnerlicht hat.
- Äußere soziale Kontrolle geht häufig mit Bestrafung bzw. mit Androhung negativer Sanktionen einher, welche die Stabilität der sozialen Normen (festgelegt z. B. in unseren Gesetzen) gewährleisten sollen.

Vorschlag: Diskutieren Sie die Bedeutung sozialer Normen für die Physiotherapie.

Wie bereits gesagt, hat jedes Individuum eine ganze Anzahl verschiedener Positionen inne. Der Ort, an dem das Individuum seine Funktion ausübt, wird als die soziale Position bezeichnet, z. B. seine berufliche Position. Vom Inhaber einer sozialen Position wird eine Vielzahl unterschiedlicher Verhaltensweisen und Einstellungen erwartet, die für die Position typisch sind (Siegrist 1988, Wilker et al. 1994). Die Gesamtheit der Verhaltenserwartungen an eine Person wird als ihre *soziale Rolle* bezeichnet.

In der folgenden Checkliste werden Begriffe vorgestellt, die dazu beitragen, den Rollenbegriff zu verstehen. Diese zu kennen, erleichtert es Physiotherapeuten, sich ihrer unterschiedlichen Rollen bewusst zu werden.

Checkliste

Formelle Rolle	zumeist eine positionsspezifische Rolle, z. B. die Rolle des Auszubilden, des Physiotherapieschülers oder die Berufsrolle als Physiotherapeut.
Informelle Rolle	eine eher zufallsbedingte Rolle, z. B. Beliebtester oder Sündenbock einer Klasse. Für informelle Rollen sind Normen nicht explizit formuliert. Informelle Rollen entstehen durch Erwartungen der Umwelt, welche außerhalb der positionsgebundenen formellen Erwartungen liegen.
Erworbene Rolle	wird durch eigenes Bemühen erreicht und orientiert sich an Leistungskriterien, etwa dem Erreichen eines Ausbildungszieles, z. B. der examinierte Physiotherapeut.
Zugeschriebene Rolle	sie wird einer Person ohne ihr eigenes Zutun zugeschrieben, dies geschieht z. B. aufgrund ihres Alters oder ihres Geschlechts, Physiotherapieschülern wird nicht selten im klinischen Praktikum z. B. aufgrund ihrer weißen Klinikkleidung von Patienten die Rolle des bereits erfahrenen Therapeuten zugeschrieben.
Rollenidentifikation	damit ist rollenkonformes Verhalten gemeint, bei dem sich der Rolleninhaber aus Überzeugung mit seiner Rolle identifiziert, so akzeptieren Physiotherapieschüler z. B. ihre Rolle als Auszubildende.
Rollendistanz	rollenkonformes Verhalten, obwohl der Rolleninhaber sich *nicht* mit seiner Rolle identifiziert, d. h. er zeigt, wie wenig er im Kern von den Rollenanforderungen hält. Physiotherapeuten behandeln auf der Grundlage ärztlicher Verordnungen. Nicht immer sind sie mit Art und Umfang einer Verordnung zufrieden. Trotzdem wissen, dass sie diesen Konflikt nicht „über den Patienten" austragen können. Sie verhalten sich in der Kommunikation mit dem Patient dem Arzt gegenüber loyal, bleiben rollenkonform (s. u.), obwohl sie sich in dieser Rolle (Situation) nicht wohlfühlen, und suchen im besten Fall das Gespräch mit dem Arzt direkt.
Rollendifferenzierung	unbewusstes oder bewusstes Zuschreiben unterschiedlicher Rollen in einer entstehenden Gruppe, z. B. die Rolle der Führungsperson.
Rollenkonformität	der Inhaber einer Rolle erfüllt die an ihn gestellten Erwartungen. Das Verhalten des Rollenträgers stimmt mit den Erwartungen, die an ihn gestellt werden, überein. Physiotherapieschüler akzeptieren z. B. ihre Rolle als Auszubildende und akzeptieren schulinterne Ausbildungsrichtlinien.
Intrarollenkonflikt	Konflikt zwischen zwei oder mehreren Anforderungen an eine Person in einer bestimmten Rolle. Physiotherapieschüler sind häufig in der Situation, unter Supervision behandeln zu müssen. Sie werden sich dann ihrer Doppelrolle als (lernender) Therapeut und als Schüler sehr bewusst und fühlen sich nicht immer wohl „in ihrer Haut", in ihren Rollen.
Interrollenkonflikt	Konflikt zwischen zwei verschiedenen Rollen eines Menschen. Für viele Physiotherapieschüler ist es eine zweite Ausbildung, die sie absolvieren. So kommen zu den verschiedenen Rollen innerhalb der Ausbildung auch „private" hinzu. Ein Beispiel ist die Physiotherapieschülerin, die auch Mutter ist und beiden Rollen gerecht werden muss.

Im Laufe der Entwicklung der Physiotherapie haben sich verschiedenste Rollen für die Physiotherapeuten herausgebildet, die sich in Anlehnung an die entsprechenden Tätigkeitsfelder differenziert haben. Waren die Krankengymnasten bis vor kurzem vornehmlich in der kurativen Therapie tätig, eröffnen sich heute durch die Veränderungen im Gesundheitssystem und die zunehmende Akademisierung mannigfaltige weitere Handlungsfelder, die mit neuen Rollen einhergehen.

Vorschlag: Diskutieren Sie den Rollenbegriff mit physiotherapeutischem Blickwinkel und finden Sie weitere Beispiele, um die in der Checkliste vorgestellten Begriffe noch besser zu verstehen.

7.3 Ausbildungsziele in der Physiotherapie

7.3.1 Physiotherapeuten – leistungsfähige Partner im Gesundheitswesen

Physiotherapeuten stellen Gesundheit wieder her, bewahren sie und sorgen für das „Wohlfühlen" des Menschen. Sie behandeln z. B. Beeinträchtigungen und Dysfunktionen seiner Bewegungen. Diese Störungen können sich aus angeborenen Fehlhaltungen oder Deformitäten, Verletzungen, neurologischen Erkrankungen etc. ergeben, aber ebenso aus psychischen und emotionalen Ungleichgewichten. Bewegungseinschränkungen gehen zumeist mit Schwierigkeiten bei der Ausführung funktioneller Aktivitäten im Alltag und im Berufsleben einher. Es ist daher das primäre Ziel der Physiotherapie, den Patienten beim Bemühen um das Wiedererlangen seines größtmöglichen Bewegungspotenzials oder seiner „normalen" Funktion zu begleiten. So fördert Physiotherapie seine Teilhabe am gesellschaftlichen Leben.

Um dies zu erreichen, lindern Physiotherapeuten z. B. Schmerzen, verbessern Beweglichkeit, Kraft und Ausdauer, schulen Atemfunktionen, fördern Gleichgewicht und motorische Kontrolle. Zur Rolle des Physiotherapeuten gehört es aber auch, Patienten und deren Angehörige anzuleiten, zu instruieren und darüber aufzuklären, unter welchen Bedingungen und mittels welcher Vorgehensweisen maximale Lebensqualität wiederzuerlangen ist.

Ganz allgemein beinhaltet die Rolle des Physiotherapeuten (vgl. hierzu auch WCPT 1999; Higgs et al. 2001):

- Leistungen anzubieten, die es Menschen ermöglichen, über einen bestimmten Zeitraum hinweg maximale Bewegungsmöglichkeit und Funktionsfähigkeit zu entwickeln, diese aufrechtzuerhalten und/oder sie wiederherzustellen;
- Präventive Maßnahmen anzubieten, die Behinderungen, Beeinträchtigungen und Funktionseinschränkungen, die im Zusammenhang mit soziokulturellen, sozioökonomischen und lebensstilabhängigen Faktoren auftreten können, minimieren;
- Behandlungsziele und -strategien *zusammen mit dem Patienten* festzulegen, die sich aus dessen individuellen Bedürfnissen, der ärztlichen Diagnose, aus den Ergebnissen der physiotherapeutischen Untersuchung ergeben, aber auch auf der Grundlage einer therapeutischen Haltung formuliert werden, die jeden einzelnen Patienten als eine unverwechselbare Person mit charakteristischen Merkmalen respektiert;
- Vielfältige Behandlungsmöglichkeiten einzusetzen, um diese Ziele zu erreichen. Dazu gehören z. B. Mobilisationen, Manipulationen, Massagen, hydro- und elektrotherapeutische Maßnahmen, Entspannung, Trainieren motorischer Fähigkeiten etc.

Auf all diese Leistungen, die unterschiedliche Rollen mit sich bringen, können Physiotherapieschüler in der Ausbildung vorbereitet werden.

Die physiotherapeutischen Behandlungen basieren u. a. auf der Kenntnis von Anatomie, Physiologie, Pathologie, Biomechanik, auf Wissen in den Bereichen Medizin, Psychologie, Pädagogik und Sozialwissenschaften sowie auf der Kenntnis der Behandlungsmethoden und Konzepte, die die Physiotherapie eigenständig hervorgebracht hat.

Betrachtet man sich die o.g. Bezugsdisziplinen und theoretischen Grundlagen der Physiotherapie, wird deutlich, dass sich die Wissensbereiche der Physiotherapeuten vielfältig mit jenen anderer angrenzender Berufe überschneiden, etwa mit jenen von Ergotherapeuten, Logopäden, Ärzten sowie Angehörigen der Pflegeberufe. Daraus lässt sich einerseits ableiten, dass Physiotherapeuten in einem interdisziplinären Team tätig sind. Andererseits sind viele Schnittstellen zu anderen Berufsgruppen, die ähnliche Leistungen anbieten, zu erkennen. Physiotherapeuten müssen in Zukunft noch klarer als bisher, ihr Angebot an die Patienten – sprich ihre Leistungen im Gesundheitssystem – definieren. Gelingt dies, lassen sich auch Konflikte an den Schnittstellen zu anderen Berufsgruppen begrenzen (siehe unten).

7.3.2 Schritt halten mit der Entwicklung des Arbeitsfeldes Physiotherapie

Die Zukunft wird Physiotherapeuten neue Rollen und Aufgaben bringen. Sich diesen zu stellen, sie anzunehmen und zu bewältigen wird dazu beitragen, im medizinischen System zu bestehen. Es ist die Aufgabe einer zukunftsorientierten Physiotherapieausbildung, die Schüler darauf vorbereiten. Beispiele solcher Aufgaben sind:

- das wissenschaftliche Arbeiten (siehe Kap. 9);
- das Integrieren von Managementaufgaben in den beruflichen Alltag, sei es in Kliniken oder in eigenen Praxen;

- die Auseinandersetzung mit physiotherapeutisch relevanten Modell- und Theorieansätzen (siehe Kap. 5), um einerseits physiotherapeutisches Handeln definieren, erklären und begründen zu können und andererseits Physiotherapie gegenüber anderen Berufsgruppen, die ähnliche Leistungen erbringen, abzugrenzen;
- die Beziehungen zwischen Patient/Klient und Therapeut neu zu reflektieren.

Erste Ansätze in diese Richtung gibt es bereits, die Studiengänge an den Fachhochschulen sind entsprechend ausgerichtet (siehe Kap. 4). Aber auch viele Lehrer der Berufsfachschulen bieten aktuelle, zukunftorientierte Ausbildungsinhalte (und damit nicht selten ein qualitativ höheres Ausbildungsniveau als es die bestehende, 10 Jahre alte Ausbildungs- und Prüfungsverordnung vorsieht!).

In Zukunft werden alle Lehrer der Physiotherapie eine akademische Ausbildung haben, und nicht nur einige. Sie werden dann noch besser darauf vorbereitet sein, ihren Schülern physiotherapeutische Schlüsselkompetenzen zu vermitteln, die für die o.g. Aufgaben gebraucht werden.

7.4 Rollenerwartungen an Physiotherapieschüler

Wie eingangs bereits gesagt, werden im Lauf der dreijährigen Ausbildung sehr viele unterschiedliche Erwartungen an Physiotherapieschüler gestellt. Viele Rollen werden ihnen abverlangt. Dieser Abschnitt des Kapitels soll dazu beitragen, diese Rollen zu erkennen, Rollenkonflikte oder Rollenambivalenzen zu vermeiden oder mindestens zu verringern.

Vorschlag: Überlegen Sie einmal, in welchen unterschiedlichen Rollen Sie sich in Ihrer Ausbildung bisher wiedergefunden haben.

7.4.1 Der Schüler im theoretischen und fachpraktischen Unterricht

Während der Ausbildung lernen Physiotherapieschüler in einer immensen Vielfalt (und in kürzester Zeit) unterschiedliche Wissensbereiche kennen. Sie lernen die Grundformen therapeutischer Tätigkeiten, therapeutischen Handelns und therapeutischer Interaktion kennen. Und sie werden auch befähigt, diese mit und an dem Patienten/Klienten, mit seinen Angehörigen, im Kontakt mit Kollegen, Ärzten und anderen im Gesundheitswesen tätigen Personen umzusetzen.

Solche Grundformen therapeutischer Tätigkeit sind unter anderem

- helfen,
- beraten,
- betreuen,
- fördern,
- unterstützen,
- behandeln und
- ermutigen.

Liest man diese Verben, erkennt man unschwer direkte Parallelen zu pädagogischen Tätigkeiten.

Vorschlag: Suchen Sie Gemeinsamkeiten und Unterschiede zwischen therapeutischer und pädagogischer Tätigkeit.

Weiter wird deutlich, dass die Schüler lernen, komplexe berufliche Situationen zu bewältigen. Ihr erworbenes fachliches Können müssen sie in unterschiedlichsten Bereichen unter Beweis stellen. Konkret bedeutet das, dass sie während ihrer Ausbildung mit sehr verschiedenen Kompetenzen ausgestattet werden. Die folgende Checkliste fasst diese Kompetenzen zusammen:

Checkliste

Gnostisches Können	Erkennen und Analysieren therapeutischer Sachverhalte
Projektives Können	langfristiges, strategisches Planen therapeutischer Prozesse
Konstruktives Können	kurzfristiges, operatives Planen therapeutischer Prozesse
Organisatorisches Können	zeitliches und materiell-technisches Vorbereiten und zweckmäßiges Gestalten des Arbeitsprozesses
Kommunikatives Können	Kooperation und soziale Kommunikation auf verschiedenen Ebenen, z. B. auf den Ebenen Schüler-Patient/Klient, Schüler-Lehrer, Schüler-Kollegen

Vorschlag: Finden Sie Beispiele für die unterschiedlichen Kompetenzbereiche eines Physiotherapeuten.

Was müssen Schüler lernen, um als Berufsanfänger optimal auf das Arbeitsfeld Physiotherapie vorbereitet zu sein?

Vernetztes Denken - die Wirkorte der Physiotherapie erkennen

Die im Zuge der Zusammenführung der beiden deutschen Staaten erforderliche Revidierung und Neuregelung der Ausbildung- und Prüfungsordnung für Physiotherapeuten ist 1994 in Kraft getreten. Die nun insgesamt dreijährige Ausbildung untergliedert sich in 2.900 Stunden theoretischen und fachpraktischen Unterrichts sowie 1.600 Stunden praktischer Ausbildung am Patienten. Selbstverständlich entsprechen die vor 10 Jahren festgelegten Inhalte nicht mehr in vollem Umfang dem heutigen Wissensstand und auch nicht mehr dem heutigen physiotherapeutischen Selbstverständnis. Es ist daher Aufgabe der Schulen, Ausbildungsinhalte permanent auf ihre Aktualität hin zu Überprüfen und entsprechend zu verändern.

Die Physiotherapie entwickelt sich ständig weiter. Ein Meilenstein der Entwicklung ist das 1996 entstandene *Neue Denkmodell der Physiotherapie* (Hüter-Becker 1996).

Das Neue Denkmodell zeigt, dass die klassische Fächeraufteilung (wie sie in der Ausbildungs- und Prüfungsordnung steht) nach den medizinischen Fachgebieten moderner Physiotherapie nicht mehr ganz gerecht wird. Patienten in der Neurologie können Befunde aufweisen, die das Bewegungssystem beeinträchtigen, z.B. die instabile Schulter bei hemiplegischen Patienten, und Patienten in der Inneren Medizin können z.B. durch ihre Zuckerkrankheit periphere Lähmungen haben.

Das Neue Denkmodell berücksichtigt diese Tatsache und macht deutlich, dass die *Wirkorte* der Physiotherapie jeweils die gleichen sind, egal ob ein Patient in der Orthopädie oder in der Neurologie behandelt wird. Diese im Denkmodell beschriebenen Wirkorte sind

- das Bewegungssystem,
- die Bewegungsentwicklung und Bewegungskontrolle,
- die Inneren Organe und
- das Erleben und Verhalten des Patienten (Hüter-Becker 1996 und 2002).

> *Physiotherapieschüler, aber auch ihre Lehrer, sind aufgefordert, die vielen Mosaiksteine der theoretischen und praktischen Ausbildungsinhalte zu einer Physiotherapie zusammenzufügen. Einer Physiotherapie, die den Mensch in seiner Gesamtheit sieht und ihn nicht in „orthopädische" oder „neurologische Schubladen" steckt. Dass die aktuelle Ausbildungs- und Prüfungsordnung, wie bereits erwähnt, noch eine Aufteilung der Fächer nach medizinischen Fachrichtungen vorsieht, also z.B. Physiotherapie in der Orthopädie, Physiotherapie in der Neurologie, ist kein Hinderungsgrund für neues Denken und für den vom Denkmodell geforderten Perspektivenwechel!*

Im Gegenteil: Schüler, die ihre Ausbildung am Patienten zum Beispiel in der Orthopädie absolvieren, werden bald erkennen, dass der Patient mit seinem neuen Hüftgelenk auch eine Atemwegserkrankung haben kann. Sie werden abwägen, ob das physiotherapeutische Mindern der Symptome der pulmonalen Störung nicht erste Priorität in der Therapie haben sollte ... und verlassen so das Schubladendenken!

Selbstständiges, selbstgesteuertes Lernen

Das Lehr-Lernparadigma erfährt in der heutigen Zeit eine gravierendende Entwicklung hin zum Lernenden als dem zentralen Fokus im Lehr-Lernprozess. Lag bisher allgemein der Schwerpunkt auf der Weitergabe von Wissen durch den Lehrenden (lehrerzentrierte Ausbildung) so zentriert sich Bildung nun mehr auf den Lernenden (lernendenzentrierte Ausbildung). Die Rollen der Lehrer und der Schüler verändern sich. Die Qualität der Ausbildung wird nicht mehr (alleine) nach dem Input durch die Lehrer bewertet, sondern am sog. „Outcome", am Ergebnis des Lernprozesses. Es ist anzunehmen, dass viele Lernprozesse in Zukunft umstrukturiert werden (González und Wagenaar 2003).

Beim problemorientierten Lernen (problem based learning) kommt dem Lehrenden die Aufgabe zu, den Lernprozesse zu begleiten, ihn zu unterstützen. Schüler werden nicht mehr mit Fakten (und mit Hilfe des berühmten Trichters) gefüttert, sie lernen selbstständig am jeweiligen Problem.

Die Wurzeln des problemorientierten Lernens gehen auf das Jahr 1965 zurück und sind an der McMaster University in Canada zu finden (Saarinen-Rahiika et al. 1998). Ziel dieser Bildungsform ist es, eine adäquate Lernatmosphäre zu schaffen, vorhandenes Wissen zu aktivieren, Schüler zu motivieren und zu Diskussionen anzuregen. Der Bildungsprozess ist auf das Lernen in Kleingruppen zentriert, die sich - in unserem Fall - mit physiotherapierelevanten Situationen beschäftigen. Dem liegt die Annahme zugrunde, dass aufgrund der eigenen intensiven Auseinandersetzung mit dem Lerninhalt Lernen überhaupt sinnvoll möglich ist. Der Anteil des *selbstgesteuerten Lernens* (self-directed learning) macht den Hauptteil des gesamten Lernprozesses aus.

Diese Entwicklung beeinflusst auch die Physiotherapieausbildung. Eine Vorreiterrolle im deutschsprachigen Raum nimmt seit Ende der neunziger Jahre die Physiotherapieschule am Universitätsspital Zürich ein. Auch in Deutschland hält das problemorientierte Lernen Einzug in die ersten Physiotherapieschulen. Lehrer (und Schüler), die sich mit dieser Ausbildungsform auseinandersetzen oder sich zukünftig damit auseinandersetzen wollen, sollten folgende Punkte, die für diese Art des Lernens wichtig sind, kennen:

- Der Schüler selbst entscheidet über Weite und Tiefe der Auseinandersetzung mit einem Thema, wenn ihm die Richtung, die Quellen und die Rückmeldung der Lehrenden garantiert sind.
- Der Schüler bringt bereits einen großen Wissenshintergrund mit in die neue Lernsituation ein, den er sich in anderen (Lern-)Kontexten angeeignet hat. Er ist also kein ‚unbeschriebenes Blatt'. Er integriert seine bisherigen Lernerfahrungen in den Lernprozess. Dieses Denken entspricht Übrigens der klassischen Vorstellung von Erwachsenenlernen.
- Lernen in kleinen Gruppen fördert das Verstehen, die Exploration (das Erforschen), die Diskussion und Auseinandersetzung mit neuen Wissensinhalten.
- Dem Lehrenden kommt eher die Aufgabe eines Fazilitierens des Lernprozesses zu als die expliziten Lehrens. Für Lehrer gilt das Motto: *From the mentor in the center to the guide by the side!* (Vom im Mittepunkt stehenden Vortragenden zum Begleiter am Rande.)
- Informationen, die nötig sind, um alltagsnahe Berufssituationen durchzuspielen, sollten vielen verschiedenen traditionellen Disziplinen entstammen.

In unserer heutigen, zur Wissensgesellschaft (Dohmen 1996) veränderten Gesellschaft, die also auch immer eine Lernendengesellschaft ist, wird man auch in der Physiotherapieausbildung dem Anspruch Rechnung tragen müssen, die Grundlagen für das sogenannte lebenslange Lernen (Achtenhagen 2000) zu legen. So werden Physiotherapeuten befähigt, sich neues Wissen selber anzueignen sowie Veränderungen des Wissens aufzuarbeiten. Sie nutzen Lehrbücher, das Internet, befragen Experten (Physiotherapeuten, Mediziner, Patienten, ...), probieren manuelle Techniken selbst aus usw. und tragen so notwendige Fakten für das Verstehen eines Inhaltes, für das Lösen eines Problems zusammen. Eine wichtige Voraussetzung für diese Art des Lernens, ist auch die Fähigkeit, aus dem jeweiligen Kontext- oder Situationszusammenhang ableiten zu können, welches Wissen gebraucht wird. Lernen wird als dauernder Prozess gesehen. Der Lernende muss verstehen, was er gerade gelernt hat bzw. lernt und wie er es an neue Situationen anpassen kann.

Vorschlag: Diskutieren Sie das folgende Zitat einer Veröffentlichung der Unesco. Überlegen Sie, in wie weit diese Aussagen ihre Ausbildung betreffen und beeinflussen.

„Bildung wird im Leben der Menschen eine noch größere Rolle spielen als früher. Aus mehreren Gründen wird ihre Bedeutung als eine der Antriebskräfte moderner Gesellschaften weiter zunehmen. Die althergebrachte Einteilung des Lebens in getrennte Lebensabschnitte – Schulzeit und Studium als Kind und Jugendlicher, Arbeitsleben und Ruhestand als Erwachsener – stimmt schon mit der heutigen Realität nicht mehr überein und genügt noch weniger den Anforderungen der Zukunft. Heute kann niemand mehr erwarten, in der Jugendzeit so viel Wissen anzusammeln, dass es für ein ganzes Leben reicht. Die raschen Veränderungen in unserer Welt verlangen, dass wir unser Wissen ständig erweitern und auf den neuesten Stand bringen. [...] Als Schlüssel zum 21. Jahrhundert ist lebenslanges Lernen künftig entscheidend für die Fähigkeit, sich an die veränderten Anforderungen des Arbeitsmarktes anzupassen, entscheidend aber auch für jeden einzelnen, um den sich wandelnden Zeitrahmen und Lebensrhythmus zu gestalten" (Deutsche Unesco-Kommission 1997).

7.4.2 Der Schüler als „lernender Therapeut" in der Klinik

Die meisten Physiotherapieschüler freuen sich nach langer theoretische Vorbereitung auf die praktische Ausbildung am Patienten. Endlich kann das Gelernte an den Mann, an die Frau gebracht werden.

Die praktische Ausbildung am Patienten ist *der* zentrale Teil der Berufsausbildung. Die Bezeichnung „Praktikum" wird der Bedeutung dieses Parts der Ausbildung nicht gerecht. Der Schüler ist kein Praktikant, er ist ein lernender Therapeut.

Die praktische Ausbildung ist formal ein integraler Bestandteil der gesamten Schulausbildung (der auch abgeprüft wird) – die Schule trägt dabei die Verantwortung für den Schüler, nur ist dieser Ausbildungsteil ausgelagert an eine klinische Institution. Die Gestaltung der praktischen Ausbildung am Patienten ist abhängig von der individuellen Schulorganisation. An einigen Schulen haben die Schüler jeweils einen halben Tag praktische Ausbildung und einen halben Tag Unterricht in der Schule. An anderen Schulen gibt es jeweils z. B. sechswöchige fachpraktische Einsätze en bloc.

Zumeist und vernünftigerweise wird die Betreuung der Schüler demjenigen Lehrer übertragen, der die Schüler auch in dem jeweiligen Fach (beispielsweise PT in der Neurologie) unterrichtet hat und die entsprechende fachliche Kompetenz besitzt. Es kann aber auch sein, dass die Schule die Betreuung, Anleitung und Supervision der Schüler einem Therapeuten in der Klinik überträgt. Dieser übernimmt damit die Rolle eines Lehrers.

Vorschlag: Diskutieren Sie vor ihrem ersten praktischen Einsatz, welche Rollen auf Sie zu kommen und welche Erwartungen an Sie gestellt werden. Sprechen Sie mit Ihren Praxisanleitern/Lehrern auch über die Erwartungen, die Sie mit der Ausbildung am Patienten verbinden.

In ihrer neuen Rolle als lernende Therapeuten kommen plötzlich Anforderungen auf die Schüler zu, die über das Abrufen theoretische Kenntnisse oder manueller Fertigkeiten weit hinausgehen. Dieser Teil der Ausbildung beinhaltet neue Lernziele, deren sich die Schüler bewusst sein bzw. über die Lehrer mit Schülern reden sollten. Es handelt sich dabei um kognitive, psychomotorische, affektive bzw. sozioemotionale Lernziele.

- Im kognitiven Bereich wird von den Schülern z. B. erwartet, Kenntnisse aus der Anatomie oder der speziellen Krankheitslehre nutzen zu können.
- Im psychomotorischen Bereich wird erwartet, physiotherapeutische Untersuchungs- und Behandlungstechniken anwenden und patientengerecht, sprich befundspezifisch anpassen zu können.
- Im affektiven, sozioemotionalen Bereich, wird vom Schüler z. B. ein empathisches Verhalten mit den Patienten erwartet und ein sorgfältiges, überlegtes Umgehen mit Nähe und Distanz zum Patienten.

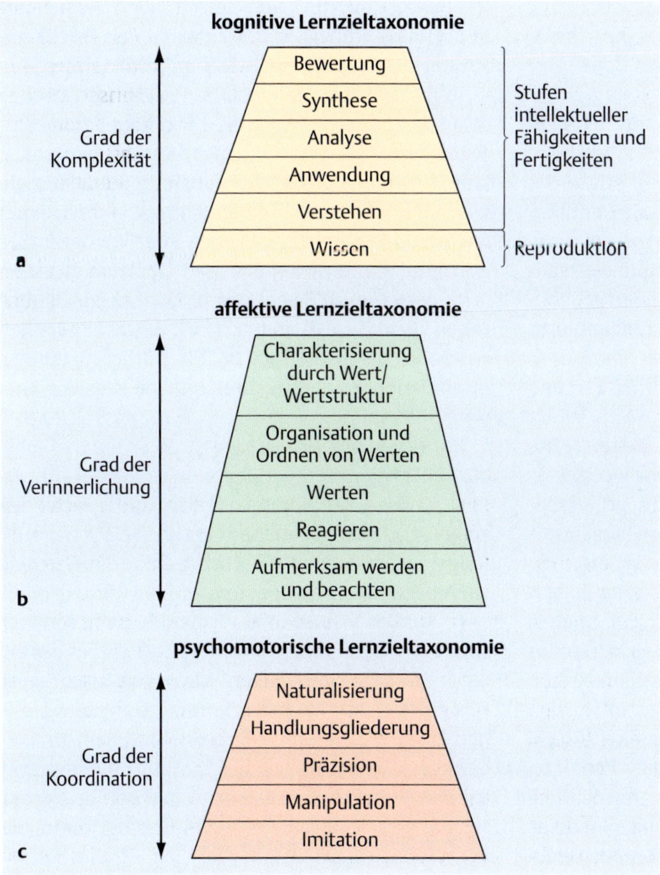

Abb. 7.2a–c Lerzielntaxonomien **a** kognitive Lernzieltaxonomie **b** affektive Lernzieltaxonomie **c** psychomotorische Lernzieltaxonomie.

Schüler werden den an sie gestellten Erwartungen eher gerecht und finden auch ihre eigenen Rollen besser, wenn sie diese Lernziele kennen. **Abb. 7.2a–c** stellt die von Bloom et al. (1986/1956) formulierten kognitiven, die Krathwohl (1975) beschriebenen affektiven und von Dave (1968) formulierten psychomotorischen Lernziele (vgl. hierzu auch Schewior-Popp 1998) vor.

Die Rolle des Schülers gegenüber dem Ausbilder in der Klinik

Der Schüler bleibt auch während der Ausbildung am Patienten Lernender. Er bespricht mit seinem Lehrer oder dem Therapeuten, der in der Klinik diese Rolle übernimmt,

- die spezifische Situation des jeweiligen Ausbildungsortes,
- seine (temporäre) Rolle im interdisziplinären Team,
- die Erwartungen seitens des Lehrers an ihn, die sicher vom Ausbildungsstand abhängig sind,
- die (vermutlichen) Erwartungen der Patienten an ihn,
- das Prozedere der Supervision und seine (Therapeuten- bzw. Schüler-)Rolle während der Lehrer bei einer Behandlung zusieht und
- nicht zuletzt die Beurteilungskriterien des Lehrers.

Der Schüler kann gerade in der frühen Phase der Ausbildung darauf vertrauen, dass er bei den inhaltlichen Anforderungen, wie die Untersuchung von Patienten/Klienten mit bestimmten „Krankheitsbildern“, die Entwicklung und Ableitung der Behandlungsziele und die Umsetzung der Behandlung, unterstützt und begleitet wird. Dabei kommt es nicht selten zu Situationen, in denen Lehrer und Schüler sich wie Kollegen austauschen.

Schüler lernen dabei am Modell „Lehrer“. Die fachliche Kompetenz des Anleiters, seine wertschätzende Haltung dem Patienten/Klienten gegenüber sowie seine offene Haltung gegenüber Fragen des Schülers hat in hohem Maße Vorbildfunktion für adäquates therapeutisches Verhalten (handlungsorientiertes Lernen funktioniert über ein Modell, Bandura 1976). Das eigene reflexive Verhalten des Anleiters bei der Behandlung von Patienten, sein Transparentmachen der Denkvorgänge sollen den Schüler bei Clinical-Reasoning-Prozessen (Clinical Reasoning wird als der Prozess der Reflexion bezeichnet, den Physiotherapeuten hinsichtlich ihres therapeutischen Überlegens und Handelns anwenden, sei es während des Planens und Durchführens der Therapie, der Beratung der Patienten, uvm.) und der Entwicklung entsprechender eigener Kompetenz unterstützen.

Auf der Beziehungsebene darf der Schüler vom Anleiter größtmögliche Empathie erwarten. Der Lehrer soll objektiv und offen den Fragen der Schüler gegenüber auftreten, ihnen Hilfestellung bei der Integration ins Team geben und eine motivierende Arbeitsatmosphäre schaffen.

Die Rolle des Schülers gegenüber dem Patient/Klient

> *Vorschlag: Diskutieren Sie vor ihrem ersten Einsatz die Rolle des Schülers gegenüber dem Patient/Klient.*

Genauso wie sich der Fokus im Bildungsprozess hin zur Schülerzentrierung entwickelt hat (s. o.), gibt es im Bereich der medizinischen Versorgung ebenfalls ein langsames Umdenken hin zur Klienten-/Patientenorientierung bzw. –zentrierung. In dieser Betrachtungsweise wird der Patient als der eigentliche Experte im Umgang mit „seiner Krankheit“ betrachtet. Der Patient und seine Mündigkeit, seine Verantwortung für sich selbst, aber auch seine Bedürfnisse stehen im Vordergrund der Therapeut-Patient-Interaktion und des Therapieprozesses.

In der Medizin und auch in den therapeutischen Berufen findet gegenwärtig ein erkennbarer Paradigmenwechsel statt. Linear-kausales Denken weicht einer mulidimensionalen Betrachtungsweise (siehe „Neues Denkmodell“, ICF ##). Theoretisches und praktisches Wissen über Vorstellungen und Modelle zu Krankheit und Gesundheit einerseits wird nun in Beziehung gesetzt zu soziokulturellen Dimensionen andererseits. Dieses Umdenken wird auch die Einstellung der Physiotherapeuten zu ihren Patienten und zu ihrer eigenen Rolle als Therapeut verändern.

Für die Ausbildung bedeutet diese Entwicklung, dass auf Physiotherapieschüler neue Inhalte zukommen werden, die ihnen das adäquate Handwerkszeug dafür bieten, Patienten mit ihren Wertvorstellungen, Normen und Einstellungen in die Therapie einzubeziehen. Therapeuten können die körperlichen Ausdrucksformen des Patienten nur dann entsprechend deuten, wenn sie Kenntnisse über dessen Lebensbedingungen haben, also etwa über seine Fähigkeiten und Tätigkeiten, seine Umgebung, seinen Lebensstil sowie sein Stress- und Selbstmanagement. Diese Entwicklung hin zum klientenzentrierten Vorgehen lässt sich zur Zeit bereits an verschiedenen Faktoren erkennen. Beispiele sind das Untersuchen nach dem Modell des Clinical Reasoning (Higgs und Jones 1995, Higgs und Jones 2000,

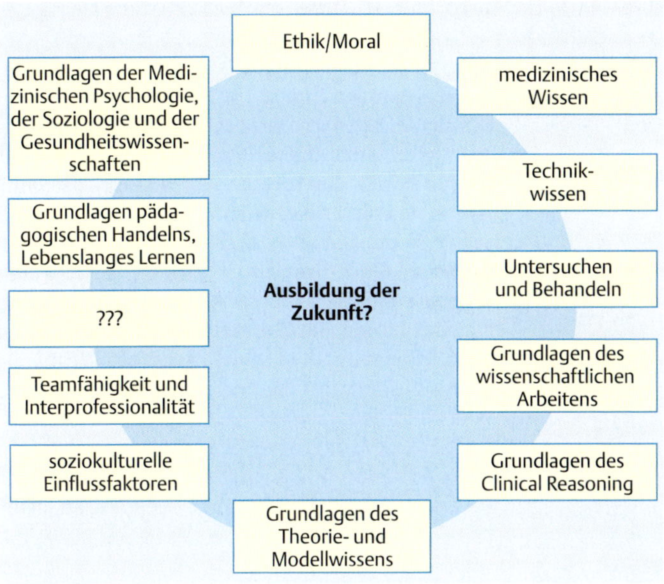

Abb. 7.3 Mögliche Einflussfaktoren oder Bestandteile einer „Neuen Ausbildung"?

Hengeveld 2004), die Orientierung am Biopsychosozialen Modell (siehe Kap. 5) und das Neue Denkmodell besonders im Hinblick auf den Wirkort des Erlebens und Verhaltens des Patienten (Hüter-Becker 1996).

Wechselt der Schüler vom Klassenzimmer in den praktischen Einsatz, wird je nach Ausbildungsjahr die Anwendung des Grundlagenwissens in Anatomie und Physiologie, in Biomechanik, Bewegungslehre etc. gefordert. Das ist uns vertraut und selbstverständlich. In Zukunft werden scheinbar „banale" Dinge wie Aufnahme des Patientenkontaktes, adäquates Kommunikationsverhalten, kreatives Denken und die Entwicklung von Behandlungsstrategien an Bedeutung gewinnen. Im Curriculum der Zukunft werden z.B. folgende Inhalte, die die Lernenden in ihrer Therapeutenrolle unterstützen werden, zu finden sein:

- interpersonale und kommunikative Fähigkeiten,
- Konfliktlösungsstrategien und Verhandlungsgeschick,
- Diplomatie und Takt (z.B. im Umgang mit weniger freundlichen oder gar wütenden Patienten),
- kritisches Hinterfragen eigenen Handelns (z.B. der Therapiekonzepte),
- Berichte schreiben, Informationen beschaffen und weitergeben können.

Vorschlag: Machen Sie sich kundig, was sich hinter „Patienten-/Klientenzentrierung" und „Clinical reasoning" verbirgt! Diskutieren Sie die Bedeutung dieser Inhalte für die Physiotherapie.

7.4.3 Die Rolle des Schülers als Lehrender

Der Schüler hat in seinem praktischen Einsatz eine Doppelrolle inne. Einerseits identifiziert er sich mit der Rolle des Lernenden, andererseits ist er aber auch gegenüber dem Patienten in der Rolle des Anleitenden und „Lehrenden". Ein besonderes Augenmerk muss während der Ausbildung also auf die Vermittlung der Fähigkeiten gelegt werden, die einen fähigen „Patientenanleiter" ausmachen, welcher den Patienten in der entsprechenden Arbeitssituation als ebenbürtigen, mündigen Partner begreift. Eine wesentliche Grundlage dafür ist die Fähigkeit zur Herstellung einer Patient-Therapeut-Beziehung, die einerseits auf der Grundlage eines ganzheitlichen Menschenbildes sowie andererseits auf einer klaren Definition physiotherapeutischen Handelns beruht.

Vorschlag: Machen Sie sich kundig über verschiedene Menschenbilder, und diskutieren Sie diese gemeinsam (z.B. mechanistisch, humanistisch, systemisch, etc.).

Die Vorbereitungen auf diese „Anleiterfunktion" können sowohl in der schulischen Umgebung als auch in der Praxis stattfinden. Wichtig ist, zu verstehen, dass die Fähigkeit zur Anwendung der Techniken noch nicht gleichzusetzen ist mit der Fähigkeit zum „Anlernen" des Patienten. Ausgehend von ihrer eigenen motorischen Lernerfahrung versuchen Schüler, das Gelernte „eins zu eins" auf den Patienten zu übertragen. Sie *erzählen* dem Patienten, was er zu tun hat, demonstrieren den Bewegungsablauf und halten den Patienten dann unter Anleitung zur Wiederholung an. Aber, erzählen ist nicht notwendigerweise Lehren **(Abb. 7.4)!**

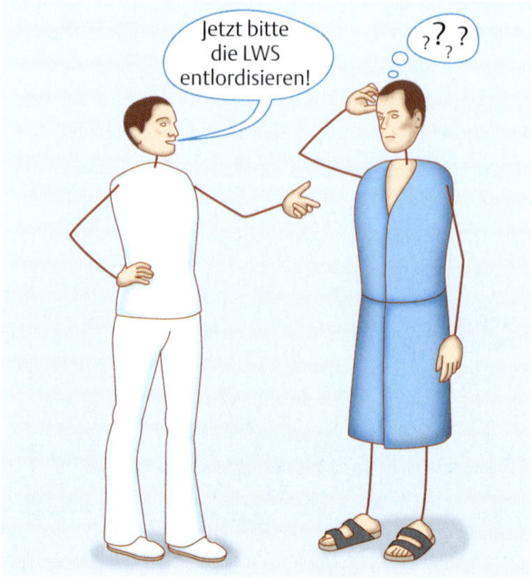

Abb. 7.4 Schüler „erzählt" dem Patienten, was er tun soll!

Probleme in der Patientenanleitung entstehen, wenn Patienten nicht einbezogen werden, wenn mit Ihnen keine „Allianz" eingegangen wird. Anleiter, die gut zuhören können, die die Lebenserfahrung des Patienten sowie seine vordergründigen Behandlungsziele in die Planung der Therapie integrieren, werden erfolgreicher sein. Erwartete (oder erhoffte) Ziele des Lehrens, Instruierens oder Anleitens sind nämlich z. B. Veränderungen des Wissensbestandes des Patienten, seiner Einstellungen und Betrachtungen, seines Verhaltens oder seiner Art des Verstehens.

Vorschlag: Versuchen Sie gemeinsam, z. B. durch Rollenspiel, anhand eines beliebigen Beispiels das inhaltliche Lernen (z. B. Präventionsstrategien für LWS-Beschwerden) in eine Patienteninformation umzuarbeiten.

Lerntypen, Lernstile beachten

Unter den Patienten gibt es - wie auch unter Schülern – sehr verschiedene Lerntypen. Nicht alle sind z. B. auditive Lerntypen, die vorwiegend durch Zuhören lernen, und können daher die Erklärungen und Informationen der Therapeuten nicht umsetzen, nicht lernend nutzen. Da, wie nun deutlich wird, Physiotherapeuten auch Lehrende sind, ist es von großem Vorteil, wenn sie Kenntnisse über unterschiedliche Lerntypen, Lernstile und Lernstrategien erwerben (Krapp 1993, Metzger 2000). Viele Schüler lernen durch Beobachten, Zuhören, Experimentieren mit manuellen Fähigkeiten, wieder andere lernen durch Lesen, Versinken in Fachartikeln – und dieses eigene Lernen spiegelt sich dann wider in der Situation gegenüber dem Patienten/Klienten. Sind sich die lehrenden Therapeuten unterschiedlicher Lerntypen bewusst, können sie sich flexibel auf einzelne Patienten einstellen. Denn auch Patienten lernen sowohl kognitiv, affektiv als auch psychomotorisch, sind eher visuelle, auditive oder kinästhetische Typen, die anfassen und ausprobieren wollen, um zu begreifen!

Vorschlag: Finden Sie heraus, welcher Lerntyp Sie sind!

7.4.4 Der Schüler im therapeutischen Team

Gerade in den praktischen Einsätzen treffen die Schüler mit anderen Berufsgruppen des Gesundheitswesens zusammen, wie Ergotherapeuten, Logopäden, Pflegern, Ärzten, etc. Sie werden für einen begrenzten Zeitraum mehr oder weniger gut in diese sogenannten multiprofessionellen Teams integriert sein und sind dann aufgefordert, interdisziplinär zu arbeiten **(Abb. 7.5).**

Eine optimale Patientenversorgung durch das multiprofessionelle Team setzt voraus, dass:

- die Mitglieder des Teams Grenzen und Möglichkeiten der eigenen und der verwandten Berufe kennen;
- sich ergänzende therapeutische Ansätze dem Patienten zugute kommen;
- die Effektivität von Behandlungen dadurch gesteigert wird;
- doppeltes Behandeln vermieden wird.

Hier gibt es in der Realität noch Handlungsbedarf! Zumeist ist den Angehörigen oder Lernenden der jeweiligen Berufsgruppen nicht bewusst, wo eigene Kompetenzbereiche an benachbarte Disziplinen angrenzen oder sich mit diesen überschneiden.

Das lässt sich ändern! Bereits in der Ausbildung sollten Physiotherapieschüler lernen, welche Aufgaben andere Berufsgruppen des Teams haben. Und wie bereits beschrieben, soll die eigene Disziplin klar definiert und abgegrenzt werden können. Eine eingehende Auseinandersetzung mit der Definition

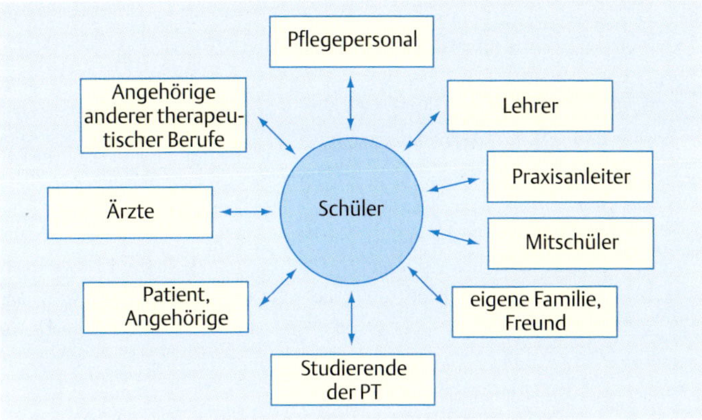

Abb. 7.5 Rollenerwartungen an den Schüler, u. a. im interdisziplinären Team.

von Physiotherapie, in der unterstrichen werden sollte, dass Physiotherapie mehr bedeutet als die Summe der einzelnen therapeutischen Konzepte ist notwendig. Die Physiotherapieschüler müssen lernen, wie sie in das Gesundheitssystem im Zusammenhang mit den anderen Gesundheitsfachberufen hineingehören und wie sich ihre physiotherapeutischen Interventionen ggf. auf die anderen Berufe auswirken. Auch die theoretische Auseinandersetzungen mit den bislang wenigen Modellen in der Physiotherapie trägt zur Identitätsfindung bei (siehe Kap. 5).

Ein anderer Weg, die Arbeit des interdisziplinären Teams zu verbessern, ist es z.B. gemeinsame Ausbildungsinhalte für die therapeutischen Berufe zusammenzufassen und in gemeinsamen Vorlesungen zu vermitteln (gemeinsame Ausbildung in Physiotherapie/Ergotherapie gibt es zum Beispiel schon seit langer Zeit in den angloamerikanischen Ländern). Mögliche Vorteile solcher interdisziplinärer Ausbildung lägen in einer veränderten Sichtweise auf die eigene Ausbildung und deren Inhalte und in einer Förderung der beruflichen Identitätsbildung. Die vermutlichen Auswirkungen lassen sich vielleicht wie folgt zusammenfassen:

- Kennen lernen der jeweils anderen Disziplinen
- Kennen lernen der unterschiedlichen theoretischen Ansätze
- Lernen der Aushandlung und Begründung von unterschiedlichen Zielen, Zuständigkeiten und Verantwortungen

Vorschlag: Schauen Sie sich doch mal im Internet die Seiten der einzelnen Verbände anderer Berufsgruppen an. Wir haben für Sie die wichtigsten Internetadressen nach dem Literaturverzeichnis auf Seite 106 zusammengestellt!

7.4.5 Der mündige, politisch aktive Schüler

Die dreijährige Ausbildung verlangt von den Schülern mit ihren 40-Stunden-Wochen eine hohe Leistungs- und Lernbereitschaft. Ingesamt stehen den Schülern zwischen 6 Wochen (Umschülern) und ca. 8-10 Wochen Urlaub zu, je nach Schule, Bundesland und damit Angliederung an staatliche Einrichtungen. Das Lernen für Zwischenprüfungen und die Vorbereitungen auf das Examen lassen wenig Zeit für Privates und für politische Schülerarbeit. Trotzdem gibt es gut funktionierende Schülervertretungen, regionale und überregionale Schülertreffen und Bundesschülersprecher.

Die ehemals unabhängige Organisation der Schülerinteressenvertretung ist aufgrund der geringer werdenden Schülerzahlen – und damit rückläufiger finanzieller Unterstützung dieses Gremiums durch den Erstsemesterbeitrag, seit dem letzten Verbandtags mit unter das Dach des Berufsverbandes, ZVK (siehe S. 102) aufgenommen worden **(Abb. 7.6).** Das garantiert auf der einen Seite den Fortbestand des Gremiums, da ihm finanzielle und logistische Unterstützung von Seiten des Verbandes zukommen werden. Auf der anderen Seite werden dem Juniorenrat bzw. den Sprechern der Landesverbände auf Landesebene ein politisches Mandat übertragen. Der aus dem ZVK-Juniorenrat gewählte Sprecher kann dann auf Bundesebene auf dem ZVK-Verbandstag das politische Mandat mit einbringen (vgl. hierzu Zeitschrift für Krankengymnastik 6/2003, Verbandsteil S. 1047).

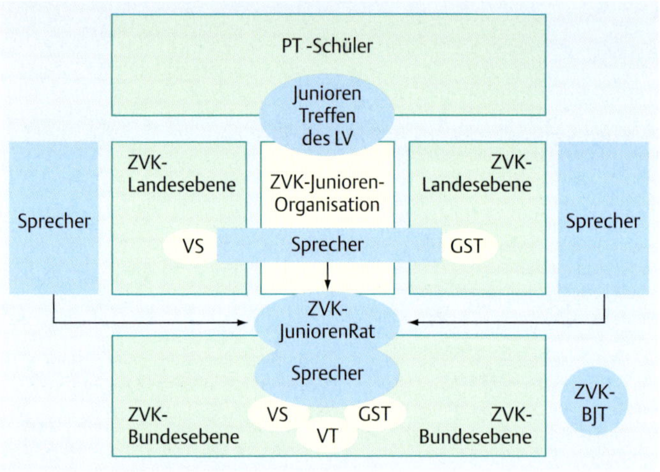

Abb. 7.6 Struktur der ZVK Junioren Organisation (LV = Landesverband, BJT = BundesJuniorenTreff).

Die vom ZVK genannten Vorteile dieser neuen Organisationsform werden wie folgt dargestellt:

- Imageverbesserung des ZVK in der Schülerschaft durch Professionalisierung der Schüler-(Junioren)- Arbeit.
- Einheitliches Konzept und gleiche Strukturen der Schüler und Jugendarbeit in den Landesverbänden.
- Ausschöpfen des Zuwachspotentials an neuen ZVK-Schüler-Mitgliedern.
- Entlastung der Juniorensprecher von organisatorischen und finanziellen Problemen und somit Befähigung zu schüler- und berufspolitischer Arbeit.
- Verbessern der Kontinuität von Schülerarbeit
- Verbessern der Öffentlichkeitsarbeit der Schülerschaft/Junioren (vgl. ebenda).

Vorschlag: Diskutieren Sie die vorstehend genannten Vorteile.

7.4.6 Interview mit einem Schülervertreter

Das folgende Interview führte die Redaktion der physiolehrbücher mit Sebastian Hering, einem Schülervertreter an der Physiotherapieschule der Orthopädischen Uni-Klinik Heidelberg.

Interview mit Schülervertretern

Fragen an einen Schülervertreter der Physiotherapieschule Heidelberg	Antworten
Wie viel Zeit stecken Sie pro Monat durchschnittlich in Ihr Engagement?	In etwa 2-3 Stunden. Manchmal auch mehr.
Was raten Sie Mitschülern, ab welchem Semester ist die Mitarbeit in der Schülervertretung sinnvoll?	Am besten sofort. Man kann erst mal „klein" anfangen und Jemandem aus einem höheren Semester nach und nach Tätigkeiten abnehmen.
Welche Ziele hat Ihre Arbeit als Schülervertreter?	Die Interessen der Schüler zu vertreten, intern und extern; also auch gegenüber der ZVK und anderen Schulen.
Können Sie ein Beispiel dafür nennen, aus welchem Anlass Sie Ihre Interessen gegenüber anderen Schulen vertreten müssen?	Damit meinte ich nicht, dass wir z. B. verkünden wollen, wir seien „die bessere Schule". Es ist viel mehr ein Austausch über Unterrichtsmodelle, Erfahrungen mit der Ausbildung und mit den Inhalten des Unterrichts.
Würden Sie es selbst als „mutig" bezeichnen, sich für die Angelegenheiten aller Schüler zu engagieren? Mutig in Bezug auf die vielleicht für das Lernen fehlende Zeit oder in Bezug auf mögliche Auseinandersetzungen mit Lehrern oder auch Mitschülern.	Mir würden eher die Begriffe Engagement und Interesse einfallen, nicht in erster Linie Mut. Mutig muss man manchmal gegenüber den Lehrern sein oder als „Überbringer" schlechter Nachrichten. Wenn man so zu sagen eine Pufferfunktion hat.
Sind Sie mit Schülern anderer Schulen in Kontakt? Gehen z. B. auf das Bundesschülertreffen?	Ja. Wir besuchen das Landesschülertreffen (LSST) und den LandesJuniorenTreff (LJT). So kommt man schon ganz von alleine in Kontakt mit anderen Schulen und anderen Schülern.
An welchen schulübergreifenden Themen denken und arbeiten Sie gerade, können Sie Beispiele nennen?	Die aktuellen Themen sind die Akademisierung und der Heilmittelkatalog. Diese Inhalte betreffen uns. Das sind die Themen, über die wir uns informieren und die wir diskutieren.
Laden Sie sich dafür auch Experten zu Ihren Treffen ein?	Wenn wir einen adäquaten Referenten finden können, dann nutzen wir diese Möglichkeit. Schließlich geht es ja um unsere Zukunft.
Kennen Sie die Junioren-Organisation des ZVK? Hat Ihnen diese Initiative des Berufsverbandes schon direkt genutzt?	Ja, natürlich. Wir nutzen die Juniorenvertretung zum Treffen und Austauschen von Neuigkeiten mit anderen Schülervertretern.
Gibt es noch etwas, das Sie den Lesern diese Interviews mitteilen möchten?	Traut Euch, Euren Weg selbst zu bestimmen!

7.5 Der Übergang ins Berufsleben

Gönnen Sie sich am Ende der Ausbildung (vielleicht gemeinsam mit ihren Lehrern) einige Momente, in denen Sie die Ausbildung nochmals Revue passieren lassen. Die vergangenen 3 Jahre und vor allen Dingen das Examen waren möglicherweise sehr anstrengend. Aber es gab auch viel Spaß und es gibt - für die meisten jedenfalls - das Gefühl, sich für einen wunderbaren Beruf entschieden zu haben. Er wird von Ihnen menschlich und fachlich im Kontakt mit Patienten verantwortungsvolles Handeln fordern und Ihnen viel Selbstständigkeit und Eigenverantwortlich bieten.

> *Vorschlag: Überlegen Sie einmal, warum Sie sich vor drei Jahren eigentlich für die physiotherapeutische Ausbildung entschieden haben.*
> *Welches Bild von Physiotherapie hatten Sie damals – und wie stellt es sich heute für Sie dar?*

Beginnt jetzt der Fort- und Weiterbildungsmarathon?

Der am Ende der Ausbildung etwas erschöpfte, aber im Hinblick auf die nahende Patientenarbeit sehr motivierte Schüler erfährt: „Jetzt geht das Lernen erst richtig los“, und das, obwohl er gerade drei harte Jahre hinter sich gebracht hat und jetzt erst einmal gerne in die Patientenarbeit eintauchen möchte. Er wird verwiesen auf eine „Pflicht“, an vielen Fort- und Weiterbildungen teilzunehmen (Auseinandersetzung mit diesen Begrifflichkeiten vgl. Schämann 2001). Er erfährt, dass das mit sehr hohen Kosten verbunden sein wird, Kosten, die seinem Therapeutengehalt nicht gerade entsprechen. Es stellt sich die Frage, ob das wirklich so sein muss, oder ob sich die Berufsgruppe selbst soziale Normen geschaffen hat, die jeden Einzelnen in die Rolle des fort- und weiterbildungswilligen Physiotherapeuten drängt.

> *Vorschlag: Diskutieren Sie, welche Gründe der enorme Fort- und Weiterbildungsdrang der Physiotherapeuten haben könnte.*

Physiotherapeuten zeigen eine hohe intrinsische Motivation bei der Nachfrage nach Fort- und Weiterbildungskursen. In den ersten fünf Jahren nach der Ausbildung ist sie besonders groß (Schämann 2001). Als motivationale Faktoren für die Teilnahme an Fortbildungen im Jahre 1999 wurden in knapp 90% der untersuchten Fälle „Erweiterung des Wissens“ und „Verbesserung der Therapie“ angegeben, nur in 10% wurde entweder „Höherbezahlung“ oder „Aufstieg“ angeführt.

Als generelle, Berufsgruppen unabhängige Ziele für eine Teilnahme an Fort-/Weiterbildungen können folgende Punkte gelten:

- deutliche Qualifikationssteigerung
- Vertiefung beruflicher Identität
- Förderung und Vertiefung beruflicher Kenntnisse und Fertigkeiten
- Herausbildung spezifischer fachlicher Entscheidungs- und Handlungskompetenz
- Bewerkstelligung des Theorie-Praxis-Transfers

Gerade die immens wachsende Bedeutung der beruflichen Weiterbildung im Kontext des lebenslangen Lernens und die damit steigende Nachfrage nach entsprechenden Kursen führt dazu, dass immer mehr private Anbieter auf den Weiterbildungsmarkt drängen. Somit stehen diese privaten Unternehmen in direkter Konkurrenz zueinander und kämpfen um die Marktanteile. Für „frisch gebackene“ Physiotherapeuten, aber auch für bereits berufserfahrene Therapeuten ist es nicht immer leicht, in der Fülle des Angebots sicher qualitativ gute von weniger guten Angeboten zu unterscheiden.

Die berufliche Weiterbildung in der Physiotherapie wird heute von den Berufsangehörigen selbst für stark verbesserungswürdig gehalten, und eine vermehrte Qualitätssicherung über eine Vergleichbarkeit von Curricula und Abschlüssen wird gefordert. Zurzeit wird versucht, Mindeststandards zu erarbeiten und mögliche Lizenzierungsverfahren anzustreben.

> *Fragen Sie sich einmal, warum Sie vielleicht besonders viel „Lust“ darauf haben, in die eine oder andere Fortbildungsrichtung zu tendieren – welche beeinflussenden Parameter gibt es und wie sehr prägen diese Ihre berufliche Karierreplanung?*

Langweilig wird es Ihnen nicht!

Die Physiotherapie befindet sich in einem Stadium, von dem aus sie sich rasant weiterentwickelt bzw. weiterentwickeln muss. Die wissenschaftliche Untermauerung des physiotherapeutischen Handelns, die beginnende Auseinandersetzung mit physiotherapeutischen und medizinischen Modellvorstellungen, der Versuch einer Definition der Physiotherapie, das Bemühen, die Physiotherapie in ihren gesamtgesellschaftlichen und gesundheitssystembezogenen Zusammenhängen zu beleuchten, die

Modifikation medizinischer Leistungen etc. sind nur einige Bereiche dieser Entwicklungsprozesse und neuen Denkansätze. Sowohl Schüler wie auch Studierende der Physiotherapie gehören zu den Mitgestaltern der physiotherapeutischen Zukunft. Jeder Einzelne ist ein verantwortungsvoller Multiplikator für das Bild von Physiotherapie, das in Zukunft in die Gesellschaft getragen bzw. dort repräsentiert wird. Jeder Einzelne ist also maßgeblich mit daran beteiligt, das „standing" oder „image" der Physiotherapie immer mehr zu verbessern. Jeder hat also auch die Rolle eines Botschafters in Sachen Physiotherapie!

> *Ich wünsche Ihnen hierbei das entsprechende Quentchen Glück und sehr viel Freude an dem Beruf, der Sie hoffentlich ausfüllt und langfristig begeistern wird!*

Literatur

Bandura A. Lernen am Modell. Ansätze zu einer sozial-kognitiven Lerntheorie. Stuttgart: Klett; 1976

Bielefeld J. Körpererfahrung. Grundlagen menschlichen Bewegungsverhaltens. Göttingen/Toronto/Zürich: Hogrefe; 1991

Bloom SB et al. Taxonomien von Lernzielen im kognitiven Bereich. 5. Auflage. Weinheim/Basel: Beltz; 1986 (original 1956)

Cott CA, Finch E, Gasner D, Yoshida K, Thomas SG, Verrier MC. The Movement Continuum of Physical Therapy. Physiotherapy Canada. Spring 1995;47:87-95

Davc RII. Einc Taxonomie pädagogischer Ziele und ihre Beziehung zur Leistungsmessung. In: Ingenkamp K, Masolek T, Hrsg. Möglichkeiten und Grenzen der Testanwendung in der Schule. Weinheim/Basel: Beltz; 1968, 225-239

Deutsche UNESCO-Kommission (Hrsg). Lernfähigkeit: Unser verborgener Reichtum. UNESCO-Bericht zur Bildung für das 21. Jahrhundert. Berlin: Luchterhand; 1997

Dohmen G. Das Lebenslange Lernen. Leitlinien einer modernen Bildungspolitik. Bonn: BMBF; 1996

Edelmann W. Lernpsychologie. Eine Einführung. 4. Auflage Weinheim: Beltz, Psychologie-Verlags-Union; 1994

González J, Wagenaar R (Hrsg.). Tuning Educational Structures for Europe. Final Report Phase One. Spanien (Universidad de Deusto). RGM, SA; 2003

Higgs J, Jones M. Clinical reasoning in the Health Professions. Oxford: Butterworth Heinemann; 1995

Higgs J, Jones M. Clinical reasoning in the Health Professions 2nd ed. Oxford: Butterworth Heinemann; 2000

Higgs J, Refshauge K, Ellis E. Portrait of the Physiotherapy Profession. Journal of interprofessional care. 2001;15(1)

Hislop HJ. The not so impossible dream. Physical Therapy. 1975;55-10:1069-1080

Hüter-Becker A. Ein neues Denkmodell für die Physiotherapieausbildung, Zeitschrift Krankengymnastik. 1997;4:565-568

Hüter-Becker A. Von der Heilgymnastik zur Krankengymnastik – Meilensteine einer Entwicklung. Zeitschrift Krankengymnastik. 1998;3:456-466

Hüter-Becker A. 50 Jahre Berufspolitik: 1949-1999. Zeitschrift Krankengymnastik. 1999:1679-1686

Korte H, Schäfers B (Hrsg.), Einführung in Hauptbegriffe der Soziologie. Opladen: Leske+Budrich; 2000

Krapp A. Lernstrategien: Konzepte, Methoden und Befunde. Unterrichtswissenschaft. Zeitschrift für Lernforschung. 1993;21:291-311

Krathwohl D. et al. Taxonomien von Lernzielen im affektiven Bereich. Weinheim/Basel: Beltz; 1975 (Original 1964)

Metzger Ch. Lernstrategien. Wie fördern Lehrer das selbständige Lernen? Zeitschrift für Berufs- und Wirtschaftspädagogik. 1989;61:344-359

Metzger Ch. Lebenslanges Lernen unter Berücksichtigung von Lernstrategien. In: Achtenhagen F,

Mitteilungen des Zentralverbandes. Zeitschrift für Krankengymnastik. 2003: 1045-1047

Lempert W, Hrsg. Lebenslanges Lernen im Beruf – seine Grundlegung im Kindes- und Jugendalter. Band 4: Formen und Inhalte von Lernprozessen. Opladen: Leske + Budrich; 2000

Saarinen-Rahiika H, Binkley JL, Hayes SH. Problem-based learning in physical therapy: A review of the literature and overview of the McMaster University experience / Commentary / Response. Physical Therapy. 1998;2:195-211

Schämann A. Entwicklung und Veränderung des Fort- und Weiterbildungsverhaltens von PhysiotherapeutInnen. Unveröffentlichte Diplomarbeit im Institut für Medizin und Pflegepädagogik, Humboldt Universität zu Berlin; 2001

Schämann A. Physiotherapieforschung im internationalen Vergleich. Zeitschrift fur Krankengymnastik. 2002;8

Schämann A. Zur Bedeutung einer Forschungsstiftung im Kontext des Professionalisierungsprozesses der Physiotherapie. Zeitschrift für Krankengymnastik. 2003;10

Scherfer E. Evidenzbasierte Praxis in der Physiotherapie – Bedrohung oder Chance. Zeitschrift für Physiotherapie. 2001;6

Schewior-Popp S. Krankengymnastik und Ergotherapie: Eine exemplarische Studie zur Entwicklung von Professionalisierungsprozessen und Ausbildung in den Berufen des Gesundheitswesens. 2. unveränderte Auflage. Idstein: Schulz-Kirchner; 1999

Schewior-Popp S. Handlungsorientiertes Lehren und Lernen in Rehabilitationsberufen. Stuttgart/New York: Thieme; 1998

Siegrist J. Medizinische Soziologie. 4. Auflage. München/Wien/Baltimore: Urban & Schwarzenberg; 1988

Strohschein J, Hagler P, May L. Assessing the need for change in clinical education practices. Physical Therapy 2002;2:160-172

WCPT, Description of Physical Therapy, WCPT 1999

Weber M. Soziologische Grundbegriffe. 6. erneut durchgesehene Auflage. Tübingen: J.C.B. Mohr (Paul Siebeck); 1984

WHO, International Classification of Functioning, Disability and Health: Genf: WHO; 2001

Wilker F-W, Bischoff C, Novak P (Hrsg.) Medizinische Psychologie & Medizinische Soziologie. 2. Auflage. Nördlingen: Urban & Schwarzenberg; 1994

Internetadressen

www.ergotherapie-dve.de
www.verband-der-podologen.de
www.hp-berufschule.de (Heilpraktiker)
www.logopaedie.ch
www.ot-forum.de (Orthopädietechnik)

Ein Arbeitsvertrag regelt gegenseitige Rechten und Pflichten

8 Rechtliche Grundlagen des Berufes des Physiotherapeuten

Sorgfaltspflicht: fahrlässig handelt, wer im Umgang mit Patienten die erforderliche Sorgfalt außer Acht lässt

Physiotherapeutische Leistungen dürfen nur nach ärztlicher Verordnung erbracht werden

In Betrieben mit mehr als zehn Mitarbeitern gilt ein besonderer Kündigungsschutz

8 Rechtliche Grundlagen des Berufes des Physiotherapeuten

Matthias Westerholt

8.1 Masseur- und Physiotherapeutengesetz

Die Ausübung der Physiotherapie (Krankengymnastik) ist ein staatlich anerkannter Beruf. Die Berufsbezeichnung „Physiotherapeut" bzw. „Physiotherapeutin" ist gesetzlich geschützt. Nur wer die Anforderungen des Gesetzes über die Berufe in der Physiotherapie (Masseur- und Physiotherapeutengesetz – MPhG) erfüllt, darf sich Physiotherapeut bzw. Physiotherapeutin nennen. Voraussetzung ist die staatliche Anerkennung. Diese wird nach erfolgreich abgeschlossener dreijähriger Ausbildung an einer Fachschule erteilt. Allerdings erhält nur derjenige die staatliche Erlaubnis (Anerkennung), der zuverlässig und körperlich sowie geistig tatsächlich in der Lage ist, den Beruf auszuüben. Einschlägige Vorstrafen (Körperverletzung, Diebstahl) oder körperliche Leiden (ansteckende Krankheiten) können, müssen aber nicht zur Verweigerung der Anerkennung oder zur späteren Aberkennung führen. Die näheren Einzelheiten der Ausbildung regelt die Ausbildungs- und Prüfungsordnung für Physiotherapeuten (PhysTh-AprV).

Neben den anderen Berufsgruppen im Gesundheitswesen (Ärzte, Pfleger, andere Therapeuten) haben Physiotherapeuten die Aufgabe,

„ ... durch Anwenden geeigneter Verfahren der Physiotherapie in Prävention, kurativer Medizin, Rehabilitation und im Kurwesen Hilfen zur Entwicklung, zum Erhalt oder zur Wiederherstellung aller Funktionen im somatischen und psychischen Bereich zu geben und bei nicht rückbildungsfähigen Körperbehinderungen Ersatzfunktionen zu schaffen" (§ 8 MPhG).

Unterstützt wird die Arbeit der Physiotherapeuten – mit Unterschieden bei den verschiedenen Fachrichtungen – durch Verbände, Interessenvereinigungen oder selbstorganisierte Gruppen. Hauptvertretung ist der ZVK – Zentralverband der Physiotherapeuten / Krankengymnasten e.V. in Köln (www.zvk.org). Über diesen, die dazugehörigen Landesverbände sowie über Kooperationen mit anderen Interessenvertretungen und den angeschlossenen Weiterbildungseinrichtungen werden Fortbildungen, Stellungnahmen zu Gesetzen, Fachveranstaltungen oder die rechtliche Beratung in sozial- oder arbeitsrechtlichen Fragen organisiert. Als übergeordnete Interessenvertretung tritt der Verband für die Anerkennung, Wahrnehmung und Gewichtung des Berufs des Physiotherapeuten im Gesundheitswesen ein.

8.2 Physiotherapie als Heilberuf

Der Beruf des Physiotherapeuten ist, genauso wie die Berufe des Beschäftigungs- und Arbeitstherapeuten (Ergotherapeuten), des Logopäden, des Krankenpflegers, der Hebamme oder der technischen Assistenten, ein medizinischer Heilberuf. Seine Ausübung dient der berufsmäßigen *„Feststellung, Heilung oder Linderung von Krankheiten, Leiden oder Körperschäden beim Menschen"* (§ 1 Heilpraktikergesetz). Das hat das Bundesverfassungsgericht ausdrücklich festgestellt (Urteil vom 24.10.2002, 2 BvF 1/01).

Das Heilpraktikergesetz bestimmt außerdem, dass derjenige, der die Heilkunde ausüben will, ohne Arzt zu sein, eine Erlaubnis benötigt. Wer ohne Erlaubnis Krankheiten, Leiden oder Körperschäden berufsmäßig behandelt, kann bestraft werden, seine staatliche Anerkennung verlieren oder zum Schadensersatz verurteilt werden. Das gilt auch für Physiotherapeuten. Eine erfolgreich abgeschlossene Ausbildung und die staatliche Anerkennung als Physiotherapeut gelten nicht als „Erlaubnis zur Ausübung der Heilkunde". Dies ist zwar umstritten, derzeit aber herrschende Rechtsprechung. Das Verbot der Ausübung der Heilkunde für Physiotherapeuten ohne besondere Erlaubnis ergibt sich dabei daraus, dass es keine spezielle Erlaubnisnorm gibt. Die allgemeine Aufgabenbeschreibung in der Ausbildungsvorschrift des § 8 MPhG reicht dafür, wie dargestellt, nicht aus.

8.3 Notwendigkeit der ärztlichen Verordnung

Physiotherapeuten dürfen also nur dann physiotherapeutische Leistungen berufs- oder gewerbsmäßig erbringen, wenn zuvor ein „zugelassener Leistungsträger", also ein Arzt, diese Form der Heilbehandlung erlaubt oder verordnet hat. Ohne Rezept oder individuelle Verordnung ist die berufs- oder gewerbsmäßige Erbringung physiotherapeutischer Leistungen verboten.

Das gilt aber nur für die Erbringung von Heilbehandlungen, also die berufs- oder gewerbsmäßige Behandlung von Krankheiten, Leiden oder Körperschäden. Was dazu gehört, ist rechtlich umstritten. Sobald jedoch die Behandlung der Linderung tatsächlicher Beschwerden dient oder ärztliche Fachkenntnisse voraussetzt (Infusionen, manuelle Behandlungsformen, körperliche Belastungen), handelt es sich um eine (echte) Heilbehandlung. Diese muss stets ärztlich verordnet werden, auch dann, wenn es sich um typische physiotherapeutische Leistungen handelt. Auch die Fußreflexzonenmassage, die Übung im Bewegungsbad oder das einfache Sensibilisieren gelähmter Körperteile muss, da es sich um Maßnahmen zur Linderung von Beschwerden handelt, als Heilbehandlung ärztlich verordnet werden, bevor der Physiotherapeut mit seiner Arbeit beginnen darf. Ausgenommen sind lediglich bagatellartige Maßnahmen, die jedermann ausüben kann, ohne dass eine erkennbare Gefahr des Behandelten besteht (Mückenstich, Eisbeutel).

Nicht zu den Heilbehandlungen zu zählen (und daher ohne ärztliche Verordnung möglich) sind reine Präventionsmaßnahmen, also Behandlungen, die in keinem erkennbaren Zusammenhang zu echten Beschwerden stehen. Fitnesskurse, Bewegungsstunden oder präventive Beratungsleistungen dürfen von Physiotherapeuten auch ohne ärztliche Verordnung angeboten und abgerechnet werden. Voraussetzung ist jedoch vorhandene Fachkenntnis. Bei ausgebildeten Physiotherapeuten wird sie vorausgesetzt. Erlaubnisfreie Behandlungen, die durchgeführt werden ohne die Fähigkeit, die entsprechende Leistung ordnungsgemäß zu erbringen, können zu Aberkennung der staatlichen Anerkennung oder Bestrafung führen.

Eine ärztliche Verordnung ist an drei Bedingungen geknüpft. Die Erbringung der physiotherapeutischen Leistung setzt neben der ausdrücklichen, möglichst schriftlichen, Anweisung des Arztes (Rezept) voraus, dass der Patient damit einverstanden ist, dass eine „medizinische Hilfsperson" die Heilbehandlung durchführt und dass der Physiotherapeut fachlich in der Lage ist, die Leistung ordnungsgemäß zu erbringen. Davon muss der Arzt sich überzeugen und, vor allem bei Zweifeln, die Erbringung der Leistung überwachen. Sonst kann er sich strafbar machen und muss für etwaige Schäden haften. Dasselbe gilt auch für den Physiotherapeuten, der Leistungen erbringt ohne für die ordnungsgemäße Erbringung fachlich ausreichend geeignet zu sein.

8.4 Möglichkeiten der beruflichen Betätigung

8.4.1 Freie Praxis

Physiotherapeutische Leistungen werden zu einem großen Teil in „freien Praxen" angeboten und erbracht. Inhaber der „freien Praxis" können eine einzelne Person, ein Zusammenschluss mehrerer Personen oder eine juristische Person sein. Diese sind als selbstständige Unternehmer verantwortlich für die Einhaltung aller bestehenden rechtlichen Vorgaben. Im Gegensatz zur Einzelpraxis, in der allein und ausschließlich der Inhaber haftet, wird eine Gemeinschaftspraxis als eigenes Unternehmen von mehreren Inhabern betrieben. Gemeinschaftspraxen können dabei als Gesellschaft bürgerlichen Rechts oder als Partnerschaftsgesellschaft betrieben werden. Bei der Partnerschaftsgesellschaft, die im Partnerschaftsregister beim örtlichen Amtsgericht eingetragen wird, kann die Haftung auf den jeweils handelnden Physiotherapeuten beschränkt werden. Eine Mischform stellt die Praxisgemeinschaft dar. Hier arbeiten mehrere Physiotherapeuten unter einem Dach zusammen, ohne rechtlich miteinander verbunden zu sein. Rechtlich und steuerlich handelt es sich dabei um selbstständige Unternehmen, die lediglich gemeinsam die Räume, das Personal und die technische Ausstattung einer Praxis nutzen. Jeder Mitinhaber wird dabei einzeln versteuert und muss eine eigene Kassenzulassung haben. Schließlich kann eine Praxis auch als juristische Person, in der Regel als Gesellschaft mit beschränkter Haftung (GmbH), betrieben werden. Bei größeren Praxen oder Gesundheitszentren oder dann, wenn besondere (Kapital-)Beteiligungen an der Praxis gewünscht sind, erscheint eine solche Gesellschaftsform sinnvoll. Der größte Nachteil dabei ist die für eine GmbH geltende Gewerbesteuerpflicht. Physiotherapeuten müssen nämlich in der Regel keine Gewerbesteuer zahlen. Bei Kooperationen mit Ärzten oder anderen Anbietern (Fitnesszentren, Wellnessbereichen o.Ä.) oder bei der Übernahme, dem Kauf oder der Miete einer Praxis sind vielfältige Rechtsfragen zu beachten, auf die hier nicht näher eingegangen werden kann.

Neben den rechtlichen Vorgaben zur Arbeitssicherheit, zur Versicherung oder zur Ausstattung der Räume müssen für freie Praxen auch die Vorgaben der gesetzlichen Krankenkassen eingehalten werden. Privat versicherte Patienten rechnen selbst mit ihrer Krankenkasse ab und müssen in der Regel keinerlei Vorgaben bei der Wahl der behandelnden Therapeuten einhalten. Behandlungen gesetzlich krankenversicherter Patienten werden dagegen vom Praxisinhaber direkt mit den jeweiligen Krankenkassen, über die örtlichen kassenärztlichen Vereinigungen abgerechnet. Das ist aber nur möglich, wenn die Praxis als Leistungserbringer nach § 124 Sozialgesetzbuch Teil V zugelassen ist. Danach wird zur Erbringung von Leistungen für die jeweiligen gesetzlichen Krankenkassen zugelassen, wer

- (1) die für die Leistungserbringung erforderliche Ausbildung sowie eine entsprechende zur Führung der Berufsbezeichnung berechtigende Erlaubnis besitzt,
- (2) über eine Praxisausstattung verfügt, die eine zweckmäßige und wirtschaftliche Leistungserbringung gewährleistet, und
- (3) die für die Versorgung der Versicherten geltenden Vereinbarungen anerkennt.

Eine zweijährige berufspraktische Erfahrung ist, im Gegensatz zu früher, nicht mehr zwingende Voraussetzung. Besondere Vereinbarungen nach (3) werden in Verträgen zwischen den Krankenkassen und den Verbänden getroffen. Dabei können auch berufspraktische Kenntnisse, Fortbildungen oder besondere Ausstattungsmerkmale eine Rolle spielen.

8.4.2 Angestellte Tätigkeit

Alternativ zum Betrieb einer freien Praxis kommt die angestellte Tätigkeit in einer freien Praxis, einer Rehabilitations-Einrichtung oder einem Krankenhaus in Betracht. Als abhängig beschäftigter Arbeitnehmer genießt man dabei einen umfassenden arbeitsrechtlichen Schutz. Neben der (zwangsweise erfolgenden) Einbindung in verschiedene Sozialversicherungssysteme (Kranken-, Pflege-, Renten-, Arbeitslosen- und Unfallversicherung) und der Zahlung von Lohn- und Kirchensteuer direkt durch den Arbeitgeber gehören dazu vor allem das Recht auf Urlaub, gesetzliche Begrenzungen der Arbeitszeit, ein besonderer Kündigungsschutz und besondere Schutzvorschriften bei Krankheit oder Schwangerschaft. Sonderregelungen gelten im Bereich des öffentlichen Dienstes (gemeindliche, städtische oder sonstige öffentlich-rechtliche Einrichtungen oder Krankenhäuser) oder in Betrieben mit kirchlicher Trägerschaft. Das gilt insbesondere im Bereich der Vergütung. Während im öffentlichen Dienst das monatliche Entgelt anhand von Lebensalter, Dauer der Betriebszugehörigkeit und Anzahl der Kinder tarifvertraglich festgelegt ist, muss die Vergütung außerhalb des öffentlichen Dienstes, also auch in privatisierten Krankenhäusern oder städtischen Eigenbetrieben, frei verhandelt werden. Allgemeinverbindliche Tarifverträge für die freien physiotherapeutischen Praxen sind bislang nicht bekannt.

8.4.3 Freie Mitarbeit

Eine weitere Möglichkeit der beruflichen Ausübung der Physiotherapie ist die Zusammenarbeit mit freien Praxen oder anderen Einrichtungen als freier Mitarbeiter. Im Rahmen eines Dienstvertrages ist der freie Mitarbeiter, im Gegensatz zum angestellten Arbeitnehmer, der persönlich abhängig vom Arbeitgeber ist, selbstständiger Unternehmer. Er muss sich selbst versichern und seine Arbeit versteuern, er genießt keinen besonderen Kündigungsschutz, braucht vom Inhaber der Praxis oder Einrichtung nicht bei der Krankenkasse gemeldet zu werden und muss seine Vergütung selbst aushandeln. Seine Arbeitszeit, sein Einsatzort und die Art seiner Tätigkeit richten sich danach, was zwischen ihm und dem Praxisbetreiber vertraglich vereinbart ist. Damit das Solidarsystem der gesetzlichen Sozialversicherung nicht umgangen wird durch den Einsatz von freien Mitarbeitern, die in Wirklichkeit abhängig beschäftigte Arbeitnehmer sind, bestimmt der Gesetzgeber, wann ein Mitarbeiter „frei" oder „abhängig" beschäftigt ist. Dabei kommt es auf die konkrete Arbeit und nicht auf den theoretischen Vertragstext an.

Nach § 7 Abs. 1 Sozialgesetzbuch Teil IV gilt: Beschäftigung ist die nichtselbstständige Arbeit, insbesondere in einem Arbeitsverhältnis. Anhaltspunkte für eine Beschäftigung sind eine Tätigkeit nach Weisungen und eine Eingliederung in die Arbeitsorganisation des Weisungsgebers.

Ein Mitarbeiter ist demnach nur dann ein freier Mitarbeiter, wenn er seine Arbeitszeit im Wesentlichen frei bestimmen kann, Ort und Dauer des Arbeitseinsatzes selbst festlegt und wirtschaftlich nicht abhängig ist vom Auftraggeber. Physiotherapeutische Mitarbeiter freier Praxen werden nur in Ausnahmefällen diese Bedingungen erfüllen, so dass hier grundsätzlich von abhängigen Beschäftigungsverhältnissen auszugehen ist. Stellt sich, insbesondere im Rahmen einer Sozialversicherungsprüfung, wie sie durch die zuständige Rentenversicherung regelmäßig durchgeführt wird, heraus, dass ein Mitarbeiter zu Unrecht als freier Mitarbeiter beschäftigt wurde, müssen für die vergangenen vier Jahre die Sozialversicherungsabgaben nachentrichtet werden. Dabei ist der Arbeitgeber verpflichtet, sowohl seine eigenen Anteile, als auch die Anteile des Arbeitnehmers zu begleichen. Eine Rückerstattungsforderung gegenüber dem Arbeitnehmer ist nur teilweise möglich. Zudem hat der freie Mitarbeiter die Möglichkeit, gerichtlich feststellen zu lassen, dass er in Wirklichkeit abhängig beschäftigt wird. Bestätigt sich das, muss er als fester Mitarbeiter weiter beschäftigt werden.

8.5 Arbeitsrecht

8.5.1 Arbeitsvertrag

Der Arbeitsvertrag regelt die gegenseitigen Rechte und Pflichten in einem Arbeitsverhältnis. Neben dem Inhalt der Arbeit, dem Entgelt (Lohn oder Gehalt) und dem Urlaub werden dort auch Fragen der Arbeitszeit, des Arbeitsortes, der Verschwiegenheit oder der Pausen geregelt. Ergänzt wird der Arbeitsvertrag durch Betriebsvereinbarungen und Tarifverträge. Allerdings gibt es für Physiotherapeuten, die in freien Praxen arbeiten, (noch) keinen Tarifvertrag. Lediglich für Beschäftigte des öffentlichen Dienstes gilt der Bundesangestelltentarifvertrag. Wichtiger Bestandteil des Arbeitsvertrages ist in der Regel auch die Vereinbarung einer Probezeit. Diese darf insgesamt nicht länger als sechs Monate betragen und bedeutet, dass in dieser Zeit mit einer Frist von zwei Wochen grundlos gekündigt werden kann. Eine „neue" oder „weitere" Probezeit über die Dauer von sechs Monaten hinaus ist nur bei einer völlig anderen Arbeitsaufgabe zulässig. Arbeitsverträge können befristet sein und sind es in der Regel auch. Das ist für maximal zwei Jahre möglich, wobei in dieser Zeit insgesamt nur viermal verlängert werden darf. Anschließend geht das Arbeitsverhältnis in ein unbefristetes Arbeitsverhältnis über. Bei Vorliegen eines sachlichen Grundes (Schwangerschaftsvertretung, Inventur) sind auch längere Befristungen möglich. Außerdem hat der Arbeitnehmer einen Rechtsanspruch auf einen schriftlichen Arbeitsvertrag.

8.5.2 Rechte und Pflichten im Gesundheitswesen

Im Gesundheitswesen dürfen nur Fachkräfte arbeiten. Hilfskräfte dürfen nur beschäftigt werden, wenn sie von einer Fachkraft angewiesen und überwacht werden. Bei Arbeiten, bei denen ein erhöhtes Infektionsrisiko besteht, dürfen nur Personen beschäftigt werden, die vor Beginn und während der Beschäftigung medizinisch untersucht wurden und werden. Medizinisches Gerät darf nur von Personen genutzt werden, die darin unterweisen wurden. Alle Mitarbeiter sind über die Maßnahmen zur eventuellen Immunisierung zu unterrichten. Den Mitarbeitern sind leicht erreichbare Handwaschplätze mit fließend warmem und kaltem Wasser, Direktspender mit hautschonenden Waschmitteln, Desinfektionsmittel für die Hände, Hautpflegemittel, Einweghandtücher und ausreichend Schutzausrüstung (Handschuhe, Gesichts- und Kopfschutz, Reinigungs- und Desinfektionsmittel) zur Verfügung zu stellen. Es muss spezielle Mitarbeitertoiletten geben. Fahrsichere Hebevorrichtungen und sonstige Hilfsmittel für das Heben und Umlagern von Patienten müssen vorhanden sein.

8.5.3 Arbeitszeit, Urlaub, Zeugnis

Grundsätzlich gilt, dass täglich (außer sonntags) nicht mehr als acht Stunden gearbeitet werden darf. Lediglich dann, wenn Mehrstunden in einem Zeitraum von sechs Wochen ausgeglichen werden, dürfen auch zehn Stunden täglich gearbeitet werden. In jedem Fall muss aber die tägliche Arbeitszeit durch Pausen unterbrochen werden. Pausen müssen bei einer Arbeitszeit von bis zu sechs Stunden mindestens 15 Minuten und bei einer Arbeitszeit von bis zu neun Stunden mindestens 45 Minuten betragen. Nach der Arbeit muss sich eine Ruhepause von mindestens elf Stunden anschließen. Für regelmäßige Nachtarbeit gelten besondere Vorschriften. Ausnahmen sind insbesondere im Gesundheitsbereich und im Rahmen von Schichtarbeitsplätzen möglich. Zur Arbeitszeit gehört auch die Umkleidezeit und der Weg von der Umkleidestelle zum Arbeitsplatz. Auch der Weg zwischen verschiedenen Einsatzorten (Hausbesuche) ist Arbeitszeit. Dasselbe gilt für Bereitschaftsdienste. Die entsprechende Bereitschaftszeit ist echte Arbeitszeit.

Es besteht ein gesetzlich geschützter Mindesturlaubsanspruch. Dieser beträgt in der freien Wirtschaft 24 Tage im Jahr. Der volle Urlaubsanspruch entsteht dabei aber erst nach einem halben Jahr Beschäftigung. Die zeitliche Lage des Urlaubs kann vom Arbeitgeber bestimmt werden. Er muss aber berechtigte Wünsche der Mitarbeiter berücksichtigen. Urlaub dient der Erholung und ist daher grundsätzlich nicht nachholbar. Er verfällt am Ende des Jahres. Mit dem Arbeitgeber kann eine Übergangsfrist bis zum 31. März des Folgejahres vereinbart werden. Das gilt im öffentlichen Dienst (bis zum 30. April) und im Rahmen von Tarifverträgen in jedem Fall. Anschließend ist der Urlaubsanspruch verwirkt. Eine Abfindung in Geld für nicht in Anspruch genommenen Urlaub gibt es nur dann, wenn dieser wegen der Beendigung des Beschäftigungsverhältnisses nicht in Anspruch genommen werden konnte. Neben dem Erholungsurlaub gibt es einen gesetzlichen Anspruch auf Bildungsurlaub. Dieser beträgt fünf Tage jährlich oder (gesammelt) zehn Tage alle zwei Jahre. Bedingung ist die Teilnahme an einer vom eigenen Bundesland anerkannten Fortbildung. Freie Tage aus besonderen Anlässen (Heirat, Tod naher Angehöriger, Behördengänge) unterliegen der freien Vereinbarung. Feste Regelungen gibt es nur im öffentlichen Dienst.

Nach Beendigung des Arbeitsverhältnisses oder auch zwischendurch hat man als Arbeitnehmer Anspruch auf ein Zeugnis, welches die Art der Beschäftigung und die erbrachte Leistung wahrheitsgemäß darstellen muss. Wer mit dem Zeugnis seines Arbeitgebers nicht einverstanden ist, kann gerichtlich die Verpflichtung zur Versendung eines ordnungsgemäßen Zeugnisses durchsetzen.

8.5.4 Beschäftigung von Schülern, Jugendlichen oder Praktikanten

Grundsätzlich gelten auch bei der Beschäftigung von Schülern, Jugendlichen und Praktikanten die normalen arbeitsrechtlichen Vorschriften. Im Rahmen des Jugendarbeitsschutzes gelten allerdings bestimmte Vorgaben für die Art, Dauer und die Zeit der Beschäftigung. So dürfen beispielsweise Jugendliche unter 14 Jahren nur mit leichten Aufgaben betraut werden. Die Entlohnung von Schülern und Praktikanten unterliegt der freien Vereinbarung.

8.5.5 Elternzeit, Erziehungsurlaub, Mutterschutz

Werdende und stillende Mütter haben besondere Rechte. Sie dürfen nicht im Stehen beschäftigt werden, müssen sich ausreichend ausruhen und zurückziehen können und dürfen nicht mit gesundheitsgefährdenden oder schweren Arbeiten betraut werden. Sechs Wochen vor der Geburt hat die Arbeitnehmerin das Recht, ganz von der Arbeit freigestellt zu werden. Sie darf arbeiten, muss aber nicht. Acht Wochen nach der Geburt besteht ein völliges Beschäftigungsverbot. Die Mitarbeiterin darf in dieser Zeit nicht arbeiten. Im Anschluss an den Mutterschutz haben die Eltern Anspruch auf Elternzeit (Erziehungsurlaub). Dieser darf insgesamt drei Jahre betragen, wobei Beginn und Ende vorher festgelegt werden müssen. Eine spätere Verlängerung oder Verkürzung ist nur bei Zustimmung des Arbeitgebers oder bei Vorliegen eines wichtigen Grundes möglich. Da die Mitarbeiterin während des Elternurlaubes Erziehungsgeld bekommt, kann sich ein Arbeitgeber eines kleinen Betriebs die Kosten der Entgeltfortzahlung während des Mutterschutzes von der Krankenkasse erstatten lassen. Solange eine Mitarbeiterin schwanger ist, darf ihr nicht gekündigt werden.

8.5.6 Teilzeitgesetz

Geringfügig oder nur in Teilzeit beschäftigte Mitarbeiter dürfen nicht ohne Grund schlechter behandelt werden als vergleichbare vollzeitbeschäftigte Arbeitnehmer. Einem teilzeitbeschäftigten Arbeitnehmer ist dabei Entgelt mindestens in dem Umfang zu bezahlen, der dem Anteil seiner Arbeitszeit an der Arbeitszeit eines vergleichbaren vollzeitbeschäftigten Arbeitnehmers entspricht. Jeder Arbeitgeber hat einen Arbeitsplatz, den er öffentlich oder innerhalb des Betriebs ausschreibt, auch als Teilzeitarbeitsplatz auszuschreiben, sofern sich der Arbeitsplatz dafür eignet. Kernstück des Teilzeitgesetzes ist jedoch, dass ein Arbeitnehmer, dessen Arbeitsverhältnis länger als sechs Monate bestanden hat, eine Verringerung seiner vertraglich vereinbarten Arbeitszeit verlangen kann, sofern der Arbeitgeber regelmäßig mehr als 15 Arbeitnehmer beschäftigt. Dabei muss der Arbeitnehmer die Verringerung seiner Arbeitszeit und den Umfang der Verringerung spätestens drei Monate vor deren Beginn geltend machen, wobei er gleichzeitig die gewünschte Verteilung der Arbeitszeit angeben soll. Die Geltendmachung bedarf keiner Form und kann daher auch mündlich erfolgen. Der Arbeitgeber hat sodann mit dem Arbeitnehmer die gewünschte Verringerung der Arbeitszeit mit dem Ziel der Einigung zu erörtern und mit ihm Einvernehmen über die von ihm festzulegende Verteilung der Arbeitszeit zu erzielen. Der Arbeitgeber ist verpflichtet, der gewünschten Verringerung der Arbeitszeit zuzustimmen und sie entsprechend den Wünschen des Arbeitnehmers zu verteilen, soweit nicht betriebliche Gründe entgegenstehen. Spätestens einen Monat vor dem gewünschten Beginn der Verringerung hat der Arbeitgeber dem Arbeitnehmer seine Entscheidung über die Verringerung der Arbeitszeit und ihre Verteilung mitzuteilen. Kommt es zu keiner Einigung, verringert sich die Arbeitszeit kraft Gesetzes in dem vom Arbeitnehmer gewünschten Umfang.

Der Arbeitgeber kann jedoch die neue Verteilung der Arbeitszeit jederzeit ändern, wenn das betriebliche Interesse an der Änderung das Interesse des Arbeitnehmers an der Beibehaltung erheblich überwiegt und der Arbeitgeber die Änderung dem Arbeitnehmer spätestens einen Monat vorher angekündigt hat. Eine erneute Verringerung der Arbeitszeit kann der Arbeitnehmer frühestens nach Ablauf von zwei Jahren verlangen. Hat ein teilzeitbeschäftigter Arbeitnehmer gegenüber dem Arbeitgeber den Wunsch nach einer Verlängerung seiner vertraglich vereinbarten Arbeitszeit angezeigt, so ist er bei der Besetzung entsprechender freier Stellen bei gleicher Eignung bevorzugt zu berücksichtigen, sofern nicht dringende betriebliche Gründe oder Arbeitszeitwünsche anderer teilzeitbeschäftigter Arbeitnehmer dem entgegenstehen. Der Arbeitgeber hat zudem im Rahmen des Möglichen dafür Sorge zu tragen, dass auch Teilzeitbeschäftigte an Aus- und Weiterbildungsmaßnahmen zur Förderung der beruflichen Bildung teilnehmen können.

8.5.7 Kündigung, Rechtsschutz

In Betrieben mit mehr als zehn Mitarbeitern gilt ein besonderer Kündigungsschutz. Dort darf nur bei Vorliegen eines besonderen Kündigungsgrundes unter Einhaltung der Kündigungsfrist gekündigt werden. In kleineren Betrieben muss dagegen lediglich die Kündigungsfrist eingehalten werden. Als Kündigungsgrund kommen personenbedingte (Krankheiten, mangelnde Qualifikationen), verhaltensbedingte (Diebstahl, Vertrauensbruch, Unpünktlichkeit, Arbeitsverweigerung) oder betriebliche (Betriebsschließung, schlechte wirtschaftliche Lage) Gründe in Betracht. Bei den betrieblichen Gründen muss zudem eine soziale Auswahl unter Beachtung der Punkte Dauer der Betriebszugehörigkeit, Alter, Unterhaltspflichten und ausgewogene Altersstruktur in der Abteilung vorgenommen werden. Bei den verhaltens- und personenbedingten Kündigungsgründen ist in der Regel eine vorherige Abmahnung notwendig. Die Kündigung muss schriftlich erfolgen und dem Arbeitnehmer zugehen. Wer sich gegen die Kündigung wehren will, muss innerhalb von drei Wochen Klage beim Arbeitsgericht erheben. Stellt sich im Laufe des gerichtlichen Verfahrens (wie es regelmäßig der Fall ist) heraus, dass das Arbeitsverhältnis zerrüttet ist, kann, unabhängig von der Frage der Berechtigung der Kündigung, das Arbeitsverhältnis bei Zahlung einer Abfindung aufgelöst werden. Die Höhe der Abfindung richtet sich dabei nach dem Einkommen und der Dauer der Betriebszugehörigkeit (1/2 Nettogehalt x Beschäftigungsjahre). Schließlich kann auch aus wichtigem Grund ohne Einhaltung einer Frist (fristlos) gekündigt werden. Dabei gelten hohe Anforderungen an die Kündigungsgründe. Der Arbeitgeber darf eine fristlose Kündigung aber nur innerhalb von zwei Wochen, nachdem er vom Kündigungsgrund erfahren hat, aussprechen.

8.6 Vertrag mit dem Patienten

Ganz unabhängig davon, wer letztlich de facto die durchgeführte Behandlung bezahlt (in der Regel Kranken- oder Rentenversicherung), wird zwischen dem Patienten und der Praxis, der Rehabilitations-Einrichtung oder dem Krankenhaus stets auch ein Behandlungsvertrag, ein Dienstvertrag abgeschlossen. Dadurch wird der Praxisinhaber oder Einrichtungsträger verpflichtet, den Patienten zu behandeln, während der Patient verpflichtet ist, die Behandlung zu bezahlen oder von der Krankenkasse bezahlen zu lassen. Maßnahmen bei Verletzung vertraglicher Nebenpflichten (Schadensersatz- oder Schmerzensgeldansprüche, Verspätungsschäden) werden im Rahmen dieses Dienstvertragsverhältnisses abgewickelt. Um die Bezahlung der Behandlungen muss sich der Praxis- oder Einrichtungsinhaber selbst kümmern. Neben der Abrechnung mit den gesetzlichen Krankenkassen muss er dafür sorgen, dass Privatpatienten die erstellten Rechnungen pünktlich und in voller Höhe bezahlen. Es gelten die allgemeinen Regelungen über Verjährung, Zinsen oder Üblichkeit der Vergütung.

8.7 Zivilrechtliche Haftung

8.7.1 Haftung aus dem Behandlungsvertrag

Der Behandlungsvertrag verpflichtet den Patienten zur Zahlung, in der Regel über die Krankenkasse, und den Leistungserbringer (Krankenhaus, Praxis) zur Behandlung. Neben der Behandlung an sich schuldet der Leistungserbringer aber auch eine ordnungsgemäße und fehlerfreie Behandlung. Erleidet der Patient durch die (fehlerhafte) Behandlung einen Schaden, ist der Leistungserbringer zum Schadensersatz verpflichtet, auch wenn der Schaden durch seine Erfüllungsgehilfen, die angestellten Physiotherapeuten, verursacht wurde. Leistungserbringer ist dabei entweder die Praxis (wenn es eine Gesellschaft ist), der Praxisinhaber (wenn er Alleininhaber ist) oder das Krankenhaus. Angestellte Physiotherapeuten haften selbst nur unter besonderen Voraussetzungen (siehe unten).

8.7.2 Haftung wegen unerlaubter Handlung

Ganz unabhängig von vertraglichen Beziehungen muss derjenige, der das Eigentum oder die Gesundheit eines anderen vorsätzlich oder fahrlässig schädigt, für den entstandenen Schaden aufkommen. Selbst wenn also der Behandlungsvertrag nicht mit der behandelnden Physiotherapeutin abgeschlossen wurde, haftet diese gegenüber dem Patienten, wenn sie dessen Gesundheit durch fehlerhafte Behandlung vorsätzlich oder fahrlässig beschädigt hat. Allerdings kann der geschädigte Patient seinen Schaden nur einmal geltend machen. Eine derartige „deliktische Haftung“ entsteht auch dann, wenn „Verrichtungsgehilfen“ den Schaden verursacht haben. Verrichtungsgehilfen sind Mitarbeiter, die einem Arbeitgeber bei der Erfüllung seiner sonstigen Pflichten helfen. Der Arbeitgeber haftet nur dann nicht deliktisch, also außerhalb eines Vertragsverhältnisses, wenn er den Verrichtungsgehilfen ordentlich ausgesucht und ausreichend überwacht hat.

8.7.3 Verletzung einer Sorgfaltspflicht

Derjenige handelt fahrlässig, der die im Umgang mit Patienten erforderliche Sorgfalt außer Acht lässt. Als Maßstab gilt das (erwartete) Verhalten einer gewissenhaften und sorgfältig arbeitenden Physiotherapeutin. Die entsprechenden Anforderungen sind von den Gerichten sehr detailliert festgelegt worden. Neben regelmäßiger Fortbildung gehören dazu auch der Austausch mit Kollegen, die Durchführung von Verbesserungsmaßnahmen bei aufgetretenen Fehlern und die Überwachung beauftragter Hilfskräfte. Folgende Sorgfaltspflichten gelten für Physiotherapeuten in jedem Fall:

- Behandlung nur nach ärztlicher Verordnung
- Beachtung ärztlicher Weisungen
- richtige Anwendung technischer Geräte
- besondere Sorgfalt mit Patienten im Bad oder in Packungen
- Beachtung der Risiken bei speziellen Maßnahmen (Hydrotherapie, Schlingentisch).

8.7.4 Verantwortlichkeit neben den Vorgesetzten

Der angestellte Arbeitnehmer haftet zwar möglicherweise selbst gegenüber den geschädigten Patienten. Er hat aber unter Umständen einen Befreiungsanspruch gegenüber dem Arbeitgeber. Ist ein Schaden eingetreten, weil der Arbeitnehmer vorsätzlich oder grob fahrlässig gehandelt hat, muss er auf jeden Fall selber zahlen. Eine Befreiung von seiner Schuld kann er dann nicht verlangen. Handelt der angestellte Physiotherapeut aber nur leicht oder normal fahrlässig und tritt der Schaden im Rahmen der normalen Arbeit auf, muss der Arbeitgeber den Schaden bezahlen. Jede andere Lösung wäre auch nicht interessengerecht. Kaum ein ausgebildeter Physiotherapeut würde das Risiko der Behandlung von Menschen gegen Entgelt übernehmen, wenn er voll für seine (leichten) Fehler haften müsste. Im Übrigen ist jeder Arbeitgeber gegen dieses Risiko versichert oder sollte es wenigstens sein.

8.7.5 Art und Umfang möglichen Schadensersatzes

Grundsätzlich sind alle eingetretenen Schäden zu ersetzen. Dazu gehören Schäden an Eigentum, Körper, Vermögen oder der Persönlichkeit. Allerdings müssen reine Vermögensschäden dann nicht ersetzt werden, wenn der Schaden nicht im Rahmen eines abgeschlossenen Behandlungsvertrages, sondern deliktisch entstanden ist. Das betrifft insbesondere Ersatz bzw. Zahlung folgender Kosten oder Entschädigungen:

- Heilungskosten
- Arzneimittel- und Kurkosten
- Verdienstausfall
- etwaige Erhöhungen von Beiträgen
- Renten
- Umschulungskosten
- Schmerzensgeld.

8.8 Strafrechtliche Haftung

8.8.1 Grundlagen des Strafrechts

Bestimmte Handlungen und Tätigkeiten von Erwachsenen und Jugendlichen ab 14 Jahren (Strafmündigkeit) werden mit Strafe bedroht. Je nach Delikt und den individuellen Umständen kann Freiheits- oder Geldstrafe verhängt werden. Sowohl die Gefängnis- als auch die Geldstrafe kann zur Bewährung ausgesetzt werden. Gegenstände (Computer, Geld, Waffen, Kfz), die zur Begehung benutzt wurden, können beschlagnahmt werden. Wird ein Kraftfahrzeug benutzt, kann auch ein Fahrverbot ausgesprochen werden. Das Nähere regelt das Strafgesetzbuch oder einzelne Strafvorschriften in verschiedenen Gesetzen. Eine mildere Form der Bestrafung ist das Bußgeld, welches für Vergehen in den verschiedensten Bereichen verhängt werden kann. So muss beispielsweise diejenige ein Bußgeld bezahlen, die sich „Physiotherapeutin" nennt, obwohl sie die staatliche Anerkennung nicht (mehr) hat, oder diejenige, die als Inhaberin einer Praxis zwingende Arbeitsschutzvorschriften nicht einhält.

Bestraft wird, wer einen strafbewehrten Tatbestand (die Tat) vorsätzlich erfüllt. Dabei wird unter Vorsatz sowohl die Absicht, als auch das billigende Inkaufnehmen verstanden. Bestimmte Delikte können auch fahrlässig begangen werden (Körperverletzung, Totschlag). Fahrlässig handelt, wer eine Sorgfaltspflicht verletzt, obwohl die Verletzung dieser Pflicht vermeidbar gewesen wäre. Trotz vorsätzlicher oder fahrlässiger Begehung einer Straftat ist diese nicht rechtswidrig, wenn ein Rechtfertigungsgrund vorliegt. Wer aus Notwehr, aufgrund eines Notstandes (Rettung eines höherwertigen Rechtsgutes) oder mit Einwilligung handelt, macht sich nicht strafbar. Das Ergebnis (Körperverletzung aus Notwehr, Sachbeschädigung, um Menschenleben zu retten) ist gewollt, eine zu missbilligende, strafbewehrte Handlung liegt nicht vor. Ist ein strafbewehrter Tatbestand vorsätzlich und rechtswidrig begangen worden, wird derjenige nicht bestraft, der schuldlos gehandelt hat. Wer schuldunfähig war, wer sich über die Tragweite seines Tun entschuldbar geirrt hat oder wer aufgrund eines übergesetzlichen Notstands (Leben nehmen, um Leben zu retten) gehandelt hat, kann unter Umständen entschuldigt sein und straffrei ausgehen.

Zuständig für die Bestrafung ist das Amtsgericht als Strafgericht. Ankläger ist der Staatsanwalt im Namen des Volkes. Dieser ist verpflichtet, belastende und entlastende Umstände zu prüfen. Der

Beschuldigte (vor Eröffnung des Verfahrens) oder Angeklagte (nach Eröffnung) kann sich durch einen Rechtsanwalt verteidigen lassen. In bestimmten Fällen (Strafandrohung über ein Jahr, Beschuldigter sitzt im Gefängnis, schwere Folgen bei Jugendlichen) muss ein Pflichtverteidiger beigeordnet werden. Opfer können sich durch einen Opferanwalt vertreten lassen und als Nebenkläger neben dem Staatsanwalt am Verfahren teilnehmen.

Verletzung der Schweigepflicht

Nach ß 203 des Strafgesetzbuches wird mit Freiheitsstrafe bis zu einem Jahr oder mit Geldstrafe bestraft, wer

„unbefugt ein fremdes Geheimnis, namentlich ein zum persönlichen Lebensbereich gehörendes Geheimnis oder ein Betriebs- oder Geschäftsgeheimnis, offenbart, das ihm als Arzt, Zahnarzt, Tierarzt, Apotheker oder Angehörigen eines anderen Heilberufs, der für die Berufsausübung oder die Führung der Berufsbezeichnung eine staatlich geregelte Ausbildung erfordert, anvertraut worden oder sonst bekannt geworden ist".

Allerdings wird ein Verstoß gegen diese Schweigepflicht der Physiotherapeuten nur auf Antrag verfolgt. Als Geheimnis sind alle Informationen anzusehen, von denen nur wenige Personen Kenntnis haben oder welche die Patienten aus nachvollziehbaren Gründen geheim halten wollen. Wichtig ist, dass die genannte Schweigepflicht allumfassend ist. Sie erstreckt sich auf alles, was dem Physiotherapeuten anvertraut wurde. Dazu gehören nicht nur alle dienstlichen Unterlagen (Befunde, Röntgenbilder oder OP-Berichte), sondern auch alle sonstigen (privaten) Informationen. Selbst wenn sie nicht den Patienten selber betreffen, aber geheim sind, unterliegen diese Informationen der Schweigepflicht.

In folgenden Fällen darf das Schweigen gebrochen werden:

- wenn man vom Patienten oder dessen rechtwirksamem Vertreter (Bevollmächtigten, Betreuer) entbunden wurde
- für gesetzlich vorgeschriebene Meldungen (Infektionsgefahren)
- für die gegenseitige Information von Ärzten und Krankenschwestern
- in Notfällen
- zur Wahrung eigener, berechtigter Interessen
- bei Anzeigen geplanter Straftaten
- für gesetzlich vorgeschriebene Mitteilungen an Sozialleistungsträger.

Kein generelles Informationsrecht besteht gegenüber Verwandten. Auch Eltern, Ehegatten oder Kinder dürfen nur dann Geheimnisse über den Patienten erfahren, wenn einer der vorgenannten Ausnahmefälle vorliegt. Gleichzeitig haben Physiotherapeuten das Recht, vor Gericht die Aussage zu verweigern, auch als Zeuge. Über die Entbindung von diesem Zeugnisverweigerungsrecht entscheidet grundsätzlich der Arzt.

Als weitere, im Rahmen einer Tätigkeit als Physiotherapeut relevante mögliche Delikte oder Straftaten sind zu nennen:

Checkliste

Hausfriedensbruch	Wer gegen den Willen des Berechtigten dessen Wohnung, Grundstück oder Zimmer betritt oder sich dort aufhält, kann auf Antrag wegen Hausfriedensbruch bestraft werden.
Verletzung des Briefgeheimnisses	Wer Briefe oder andere Schriftstücke, die für ihn nicht bestimmt sind, liest, kann bestraft werden. Voraussetzung ist, dass diese besonders gesichert, also etwa weggeräumt oder verschlossen waren.
Beleidigung	Wer ein negatives Werturteil über jemand anderen öffentlich fällt, macht sich wegen Beleidigung strafbar.
üble Nachrede	Wer herabwürdigende oder verächtliche Tatsachen über jemanden verbreitet, macht sich strafbar.
Verleumdung	Wer außerdem weiß, dass Tatsachen nicht wahr sind und sie dennoch verbreitet, kann darüber hinaus wegen Verleumdung bestraft werden.
Diebstahl	Wer eine fremde, bewegliche Sache einem anderen wegnimmt, um sie sich zuzueignen, wird wegen Diebstahl bestraft.
Unterschlagung	Wer eine fremde, bewegliche Sache, die ihm freiwillig gegeben wurde, verbraucht, verkauft oder verschenkt, macht sich wegen Unterschlagung strafbar.
Betrug	Einen Betrug begeht derjenige, der wissentlich einen anderen über eine Tatsache täuscht, um einen Vermögensvorteil zu erlangen.

Checkliste (Fortsetzung)

Untreue	Wegen Untreue wird derjenige bestraft, der das besondere Vertrauen des Geschädigten missbraucht, insbesondere indem er dessen Vermögen veruntreut.
Totschlag	Wer einen Menschen ohne Vorliegen eines Rechtfertigungsgrundes (Notwehr, Notstand) tötet, wird bestraft. Die Höhe der Strafe richtet sich dabei auch danach, ob die Tat vorsätzlich oder fahrlässig begangen wurde.
Mord	Die Tötung eines Menschen aufgrund eines speziellen Motivs wird als Mord gewertet und mit lebenslanger Freiheitsstrafe geahndet.

8.9 Sonstige Rechtsfragen

8.9.1 Heimrecht

Durch das Heimgesetz (HeimG) werden alte, pflegebedürftige oder behinderte Erwachsene, die in Heimen leben und sich selbst nicht wehren können, besonders geschützt. Für Kinder und Jugendliche gilt das Heimgesetz nicht. Für sie gelten andere, ähnliche Vorschriften. Der im Heimgesetz festgelegte besondere Schutz sieht Mindestanforderungen an die Gebäude und auch an die Mitarbeiter von Heimen vor. Auch Physiotherapeuten, die in Heimen angestellt sind oder für Heime arbeiten, unterliegen diesen Vorschriften zum besonderen Schutz von Heimbewohnern.

Was ist ein Heim?

Heime im Sinne des Heimgesetzes sind Häuser, Anlagen, Einrichtungen oder Anwesen, in denen Erwachsene dauerhaft leben, die alt, pflegebedürftig oder behindert sind. Nicht zu den Heimen zählen also Krankenhäuser oder Rehabilitations-Einrichtungen, in denen sich die Patienten nur vorübergehend aufhalten. Außerdem müssen für echte Heime Kosten entrichtet werden. Wer sich vom Pfarramt oder der Nachbarschaftshilfe ehrenamtlich versorgen und pflegen lässt, genießt nicht den besonderen Schutz durch das Heimgesetz. Dieser kommt nur diejenigen zu, die ihren Lebensabend in Häusern verbringen, die nach marktwirtschaftlichen Grundsätzen betrieben werden. Und schließlich sind Heime im Sinne des Heimgesetzes von Wechsel und Zahl ihrer Bewohner unabhängig. Bewohner gehen – das Heim besteht fort. Alters-Wohngemeinschaften fallen darum nicht unter den besonderen Schutz des Heimgesetzes. Betreute Wohnungen gelten dann als Heim im Sinne des Gesetzes, wenn die dort lebenden bedürftigen Menschen vertraglich verpflichtet sind, Verpflegung und Betreuungsleistungen bei ganz bestimmten Anbietern einzukaufen.

Der besondere Schutz

Heime müssen besondere Bauvorgaben erfüllen. Das Nähere regelt die Heimmindestbauverordnung. Sie bestimmt zum Beispiel, dass die Zimmer mindestens 12 m^2 groß, die Fußböden rutschfest sind und Handläufe in Treppenhäusern vorhanden sein müssen. Außerdem müssen alle Gemeinschaftsräume und Funktionsräume für alle Bewohner, notfalls mit einem Fahrstuhl, erreichbar sein.

Der Leiter des Heimes und alle dort beschäftigten Mitarbeiter müssen für die Arbeit mit alten, pflegebedürftigen oder behinderten Erwachsenen geeignet sein. Das Nähere regelt die Heimpersonalverordnung. Danach müssen Heimleiter besonders ausgebildet sein und dürfen nicht einschlägig vorbestraft sein. Alle anderen Mitarbeiter müssen für die jeweils ausgeübte Tätigkeit persönlich und fachlich geeignet sein. Das gilt insbesondere für alle betreuenden Tätigkeiten.

Jeder Heimbewohner hat das Recht auf einen schriftlichen Heimvertrag. Darin sind alle gegenseitigen Rechte und Pflichten zu regeln, insbesondere das Entgelt und dessen Höhe. Aus dem Vertrag muss sich genau ergeben, für welche Einzelleistungen welches Entgelt verlangt wird. Dadurch soll der (zukünftige) Bewohner die Möglichkeit erhalten, die Preise verschiedener Einrichtungen miteinander zu vergleichen. Außerdem darf das Entgelt nicht in einem Missverhältnis zur Leistung stehen, also nicht zu hoch sein für das, was das Heim bietet. Schließlich ist es untersagt, von Selbstzahlern für dieselbe Leistung ein höheres Entgelt zu verlangen. Sind die Leistungen des Heimes unzureichend oder ändert sich der Bedarf eines Bewohners (Rückstufung in andere Pflegeklasse) kann der Bewohner eine

Anpassung des Entgelts verlangen. Der Heimvertrag darf nur aus wichtigem Grund gekündigt werden. Das ist der Fall, wenn der Heimbewohner sein Entgelt nicht zahlt, den ordnungsgemäßen Heimbetrieb stört oder aufgrund einer Verschlechterung seines Gesundheitszustandes dort nicht mehr betreut werden kann. Grundsätzlich sollen Kündigungen die Ausnahme sein. Über die Rechte und Pflichten aus dem Heimvertrag muss das Heim die Bewohner umfassend informieren.

Die Heimbewohner sind berechtigt, beim Betrieb des Heimes mitzuwirken. Dazu wird ein Heimbeirat gebildet. Das Nähere regelt die Heimmitwirkungsverordnung. Danach wird in Heimen ab sechs Bewohnern ein einzelner Heimfürsprecher und in Heimen ab zwanzig Bewohnern ein Heimbeirat mit mindestens drei Mitgliedern gewählt. Dem Heimbeirat können auch externe Personen angehören, die nicht Heimbewohner sind. Der Heimbeirat hat aber lediglich ein Mitwirkungsrecht bei bestimmten Angelegenheiten. Echte Entscheidungen kann er nicht treffen. Er hat aber das Recht, von der Heimleitung informiert zu werden, und kann die Vorlage bestimmter Unterlagen verlangen. Die Heimleitung ist verpflichtet, Anmerkungen des Heimbeirates tatsächlich bei der Entscheidung zu erörtern.

Heime werden durch die Heimaufsicht überwacht. Diese genehmigt den Betrieb eines Heimes, prüft regelmäßig nach, ob alle Anforderungen eingehalten werden und nimmt Anzeigen über Unregelmäßigkeiten entgegen. Die Heimaufsicht kann den Betrieb schließen, bestimmte Maßnahmen (Fortbildungen, bauliche Veränderungen) verlangen oder die Beschäftigung einzelner Mitarbeiter verbieten. Das gilt auch für freie Mitarbeiter, die im Heim tätig sind. Schließlich überwacht die Heimaufsicht auch den richtigen Umgang des Heimes mit dem verwalteten Geld der Bewohner. Das Nähere regelt die Heimsicherungsverordnung.

Allen Mitarbeitern eines Heimes, also auch den freien, im Rahmen von Hausbesuchen dort arbeitenden Physiotherapeuten, ist es untersagt, von den Bewohnern für die Erfüllung ihrer Pflichten Geld oder andere Vorteile anzunehmen. Ausgenommen sind geringwertige Aufmerksamkeiten (Bargeld bis 5 EUR, Pralinen, Blumen). Für ihre Dienste werden der Heimleiter, die Altenpflegerin oder der Physiotherapeut ja schließlich bezahlt. Eine besondere Bezahlung für die normale Arbeit wird vom Gesetz verboten. Wer dagegen verstößt, riskiert seinen Arbeitsplatz und macht sich strafbar. Ausgenommen sind Vergütungen für besondere Leistungen (Einkäufe, sonstige Erledigungen). Einbezogen in dieses Verbot sind auch Erbeinsetzungen. Wer von einer betreuten Person im Testament bedacht wird, riskiert die Anfechtung dieser letztwilligen Verfügung. Ausnahme: der Mitarbeiterin war dieses nicht bekannt. Dann hat sie nicht im Bewusstsein der besonderen Belohnung besonders gut (oder besonders schlecht) gearbeitet.

8.9.2 Unterhalts-, Erb- und Angehörigenrecht

Die Familie steht unter dem besonderen Schutz des Staates. Dazu gehören neben den Eltern-Kind-Beziehungen auch alle sonstigen verwandtschaftlichen Beziehungen. Im Familienrecht werden deshalb besondere gegenseitige Unterhalts- und sonstige Unterstützungspflichten der Verwandten und Familienangehörigen untereinander geregelt. Grundkenntnisse dieser rechtlichen Beziehungen sind für Physiotherapeuten, die Ansprechpartner kranker und alter Menschen sind und mit deren Angehörigen zusammen arbeiten, wichtig.

Unterhaltsrecht

Eltern sind ihren Kindern gegenüber unterhaltspflichtig. Lebt die Familie unter einem Dach, wird Familienunterhalt geleistet. Dabei sind alle Familienangehörigen (auch die Kinder) verpflichtet, angemessene Bar-, Betreuungs- oder Arbeitsleistungen zu erbringen. Das gilt auch, wenn einzelne Familienangehörige krank oder pflegebedürftig fremduntergebracht sind. Lebt die Familie getrennt, leistet derjenige Elternteil, der mit den Kindern zusammenlebt, Unterhalt in Form von tatsächlicher Betreuung. Nur derjenige, der nicht mit den Kindern zusammenlebt, ist verpflichtet, Unterhaltsleistungen in bar zu leisten. Die Höhe ist abhängig von seinem Einkommen und dem Alter der Kinder. Wenn das Kind bei keinem Elternteil lebt, müssen beide Elternteile Unterhalt in bar leisten. Grundsätzlich besteht diese Unterhaltspflicht bis zum Ende der Erstausbildung der Kinder.

Ehegatten sind ebenfalls untereinander unterhaltspflichtig. Während des Zusammenlebens besteht grundsätzlich Anspruch auf Zahlung von Familienunterhalt. Danach ist der verdienende Ehegatte verpflichtet, an den anderen Ehegatten einen Teil des Einkommens abzugeben. Trennen sich die Eheleute, besteht die Pflicht, bis zur Einreichung des Scheidungsantrags Trennungsunterhalt und anschließend nachehelichen Unterhalt zu zahlen. Die Höhe und Dauer richtet sich nach den ehelichen Lebensverhältnissen. Allerdings besteht grundsätzlich die Pflicht zur Selbstversorgung. Nur wenn aus Gründen, die ihre Grundlage in der Ehe haben (Kinderbetreuung, verringerte Berufschancen), die Selbstversorgung nicht gewährleistet werden kann, besteht ein Unterhaltsanspruch. Ausnahme: der nicht verdienende Ehegatte kann aus Altersgründen, wegen Krankheit oder anderer Gebrechen oder Schwächen seiner körperlichen oder geistigen Kräfte keine Erwerbstätigkeit mehr ausüben. Dann besteht die Pflicht, Unterhalt zu zahlen, unter Umständen ein Leben lang.

Schließlich sind auch alle anderen in gerader Linie verwandten Personen gegenseitig zum Unterhalt verpflichtet, also auch die Kinder gegenüber ihren Eltern. In gerader Linie verwandt sind Personen, deren eine von der anderem abstammt. Allerdings ist die Unterhaltspflicht der Ehegatten vorrangig. Sozialämter, Pflegekassen und sonstige Leistungsträger gehen verstärkt dazu über, Kinder zu den Kosten der Krankenbehandlung oder Heimunterbringung ihrer Eltern heranzuziehen. Das ist grundsätzlich auch möglich. Allerdings gelten hier im Vergleich zu den Unterhaltspflichten gegenüber anderen Personen sehr hohe Freibeträge.

Erbrecht

Wenn jemand stirbt (Erblasser), geht sein gesamtes Vermögen auf einen anderen, den Erben, über. Erbe kann auch eine Gruppe von Personen sein (Erbengemeinschaft). Erben heißt, gewisse Rechte und Pflichten zu akzeptieren. Wer das Erbe nicht annehmen will, kann es, nachdem er vom Erbfall erfahren hat, innerhalb einer bestimmten Frist ausschlagen. Wer Erbe wird, ist gesetzlich festgelegt. Zunächst erben die Kinder und die Ehegatten, anschließend die Eltern, danach die Geschwister. Sind diese bereits verstorben oder schlagen das Erbe aus, treten deren Kinder an ihre Stelle. Allerdings kann man durch ein Testament jemand andern als Erben einsetzen. Ehegatten und Kinder, die durch ein Testament als Erben ausgeschlossen sind, können einen Pflichtteil geltend machen. Wer nicht Erbe werden, aber einen einzelnen Vermögensgegenstand bekommen soll, kann als Vermächtnisnehmer im Testament bedacht werden. Er hat dann gegen den Erben einen entsprechenden Herausgabeanspruch.

Ein Testament muss handschriftlich verfasst und unterschrieben sein. Es kann beim Amtsgericht in die amtliche Verwahrung gegeben werden. Dadurch wird sichergestellt, dass es im Fall des Todes vorliegt. Ein Testament kann auch beim Notar beurkundet werden. Dann gilt es nach dem Tod sofort als Erbschein, also als Beweis für die Erbenstellung des Begünstigten. In allen anderen Fällen können Erben ihre ererbte Rechtsstellung erst nachweisen, wenn das Nachlassgericht einen Erbschein ausgestellt hat. Das kann dauern. Darum ist es wichtig, für den Fall des Todes Vollmachten auszustellen. In Notfällen kann ein Testament auch unter Zeugen oder im Beisein des Bürgermeisters aufgenommen werden.

Rechte der Angehörigen

Ehegatten, Kinder und Verwandte in gerader Linie haben ein Recht auf Auskünfte über den Gesundheitszustand eines Patienten. Allerdings kann dieser dieses Recht einschränken oder sogar ganz ausschließen. Verbietet der Patient die Weitergabe von Informationen an bestimmte Personen, sind alle beteiligten Fachkräfte, also auch die Physiotherapeuten, daran gebunden. Eine Vollmacht, für den Patienten Entscheidungen zu treffen, haben die Angehörigen zunächst nicht. Diese muss gesondert, in Form von Vorsorgevollmachten oder Patientenverfügungen, erteilt werden. Stirbt ein Patient, haben Kinder, Ehegatten oder andere Verwandte erst dann das Recht, Gegenstände herauszuverlangen, wenn sie ihre Erbenstellung nachgewiesen haben. Das geschieht durch ein notarielles Testament oder einen Erbschein.

8.9.3 Arbeitsschutzrecht

Der Arbeitsschutz hat in den letzten Jahren eine starke Veränderung erfahren. Viele spezielle Vorschriften zum Schutz abhängig beschäftigter Mitarbeiter sind neu geschaffen worden. Dazu gehören die Verordnungen über Anforderungen an Bildschirmarbeitsplätze, die Verordnung über das Heben und Tragen oder die Verordnung über die notwendige persönliche Schutzausrüstung. Außerdem sind alle Betriebe, Praxen oder Büros verpflichtet, eine Fachkraft für Arbeitssicherheit und eventuell auch einen Betriebsarzt zu beschäftigen oder einen entsprechenden Betreuungsvertrag mit einem Arbeitssicherheitsunternehmen abzuschließen. Daneben überwachen die Berufsgenossenschaften, bei denen alle Arbeitnehmer gegen Arbeitsunfälle versichert sind, den Arbeitsschutz in den Betrieben. Zuständige Berufsgenossenschaft für Physiotherapeuten ist die Berufsgenossenschaft Gesundheitsdienst und Wohlfahrtspflege. Diese erstellt Unfallverhütungsvorschriften, berät und überwacht Betriebe und bietet Schulungen und Fortbildungen an. Der Arbeitgeber ist verpflichtet, die für die Mitarbeiter geltenden Unfallverhütungsvorschriften zur Verfügung zu stellen, indem er sie beispielsweise aushängt. Ab einer bestimmten Betriebsgröße ist er verpflichtet, Sicherheitsbeauftragte zu beschäftigen. Angestellte Physiotherapeuten sind verpflichtet, alle Arbeitssicherheitsmaßnahmen des Arbeitgebers zu unterstützen, seinen Anweisungen zu folgen und die notwendige persönliche Schutzausrüstung auch wirklich zu tragen.

Spezielle Vorschriften gelten für den Bereich des Strahlenschutzes, der Bekämpfung von Seuchen und im Arzneimittelbereich. Während das Infektionsschutzgesetz vorschreibt, welche Krankheiten gemeldet werden müssen, legen die Strahlenschutz- und die Röntgenverordnung den Umgang mit gefährlichen Strahlen fest. Insbesondere beim Umgang mit Röntgenvorrichtungen sind spezielle Schutzvorschriften zu beachten. Herstellung, Vertrieb und Umgang mit Arzneimitteln ist im Arzneimittelgesetz besonders geregelt.

8.9.4 Betreuungsrecht, Vollmachten

Alte, pflegebedürftige oder geistig beeinträchtigte Erwachsene können unter Betreuung gestellt werden. Diese früher „Entmündigung" genannte Betreuung bedeutet, dass statt des Betreuten oder neben diesem ein anderer (Rechtsanwalt, Verwandter, Berufsbetreuer, Betreuungsverein) für die Wahrnehmung seiner rechtlichen Angelegenheiten zuständig ist. Pflegerische Aufgaben haben Betreuer nicht. Die Betreuung kann je nach Bedarf für alle Bereiche oder nur für bestimmte Angelegenheiten (Vermögen, Gesundheit, Aufenthalt) gelten. Über die Betreuung entscheidet das Vormundschaftsgericht nach Anhörung des Betroffenen und einer ärztlichen Stellungnahme. Der Betreuer muss regelmäßig über seine Arbeit berichten. Außerdem ist das Gericht verpflichtet, regelmäßig zu prüfen, ob eine Betreuung weiterhin erforderlich ist. Der Betreuer ist verpflichtet, Kontakt zum Betreuten zu halten und die Angelegenheiten ausschließlich im Interesse des Betreuten zu regeln. Handelt er dem zuwider, kann er ausgewechselt werden. Bei bestimmten Angelegenheiten (ärztliche Untersuchungen, Haushaltsauflösung oder Geschäfte im Wert von mehr als EUR 2.500) braucht er eine Zustimmung des Vormundschaftsgerichts.

Wer aus gesundheitlichen oder geistigen Gründen nicht mehr in der Lage ist, seine rechtlichen Angelegenheiten selbst zu regeln, kann auch jemand anderes bevollmächtigen. Dafür kann er die Generalvollmacht wählen, die notariell beurkundet werden muss und dem Vollmachtinhaber allumfassende Kompetenz überträgt, oder die Einzelvollmacht. Diese kann formlos für einzelne Geschäfte (Kontovollmacht, sonstige Einzelvollmacht) erstellt werden. Wer für den Fall vorsorgen will, dass er krank oder hilfsbedürftig wird, kann im Rahmen einer Vorsorgevollmacht bestimmen, dass die Vollmacht erst dann gilt, wenn er selbst krank oder hilfsbedürftig ist. Eine besondere Form dieser Vorsorgevollmacht ist die Patientenverfügung. Darin bestimmt der zukünftige Patient, ob lebensverlängernde oder lebensrettende Maßnahmen durchgeführt werden sollen oder nicht. Eine solche Verfügung ist von den Ärzten ernsthaft zu beachten. Verpflichtet, sich daran zu halten, sind die Ärzte jedoch nicht.

8.10 Grundlagen des Gesundheitswesens

8.10.1 Gesundheitsbehörden

Neben den vielen privaten Selbsthilfegruppen und Selbsthilfeorganisationen gehören zum Gesundheitswesen die staatlichen Einrichtungen und Behörden auf internationaler, Bundes-, Landes- und gemeindlicher Ebene, die Krankenhäuser und sonstigen Gesundheitseinrichtungen (Kurhäuser, Rehabilitations-Einrichtungen) und die niedergelassenen Ärzte.

Auf internationaler Ebene ist die Weltgesundheitsorganisation (WHO) zuständig für die Bekämpfung bestimmter Krankheiten (Tuberkulose, Malaria, Cholera, Gelbfieber, Fleckfieber, Pest, Kinderlähmung, Geschlechtskrankheiten, AIDS und andere übertragbare Krankheiten), die weltweite Kontrolle suchterzeugender Arzneimittel und Rauschgifte, die internationale Standardisierung von Heilmitteln und die Förderung der Aus- und Fortbildung im Gesundheitswesen tätiger Personen. Auf europäischer Ebene ist die Europäische Union zuständig für die Gesundheitsbelange bei überregionalen Planungen, bei Luft- und Lärmgesetzgebung und bei der Arbeitsplatzgestaltung, für die Zusammenarbeit bei Blut- und Organspenden sowie für die Rehabilitation Behinderter. Daneben sollen europaweit Prüfungszeugnisse und Diplome im Gesundheitswesen anerkannt, das Arznei- und Lebensmittelrecht harmonisiert und die Niederlassungsfreiheit für Heilberufe gewährleistet werden.

Die oberste Gesundheitsbehörde des Bundes ist das Bundesministerium für Gesundheit und soziale Sicherung. Dieses ist„ zusammen mit der Bundeszentrale für gesundheitliche Aufklärung, dem Deutschen Institut für Medizinische Dokumentation und Information, dem Bundesamt für Sera und Impfstoffe, dem Robert-Koch-Institut und dem Bundesinstitut für Arzneimittel und Medizinprodukte zuständig für nationalen Gesundheitsschutz, Gesundheitserziehung, Gesundheitsberufe, Forschung, Krankenhauswesen, Krankenversicherung, Apotheken, Arzneimittel und das Lebensmittelwesen.

Auf der Ebene der Bundesländer gibt es spezielle, für Gesundheitsfragen zuständige Abteilungen der jeweiligen Ministerien. Deren Hauptaufgabe besteht in der Überwachung der Krankenhäuser, des Arzneimittelverkehrs und der ärztlichen und nichtärztlichen Heilberufe. Daneben gibt es, oftmals dezentral organisiert, Ämter und Untersuchungsstellen auf Landesebene, die auf Seuchenbekämpfung spezialisiert sind.

Gesundheitsämter sind die untersten Gesundheitsbehörden des öffentlichen Gesundheitswesens. Es gibt sie in allen kommunalen und städtischen Gebietskörperschaften, wobei ihre Organisation in den Ländern unterschiedlich ist. Teilweise werden sie anders genannt, werden als staatliche Dienststellen geführt oder sind in die kommunale Organisation eingegliedert. Die Gesundheitsämter als „Gesundheitspolizei“ sind für die Beobachtung und Überwachung der örtlichen Gesundheitsverhältnisse einschließlich der entsprechenden Einrichtungen (Praxen, Krankenhäuser) und der dort tätigen Personen zuständig, überwachen die Apotheken, prüfen die allgemeine Wasser-, Gewerbe-, Umwelt- und Lebensmittelhygiene, führen notwendige Impfungen und Desinfektionsmaßnahmen durch, beraten Eltern, Jugendliche, Kinder und Menschen mit Behinderungen in gesundheitlichen Fragen, stellen ärztliche Zeugnisse aus und klären die Bevölkerung in gesundheitlichen Fragen auf. Alle im Gesundheitswesen der Kommune tätigen Personen, einschließlich der beruflich tätigen Physiotherapeuten, werden zentral erfasst.

Nicht zuletzt gilt nach dem Infektionsschutzgesetz eine Meldepflicht für bestimmte Krankheiten. Diese Pflicht obliegt in bestimmten Fällen auch Physiotherapeuten. Nach § 6 des Infektionsschutzgesetzes sind „Angehörige eines Heil- oder Pflegeberufs, der für die Berufsausübung oder die Führung der Berufsbezeichnung eine staatlich geregelte Ausbildung oder Anerkennung erfordert“, meldepflichtig, wenn beispielsweise der Verdacht auf eine Erkrankung wegen „Botulismus, Cholera, Diphtherie, akuter Virushepatitis, virusbedingtem hämorrhagischem Fieber, Masern, Meningokokken-Meningitis oder -Sepsis, Milzbrand, Poliomyelitis, Tollwut, Typhus abdominalis / Paratyphus oder Tuberkulose“ besteht.

8.10.2 Soziale Sicherheit

Die Bundesrepublik Deutschland ist nach Art. 20 des Grundgesetzes ein „sozialer Bundesstaat“. Die sich daraus ergebende Pflicht, für die soziale Absicherung der Bürger in allen Lebenslagen zu sorgen, wird durch verschiedene Sozialversicherungen und andere Sicherungssysteme umgesetzt. Physiotherapeuten sind in das Netz der sozialen Absicherung eingebunden als anspruchsberechtigte Leistungsempfänger (Leistungen der Sozialversicherung, Arbeitsagenturleistungen) und Leistungserbringer für die Träger physiotherapeutischer Leistungen. Durch die Schaffung des Sozialgesetzbuches, Teile I bis XII, sind die wesentlichen Teile der sozialen Sicherung in Deutschland in einem einheitlichen Gesetz geregelt.

8.10.3 Allgemeine Sozialgesetze

Es besteht die Möglichkeit, für die Ausbildung zum Physiotherapeuten an einer staatlichen oder privaten Fachschule nach dem Bundesausbildungsförderungsgesetz (BaföG) einen Zuschuss oder ein Darlehen zu bekommen. Dieses ist jedoch in der Regel auf die Förderung einer Erstausbildung innerhalb einer bestimmten, festgelegten Zeit beschränkt. Möglichkeiten der finanziellen Unterstützung während der Ausbildung an einer Fachschule für Physiotherapie bietet außerdem die Arbeitslosenversicherung über die Agenturen für Arbeit.

Während der Erziehung eines Kindes bestehen Ansprüche auf Zahlung von Kindergeld (unabhängig vom Einkommen) oder Erziehungsgeld (abhängig vom Einkommen). Für einen alleinerziehenden Elternteil besteht außerdem die Möglichkeit, Unterhaltsvorschussleistungen zu erhalten, wenn der andere Elternteil seiner Unterhaltspflicht nicht nachkommt. Bei Kindern und Jugendlichen, deren Erziehung durch die Eltern nicht gesichert ist oder die seelisch behindert sind, sieht das Sozialgesetzbuch, Teil VIII, „Kinder- und Jugendhilfe“, verschiedene Leistungen vor. (Fremdplatzierung,

Tabelle 8.1 Leistungsträger im System der sozialen Sicherheit

Bedarfsgrund	***Leistungsträger***	***Leistungsinhalt***	***Grundlage***
Krankheit, Arbeitsunfähigkeit	Krankenkassen	Behandlung, Heilmittel, Rehabilitation oder Krankengeld	SGB V
Pflegebedürftigkeit	Pflegeversicherungen	Pflegegeld, Pflegekraft oder Pflegemittel	SGB XI
Alter, Erwerbs- oder Berufsunfähigkeit	Rentenversicherung	Rente, Rehabilitation, Zuschüsse zur Kranken- oder Pflegeversicherung	SGB VI
Arbeitslosigkeit	Agenturen für Arbeit	Berufliche Rehabilitation, Ausbildungs- und Übergangszuschüsse, Arbeitslosengeld oder -hilfe, Arbeitsvermittlung	SGB III
Arbeitsunfall	Unfallversicherung, Berufsgenossenschaft	medizinische und berufliche Rehabilitation, Verletztengeld, Renten, Pflegeleistungen	SGB VII
Behinderung	alle Sozialversicherungsträger, Integrationsämter	Leistungen zur Teilhabe am Arbeitsleben und der Gemeinschaft, Unterhalt, Rehabilitation	SGB IX
Sozialhilfebedarf	öffentliche Hand, Sozialämter	Hilfe zum Lebensunterhalt, Hilfe in besonderen Lebenslagen, Eingliederungshilfe	SGB XII (ab Mai 2005)
Ausbildungsbedarf	öffentliche Hand, BaföG-Ämter	Ausbildungsbeihilfe	BaföG
Kindesunterhalt	öffentliche Hand, Unterhaltsvorschusskasse, Finanzamt	Unterhaltsvorschuss, Kindergeld, Erziehungsgeld, Erziehungsurlaub	Unterhaltsvorschussgesetz, Bundeskindergeldgesetz, Bundeserziehungsgeldgesetz
Kindeserziehung	öffentliche Hand, Jugendämter	Kinder- und Jugendhilfe	SGB VIII
Kriegsschäden	öffentliche Hand, Versorgungskassen	wie bei der Unfallversicherung	Bundesversorgungsgesetz
Opfer von Verbrechen	öffentliche Hand, Weißer Ring	wie bei der Unfallversicherung	Opferentschädigungsgesetz
Wohngeldbedarf	öffentliche Hand, Sozialämter	Wohnkostenzuschuss	Wohngeldgesetz
Asylbewerberbedarf	öffentliche Hand, Sozialämter	Sachleistungen, Wohnkostenzuschüsse, Hilfe zum Lebensunterhalt	Asylbewerberleistungsgesetz
Vertriebene	öffentliche Hand	Reisekosten, Eingliederungshilfe, Krankenbehandlung, Rente	Bundesvertriebenengesetz, Fremdrentengesetz

Familienhilfe, Erziehungsbeistand). Im Rahmen der hier zu leistenden Eingliederungshilfe kommen auch physiotherapeutische Leistungen, beispielsweise bei psychomotorischen Behandlungen, in Betracht.

Menschen, die geistig, seelisch oder körperlich behindert oder von einer solchen Behinderung bedroht sind, erhalten eine besondere Unterstützung. Das Sozialgesetzbuch, Teil IX, „Rehabilitation und Teilhabe behinderter Menschen", sieht vielfältige Leistungen zur Teilhabe am Arbeits- und Gemeinschaftsleben, medizinische Rehabilitationsleistungen und unterhaltssichernde Leistungen vor. Leistungsträger, auch für die darin enthaltenen möglichen physiotherapeutischen Leistungen, sind die Kranken- oder Rentenversicherungen. Daneben finden sich im SGB IX allgemeine Regelungen für Leistungen an behinderte Menschen durch andere Versicherungsträger.

Außerhalb der besonderen Leistungsmöglichkeiten gilt das Prinzip der Selbsthilfe. Jeder Bürger ist dafür verantwortlich, sich durch eigenes Einkommen, eigenes Vermögen oder die Inanspruchnahme von Unterhaltsverpflichteten (Eheleute, Kinder, Eltern) selbst zu versorgen. Erst wenn dadurch keine ausreichende Lebensgrundlage gewährleistet ist, besteht die Möglichkeit, Leistungen der Sozialhilfe in Anspruch zu nehmen. Hier bestehen Ansprüche auf laufende oder einmalige Leistungen zum Lebensunterhalt, auf Zuschüsse zu den Wohnkosten (Wohngeld) oder auf Hilfen in besonderen Lebenslagen (Krankenhilfe, Hilfe für Schwangere, Eingliederungshilfe für Behinderte, Wohnungszuweisung).

Gesetzliche Sozialversicherung

Der Begriff der gesetzlichen Sozialversicherung beschreibt das soziale Sicherungssystem in Deutschland, in das sowohl die Arbeitnehmer als auch die Arbeitgeber (zwangsweise) eingebunden sind. Die darin einbezogenen Versicherungen, die Kranken-, Pflege-, Arbeitslosen-, Renten- und Unfallversicherung, sind Pflichtversicherungen für alle abhängig beschäftigten Mitarbeiter. Die Beiträge werden entweder von Arbeitnehmer und Arbeitgeber gleichermaßen (Kranken-, Pflege-, Renten- und Arbeitslosenversicherung) oder vom Arbeitgeber alleine (Unfallversicherung) entrichtet. Der Arbeitgeber ist dabei verpflichtet, die selbst berechneten Beiträge direkt an die Versicherungsträger zu überweisen. Eine verspätete oder verkürzte Zahlung der Pflichtbeiträge für beschäftigte Arbeitnehmer kann zu Bestrafung und Verpflichtung zum Schadensersatz führen. Durch die Rentenversicherungsträger (Bundesversicherungsanstalt für Angestellte, BfA oder Landesversicherungsanstalten, LVA) werden die Zahlungen, die Berechnungsgrundlagen und die Einordnung der Arbeitnehmer (geringfügig beschäftigt, vollzeitbeschäftigt, Student) regelmäßig überprüft. Fehlerhafte Berechnungen oder Einordnungen können dazu führen, dass Beiträge zur Sozialversicherung nachgezahlt werden müssen.

Krankenversicherung

Arbeiter, Angestellte, Arbeitslose, Rentner, Behinderte sowie Angehörige bestimmter Berufe sind verpflichtet, Mitglied einer gesetzlichen Krankenversicherung zu werden. Ausgenommen von dieser Pflicht sind selbstständige Unternehmer, Angestellte und Arbeiter ab einem bestimmten Monatseinkommen (75% der an die Lebenshaltungskosten angepassten Beitragsbemessungsgrenze) und Beamte. Diese können sich aber freiwillig in der gesetzlichen Krankenversicherung versichern. Dann gelten für sie dieselben Vorgaben wie für die zur Versicherung Verpflichteten. Als gesetzliche Krankenkassen kommen die allgemeinen Ortskrankenkassen, die Ersatzkassen, die berufsständischen Krankenkassen, die Orts-, Betriebs- und Innungskrankenkassen, die landwirtschaftliche Krankenkasse, die Seekrankenkasse und die Bundesknappschaft in Betracht. Es gilt das Recht der freien Wahl der Krankenkasse, das allerdings an bestimmte Fristen und Voraussetzungen gebunden ist. Die Mitgliedsbeiträge der gesetzlich gegen Krankheit versicherten Mitarbeiter werden direkt vom Arbeitsentgelt abgezogen und an die Versicherungsgesellschaft überwiesen. Die Höhe kann jede Versicherungsgesellschaft selbst bestimmen. Entscheidend ist, dass der Arbeitgeber verpflichtet ist, sich an den Kassenbeiträgen seiner Mitarbeiter zu beteiligen. Lediglich 50% seines Beitrags muss der Arbeitnehmer selbst aufbringen. Die andere Hälfte muss der Arbeitgeber zahlen.

Wer nicht Pflichtmitglied einer gesetzlichen Krankenversicherung ist, sollte sich, obwohl er dazu nicht verpflichtet ist, privat gegen Krankheit versichern. Eine kostengünstige Familienversicherung (Krankenversicherung der gesamten Familie über den Versicherungsnehmer) ist bei der privaten Krankenversicherung nicht möglich. Um Beitragserhöhungen im Alter zu vermeiden, sind die privaten Krankenkassen zudem verpflichtet, Beitragsrückstellungen zu bilden und mindestens einen günstigen, der gesetzlichen Krankenversicherung angepassten Versicherungstarif anzubieten.

Physiotherapeutische Leistungen werden von der Krankenkasse nur im Rahmen jener Leistungen erstattet, welche die Kasse zu erbringen hat. Dafür kommen in Betracht:

- Maßnahmen der Gesundheitsförderung
- Maßnahmen der Krankheitsverhütung
- Maßnahmen zur Früherkennung von Krankheiten
- Krankenbehandlungsmaßnahmen
- Leistungen für Schwangerschaft, Geburt und Wochenbett

Eine Krankheit wird dabei als vorübergehender Zustand verstanden. Gebrechen, dauerhafte Beeinträchtigungen oder Behinderungen können daher nicht durch von der Krankenkasse bezahlte Leistungen behandelt werden. In diesen Fällen sind andere Versicherungsträger (Unfall- oder Rentenversicherung) zuständig. Die Krankenkasse übernimmt alle Sach-, Personal- und sonstigen Leistungen, die im unmittelbaren Zusammenhang mit einer Krankheit stehen. Dazu können ärztliche Untersuchungen, Behandlungen im Krankenhaus, Heilmittel, Anschlussheilbehandlungen oder Kuren gehören. Die Übernahme weiterer Leistungen (Mehr- und Ermessensleistungen) richtet sich nach den Satzungen der jeweiligen Krankenkassen. Aspekte der Selbstbeteiligung, der Zulassung von Ärzten oder Physiotherapeuten, der Beitragszahlung, der Anerkennung von Kuren oder Anschlussheilbehandlungen oder die Kostenerstattung für Heilmittel im

Bereich der gesetzlichen Krankenkassen sind im SGB V geregelt.

Pflegeversicherung

Wer in der Krankenversicherung pflichtversichert ist, ist auch Pflichtmitglied einer Pflegeversicherung. In der gesetzlichen Krankenkasse freiwillig Versicherte gelten in der Pflegeversicherung als freiwillig pflichtversichert. Davon können sich die betroffenen Personen allerdings befreien lassen. Anders als bei der Krankenversicherung sind jedoch diejenigen, die nicht Mitglied der gesetzlichen Krankenversicherung sind, verpflichtet, privat eine Pflegeversicherung abzuschließen. Im Rahmen einer privaten Krankenversicherung besteht der Schutz einer Pflegeversicherung, wenn dieser im Rahmen des entsprechenden Vertrages besonders vereinbart wird. Die Mitgliedsbeiträge der gesetzlich gegen Pflegebedürftigkeit versicherten Mitarbeiter werden vom Arbeitgeber direkt an die Pflegekasse gezahlt. Der Arbeitgeber zahlt deren Hälfte.

Die Pflegeversicherung versichert das Risiko der Pflegebedürftigkeit. Danach ist derjenige pflegebedürftig, der

„... wegen einer körperlichen, geistigen oder seelischen Krankheit oder Behinderung für die gewöhnlichen und regelmäßig wiederkehrenden Verrichtungen im Ablauf des täglichen Lebens auf Dauer, voraussichtlich für mindestens sechs Monate, in erheblichem oder höherem Maße der Hilfe bedarf" (§ 14 Abs. 1 SGB XI).

Unabhängig vom Grund der Pflegebedürftigkeit erhält also derjenige von der Pflegekasse (Pflege-)Hilfe, der die Verrichtungen des täglichen Lebens dauerhaft nicht mehr leisten kann. Wer dazu (nur) vorübergehend nicht in der Lage ist, gilt als krank und kann Leistungen nur von der Krankenkasse beziehen. Zu den Verrichtungen des täglichen Lebens, die bei Pflegebedürftigkeit nicht mehr geleistet werden können, gehören das Waschen, Duschen, Baden, die Zahnpflege, das Kämmen, Rasieren, die Darm- oder Blasenentleerung, das mundgerechte Zubereiten oder die Aufnahme der Nahrung, das selbstständige Aufstehen und Zu-Bett-Gehen, An- und Auskleiden, Gehen, Stehen, Treppensteigen oder das Verlassen und Wiederaufsuchen der Wohnung, das Einkaufen, Kochen, Reinigen der Wohnung, Spülen, Wechseln und Waschen der Wäsche und Kleidung oder das Beheizen. Sonderbedarfe (Spritzen von Insulin oder die Zubereitung spezieller Medikamente) gehören nicht dazu.

Aufgrund der Pflegebedürftigkeit notwendige Maßnahmen werden in einem von Pflegestufen (Pflegestufen 1 bis 3) abhängigen Umfang erstattet. Behandlungen, wie insbesondere physiotherapeutische Leistungen, die der Wiederherstellung eingeschränkter Funktionen oder der Rehabilitation dienen, sind darin in der Regel nicht inbegriffen.

Unfallversicherung

Wer als angestellter Mitarbeiter einen Arbeits- oder Wegeunfall erleidet oder an einer Berufskrankheit erkrankt, erhält Leistungen aus der gesetzlichen Unfallversicherung. Die Kranken- und Pflegekasse wird von ihrer Verpflichtung zur Leistung frei. Leistungsträger ist allein die Unfallversicherung. Selbstständige Unternehmer können sich freiwillig versichern. Träger der Unfallversicherung sind die Berufsgenossenschaften. Branchenabhängig sind die Arbeitgeber verpflichtet, ihre Mitarbeiter in der zuständigen Berufsgenossenschaft zu versichern. Physiotherapeuten fallen in der Regel in den Bereich der Berufsgenossenschaft für Gesundheitsdienst und Wohlfahrtspflege (www.bgw-online.de). Die Höhe des Beitrags, den allein der Arbeitgeber zu entrichten hat, richtet sich nach der Einstufung des Betriebs oder der Praxis in eine Gefahrstufe und der Bestimmung eines dafür gültigen Gefahrtarifs. Neben der Erbringung der gesetzlichen Leistungen im Falle eines Arbeits- oder Wegeunfalls oder einer Berufskrankheit sind die Berufsgenossenschaften auch verantwortlich für die Verhütung von Unfällen und Krankheiten durch den Erlass von Unfallverhütungsvorschriften und die Überwachung der Betriebe in Bezug auf Arbeitssicherheit und Arbeitsschutz.

Ein Arbeitsunfall ist jede unmittelbar durch die Arbeit entstandene Gesundheitsbeeinträchtigung. Verletzungen, die nur anlässlich der Arbeit entstehen (beispielsweise Riss des vorbelasteten Kreuzbandes bei gefahrloser Arbeit) oder unabhängig von dieser eintreten (beispielsweise Unfall unter Alkoholeinfluss), sind nicht versichert. Als Wegeunfälle gelten nur Unfälle, die auf dem direkten Weg von zu Hause zur Arbeit geschehen. Als Berufskrankheiten gelten alle in einer speziellen Verordnung anerkannten Krankheiten. Dazu gehören unter anderem Krankheiten, die durch die Einwirkung von chemischen Stoffen oder Desinfektionsmitteln entstehen (z. B. Hepatitis).

Die Leistungen der Unfallversicherung sind identisch mit den Leistungen der Kranken- und Pflegeversicherungen. Darüber hinaus bestehen gegenüber der Unfallversicherung Ansprüche auf Zahlung von Berufsbeihilfen in Form von Übergangsgeld, Verletztengeld oder Witwen- und Waisenrente. Im Mittelpunkt steht dabei das Verletztengeld. Die

Höhe eines Ausgleichs für erlittene und dauerhafte Körperschäden richtet sich nach dem durchschnittlichen Verdienst vor dem Arbeitsunfall.

Rentenversicherung

Die gesetzliche Rentenversicherung (Versorgung) ist eine Pflichtversicherung. Wie bei der Kranken-, Pflege- und Arbeitslosenversicherung werden die Beiträge für die abhängig Beschäftigten hälftig vom Arbeitgeber getragen und von diesem an den Rentenversicherungsträger überwiesen. Die Beiträge begründen Anwartschaften auf Rentenleistungen im Alter oder bei Erwerbs- oder Berufsunfähigkeit. Diese sind grundrechtlich geschützt. Nicht pflichtversicherte Personen können sich freiwillig pflicht- oder privat versichern. Diese Möglichkeit besteht als Zusatzversorgung auch für pflichtversicherte Mitglieder der gesetzlichen Rententräger. Entsprechende Verträge werden teilweise staatlich gefördert (Riester-Rente). Sonderreglungen gelten für die Beschäftigten im öffentlichen Dienst. Neben der gesetzlichen Rentenversicherung bieten große Unternehmen oder Krankenhäuser vielfach Betriebsrenten an. Diese begründen einen eigenen Rentenanspruch. Wer als selbstständiger Inhaber einer Praxis oder eines sonstigen Unternehmens regelmäßig keinen Arbeitnehmer beschäftigt, der mehr als EUR 400,00 monatlich verdient, ist Pflichtmitglied der gesetzlichen Rentenversicherung. (§ 2 Abs. 1 Nr. 9a SGB VI). Wer die Anmeldung versäumt, riskiert die für vier Jahre mögliche rückwirkende Beitragserhebung.

Träger der gesetzlichen Rentenversicherung sind für Angestellte die Bundesversicherungsanstalt für Angestellte (BfA), für Arbeiter die verschiedenen Landesversicherungsanstalten (LVA), für Seeleute, Landwirte, Bergleute oder ehemals Bahnbedienstete entsprechende Sonderkassen und für Rechtsanwälte, Ärzte, Ingenieure oder Architekten die berufsständischen Versorgungswerke. Diese sind verpflichtet, die gesetzlich geregelten Alters, Berufs- und Erwerbsunfähigkeits-, Witwen- und Waisen- oder Hinterbliebenenrenten zu zahlen. Die Höhe richtet sich nach der Dauer der Einzahlung von Beiträgen, den anerkannten Ersatz-, Ausfall- oder Erziehungszeiten und gesetzlichen und politischen Vorgaben (Rentenformel).

Neben der Zahlung von Renten sind die Rentenversicherungsträger nach dem Grundsatz „Rehabilitation geht vor Rente" verpflichtet zur Erbringung von Leistungen zur medizinischen Rehabilitation, Leistungen zur Teilhabe am Arbeitsleben sowie ergänzenden Leistungen,

„... um den Auswirkungen einer Krankheit oder einer körperlichen, geistigen oder seelischen Behinderung auf die Erwerbsfähigkeit der Versicherten entgegenzuwirken oder sie zu überwinden und dadurch Beeinträchtigungen der Erwerbsfähigkeit der Versicherten oder ihr vorzeitiges Ausscheiden aus dem Erwerbsleben zu verhindern oder sie möglichst dauerhaft in das Erwerbsleben wiedereinzugliedern" (§ 9 SGB VI).

Das gilt aber nur für Versicherte, bei denen voraussichtlich

- (1) bei erheblicher Gefährdung der Erwerbsfähigkeit eine Minderung der Erwerbsfähigkeit abgewendet werden kann,
- (2) bei geminderter Erwerbsfähigkeit diese durch Leistungen wesentlich gebessert oder wiederhergestellt oder hierdurch deren wesentliche Verschlechterung abgewendet werden kann,
- (3) bei teilweiser Erwerbsminderung ohne Aussicht auf eine wesentliche Besserung der Erwerbsfähigkeit der Arbeitsplatz erhalten werden kann.

In diesem Rahmen zu erstattende Leistungen, einschließlich physiotherapeutischer Behandlung, werden vor allem in Rehabilitations- und Kureinrichtungen erbracht.

Arbeitslosenversicherung

Die gesetzliche Arbeitslosenversicherung ist eine weitere Pflichtversicherung, bei der die Beiträge für die abhängig Beschäftigten vom Arbeitgeber und vom Arbeitnehmer hälftig getragen und vom Arbeitgeber an den Träger der Arbeitslosenversicherung, die Bundesagentur für Arbeit, abgeführt werden. Inhalt dieser rein beitragsfinanzierten Versicherung ist der Bezug von Arbeitslosengeld oder Arbeitslosenhilfe im Fall des Verlustes des Arbeitsplatzes. Voraussetzung ist der unverschuldete Verlust des Arbeitsplatzes, die grundsätzliche Bereitschaft und Fähigkeit zur Arbeit und die Möglichkeit, sofort eine neue Arbeit aufzunehmen. Leistungsarten sind der Bezug von Arbeitslosengeld, Arbeitslosenhilfe, Kurzarbeitergeld, Berufsausbildungsbeihilfen, Konkursausfallgeld oder die Möglichkeit der Inanspruchnahme von Weiterbildungs- oder Arbeitsförderungsmaßnahmen.

8.10.4 Krankenhauswesen

Krankenhäuser als Einrichtungen zur Linderung, Behandlung oder Feststellung von Krankheiten sind Arbeitsplatz für viele verschiedene Berufsgruppen aus dem Bereich der Gesundheitspflege. Kosten im Zusammenhang mit Krankenhausleistungen sind ein wesentlicher Bestandteil der Ausgaben von Krankenkassen. Daher unterliegt der Betrieb eines Krankenhauses, unabhängig davon, ob es öffentlich-rechtlich, privat oder kirchlich organisiert ist, besonderen Regelungen und der staatlichen Überwachung.

Krankenhäuser werden nur dann öffentlich gefördert und unterstützt, wenn sie im Rahmen des kommunalen Krankenhausbedarfsplanes als notwendig betrachtet werden. Staatlich nicht geförderte (Privat-)Kliniken müssen den „Bedarf" vor der Errichtung nicht nachweisen. Unterschieden wird stets zwischen verschiedenen Arten von Krankenhäusern. Dies ist entscheidend sowohl für die öffentliche Förderung im Rahmen des Bedarfs als auch für die kostenmäßige Abwicklung erbrachter Leistungen gegenüber Krankenkassen. Akutkrankenhäuser führen, bezogen auf einen kleinen Einzugsbereich, reine Notfallmaßnahmen durch. Krankenhäuser der Grund- und Regelversorgung müssen Abteilungen für Innere Medizin, Chirurgie und Gynäkologie und Möglichkeiten zur Intensivbehandlung und zur Behandlung von Infektionskrankheiten bereitstellen. Weitere Abteilungen, in der Regel über Belegärzte betrieben, sind möglich. Schwerpunktkrankenhäuser haben mindestens 400 Betten und halten neben Hauptabteilungen auch Fachabteilungen für Urologie, Kinderheilkunde, Orthopädie oder Psychiatrie bereit. In Zentralkrankenhäusern können bis zu 1.000 Betten in Abteilungen aller Fachrichtungen belegt werden. Hinzu kommen Labore und die apparative Diagnostik. Besondere Zentralkrankenhäuser sind die Universitätskliniken mit bis zu 2.000 Betten, die besondere Aufgaben in der Aus- und Fortbildung des medizinischen Fachpersonals übernehmen. Sonderkrankenhäuser (Kurhäuser, Rehabilitations-Einrichtungen, Suchtkliniken oder Gefängniskrankenhäuser) sind auf bestimmte Gruppen von Patienten spezialisiert. Daneben gibt es Tageskliniken, Krankenheime, Nachsorgeeinrichtungen oder Nachtkliniken, die Krankenhäuser als ergänzende Einrichtungen entlasten.

8.11 Staatskunde

8.11.1 Aufbau und Struktur der politischen Systeme

Die Grundzüge der staatlichen Ordnung der Bundesrepublik Deutschland ergeben sich aus dem Grundgesetz (Verfassung). Im Mittelpunkt steht dabei Art. 20:

- (1) Die Bundesrepublik Deutschland ist ein demokratischer und sozialer Bundesstaat.
- (2) Alle Staatsgewalt geht vom Volke aus. Sie wird vom Volke in Wahlen und Abstimmungen und durch besondere Organe der Gesetzgebung, der vollziehenden Gewalt und der Rechtsprechung ausgeübt.
- (3) Die Gesetzgebung ist an die verfassungsmäßige Ordnung, die vollziehende Gewalt und die Rechtsprechung sind an Gesetz und Recht gebunden.
- (4) Gegen jeden, der es unternimmt, diese Ordnung zu beseitigen, haben alle Deutschen das Recht zum Widerstand, wenn andere Abhilfe nicht möglich ist.

Die Bundesrepublik Deutschland ist zunächst einmal eine Republik und keine Monarchie. Funktionen dürfen also nicht auf dynastischer Grundlage oder auf Lebenszeit besetzt werden. Es handelt sich dabei, im Gegensatz zur Diktatur, um eine Demokratie. Merkmale der Demokratie sind die Volkssouveränität (das Volk wählt die Vertreter des Staates), der Vorbehalt der Verfassung für das staatliche Handeln, die Gewährung bestimmter Grundrechte, insbesondere der politischen Freiheit und Gleichheit, und die grundsätzliche Öffentlichkeit staatlichen Handelns. Undemokratische Aktivitäten staatlicher Organe verstoßen gegen das Grundgesetz. Zudem bestimmt das Grundgesetz, dass die Bundesrepublik Deutschland ein sozialer Staat ist. Dadurch werden alle staatlichen Stellen verpflichtet, soziale Gerechtigkeit herzustellen und fortzuentwickeln.

Schließlich bestimmt Art. 20 Abs. 1 Grundgesetz, dass die Bundesrepublik Deutschland ein Bundesstaat ist. Demgemäß muss das Land durch Bundes- und Landesbehörden regiert werden. Die Bundesländer sind wesentlicher Bestandteil der grundsätzlichen Struktur der Bundesrepublik Deutschland. Sie müssen an der Gesetzgebung, der Verwaltung und der Rechtsprechung gleichberechtigt beteiligt werden. Es gibt keine Priorität der Bundesbehörden. Allerdings gilt das Prinzip des bundesfreundlichen Verhaltens. Das staatliche Handeln der Länder muss sich stets am Wohl der Gesamtheit orientieren. Die Gemeinden als unterste Ebene des

Verwaltungsaufbaus werden durch das Grundgesetz besonders geschützt (Art. 28 GG). Sie dürfen weder abgeschafft noch durch Aufgabenentzug faktisch entmachtet werden.

Es herrschen die drei Gewalten: die Legislative (Gesetzgebung), die Exekutive (Verwaltung) und die Judikative (Gerichte). Das ergibt sich aus Art. 20 Abs. 2 Grundgesetz. Die Staatsgewalt, die vom Volke durch Wahlen und Abstimmungen eingesetzt und durch besondere Organe vertreten wird, ist verpflichtet, sich in Form der drei Gewalten zu organisieren. Dadurch wird staatliche Willkür und undemokratisches Handeln verhindert. Die gesetzgebende, die vollziehende und die rechtsprechende Gewalt kontrollieren sich gegenseitig. Die Legislative muss bei allen Aktivitäten die verfassungsmäßige Ordnung, die Exekutive und die Judikative müssen Recht und Gesetz einhalten. Eine Vermischung ist unzulässig.

8.11.2 Staatliche Organe

Neben den Parlamenten in den Bundesländern (Landtag oder Bürgerschaft) und auf kommunaler Ebene (Gemeinderat, Stadtrat, Kreistag) gibt es einzelne Verfassungsorgane, die für das staatliche Handeln auf Bundesebene zuständig sind.

Bundestag

Der Bundestag wird vom Volk gewählt. Die Wahl ist allgemein (alle dürfen wählen), frei (keine Wahlbeschränkungen), unmittelbar (keine Wahlmänner oder -frauen), gleich (jede Stimme zählt gleich viel) und geheim (geheime Abstimmung). Die Hälfte der Mitglieder des Bundestags wird von den wahlberechtigten Bürgern (ab 18 Jahren) direkt, die andere Hälfte über Listen der Parteien gewählt. Dabei werden die Mitglieder des Bundestages für jeweils vier Jahre (Legislaturperiode) gewählt. Sie sind jeweils Vertreter des ganzen Volkes und nur ihrem Gewissen verantwortlich. An Weisungen oder Aufträge, beispielsweise der Fraktion (Zusammenschluss), der sie angehören, sind sie (eigentlich) nicht gebunden. Abgeordnete sollen finanziell, organisatorisch und beruflich unabhängig sein. Die Hauptaufgabe des Bundestages, mit Sitz in Berlin, ist die Verabschiedung von Bundesgesetzen und die Kontrolle der Bundesverwaltung. Er kann den Bundeskanzler abwählen oder Neuwahlen ausschreiben. Dabei kann der Bundestag nur für diejenigen Regelungsbereiche Gesetze verabschieden, die im Grundgesetz dem Bund zugewiesen sind. Alles, was hier nicht dem Bund zugewiesen ist, fällt in den Aufgabenbereich der Länder. Vorsitzender des Bundestages ist der Bundestagspräsident mit seinen Stellvertretern (Präsidium). Daneben gibt es den Ältestenrat, der für die Organisation und das Verfahren bei Gesetzesbeschlüssen zuständig ist. Verhandlungen des Bundestages sind grundsätzlich öffentlich. Gesetze werden aber im Wesentlichen bereits in den verschiedenen Ausschüssen oder Arbeitsgruppen (Abgeordnete einer Fraktion, die einem Ausschuss angehören) vorbereitet.

Bundesrat

Durch den Bundesrat wirken die Bundesländer bei der Gesetzgebung des Bundes mit. Der Bundesrat ist also nicht für Ländergesetze zuständig. Er soll gewährleisten, dass bei der Bundesgesetzgebung die Rechte und die Interessen der Länder gewahrt bleiben. Die Mitwirkung des Bundesrates findet statt, indem dieser selbst Gesetze vorschlagen, Einspruch gegen einzelne Gesetze einlegen oder den Vermittlungsausschuss anrufen kann. Sein wichtiges Recht ist sein Zustimmungsrecht bei bestimmten Gesetzen. Dazu gehören alle Gesetze, die irgendwie Einfluss auf die Verwaltung oder das Verwaltungsverfahren haben. Das sind praktisch alle Gesetze. Mitglieder des Bundesrates sind Vertreter der jeweiligen Landesregierungen. Ihre Anzahl ist abhängig von der Größe des Bundeslandes. Während beispielsweise Nordrhein-Westfalen sechs Mitglieder und Stimmen hat, hat Bremen lediglich drei Mitglieder und Stimmen. Wichtig ist, dass die Mitglieder eines Bundeslandes nur einheitlich abstimmen können. Der Präsident des Bundesrates ist jedes Jahr einer der Ministerpräsidenten oder Senatspräsidenten (Vorsitzender der jeweiligen Landesregierung). Der Bundesratspräsident ist gleichzeitig der Vertreter des Bundespräsidenten.

Bundespräsident

Der Bundespräsident repräsentiert die Bundesrepublik Deutschland. Er unterschreibt alle völkerrechtlichen Verträge, vereidigt den Bundeskanzler und die Bundesminister und prüft alle Bundesgesetze auf ihre Verfassungsmäßigkeit. In Notfällen hat er das Recht, den Bundestag aufzulösen und Neuwahlen auszuschreiben. Gewählt wird der Bundespräsident durch die Bundesversammlung. Diese tritt alle fünf Jahre nur zu dem einen Zweck zusammen, den Bundespräsidenten zu wählen. Mitglieder der Bundesversammlung sind zur Hälfte Mitglieder des Bundestages und zur Hälfte Mitglieder der Landesparlamente. Als Bundespräsident gewählt werden kann jeder Deutsche, der mindestens vierzig Jahre alt ist. Eine Wiederwahl (hintereinander) ist nur einmal möglich. Wer eine Wahlperiode aussetzte, kann also (theoretisch) ein drittes Mal Bundespräsident werden.

Bundesregierung

Die Bundesregierung oder das Bundeskabinett setzt sich aus dem Bundeskanzler als Vorsitzendem und den verschiedenen Bundesministern zusammen. Dabei gibt es keine Vorgaben für die Nennung oder den Zuschnitt der jeweiligen Ministerien. Lediglich die Bundesministerien für Innen, Außen, Finanzen, Verteidigung und Justiz sind verbindlich vorgeschrieben. Der Bundeskanzler hat das im Grundgesetz verankerte Recht, die Richtlinien der Politik zu bestimmen. Innerhalb dieser Richtlinien leitet und organisiert jeder Minister seinen Geschäftsbereich selbstständig. Der Bundeskanzler wird nicht direkt vom Volk, sondern von den Mitgliedern des Bundestages gewählt. Ernannt wird er vom Bundespräsidenten. Dieser ist auch zuständig für die Vereidigung und Ernennung der einzelnen Bundesminister. Die Bundesregierung kann nur durch ein konstruktives Misstrauensvotum des Bundestages ausgewechselt werden. In diesem Fall entzieht der Bundestag dem Bundeskanzler das Vertrauen, woraufhin dieser zusammen mit der gesamten Bundesregierung zurücktreten muss.

8.11.3 Gesetzgebung

Grundlage der staatlichen Ordnung sind neben der Verfassung, die nur unter besonderen, erschwerten Voraussetzungen geändert werden kann, die bestehenden Gesetze. Hierfür sind die Gemeinden, die Länder und der Bund zuständig. Dabei bestimmt das Grundgesetz im Einzelnen, wer für welche Materie zuständig ist. Die Gemeinden sind lediglich für Fragen zuständig, die sich ausschließlich auf ihr eigenes Gemeindegebiet beziehen (Abfallentsorgung, Straßenbenutzung, Gebühren öffentlicher Einrichtungen). Die gemeindlichen Gesetze werden in Form von Satzungen erlassen. Die Bundesländer sind grundsätzlich für alles zuständig, wofür der Bund nicht zuständig ist. Das sind im Wesentlichen Regelungen auf dem Gebiet des Schulwesens, der Kulturpolitik und der Gefahrenabwehr. Wichtigster Gesetzgeber ist also der Bund. Auf Vorschlag der Bundesregierung, des Bundesrates oder der Mitglieder des Bundestages werden Gesetzesentwürfe erarbeitet. Diese werden dem Bundesrat zugeleitet, der innerhalb einer bestimmten Frist Stellung nehmen muss. Anschließend wird der Entwurf in drei Lesungen im Bundestag beraten und schließlich beschlossen. Danach muss er erneut dem Bundesrat vorgelegt werden. Dieser kann nun innerhalb einer bestimmten Frist zustimmen oder den Vermittlungsausschuss anrufen. Ist ein Gesetz verabschiedet, wird es vom Bundespräsidenten geprüft, unterzeichnet und im Bundesgesetzblatt veröffentlicht. Neben echten Gesetzen gibt es Rechtsverordnungen, die einzelne Bundesministerien selbstständig erlassen können, wenn sie dazu in einem Gesetz ermächtigt wurden, oder einfache Verwaltungsvorschriften. Außerdem sind europäische Verordnungen unmittelbar geltendes Recht. Europäische Richtlinien müssen dagegen erst in deutsche Gesetze umgesetzt werden.

8.11.4 Vollziehende Gewalt, Verwaltung

Bestehende Gesetze werden grundsätzlich durch die Städte und Gemeinden sowie durch die Verwaltungsorgane der Bundesländer vollzogen. Es gibt nur wenige echte Bundesbehörden. Die Organisation der Behörden sieht in jedem Bundesland und jeder Gemeinde anders aus. In der Regel gibt es Landesbehörden, Landkreise und Gemeinden. Daneben gibt es in einigen Bundesländern Bezirksregierungen oder Landschaftsverbände mit einzelnen besonders geregelten Befugnissen. Es gilt der Grundsatz der Gesetzmäßigkeit der Verwaltung. Die Verwaltung ist grundsätzlich an Recht und Gesetz gebunden.

8.11.5 Rechtsprechung

Die dritte Gewalt, die Judikative, ist unabhängig. Im Rahmen bestehender Gesetze, aber in eigener Verwaltung urteilen die Gerichte stets „im Namen des Volkes in Streitfragen". Unter anderem bestimmt Art. 19 Grundgesetz:

„Wird jemand durch die öffentliche Gewalt in seinen Rechten verletzt, so steht ihm der Rechtsweg offen".

Es gibt verschiedene Gerichtszweige. Ein oberstes deutsches Bundesgericht gibt es nicht. Es gibt nur für die jeweiligen Fachzweige oberste Bundesgerichte. Das Bundesverfassungsgericht ist keine „höchste Instanz". Es überprüft lediglich staatliche Entscheidungen (u. a. Urteile) auf deren Vereinbarkeit mit dem Grundgesetz.

Tabelle 8.2 Organisation der Judikative

Gerichtszweig	*Instanzen*	*Zuständigkeit*
Ordentliche Gerichte	Amtsgericht Landgericht Oberlandesgericht (Kammergericht in Berlin) Oberstes Landesgericht (nur in Bayern) Bundesgerichtshof	Streitigkeiten zwischen Privatpersonen und familienrechtliche Verfahren
Arbeitsgerichte	Arbeitsgericht Landesarbeitsgericht Bundesarbeitsgericht	Streitigkeiten zwischen Arbeitnehmer und Arbeitgeber
Verwaltungsgerichte	Verwaltungsgericht Oberverwaltungsgericht oder Verwaltungsgerichtshof Bundesverwaltungsgericht	Streitigkeiten zwischen Privatpersonen und der öffentlichen Hand
Sozialgerichte	Sozialgericht Landessozialgericht Bundessozialgericht	Streitigkeiten im Zusammenhang mit Sozialversicherungsträgern
Finanzgerichte	Finanzgericht Bundesfinanzhof	Streitigkeiten mit dem Finanzamt
Landesverfassungsgerichte	Landesverfassungsgerichte	Landesverfassungsrechtliche Fragen
Bundesverfassungsgericht	Bundesverfassungsgericht	Bundesverfassungsrechtliche Fragen

Die Rechtsprechung unterliegt bestimmten, im Grundgesetz verankerten Grundsätzen. So dürfen Urteile nur von ausgebildeten, unabhängigen und freien Richtern gesprochen werden. Diese müssen der „gesetzliche Richter“ sein, also nach objektiven Kriterien für das Verfahren zuständig sein. Sonder- oder Ausnahmegerichte sind in der deutschen Justiz verboten. Jeder hat Anspruch auf rechtliches Gehör. Willkür ist verboten. Die Todesstrafe ist abgeschafft. Schließlich gilt der Grundsatz der Öffentlichkeit. Außer in Jugend- und Familienverfahren ist die Öffentlichkeit grundsätzlich zugelassen. Bei Strafverfahren gilt der Grundsatz, dass nur nach einer Norm bestraft werden darf, die vor Begehung des Delikts bereits bestand. Beteiligt an den Urteilen sind im Strafprozess neben den Berufsrichtern auch Laien als Schöffen. Diese haben die gleichen Rechte und die gleiche Stimme wie die Berufsrichter. Schöffen werden regelmäßig für jeweils vier Jahre nach bestimmten Kriterien von den Landesverwaltungen bestellt.

Randomisierte kontrollierte Studien gelten als besonders aussagekräftig

9 Wissenschaftliches Arbeiten

Leitlinien beschreiben das Management bestimmter Gesundheitsprobleme

Literatur suchen und beurteilen ist notwendig für die Ausübung evidenzbasierter Physiotherapie

Elektronische Datenbanken für die Literatursuche nutzen

9 Wissenschaftliches Arbeiten

Rob de Bie, Jan Kool

Was ist wissenschaftliches Arbeiten? Betrachten wir es in Bezug auf drei Aufgabenstellungen.

- Erstellen einer schriftlichen Arbeit: wissenschaftlich zu arbeiten heißt, sich auf der Grundlage wissenschaftlicher Erkenntnisse eigene Gedanken zu machen; diese Auffassung auf die Auffassung anderer zu beziehen; sie in einer für andere verständliche Form darzustellen und sie in den so genannten wissenschaftlichen Diskurs einzuführen.
- Schreiben und beurteilen von Büchern und Artikeln: Wurde eine wissenschaftliche Publikation nach den oben genannten Kriterien verfasst **(Abb. 9.1)?**
- In der praktischen Arbeit, z. B. bei der Auswahl der angewendeten Methoden: die Auswahl basiert auf den besten wissenschaftlichen Publikationen. Stehen mehrere Publikationen zur Auswahl, werden diejenigen, die am besten wissenschaftliche Kriterien erfüllen, berücksichtigt.

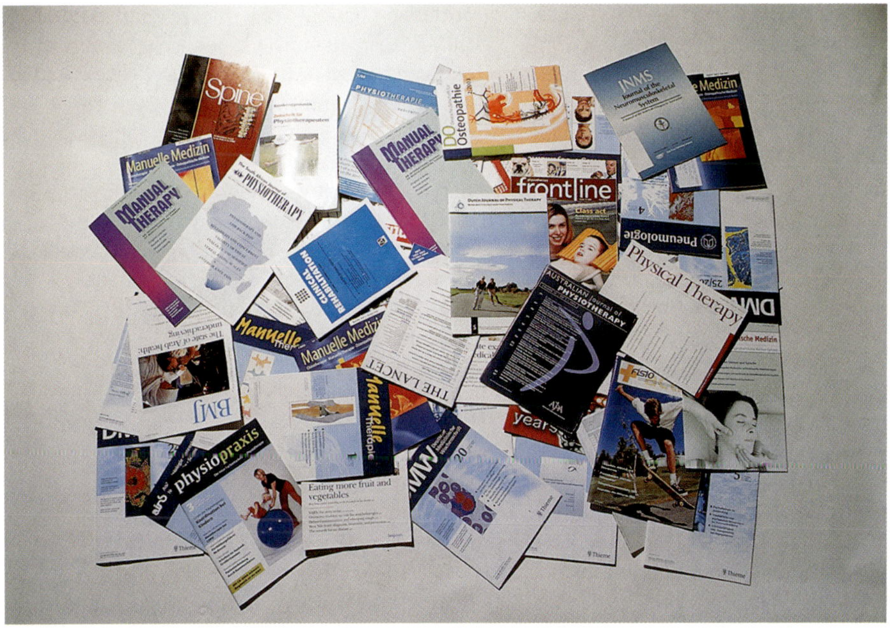

Abb. 9.1 Es gibt viele für Physiotherapeuten relevante Zeitschriften.

9.1 Sinn und Unsinn wissenschaftlicher Studien

Rob de Bie

Die Physiotherapie verfügt über eine große Anzahl an Behandlungstechniken und ein sehr breites Anwendungsgebiet. Trotzdem ist die Effektivität physiotherapeutischer Maßnahmen im Allgemeinen noch ungenügend untersucht. Während der letzten Jahre zeigten Effektivitätsstudien im Zusammenhang mit der Physiotherapie einige nachdenklich stimmende Resultate. Viele Studien konnten keine oder nur geringe Wirkungen der untersuchten physiotherapeutischen Behandlungen nachweisen (Koes et al. 1992, Beckerman et al. 1991, Beurskens et al. 1995, de Bie 1998).

Die Entwicklung im Gesundheitswesen in Richtung „evidenzbasierte Medizin" beeinflusst sowohl Untersucher als auch Anwender, Physiotherapeuten und Patienten. Immer häufiger wird von Therapeuten verlangt, ihr Handeln auf der Grundlage von Ergebnissen wissenschaftlicher Studien zu begründen. Für die Kostenträger im Gesundheitswesen sind Studienergebnisse häufig Anlass, die Bezahlung von Leistungen neu zu überdenken. Die Ergebnisse entscheiden über die Aufnahme neuer Leistungen oder die Streichung bisheriger Leistungen aus der Versicherung.

Wie sollen Leistungserbringer - also auch Physiotherapeuten - auf positive und negative Studienergebnisse reagieren? Obwohl es wichtig ist, die Ergebnisse von Studien bei der Berufsausübung zu berücksichtigen, um so die Entwicklung des eigenen Handelns voranzutreiben, werden besonders unangenehme negative Resultate gerne ignoriert. Diese Vorgehensweise bremst jedoch die Weiterentwicklung des Berufs- und des Wissensstands.
Dieses Kapitel soll verdeutlichen, welche Rolle Effektivitätsstudien für Physiotherapeuten spielen. Dabei wird das Gebiet der Effektivitätsstudien so weit eingegrenzt, wie es für Physiotherapeuten von Bedeutung ist. Es werden Konsequenzen und Probleme aufgezeigt, die bei der Interpretation von Studien entstehen. Schließlich wird anhand von 4 Gründen bzw. Zielen dargestellt, wie wichtig es ist, die Ergebnisse bisheriger und zukünftiger Studien zu nutzen.

9.1.1 Was sind Effektivitätsstudien?

Als Effektivitätsstudien werden geplante Experimente mit Patienten bezeichnet, deren Ziel es ist, herauszufinden, worin die beste Behandlung für zukünftige Patienten mit einem bestimmten Gesundheitsproblem besteht. Ein auffälliges Merkmal dieser Studien ist oft, dass trotz einer relativ geringen Patientenzahl eine Schätzung der Effektivität bei einer größeren Patientengruppe oder gar bei der gesamten Patientengruppe (Population) vorgenommen wird (Pocock 1991). Diese Vorgehensweise lässt sich wie folgt erklären:

- Der Begriff „geplantes Experiment" meint, dass alle untersuchten Patienten vorher festgelegten experimentellen Bedingungen ausgesetzt werden. In der Regel liegt eine strenge Versuchsanordnung (Design) vor. Diese Voraussetzungen treffen auf randomisierte klinische Studien (*randomised clinical trial* = RCT) zu. Der Begriff Randomisierung kommt aus dem Englischen und bedeutet: aus einer Gesamtheit von Elementen eine zufällige Auswahl treffen (Duden). Es existiert die Behauptung, randomisierte klinische Studien seien eine vorübergehende Modeerscheinung. So ist es nicht. Innerhalb der Epidemiologie gelten randomisierte klinische Studien als der *Goldstandard* für Effektivitätsstudien (Pocock 1991, Bouter u. van Dongen 1995). Dieser Studientyp besitzt die höchste Beweiskraft, wenn es um die Untersuchung der Beziehungen zwischen Ursache und Wirkung geht.
  Im Jahr 1931 wurde die erste randomisierte klinische Studie durchgeführt (Amberson et al. 1931). Auf dem Gebiet der Physiotherapie wurde die erste Studie dieser Art 1960 publiziert (Fountain et al. 1960). Dabei wurde die Effektivität von Ultraschall, Wärmepackungen und Infrarotlicht zur Schmerzbekämpfung untersucht. Die Geschichte der randomisierten klinischen Studien in der Physiotherapie ist also bereits 40 Jahre alt.

> *Der Begriff Randomisierung bedeutet: aus einer Gesamtheit von Elementen eine zufällige Auswahl treffen.*

- In der oben genannten Definition von Pocock (1991) fällt auf, dass Untersuchungen mit dem Ziel durchgeführt werden, die Behandlung zukünftiger Patienten zu verbessern. Das bedeutet, Effektivitätsstudien werden an Menschen mit einem gewissen gesundheitlichen Problem vorgenommen. Dabei profitieren die an der Studie teilnehmenden Personen oft nicht selbst (im Sinne eines Gesundheitsgewinns) von den Ergebnissen der Studie. Einen Vorteil haben höchstens die Patienten der Gruppe, die während der Studie die wirksamere Behandlung erhalten hat.

Soll das Ziel erreicht werden, Patienten in Zukunft von den Ergebnissen der Studie profitieren zu lassen, ist es wichtig, dass diese Patienten mit denjenigen der Studie vergleichbar sind. Und hierin liegt ein echtes Problem! Die Resultate der Studien sind Durchschnittswerte der untersuchten Gruppen und lassen sich nur mit Einschränkungen auf einzelne Patienten übertragen.

Beispiel: Wenn bei den Schmerzpatienten einer Versuchsgruppe die Behandlung mit Rotlicht zu durchschnittlich besseren Ergebnissen führt, kann es trotzdem sein, dass bei einzelnen Patienten innerhalb und außerhalb der Versuchsgruppe der Einsatz von Rotlicht erfolglos bleibt. Dies ist z. B. der Fall, wenn seine Schmerzen eine andere Ursache haben als die Schmerzen der erfolgreich behandelten Studienteilnehmer.

Zudem können Ergebnisse der untersuchten Gruppe nur begrenzt auf andere Gruppen mit einem ähnlichen Problem übertragen werden.

9.1.2 Welche Arten von Effektivitätsstudien gibt es?

Es werden 2 Arten von Studien unterschieden:

- *Pragmatische Studien:* Vergleich zweier echten Behandlungen miteinander.
- *Erklärende Studien:* Vergleich einer echten mit einer Plazebobehandlung.

Pragmatische Studien

Pragmatische Studien vergleichen 2 (oder mehr) Behandlungsalternativen miteinander von denen jede eine eigenständige (genuine) Behandlung ohne Plazebokontrolle ist.

Findet sich bei einer pragmatischen Studie kein Unterschied zwischen den beiden Behandlungen, darf nicht der Schluss gezogen werden, beide Behandlungen seien nicht effektiv. Stattdessen muss gefolgert werden, dass beide Behandlungen gleich gut (oder gleich schlecht) helfen.

> *Pragmatische Studien sollten nur durchgeführt werden, um Behandlungen zu vergleichen, deren Effektivität gegenüber Plazebo oder keiner Behandlung nachgewiesen wurde.*

Erklärende Studien

Erklärende Studien versuchen, den Unterschied zwischen der experimentellen Behandlung und einer Plazebobehandlung in der Kontrollgruppe zu maximieren.

In diesen Fällen treten die Konsequenzen deutlicher zutage. Keine Effektivität oder ein negativer Effekt bedeutet, dass die Plazebobehandlung gleich gut oder sogar besser abschneidet als die Kontrollbehandlung.

Es könnte nun angenommen werden, dass dies kein Problem darstellt, weil eine effektive Plazebobehandlung ja auch Resultate zeigt. In der Praxis besteht jedoch die Schwierigkeit, dass von Behandlungen, die mit finanziellen und geistigen Anstrengungen entwickelt wurden, bessere Resultate erwartet werden.

9.1.3 Voraussetzungen für Effektivitätsstudien und Einschränkungen

Zur Durchführung von Effektivitätsstudien müssen folgende Voraussetzungen berücksichtigt werden:

- Es kann nur eine begrenzte Menge an Fragen gleichzeitig beantwortet werden.
- Eine relativ große Anzahl an Patienten muss zur Verfügung stehen.
- Es sind viele Experten (Physiotherapeuten) und Untersucher notwendig.
- Der finanzielle und der zeitliche Aufwand müssen geklärt sein.

Leider ist im Alltag eine günstige Kombination aller Anforderungen nur selten anzutreffen.

9.1.4 Wie korrekt sind Interpretationen von Effektivitätsstudien?

Im Allgemeinen sind die Resultate von Effektivitätsstudien von folgenden Faktoren abhängig:

- Umfang der Studie,
- methodologische Qualität,
- Generalisierbarkeit (externe Validität),
- Anwendung korrekter statistischer Methoden,
- Relevanz.

Umfang der Studie

Der Umfang der Studie ist von besonderer Bedeutung für die Beurteilung der Relevanz der Ergebnisse. Kleine Studien mit einer geringen Anzahl von Patienten führen zwar selten zu statistisch signifikanten Ergebnissen, ihre Resultate können aber *klinisch* sehr wohl von Bedeutung sein. Sie besitzen nur eine geringe Beweiskraft. Man spricht von *geringer statistischer Power*. Demgegenüber können sehr große Studien manchmal signifikante Ergebnisse zeigen, entweder als Folge der großen Patientenzahl oder auch zufällig ohne vorliegende klinisch relevante Unterschiede. (siehe auch PEDro-Kriterien, S. 48)

Beispiel: Bei einer Studie mit 2 Gruppen von je 1000 Personen wird das Kriterium „Schmerzreduktion" untersucht. In einer der beiden Gruppen beträgt die Abnahme auf einer 10-Punkte-Skala 5 Punkte. In der anderen Gruppe ist die Schmerzreduktion um einen halben Punkt besser, was im Verhältnis zur Skala 5% entspricht. Ein derartiger Unterschied ist bei großen Patientengruppen wahrscheinlich bereits signifikant nachweisbar.

Analyse der Teststärke (power analysis) – oder: Wie viele Versuchspersonen braucht man?

Primärer Zweck von Berechnungen der Teststärke ist es, Richtlinien für die Bestimmung der Stichprobengröße zu liefern. Als erstes spezifiziert der Untersucher die Teststärke (power), die er erreichen möchte. Dann lässt sich die Stichprobengröße für jene Teststärke abschätzen. Die Berechnungen der Teststärke hängen von der Größe der Wirkung in der Population ab. Daher besteht der erste und schwierigste Schritt bei der Bestimmung der Stichprobengröße darin, die Größe der Wirkung abzuschätzen.

Gibt es bereits publizierte Experimente ähnlich jenem, das durchgeführt werden soll, dann lassen sich die in jenen Studien erzielten Wirkungen dazu heranziehen, die Größe der Wirkung abzuschätzen. Dabei ist jedoch Vorsicht geboten, denn in publizierten Studien wird die Größe von Wirkungen tendenziell überschätzt. Oft sind frühere Studien einer neuen Studie nicht ähnlich genug, als dass sie eine valide Grundlage zur Einschätzung der Größe der Wirkung abgeben könnten. In diesem Fall ist es möglich, die minimale Größe einer Wirkung zu spezifizieren, welche für wichtig (klinisch relevant) gehalten wird. Beispielsweise könnte ein Untersucher, der sich für die Wirksamkeit von ADL-Übungen interessiert, einen Unterschied von 20 Punkten zwischen Behandlungsgruppe und Kontrollgruppe als minimale Größe der Wirkung erachten, die festzustellen sich lohnt. Für eine Abschätzung der Größe der Wirkung müssen Populationsvarianz und -mittelwerte abgeschätzt werden.

Am einfachsten ist es, die Größe der Wirkung mittels der Zahl von Standardabweichungen zu spezifizieren, welche die Populationsmittelwerte voneinander trennen. So könnte man vielleicht leichter abschätzen, dass der Populationsmittelwert für die experimentelle Gruppe um .5 Standardabweichungen oberhalb des Populationsmittelwertes für die Kontrollgruppe liegt, als die beiden Populationsmittelwerte und die Populationsvarianz einzuschätzen.

Glücklicherweise ist die Teststärke bei allen Experimenten, bei denen der Unterschied zwischen Populationsmittelwerten um dieselbe Zahl von Populations-Standardabweichungen auseinander liegt, dieselbe. Die Teststärke eines Experiments, bei dem $\mu_1 = 10$, $\mu_2 = 20$ und $\sigma = 20$ sind, ist dieselbe wie die eines Experiments, bei dem $\mu_1 = 5$, $\mu_2 = 7$ und $\sigma = 4$ betragen. In beiden Fällen liegen die Mittelwerte um 0.5 Standardabweichungen auseinander.

Wie viel Teststärke ist stark genug?

Natürlich gilt: je stärker, desto besser. Von manchen Forschern wurde eingewendet, zu viel Teststärke sei gefährlich. Sie argumentieren, bei zu großer Teststärke geschehe es leicht, dass eine Wirkung festgestellt werde, die zwar statistisch signifikant, aber nicht praktisch klinisch relevant ist. Beispielsweise werde eine triviale Wirkung bei einem Experiment mit 500 Versuchspersonen pro Gruppe wahrscheinlich festgestellt. Aber kompetente Forscher werden ja statistische Signifikanz und klinische Relevanz nicht verwechseln.

Bei manchen Experimenten ist es sehr zeitraubend und teuer, jede Versuchsperson aus der Population einzubeziehen. Bei diesen Experimenten muss der Untersucher gewöhnlich eine geringere Teststärke akzeptieren, als man sie typischerweise bei Experimenten findet, bei denen die Versuchspersonen kostengünstig und einfach einbezogen werden können. Auf jeden Fall wäre eine Teststärke von weniger als .25 fast immer als zu niedrig anzusehen und eine Teststärke von mehr als .80 als genügend. Man denke daran, dass ein Fehler vom Typ II nicht so schlimm ist, denn dass die Nullhypothese nicht verworfen werden kann, bedeutet nicht, dass die Forschungshypothese aufgegeben werden müsste. Sind die Ergebnisse vielversprechend, so sollten weitere Experimente durchgeführt werden, um herauszufinden, ob sich das Vorliegen einer Wirkung bestätigen lässt.

Methodologische Qualität

Die methodologische Qualität (siehe PEDro-Kriterien, S. 149) informiert über die wissenschaftliche Beständigkeit der Studiendurchführung. Dabei sind nicht nur die Versuchsanordnung (z.B. das Design der randomisierten klinischen Studie), sondern auch die Planung und Durchführung von großer Bedeutung. Je mehr Probleme bei Planung und Durchführung auftreten, desto höher ist die Wahrscheinlichkeit, dass die Resultate nicht korrekt sind. Vor allem systematische Literaturstudien zeigen Probleme bei der Durchführung der untersuchten und zusammengefassten Studien auf. Anhand von im Voraus aufgestellten methodologischen Beurteilungskriterien kann man entscheiden, welche Studien die Mindestkriterien der Methodologie erfüllen. Je schlechter die Durchführung, umso geringer ist das Vertrauen in die Ergebnisse.

Vor ein paar Jahren veröffentlichte Literaturstudien (siehe S. 138, 142) von Verhagen et al. (1996) und Hoving et al. (1997) kommen zu folgender Schlussfolgerung: Bezüglich der Effektivität untersuchter Methoden können keine Aussagen gemacht werden, solange die Qualität der Studien selbst zu gering ist. Somit sind vermutlich viele Resultate unkorrekt.

Generalisierbarkeit

Stets muss bei Studien nach der Generalisierbarkeit (externe Validität, Extrapolierbarkeit) gefragt werden. Lassen sich bestimmte Ergebnisse bei einer Patientengruppe ohne Weiteres auf andere Gruppen übertragen? Können beispielsweise die Resultate einer Studie an Patienten mit Nackenbeschwerden, die physiotherapeutisch behandelt werden, auf Patienten mit Nacken- *und* Schulterbeschwerden übertragen werden? Je enger die Kriterien einer Studie, desto geringer ist die Extrapolierbarkeit der Resultate für andere Umstände, d.h. andere Patientengruppen bzw. andere Behandlungen.
Beispiel: Nehmen wir an, es existiert ein erfolgreiches Trainingsprogramm zur Behandlung von Gehproblemen bei 4- bis 6-jährigen Patienten, das auch die Erlebniswelt und die sprachliche Entwicklung der Zielgruppe berücksichtigt. Jedem ist sofort klar, dass sich dieses Programm nicht auf eine Patientengruppe in einem Pflegeheim mit einem Durchschnittsalter von 80 Jahren übertragen lässt.

Werden in einer Effektivitätsstudie restriktive Zulassungskriterien angewendet, ist es sehr schwierig, die Ergebnisse der Studie in einer großen Bandbreite zu nutzen.

Anwendung adäquater statistischer Methoden

Die Auswahl und die Anwendung adäquater statistischer Methoden und ihrer Interpretation sind eine Kunst für sich. Dies gilt sowohl für den Untersucher als auch für den Leser der Ergebnisse. Nicht selten ist die Anwendung komplizierter statistischer Mittel bei relativ einfachen Fragestellungen ein Hinweis auf Korrekturen von Problemen während der Studie. Bevor sich der Leser in statistische Hypothesen vertieft, sollte er sich fragen, ob die nachgewiesenen Unterschiede überhaupt von klinischer Bedeutung sind.

Relevanz

Bei der Relevanz einer Studie handelt es sich um einen sehr dehnbaren Begriff. Patienten, Physiotherapeuten, Politiker, Kostenträger, alle sind an relevanten Studien interessiert, doch jeder aus anderen Gründen und mit unterschiedlichen Belangen! Während sich Patienten und Physiotherapeuten in erster Linie für die *Qualität* der geprüften Leistungen interessieren, fragen Politiker nach ihrer *Verfügbarkeit* und Kostenträger nach ihrer *Zweckmäßigkeit*, nach dem Kosten-Nutzen-Effekt. Selbst wenn alle die gleichen Begriffe verwenden, z.B. Qualität der Leistung, bestehen sehr unterschiedliche Vorstellungen über die Bedeutung der Begriffe. Patienten denken vor allem an die fachliche Versiertheit der Physiotherapeuten und an Hygiene (Kerssens et al. 1995). Physiotherapeuten hingegen stellen sich die Förderung der kompetenten Auswahl und Durchführung diagnostischer und therapeutischer Techniken beispielsweise durch Weiterbildung vor (Askes et al. 1995).

9.1.5 Ist Skepsis gegenüber Effektivitätsstudien in der Physiotherapie angebracht?

Viele Physiotherapeuten nehmen Effektivitätsstudien gegenüber eine skeptische Haltung ein. Eine wesentliche Ursache dafür: Viele Studien scheinen darauf hinzuweisen, dass Physiotherapie nichts nützt.
Beispiel: Im Herbst 1991 erschien in Holland das inzwischen berühmt-berüchtigte Buch *Effektivität der Physiotherapie: Eine Literaturstudie* (Beckerman et al. 1991), das mit folgenden Aussagen auf die Titelseiten aller wichtigen Zeitungen gelangte: „jährlich denken 2 Millionen Menschen, dass Phy-

siotherapie hilft" und „Effektivität der Physiotherapie kaum nachgewiesen".

Die Antwort auf die oben gestellte Frage, ob Skepsis angebracht sei, lautet: *Nein!* In Wirklichkeit ist die einzige Aussage der im Beispiel erwähnten Studie, dass *„...in Anbetracht der geringen methodologischen Qualität der durchgeführten Effektivitätsstudien die Wirksamkeit der Physiotherapie bisher nur ungenügend nachgewiesen werden kann."*

Zum Glück hat die Anzahl und Qualität durchgeführter Studien seit 1991 deutlich zugenommen.

> *Es ist zu erwarten, dass sich in Zukunft noch mehr Physiotherapeuten an Forschung beteiligen werden.*

9.1.6 Welchen Einfluss haben negative Ergebnisse von Effektivitätsstudien auf Physiotherapeuten?

Negative Ergebnisse von Effektivitätsstudien erzeugen einen merkwürdigen Effekt. Mit jeder Studie, die nachweist, dass eine bestimmte Behandlung nicht wirkt, verschwindet - nach der Erfahrung der Autoren - der Glaube des Physiotherapeuten an sein eigenes Können. Dies wiederum hat zur Folge, dass die Effektivität im Alltag tatsächlich abnimmt. Denn um Patienten glaubwürdig und überzeugend behandeln zu können, muss der Therapeut von der Effektivität seiner Behandlung überzeugt sein.

9.1.7 Welchen Einfluss haben spezifische und unspezifische Komponenten wirksamer Behandlungen auf Studienergebnisse?

Eine wirksame physiotherapeutische Behandlung besteht aus vielen verschiedenen Komponenten. Aus Sicht des Untersuchers der Behandlungen sind 2 besonders wichtig:

- der *spezifische* Effekt der untersuchten Behandlung, z. B. Ultraschall oder Bewegungstherapie,
- der *unspezifische* Effekt, z. B. das Auftreten des Physiotherapeuten oder die Wahrnehmung der Therapie durch den Patienten.

Der unspezifische Effekt wird manchmal zu Unrecht mit dem Plazeboeffekt verwechselt – und das, obwohl wahrscheinlich ein großer Teil der Effektivität einer physiotherapeutischen Behandlung auf unspezifischen Komponenten beruht. Es ist allerdings schwierig, diese Komponenten einzeln zu untersuchen. Zum Glück sind sich die Untersucher bewusst, dass der maximale Behandlungseffekt stets von beiden Komponenten abhängig ist. Bei wissenschaftlichen Studien im Bereich der Physiotherapie werden deshalb immer häufiger besonders gut ausgebildete Physiotherapeuten für die Vorbereitung und Durchführung engagiert (Beurskens et al. 1995, van der Heijden et al. 1996, de Bie et al. 1998). Aber selbst diese Vorgehensweise liefert noch keine 100%ige Erfolgsgarantie. Physiotherapeuten müssen lernen zu erkennen, dass negative ebenso wie positive Ergebnisse wertvoll sind. Beide beeinflussen die Richtung der zukünftigen Entwicklung des Berufs und trennen die Spreu vom Weizen.

9.1.8 Vier gute Gründe für Effektivitätsstudien in der Physiotherapie!

Trotz der oben angeführten Probleme sprechen 4 gute Gründe bzw. Ziele für Effektivitätsstudien in der Physiotherapie:

- *Kenntnisse erweitern und Wissenslücken schließen.* Dies ist der offensichtlichste Grund. Das klingt sehr umfassend und ist auch so gemeint. Es reicht von den Grundlagen physiologischer Mechanismen über die Entwicklung und Anwendung von Behandlungsrichtlinien, der Nutzung prognostischer Modelle bis hin zur effizienteren Organisation einer Praxis.
- *Die Effektivität bestimmter Behandlungen nachweisen.*
  Untersuchungen mit diesem Ziel wurde bisher die größte Aufmerksamkeit geschenkt. Allerdings wurden meistens nur Teile einer Behandlung untersucht.
- *Systematische Verbesserung der physiotherapeutischen Maßnahmen am Patienten.*
- *Verbessern der theoretischen und praktischen Fähigkeiten der einzelnen Physiotherapeuten.*

Effektivitätsstudien sind die Methode der Wahl, um mindestens 3 der vorher genannten Ziele zu erreichen. Sie beantworten eine Kernfrage: *Sind die wahrgenommenen Effekte wirklich die Folge der untersuchten Behandlung oder sind andere Faktoren dafür verantwortlich, z. B. Faktoren seitens der Patienten (Spontanverlauf) oder der Physiotherapeuten (unspezifische Effekte)?*

9.1.9 Literaturstudien

Die oben aufgeführten Ziele, und besonders die ersten 3, lassen sich auch durch systematische Literaturstudien erreichen.

Synonyme für systematische Literaturstudie sind: Metaanalyse und systematischer Review.

In Reviews wird die Effektivität einer Behandlung durch die Beurteilung bisher erfolgter, wenn möglich randomisierter Studien untersucht. Resultate einzelner Studien werden zusammengefasst. Das Problem ist, dass die Qualität der einzelnen Untersuchungen großen Einfluss auf ihre Ergebnisse hat, was die Glaubwürdigkeit des Gesamturteils beeinträchtigt.

9.1.10 Die Cochrane Collaboration: State of the art oder das „Mittel der Wahl"

Heute beginnt jede randomisierte klinische Studie mit einer ausführlichen Literaturübersicht. Die Anzahl der publizierten Reviews im Zusammenhang mit der Physiotherapie nimmt rasch zu. Viele Literaturstudien werden im Rahmen der internationalen Organisation *Cochrane Collaboration* (siehe S. 143) durchgeführt.

Die 1992 gegründete Cochrane Collaboration (CC) wurde nach Archie Cochrane benannt, einem britischen Arzt und Epidemiologen. In dieser Organisation arbeiten ca. 2000 Wissenschaftler zusammen, die systematisch Informationen aus Effektivitätsstudien sammeln. Die Effektivität der unterschiedlichen Leistungen im Gesundheitswesen wird in einer aktuellen Literaturübersicht zusammengefasst.

Ziele der Cochrane Collaboration:

- Die Cochrane Collaboration vertritt den Standpunkt, dass insbesondere Leistungen mit nach gewiesener Effektivität angeboten werden sollten.
- Die Koordination der Literaturstudien soll dazu beitragen, dass möglichst selten Arbeiten doppelt ausgeführt werden.
- Außerdem weist die Cochrane Collaboration Gebiete aus, zu denen es keine Literaturstudien gibt, die so genannten *weißen Flecken*.

Die Arbeit weniger bezahlter Mitarbeiter der Cochrane Collaboration wird von einer großen Gruppe freiwilliger Mitarbeiter unterstützt.

9.1.11 Evidenzbasierte Medizin

In der Evidenzbasierten Medizin und Physiotherapie werden die Ergebnisse wissenschaftlicher Arbeiten bei der Auswahl von Behandlungsmethoden berücksichtigt. Liegen Effektivitätsstudien vor, werden Behandlungen angewandt, deren Effektivität wissenschaftlich bewiesen wurde (Sackett et al. 2000).

Die Basis bilden systematische Reviews und Metaanalysen. In Bezug auf die Physiotherapie befindet sich die Evidenzbasierte Medizin noch in einem Anfangsstadium. Es muss jedoch das langfristige Ziel sein, das verfügbare Wissen für das tägliche Handeln in der Physiotherapie zu nutzen.

Das klingt einfach, ist es aber nicht! Zunächst einmal ist das verfügbare wissenschaftliche Wissen auf dem Gebiet der Physiotherapie zwar groß, aber von geringer Qualität bzw. Relevanz. Hinzu kommt, dass sich bisher erfolgte Effektivitätsstudien vor allem auf physikalische Maßnahmen beziehen. Bewegungstherapie und Massage lassen sich sehr schwer untersuchen. Dabei ist es – wie bereits erwähnt – besonders schwierig, den Einfluss der Persönlichkeit des Physiotherapeuten auf den Effekt der Behandlung zu beurteilen. Ein großer Teil der täglichen Arbeit aller Angehöriger paramedizinischer Berufe ist wissenschaftlich noch kaum untermauert (Sackett et al. 2000).

Ein zweites Problem betrifft die methodologische Qualität der durchgeführten Studien. Sie ist oft gering. Daraus ergibt sich eine große Wahrscheinlichkeit, dass Resultate nicht richtig sind – sei es durch Zufall oder Fehler während der Studie. Dies trifft aber nicht nur auf Studien im Bereich der Physiotherapie zu, sondern ist eine allgemeine Schwierigkeit.

Glücklicherweise sind jedoch Qualität und Anzahl der durchgeführten Studien in den letzten Jahren deutlich angestiegen, da immer mehr Physiotherapeuten wissenschaftliche Weiterbildungen besuchen und Untersuchungen für ihr Fachgebiet initiieren.

Evidenzbasierte Medizin ist vor allem ein Prozess, bei dem sich Denken und Handeln aufgrund neuer wissenschaftlich untermauerter Erkenntnisse stetig ändern. Studienergebnisse in Kombination mit Erfahrung und Intuition bestimmen das physiotherapeutische Handeln. Wissenschaftliche Studien ermöglichen den Physiotherapeuten, ihr Wissen weiterzuentwickeln und sich von alten Theorien und Methoden zu trennen.

Relevante und wertvolle Literatur zu finden ist eine Sache, Studien und Resultate richtig zu interpretieren eine andere. Noch schwieriger ist die Umsetzung in die Behandlung der eigenen Patienten. Das erfordert gute Kenntnisse und Erfahrung mit Methoden und Techniken.

Es gibt viele Gruppen (Politiker, Versicherer, Beitragszahler), die zunehmenden Druck auf die Kostenträger ausüben, nur kosteneffektive Therapien zu bezahlen. So entstand das Bedürfnis nach Evidence Based Medicine. Auch die Physiotherapie ist davon betroffen. Für die Entwicklung der Berufsgruppe der Physiotherapeuten und ihre tägliche Arbeit ist der längst überfällige Einstieg ins wissenschaftliche Arbeiten von größter Bedeutung.

9.2 Evidenzbasierte Physiotherapie: Literatur suchen und beurteilen

Jan Kool

Literatur suchen und beurteilen ist notwendig für

- die Ausübung evidenzbasierter Physiotherapie bzw. kontinuierliche Weiterbildung,
- das Schreiben einer Diplomarbeit bzw. eines Fachartikels oder die Planung einer Studie,
- die Erstellung von Leitlinien,
- das Schreiben systematischer Reviews.

Das Wissen immer auf dem aktuellen Stand zu halten, stellt eine große Herausforderung dar. In der Physiotherapie, wie auch in anderen Fachbereichen, haben die neu erworbenen wissenschaftlichen Kenntnisse keinen Ewigkeitswert.

Nach 10 Jahren ist schätzungsweise 50% des neu erworbenen Wissens altmodisch geworden oder durch neue Erkenntnisse übergeholt. Leider weiß der praktizierende Physiotherapeut nicht, welchen Anteil seines Wissens dies betrifft! Daraus ergibt sich die Notwendigkeit, Studenten und Schüler während ihrer Ausbildung darauf vorzubereiten, ihre Kenntnisse regelmäßig und selbstständig zu aktualisieren.

Studien zeigten, dass Studenten, die schon während der Ausbildung problemorientiert gelernt hatten, ihr Wissen nach der Ausbildung besser aktualisierten. Beim problemorientierten Lernen stehen nicht die Lösungen, sondern die Fragestellungen im Vordergrund. Erfolge hängen sehr stark von der Fähigkeit ab, relevante Information schnell zu finden. Diese Informationssuche kann einerseits zwar sehr zeitraubend und frustrierend, andererseits aber auch befriedigend sein, wenn z.B. das Verfassen einer Projektarbeit gut gelingt. Das Verfassen von Projektarbeiten gehört zur Lernform des problemorientierten Lernens (siehe Kap. 9.11).

9.2.1 Wie bleibe ich auf dem aktuellen Wissensstand?

„Die Bedrohung der Qualität unserer Arbeit kommt weniger von dem Gebiet, von dem wir wissen, dass wir eine Wissenslücke haben. Gefährlicher ist es, wenn wir nicht wissen, dass unser Wissen überholt ist" (Sackett et al. 2000).

Viele halten das Lesen von Fachzeitschriften für die wichtigste Maßnahme, um auf dem aktuellen Wissensstand zu bleiben. Dabei ist jedoch zu berücksichtigen, dass uns dafür tatsächlich sehr wenig Zeit zur Verfügung steht, so dass es fraglich ist, ob sich das Ziel überhaupt erreichen lässt.

Vergleicht man die beiden Varianten „Suche in der Literatur" zur Lösung eines alltäglichen praktischen Problems und schlichtes Lesen von Zeitschriften, um auf dem Laufenden zu bleiben, lässt sich leicht feststellen, dass es viel effizienter ist, gezielt und problemorientiert nach Information zu suchen als nur Zeitschriften zu lesen. Dies gilt besonders im Hinblick auf die Frage nach einem unmittelbaren Nutzen und einem dauerhaften Lerneffekt. Es ist also sinnvoll, mehr als die Hälfte der gesamten zur Verfügung stehenden Lesezeit für die gezielte Informationssuche einzusetzen.

Sackett et al. bezweifeln den Sinn von Standardlehrbüchern, da es unwahrscheinlich ist, dass deren Abschnitte über Diagnostik, Prognose und Therapie das Computerzeitalter überleben werden (ebenso wenig wie die Dinosaurier die Eiszeit überlebt haben). Auch ist zu bedenken, dass Lehrbücher leider keinen unangenehmen Duft von sich geben, sobald ihre Inhalte ungenießbar werden. Deshalb werden die Benutzer spezielle Detektoren entwickeln müssen, um zu verhindern, dass sie sich mit den ungenießbaren Inhalten vergiften und so ihren Patienten die momentan bestmögliche Behandlung vorenthalten:

„Auch für Lehrbücher in der Physiotherapie gilt, dass der momentane Wissensstand oft ungenügend berücksichtigt wird und die Lehrbücher schnell veraltet sind. Deshalb ist eine Datenbanksuche in der Regel unerlässlich" (Sackett et al. 2000).

9.2.2 Wie erfahre ich den aktuellen Wissensstand?

Grundsätzlich gibt es 4 Wege, die bei der Literatursuche parallel verfolgt werden:

- Expertenbefragung,
- Lehrbücher,
- Literaturangaben in Publikationen (Artikel und Handbücher),
- elektronische Datenbanken.

Wir wollen den unterschiedlichen Stellenwert dieser Quellen näher betrachten.

Expertenbefragung

Experten auf dem betreffenden Gebiet sind gute Ansprechpartner bei der Suche nach Publikationen. Sie können Autoren, Publikationsjahre und die Quellen der Publikation nennen, deren Arbeiten gelesen werden müssen. Damit ist die entsprechende Literatur leicht zu finden. Meist weiß der Fachmann auch, ob eine Literatursuche zu einem bestimmten Thema überhaupt Aussicht auf Erfolg hat, oder er kennt möglicherweise andere Personen, die weiterhelfen könnten.

Experten empfehlen häufig Artikel und Texte, die sie mögen. Das bedeutet, dass sie solche, die ihnen nicht gefallen, nicht weiter empfehlen. Deshalb darf eine wissenschaftliche Arbeit sich nicht einseitig auf eine Expertenbefragung stützen.

Lehrbücher

Wie vorher erklärt, sind Lehrbücher eine etwas gefährliche Quelle, da ihre Angaben oft nicht wissenschaftlich begründet sind und schnell veralten. Ein kritischer Umgang mit Lehrbüchern und eine ergänzende Literatursuche in Datenbanken und Zeitschriften sind unerlässlich. Dennoch ist es wichtig zu wissen, was die bekanntesten Lehrbücher, die in der Regel ein hohes Ansehen genießen, empfehlen und wie sie ihre Empfehlungen mit Forschungsresultaten untermauern. Das Ergebnis der Literatursuche kann dann mit der Lehrbuchmeinung verglichen werden.

Publikationen in Fachzeitschriften

Sehr ergiebig kann die Suche im Literaturverzeichnis guter Publikationen sein, da diese oft den bisherigen Wissensstand in ihrer Einführung besprechen. In der Diskussion am Ende eines Artikels werden zudem die Resultate mit denjenigen anderer Studien verglichen, wodurch sich ebenfalls frühere relevante Publikationen finden lassen. Hat man mehrere Artikel gelesen, fällt schnell auf, welche Publikationen immer wieder zitiert und von den Experten als wichtig erachtet werden. Das führt dann zu einer Suchmethode, die als zeitlich „rückwärts" bezeichnet werden könnte, da die Publikationen eines Autors zurückverfolgt werden.

Zum Auffinden der neuesten Publikationen (zeitlich „vorwärts") ist z. B. der *Science Citation Index* geeignet. Dort wird aufgelistet, welche Autoren eine frühere Publikation zitieren. Der Science Citation Index ist in Universitätsbibliotheken zugänglich.

Ein ansonsten guter Autor veröffentlicht nicht immer auch gute Artikel, und die am häufigsten erwähnten Arbeiten sind nicht immer die besten. Gute Zeitschriften veröffentlichten manchmal auch inadäquate Artikel. Versuchen Sie immer, die Qualität eines Artikels unabhängig vom Bekanntheitsgrad der Autoren oder der Quelle zu beurteilen!

Datenbanken

Elektronische Datenbanken sind die wichtigste Quelle für die Literatursuche.

Die Datenbanken PEDro, CEBP, Cochrane und MEDLINE stehen im Internet kostenlos zur Verfügung. Andere Datenbanken wie CINAHL und Excerpta Medica (EMBASE) sind gebührenpflichtig.

Bei der Nutzung von Datenbanken werden, ausgehend von einer klar definierten Frage, Suchwörter ausgewählt. Dabei sind möglichst standardisierte Begriffe (Medical Subject Headings, MeSH) einzusetzen. Mit der gezielten Verknüpfung verschiedener, nacheinander eingegebener Suchbegriffe (AND-OR-NOT; Boole-Suche, S. 146) wird das Suchergebnis eingegrenzt. Nach der Literatursuche und der ersten Beurteilung der Zusammenfassungen können, z. B. bei einer Universitätsbibliothek, von den bedeutendsten Artikeln vollständige Kopien bestellt werden.

9.2.3 Die wichtigsten Datenbanken

Im Folgenden werden die Datenbanken PEDro, CEBP, MEDLINE, Cochrane, EMBASE und CINAHL und ihre jeweiligen Angebote vorgestellt. PEDro, MEDLINE und Cochrane (nur Zusammenfassungen) sind kostenlos zugänglich, während die vollständigen Reviews der Cochrane Datenbank, ebenso wie EMBASE und CINAHL, nur gegen Gebühr benutzt werden können. Viele Universitätsbibliotheken, die meistens frei zugänglich sind, aber auch Forschungsinstitute und Kliniken, besitzen eine Lizenz für den Zugang zu bestimmten Datenbanken.

PEDro

Wer Effektivitätsstudien in Zusammenhang mit der Physiotherapie sucht wird in der Regel zuerst *PEDro* (*Physiotherapy Evidence Database,* www.pedro.fhs.usyd.edu.au) besuchen. Erstens enthält die Datenbank viele Publikationen, die man nicht in MEDLINE findet. Zweitens ist die Effizienz der Suche groß, da PEDro nur systematische Reviews, Effektivitätsstudien und Behandlungsrichtlinien (Guidelines) enthält, welche für die Physiotherapie relevant sind. PEDro enthält fast 5400 Publikationen. Dies ist eine beträchtliche Zahl nur, wenn man berücksichtigt, dass es sich dabei um Effektivitätsstudien, Reviews und Guidelines handelt.

Die PEDro Homopage enthält eine sehr gute deutschsprachige Anleitung für Benutzer. Bei der Suche ist die englische Sprache erforderlich, da die Zusammenfassungen in englischer Sprache verfasst wurden. Die methodologische Qualität aller Effektivitätsstudien wird vom internationalen PEDro-Team mit der validierten PEDro Skala beurteilt (siehe S. 149). Bei den Suchergebnissen werden zuerst die Leitlinien, dann die Reviews und anschließend die Effektivitätsstudien in absteigender methodologischer Qualität aufgelistet. Das erleichtert die Identifikation der wichtigeren Publikationen. Sowohl randomisierte als nicht-randomisierte kontrollierte Studien sind in der Datenbank aufgenommen. Aus der Beurteilung mit der PEDro Skala ist ersichtlich, ob eine Studie randomisiert ist. Die Links zu anderen Datenbanken und Informationsquellen sind sehr gut.

CEBP (Centre for Evidence Based Physiotherapy: Zentrum für evidenzbasierte Physiotherapie)

Dies ist ein neues Zentrum (www.CEBP.nl) mit Links zu den Homepages anderer Datenbanken. Das *CEBP* arbeitet eng zusammen mit der Arbeitsgruppe „Rehabilitation und damit zusammenhängende Therapie" von Cochrane (*Cochrane Field Rehabilitation and Related Therapies*), mit PEDro, dem NPI (siehe S. 143) und dem Niederländischen Berufsverband für Physiotherapie. Über das CEBP hat man online Zugang zu Volltext-Publikationen, Leitlinien im Bereich der Physiotherapie und über 400 Messinstrumente.

PubMed/MEDLINE

Die *PubMed-Datenbank* wird von der *National Library of Medicine* (NLM; Nationale Bibliothek für Medizin der USA) angeboten und geht bis ins Jahr 1966 zurück. Sie besteht im Wesentlichen aus MEDLINE, enthält aber etwas mehr Information (www.ncbi.nlm.nih.gov/entrez/query.fcgi).

MEDLINE ist die weltweit größte allgemeine biomedizinische Datenbank. Da sie auch eine der ersten und gratis zugänglichen medizinischen Datenbanken war, sind die meisten Nutzer bestens mit ihrer Anwendung vertraut. Aufgrund ihrer enormen Größe (ca. 12 Mio Artikel, mit steigender Tendenz) und Bandbreite, findet sich für jeden „etwas". Es ist jedoch wie in jeder Datenbank nicht einfach, genau das zu finden, was man sucht **(Abb. 9.2).** Außerdem sind Physiotherapiezeitschriften schlecht vertreten. Deshalb werden für gute Literatursuchen als Ergänzung auch andere Datenbanken aufgesucht.

Abb. 9.2 Sie werden staunen, welche Informationsmengen Sie auf nicht ausreichend spezifizierte Anfragen bekommen.

Cochrane

Archie Cochrane begründete die *evidence based medicine*. Die *Cochrane-Datenbanken* stellen wahrscheinlich die wertvollste Übersicht über den momentanen Wissensstand dar. Die Homepage der deutschen Cochrane-Organisation www.cochrane.de gibt Hinweise auf Aktivitäten in Deutschland und hat einen Link zu den zentralen, englischsprachigen Datenbanken auf www.update-software.com/Cochrane/defaultt.HTM. Hier sind die Zusammenfassungen von Reviews kostenlos zugänglich. Die gebührenpflichtige vollständige Reviews geben sehr ausführliche Information und liefern Hinweise auf weitere wichtige Publikationen. Die *Cochrane Library* ist neben dem Internetzugang auch auf CD erhältlich. Die individuelle Online-Nutzungsgebühr beträgt in 2004 £140.00 (ca. 200 €) pro Jahr.

EMBASE

Bei *EMBASE*, Excerpta Medica Database (www.elsevier.nl, „excerpt“ bedeutet Auszug, Zusammenfassung), handelt es sich um eine kommerzielle Datenbank des Herausgebers Elsevier Sciences in Amsterdam, mit Zusammenfassungen von über 9,5 Millionen medizinischer Publikationen. Der private Zugang zu EMBASE ist sehr teuer, weshalb sich der Zugriff eher über Bibliotheken oder Kliniken empfiehlt.

CINAHL

CINAHL (www.cinahl.com, Cumulative Index to Nursing & Allied Health Literature) umfasst mehr als 100 Zeitschriften im Bereich der Physiotherapie und Rehabilitation, die größtenteils nicht in MEDLINE zu finden sind. Der Zugang zur Datenbank über das Internet ist ab 50 $ (40 €) für 17 h erhältlich, Artikel können für ca. 12 $ bestellt werden.

Nederlands Paramedisch Instituut

Diese über das Internet zugängliche niederländische Datenbank (www.paramedisch.org wahlweise in niederländischer oder englischer Sprache) enthält ebenfalls viele Publikationen, die nicht in MEDLINE aufgenommen sind.

Zusammenfassung

Datenbanken und ihre Internetadressen:

- PEDro (Physiotherapy Evidence Database), www.pedro.fhs.usyd.edu.au
- CEBP (Centre for Evidence Based Physiotherapy), www.cebp.nl
- MEDLINE (PubMed-Datenbank), www.ncbi.nlm.nih.gov/entrez/query.fcgi
- Cochrane-Organisation, www.cochrane.de
- EMBASE (Excerpta Medica Database), www.elsevier.nl
- CINAHL (Cumulative Index to Nursing & Allied Health Literature), www.cinahl.com,
- Nederlands Paramedisch Instituut, www.paramedisch.org

9.2.4 Problemorientierte Literatursuche

Bei der Suche nach einer aktuellen Antwort zu einem bestimmten Problem empfehlen Sackett et al. (2000) die folgende Vorgehensweise:

- Formulierung der Frage, die sich aus der Praxis ergibt;
- möglichst präzises Notieren der besten derzeit vorliegenden Antwort(en);
- Auflistung der möglichen Informationsquellen (Bücher und Datenbanken);
- Suche der Information;
- Vergleich der neu herausgefundenen Antwort mit dem bisherigen Wissen.

Dieses Vorgehen bildet die Grundlage für die evidenzbasierte Physiotherapie. Der letzte Schritt hat dabei besondere Bedeutung. Hier wird nämlich reflektiert, welcher Ertrag die Arbeit hat, ein wesentlicher Aspekt der einem helfen kann, die Effizienz beim Lesen zu steigern.

Gezielte Fragestellung zur effizienten Suche

Ein zielgerichtetes Vorgehen ist eine unabdingbare Voraussetzung für die effiziente Literatursuche. Es ist zwar sehr unterhaltsam und interessant, mehr oder weniger ziellos durch eine Bibliothek zu spazieren, in den vielen Zeitschriften zu blättern oder in einer Datenbank zu stöbern. Und manchmal ist dieses Vorgehen nicht einmal sinnlos, da sich zufällig sehr interessante Artikel finden lassen. Dennoch, diese Art und Weise der Literatursuche bleibt ziemlich ineffizient und völlig ungeeignet, um schnell eine vorher formulierte Frage zu beantworten **(Abb. 9.3).**

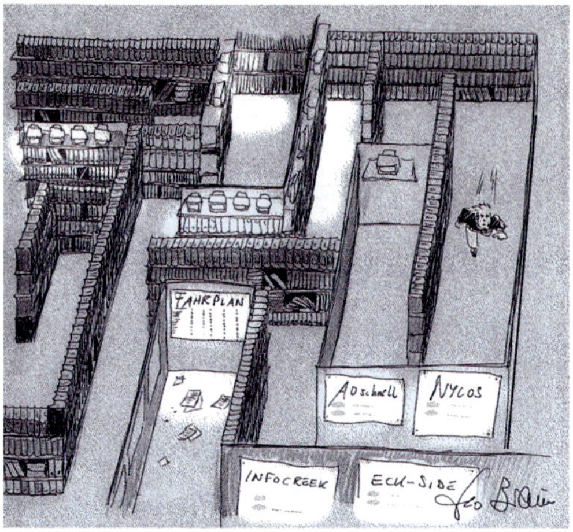

Abb. 9.3 Man verliert schnell die Orientierung im Informationsdschungel.

Die Fragestellungen in der Physiotherapie für die Literatursuche betreffen in der Regel eines der folgenden Gebiete:

- *Diagnose*:
  Beispiel: Wie lassen sich die unterschiedlichen Ursachen von Schwindel bei der klinischen Untersuchung unterscheiden (z. B. Vestibulum, Blutdruck, HWS)?
- *Effektivität der Therapie*:
  Beispiel: Wie ist der derzeitige Wissensstand bezüglich der Behandlung lumbaler Rückenschmerzen in den ersten 6 Wochen?
- *Prognose*:
  Beispiel: Besitzt eine hohe Schmerzintensität (8–10 auf einer Skala von 0–10) bei Patienten mit chronischen Rückenschmerzen einen prognostischen Wert für die zukünftige Behinderung?
- *Nebenwirkungen:*
  Beispiel: Wie häufig treten nach Mobilisation der HWS mit Impuls Komplikationen auf?
- In der MEDLINE-Datenbank kann innerhalb eines dieser 4 Gebiete nach Literatur gesucht werden (siehe S. 145). Des Weiteren interessiert uns im Zusammenhang mit der Physiotherapie auch die Kosten-Nutzen-Beurteilung. Im Vergleich zur Medizin sind in diesem Bereich für die Physiotherapie allerdings noch kaum Angaben erhältlich.

Informationssuche benötigt sehr viel Zeit. Übung hilft, und gezieltes Vorgehen ist wichtig. Die Kunst besteht darin, die Suchstrategien derart zu optimieren, dass die Antwort in einer möglichst kurzen Zeit gefunden wird. Dies setzt die präzise Formulierung der Suchfrage voraus.

9.2.5 Suche in Datenbanken

Die Literatursuche in einer Datenbank ist aus 2 Gründen nie vollständig:

- Keine Datenbank enthält alle relevanten Artikel.
- Keine Suchstrategie fördert alle in die Datenbank aufgenommenen Artikel zutage.

Es ist nicht ganz einfach, die relevanten Artikel aus einer Datenbank zu selektieren. Eine Trefferquote „0" ist ebenso ärgerlich wie eine sehr hohe Trefferquote. Beides kommt zwar immer wieder vor, glücklicherweise gibt es jedoch bestimmte Tricks, um dies zu umgehen.

Bei einer Suchaktion werden in der Regel nicht alle relevanten Artikel identifiziert (vergleichbar mit der üblicherweise weniger als 100%igen Sensitivität eines diagnostischen Tests, siehe S. 195). Zudem können dabei auch viele Artikel aufgelistet werden, die überhaupt nicht relevant sind. Eine spezifische Suchstrategie kann die Anzahl nicht relevanter Publikationen deutlich verringern.

Abschnitte einer Publikation

Die Effizienz einer Literatursuche kann verbessert werden, wenn in gewissen Feldern der Publikationen gesucht wird, z. B. nach Publikationen eines Autors, oder nach Publikationen in einer bestimmten Zeitschrift. Deshalb stellen wir hier die wichtigsten Abschnitte, in welche die Publikationen in einer Datenbank untergliedert sind, vor. In Klammern stehen jeweils der englische Ausdruck und das Kürzel.

- Autor (*author*, AU);
- Titel (*title*, TI);
- Erscheinungsjahr (*year of publication*, PY);
- Art der Publikation (*type of publication*, PT);
  - Zeitschriftenartikel;
  - Kongressbericht;
  - Kommentar;
  - Editorial;
- Zusammenfassung (*abstract*, AB);
- Name der Quelle, meistens eine Zeitschrift, eine Datenbank, oder einen Kongressbericht (*source*, SO);

- Schlüsselwörter (*keywords, medical subject headings*, MeSH, MH);
- Sprache (language, LG);
- Erscheinungsland (*country of publication*, CP).

Wegen der besonderen Bedeutung und Nutzung der Schlüsselwörter wird auf sie später noch eingegangen (siehe S. 146).

MEDLINE-Suche

(http://www.ncbi.nlm.nih.gov/entrez/query.fcgi)

Als erstes wollen wir einen Überblick über die Hilfsmittel und Möglichkeiten der oben dargestellten wichtigen Homepage bieten **Abb. 9.4**. Die Kenntnisse werden auch bei der Benützung anderer Datenbanken im Internet hilfreich sein, da diese teilweise ähnlich aufgebaut sind.

Das Menü links auf dem Bildschirm (kleine Pfeile beachten):

„Help/FAQ“ gibt schnell Antwort auf die häufigsten Fragen (frequently asked questions).

„Tutorial“: Es ist sehr empfehlenswert, eine halbe Stunde für das ‚Tutorial‘ zu investieren. Diese Zeit wird schnell durch größere Effizienz bei der Arbeit wettgemacht. Das Tutorial zeigt, wie Suchresultate kombiniert und Suchresultate in unterschiedlichen Ansichten betrachtet werden können. Dann wird auch erklärt, wie man Suchstrategien speichern kann – falls man später wieder damit arbeiten will – und wie Ergebnisse gedruckt oder als Text auf dem eigenen PC gespeichert werden können.

Unter **„Clinical Queries“** (klinische Fragestellungen) kann man mit wenig Aufwand einen Suchauftrag formulieren, wobei zuerst einer der Bereiche Therapie, Diagnose, Prognose, Etiologie (Ursachen von Krankheiten) und Prognose gewählt wird und anschließend das Thema eingegeben wird. Man kann die Suche auf Reviews (Übersichtsarbeiten)

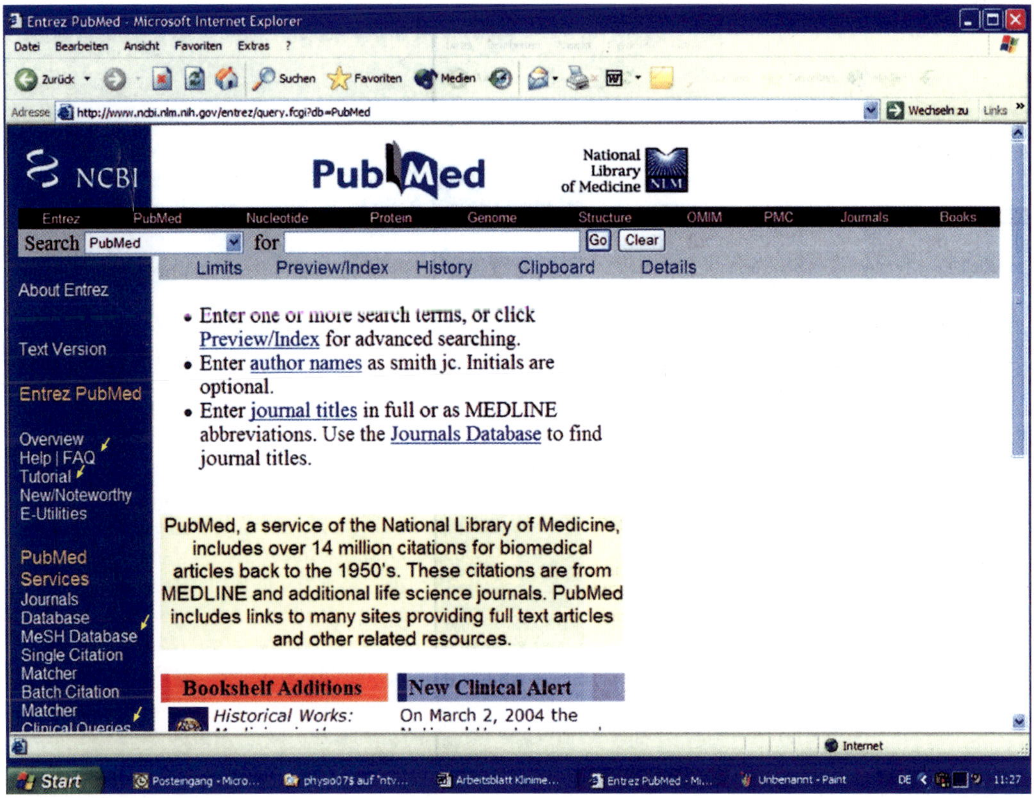

Abb. 9.4 MEDLINE-Suche.

einschränken und auch sagen, ob die Suche lieber sensitiv oder spezifisch sein soll. Bei einer sensitiven Suche werden mehr Publikationen gefunden, von denen ein größerer Anteil nicht relevant ist. Eine spezifische Suche führt zu einer kleineren Anzahl Publikationen und relativ wenig „Ausschuss" – mit dem Nachteil, dass mehr Publikationen verpasst werden.

Hinter **„MeSH"** (*medical subject headings*, Schlüsselwörter), einem nicht sehr ansprechenden Kürzel, versteckt sich das wichtige und hilfreiche Register der standardisierten Suchwörter. Die Einschränkung der Suche auf die MeSH bewirkt beim Ergebnis eine geringere Anzahl nicht relevanter Publikationen und eine größere Trefferquote bei den gesuchten Publikationen.

Die **Suchwörter** sind in einer baumartigen Struktur geordnet, *Thesaurus* genannt.

Beispiel 1: Suche nach Hemiplegie
Hier stellt sich das Problem, dass für diese Diagnose viele Synonyme existieren. Bei der Suche nach „cerebrovascular disorders" im Thesaurus werden z. B. folgende Begriffe aufgelistet:
nervous system diseases
  brain diseases
    cerebrovascular disorders
      cerebral ischaemia
      cerebral infarction
      cerebral haemorrhage
      und ca. 15 weitere Begriffe

Beispiel 2: Suche nach Befundaufnahme der Physiotherapie
Auch hier gibt es viele mögliche Suchwörter unter einem standardisierten übergeordneten Begriff.

Im Thesaurus finden wir unter „physical examination" (somatischer Befund):
Beispiel 2 (Fortsetzung): Diagnosis
  diagnostic techniques and procedures
    physical examination
      palpation
      range of motion

Dabei beinhaltet Palpation auch passive manuelle Untersuchungen.

Es gibt noch eine weitere Möglichkeit, gute Suchwörter zu finden. Während der Suche kann die Ansicht der Publikationen mit dem ‚Display'-Knopf auf MEDLINE eingestellt werden. Dann werden auch die MeSH abgebildet, und oft kann man dann die Suche mit anderen Suchwörtern verbessern.

> *Der MeSH-Thesaurus wird zwar regelmäßig aktualisiert, für neue Konzepte oder solche, die innerhalb der Medizin unbekannt sind, sind keine MeSH-Begriffe definiert. In diesen Fällen ist es empfehlenswert, eigene spezifizierte Suchwörter einzugeben und im Text zu suchen.*

Auf dem grauen Balken oben können andere wichtige Hilfsfunktionen gewählt werden:

Mit **„Limits"** (Einschränkungen) kann die Suche auf gewisse *„Fields"* (Felder) der Publikationen wie Autor und MeSH eingeschränkt werden. Bei *„Publication-Types"* (Art der Publikation) kann die Suche z. B. auf randomisierte klinische Studien, Leitlinien (*practice guidelines*) oder Reviews beschränkt werden. Weiterhin kann eine Einschränkung bezüglich Alter, Datum der Publikation und Sprache gemacht werden, und die letzte sinnvolle Möglichkeit ist, die Suche auf Publikationen einzuschränken, von denen in MEDLINE auch ein Abstract vorhanden ist.

„Preview/Index" wird benützt, um schrittweise einen Suchauftrag zu erstellen wobei die Anzahl *„Treffer"* (Publikationen) durch *„Preview"* angegeben wird.

„History" ist ideal, um Suchaufträge zu kombinieren. So kann man verhindern, immer wieder lange Suchaufträge manuell einzugeben. Aufträge werden mit AND, OR und NOT kombiniert, wie es auf S. 156 erklärt wird.

Boole-Suche

Mit der gezielten Kombination der Suchbegriffe lässt sich das Suchergebnis verbessern. George Boole, ein britischer Mathematiker (1815–1864) legte den Grundstein für die mathematische Logik, von der die sog. Boole-Suchmethode abgeleitet wurde. Der Reichtum unserer Sprache erschwert eine leichte Identifikation von Publikationen. So ist es z. B. möglich, dass in der einen Publikation über die aktive Rehabilitation eines Kniegelenks gesprochen wird und das Wort „Physiotherapie" oder „Bewegungstherapie" (*exercise therapy*) nicht vorkommt, während in einer anderen Publikation einer dieser beiden Begriffe benutzt wird. Um alle Publikationen zu finden, ist daher eine Kombination der

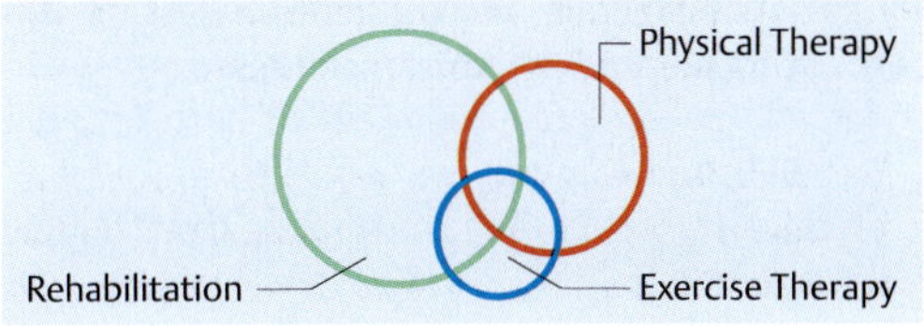

Abb. 9.5 Durch die Verknüpfung der 3 Suchbegriffe mit OR wird die Suche erweitert, so dass die Anzahl der Ergebnisse steigt.

Begriffe nützlich: *Rehabilitation* OR *physical therapy* OR *exercise therapy* **(Abb. 9.5).**

Die in **Tab. 9.1** angeführten Beispiele geben eine Übersicht der wichtigsten Möglichkeiten für Kombinationen.

MEDLINE-Ergebnisse ansehen und speichern

In der Hauptansicht von PubMed erscheinen nach dem Suchauftrag die Anzahl der Treffer und eine Auflistung der ersten 20 Publikationen. Die Autoren der Publikationen können angeklickt werden, um die Zusammenfassung zu sehen. Publikationen können mit dem jeweiligen Formularfenster das vor der Nummer der Publikation steht angewählt werden und mit dem „*Send-to*"-Knopf auf dem Clipboard (Zwischenablage) zwischengelagert werden. Am Schluss der Sitzung können alle Publikationen auf dem PC als Text gespeichert oder per E-Mail an einen anderen Ort verschickt werden. Das Anzeige-Format kann mit dem „*Display*"-Knopf auf MEDLINE gewählt werden. Dies hat den Vorteil, dass viel mehr Information ersichtlich ist. Insbesondere die MeSH können so eingesehen werden, um die Suche mit anderen Suchwörtern zu verbessern.

Als Wiederholung und Zusammenfassung werden die einzelnen Schritte durchlaufen, um einen Suchbefehl für MEDLINE mit der Fragestellung zu formulieren: Was ist über die Effektivität **(1)** von Physiotherapie **(2)** nach einer Knieverletzung **(3)** bekannt?

(1) Effektivität heißt auf Englisch *effectiveness*.

(2) Welches Suchwort ist zur Beschreibung der Behandlung geeignet?

In der Literatur über die Nachbehandlung einer nichtoperierten Knieverletzung sprechen die Autoren abwechselnd über Bewegungstherapie (*exercise therapy*), Physiotherapie (*physical therapy*), Rehabilitation und Elektrotherapie. Es stellt sich heraus, dass *exercise therapy* und Elektrostimulation (*electric stimulation therapy*) Unterbegriffe bilden und mit *physical therapy* (MeSH, *all subheadings*) in die Suche mit einbezogen werden.

Tabelle 9.1 Beispiele für Kombinationsmöglichkeiten der Suchbegriffe

Operation	*Symbol*	*Beispiel*	*Ergebnis*
Und	AND	Knee injury AND randomised controlled trial	Sucht alle Dokumente, in denen sowohl knee injury als auch randomised controlled trial vorkommen
Oder	OR	Rehabilitation OR physical therapy	Sucht alle Dokumente, in denen rehabilitation oder physical therapy oder beide Begriffe vorkommen
Nicht	NOT	Rehabilitation NOT medication	Sucht alle Dokumente, in denen rehabilitation, aber nicht medication vorkommt
Wildcards (Platzhalter)		hemipleg* M*ller	Findet z. B. hemiplegia, hemiplegic findet z. B. Müller, Mueller, Miller
Autorensuche	Feld AU im Menü ‚Limits' wählen		Findet alle Arbeiten, die von einem Autor namens Müller verfasst wurden
Zeitliche Einschränkung	Year im Menü ‚Limits' einschränken		Sucht alle Publikationen in der gewünschten Periode
Studien bei Menschen	‚Human' im Menü ‚Limits' wählen		Einschränkung auf Studien bei Menschen

Suchbegriffe sind z. B.:

- *therapeutics*
  - *physical therapy*
  - *balneotherapy*
  - *cryotherapy*
  - *drainage, postural*
  - *electric stimulation therapy*
  - *exercise therapy*
  - *continuous passive motion therapy*
  - *hydrotherapy*

(3) Knieverletzungen werden unter *injuries* als *knee injuries* definiert. Suchbegriffe sind z. B.:

- *injuries*
  - *wounds and injuries*
  - *leg injuries*
  - *knee injuries*

> *Der Suchbefehl lautet demzufolge effectiveness AND knee injuries AND physical therapy (MeSH, all subheadings). Die wichtig erscheinenden Publikationen können in einer Bibliothek bestellt und die Zusammenfassungen aus dem Internet heruntergeladen werden.*

Zugang zu Bibliothekskatalogen und Bestellung von Kopien

Bibliotheken sind im Internet erreichbar. Bibliothekskataloge geben Auskunft darüber, welche Bücher und Zeitschriften erhältlich sind und ob Kopien von Artikeln bestellt werden können. Hier ist eine Zugangsauswahl:

- *Deutschland:* Die Zentralbibliothek der Universität Köln hat eine Webseite www.zbmed.de mit wichtigen Links und guten Informationen über vorhandene Literatur und elektronische Zeitschriften (Joseph-Stelzmann-Str. 9, D-50931 Köln, Tel. (0221) 4785608, Fax: (0221) 4785697, E-Mail: zbmed.zbmed@uni-koeln.de). Hier können Kopien von Publikationen für eine Gebühr ab 4 € bestellt werden. Artikel können bei DIMDI, dem Deutschen Institut für medizinische Dokumentation und Information (www.dimdi.de) per E-Mail bestellt werden. Bestellung und Lieferung sind per Post, Fax und E-Mail möglich. Der billigste Tarif für Artikel mit einem Umfang bis 20 Seiten beträgt 2,50 €. Teurer ist das Angebot von Infotrieve www4.infotrieve.com mit Kosten von 20 € pro Artikel.
- *Schweiz:* Beim Dokumentationsdienst www.easypresto.ch können per E-Mail bei basic@easypresto.org Kopien bestellt werden ab 12,00 SFr.
- *Österreich:* bibvb.ac.at/verbund-opac.htm. Die Zentralbibliothek für Medizin in Wien und über 25 andere Bibliotheken bieten sowohl einen Gesamtkatalog als auch einen Teilkatalog der Zeitschriften an. Bibliotheken können Kopien von Artikeln bei anderen Bibliotheken bestellen. Ein Bestellformular für Kopien zu 0,36 € pro Seite bietet die Homepage der Universität Graz online. tu-graz.ac.at an.

Zusammenfassung

Zentralbibliotheken, Internet- und E-Mailadressen:

- D: www.zbmed.de, zbmed.zbmed@uni-koeln.de
- CH: www.easypresto.ch; basic@easypresto.org
- A: bibvb.ac.at/verbund-opac.htm, online.tu-graz.ac.at

9.2.6 Beurteilung von Publikationen

Damit wir Publikationen kritisch beurteilen können, müssen wir ein umfangreiches Wissen anwenden. In einem früheren Abschnitt (siehe S. 140) haben wir die von Sackett et al. empfohlene Vorgehensweise für die evidenzbasierte Physiotherapie behandelt, wobei die klinische Fragestellung mit dem momentanen Wissensstand den Ausgangspunkt für die Literatursuche darstellt. Die Methodologie von Effektivitätsstudien wird in Kap. 9.3 behandelt,

> *Wichtiger Hinweis: Die Beurteilung randomisierter kontrollierter Studien verlangt Kenntnisse, die in Kapitel 9.3 besprochen werden.*

In diesem Abschnitt wollen wir hilfreiche Qualitätskriterien zur Beurteilung von randomisierten kontrollierten Studien vorstellen und ihre Anwendung mit einem Beispiel von evidenzbasierter Physiotherapie illustrieren.

PEDro-Kriterien für methodologische Qualität

Liegen mehrere Studien vor, kann es sinnvoll sein, Studien mit einer besseren methodologischen Qualität mehr Beachtung zu schenken. Dies gilt insbesondere, wenn eine Behandlung in methodologisch bessere Studien durchschnittlich größere oder kleinere Effekte zeigt als in Studien mit einer geringen methodologischen Qualität.

Die PEDro-Skala (s. unten) wird hier beschrieben, weil:

- die bekannteste der vielen Skalen zur Beurteilung der methodologischen Qualität von kontrollierten Studien in der Physiotherapie ist,
- die Studien in der PEDro-Datenbank in Reihenfolge methodologischer Qualität aufgelistet werden und
- die Kriterien eine Hilfestellung sind beim kritischen Lesen.

Die Skala besteht aus 11 Punkten. Für die Gesamtscore von maximal 10 Punkten wird der erste Punkt, Auswahlkriterien, nicht berücksichtigt. Auch kontrollierte, nichtrandomisierte Studien werden mit der PEDro-Skala beurteilt. Wenn möglich, sollte man vor allem die randomisierten Studien berücksichtigen.

Die Reliabilität der PEDro-Skala wurde untersucht und nachgewiesen (Maher 2003, www.cchs.usyd.edu.au/pedro). Die Kappawerte (siehe S. 198) für die Beurteilungen durch unterschiedliche Gruppen lagen zwischen 0,50 und 0,79. Bei PEDro nehmen 2 oder 3 Personen unabhängig voneinander eine Beurteilung vor, um in einer Konsensusbesprechung über die Differenzen Einigung zu erreichen.

Punkte werden nur gegeben, wenn die Beschreibung im Text eindeutig ist, nicht wenn Hinweise im Text die Erfüllung der Kriterien zwar sehr wahrscheinlich erscheinen lassen, aber nicht ganz sicherstellen.

CONSORT Statement, Kriterien für die informative Qualität einer Publikation

Physiotherapeuten können das CONSORT Statement, eine Checkliste mit Kriterien zur Beurteilung einer Publikation, nützen, um beim Lesen, die Publikationen zu beurteilen oder auch, um mithilfe dieser Struktur wissenschaftliche Arbeiten zu verfassen.

Das CONSORT Statement (Altman 2001, CONSORT: Consolidated Standards of Reporting Trials) wurde von einer Anzahl Wissenschafter und Herausgeber bedeutender Zeitschriften als Richtlinie für Autoren entwickelt – mit dem Ziel, die Qualität der Publikationen zu verbessern. Diese Verbesserung der Qualität der Publikationen hat während den letzten Jahren auch nachweislich stattgefunden. Es wird angenommen und gehofft, dass auch die Studienmethodik sich verbessert hat. Die folgende Checkliste und das Flussdiagramm sind im Internet frei erhältlich und wurden auch auf Deutsch übersetzt. Das CONSORT Statement empfiehlt ein Flussdiagramm **(Abb. 9.6),** um darzustellen, wie viele Patienten untersucht, eingeschlossen und evaluiert wurden oder, was wegen der großen Bedrohung der internen Validität einer Studie wichtiger ist, wie viele Patienten in Laufe der Studie „verloren gegangen" sind (s. RCT, Studienabbrüche, S. 162). Die Publikation der CONSORT-Gruppe unter der Leitung von Altman, die den Hintergrund ausführlich

PEDro-Kriterien

1	Die Zulassungskriterien sind deutlich beschrieben (wird nicht für Gesamtskore berücksichtigt).
2	Die Patienten sind durch eine anerkannte Randomisierungsmethode den Behandlungsgruppen zugewiesen worden. Nicht anerkannte Methoden sind die Randomisierung nach Geburtsdatum, Patientennummer oder alternative Zuweisung.
3	Die Randomisierung erfolgte durch eine unabhängige Person oder mit versiegelten Umschlägen (*concealed*).
4	Die Gruppen waren vor der Behandlung vergleichbar. Berichtet wird mindestens ein prognostisches Merkmal, das den Schweregrad der Erkrankung beschreibt und eine primäre Ergebnisvariable.
5	Die Patienten waren verblindet.
6	Die Physiotherapeuten waren verblindet.
7	Die Ergebnismessungen waren verblindet. Wenn Ergebnisse bei den Patienten mit einem Fragebogen erfasst wurden, gilt die Messung als verblindet, wenn die Patienten für die Behandlung verblindet waren.
8	Ausfallquote (*dropouts und lost to follow-up*) in allen Gruppen unter 15%
9	Intention-to-treat-Analyse
10	Statistische Analyse zwischen den beiden Gruppen. Dies mag überflüssig erscheinen, aber vielfach wird fehlerhaft berichtet, dass die Kontrollgruppe nicht signifikante Veränderungen zeigte und die Fortschritte bei der Experimentalgruppe signifikant waren, wobei in beiden Gruppen ein Vorher-nachher-Vergleich analysiert wird. Wichtig ist aber, ob zwischen den Gruppen ein wichtiger Unterschied bezüglich der Veränderung vorliegt.
11	Mittelwert und Streuung oder Median und Inter-Quartil-Range, bei kategoriellen Variablen die Anzahl Personen in jede Kategorie für alle Gruppen (siehe dazu auch S. ##)

erklärt, kann ebenfalls im Internet als Volltext heruntergeladen werden. Immer mehr Zeitschriften verlangen, dass eingereichte Manuskripte die CONSORT Kriterien erfüllen. Auch Physiotherapie-Zeitschriften benützen zunehmend das CONSORT Statement als Richtlinie für Autoren. Die meisten Items der Checkliste sind nicht nur für randomisierte Studien, sondern auch für andere Studien relevant.

CONSORT-Erklärung

Publikationsabschnitt		*Beschreibung*
Titel und Zusammenfassung	1	Zuordnung zu Therapiegruppen (z. B. „randomisierte Verteilung", „randomisiert", oder „randomisierte Zuweisung").
Einleitung Hintergrund	2	Wissenschaftlicher Hintergrund und Begründung der Studie.
Methoden Probanden/Patienten	3	Einschlusskriterien der Probanden/Patienten, Studienorganisation und Ort der Studiendurchführung (z. B. im Krankenhaus oder nichtstationär).
Intervention/Behandlung	4	Präzise Angaben zu den geplanten Interventionen jeder Gruppe und zur Durchführung.
Ziele	5	Genaue Ziele, Fragestellung und Hypothesen.
Ergebnismessungen	6	Klar definierte primäre und sekundäre Zielkriterien und ggf. alle zur Optimierung der Ergebnisqualität verwendeten Methoden (z. B. Mehrfachbeobachtungen, Training der Prüfer).
Fallzahlbestimmung	7	Wie wurden die Fallzahlen bestimmt? Falls notwendig, Beschreibung von Zwischenanalysen und Kriterien für einen vorzeitigen Studienabbruch.
Randomisierung Erzeugung der Behandlungsfolge	8	Methode zur Generierung der zufälligen Zuteilung, einschließlich aller Einzelheiten (wie z. B. Block-Randomisierung, Stratifizierung).
Geheimhaltung der Behandlungsfolge (allocation concealment)	9	Durchführung der Zuteilung (z. B. nummerierte Behälter; zentrale Randomisierung per Fax/Telefon). Angabe, ob Geheimhaltung bis zur Zuteilung gewährleistet war.
Durchführung	10	Wer führte die Zuteilung durch, wer nahm die Probanden/Patienten in die Studie auf und wer teilte die Probanden/Patienten den Gruppen zu?
Verblindung	11	Waren a) die Probanden/Patienten und/oder b) diejenigen, die die Intervention/Behandlung durchführten und/oder c) diejenigen, die die Zielgrößen beurteilten verblindet oder nicht verblindet. Wie wurde der Erfolg der Verblindung evaluiert?
Statistische Methoden	12	Statistische Methoden zur Bewertung des primären Zielkriteriums; weitere Analysen, wie z. B. Subgruppenanalysen und adjustierte Analysen.
Ergebnisse Ein- und Ausschlüsse	13	Anzahl der Studienteilnehmer für jede Behandlungsgruppe, die a) gemäß Randomisierung gebildet wurde, b) tatsächlich die geplante Behandlung/Intervention erhalten haben, c) die Studie protokollgemäß beendeten, d) in der Analyse des primären Zielkriteriums berücksichtigt wurden (Darstellung in Flussdiagramm empfohlen). Beschreibung von Protokollabweichungen mit Angabe von Gründen.
Aufnahme/Rekrutierung	14	Nähere Angaben über den Zeitraum der Studienaufnahme der Probanden/Patienten und der Nachbeobachtung.
Patientencharakteristika zu Studienbeginn (*baseline data*)	15	Demographische und klinische Charakteristika aller Gruppen.
Anzahl der ausgewerteten Probanden/Patienten	16	Anzahl der Probanden/Patienten (Nenner) in jeder Gruppe, die in die entsprechende Analyse eingeschlossen wurden und Angabe, ob es sich dabei um eine „Intention-to-treat"-Analyse handelt. Wenn möglich, Angabe der Ergebnisse in absoluten Zahlen (z. B. 10 von 20, nicht 50%).

CONSORT-Erklärung (Fortsetzung)

Publikationsabschnitt		*Beschreibung*
Ergebnisse und Schätzmethoden	17	Zusammenfassung der Ergebnisse aller primären und sekundären Zielkriterien für jede Gruppe und die geschätzte Effektgröße sowie ihre Präzision (z. B. 95%-Zuverlässigkeitsintervall).
Zusätzliche Analysen	18	Angabe von weiteren Tests, insbesondere von Subgruppenanalysen und adjustierten Analysen (mit Erklärung, ob sie vorher geplant waren oder nachträglich durchgeführt wurden).
Unerwünschte Wirkungen	19	Angabe aller wichtigen unerwünschten Wirkungen oder Nebenwirkungen innerhalb jeder Behandlungsgruppe.
Diskussion Interpretation	20	Interpretation der Ergebnisse unter Berücksichtigung der Studienhypothesen, möglicher Ursachen von Verzerrungen („Bias") sowie Problemen durch multiples Testen und multiple Zielkriterien.
Generalisierbarkeit	21	Generalisierbarkeit der Studienergebnisse (externe Validität).
Schlussfolgerung Bewertung der Evidenz	22	Allgemeine Interpretation der Ergebnisse unter Berücksichtigung des aktuellen Forschungsstandes und anderer Publikationen zur untersuchten Fragestellung.

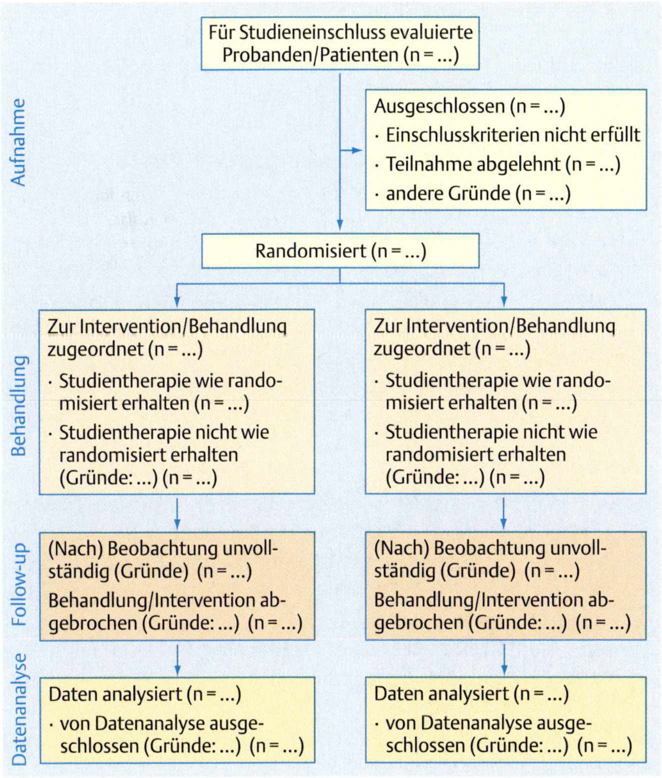

Abb. 9.6 Flussdiagramm.

Das CONSORT Statement gibt eine gute Übersicht der wichtigsten Informationen einer Publikation im Zusammenhang mit einer Effektivitätsstudie und ist beim kritischen Lesen oder evtl. auch beim Erstellen von Publikationen oder Projektarbeiten behilflich.

Ein Flussdiagramm erleichtert dem Leser festzustellen, ob und wie viele Patienten im Laufe der Studie ausgefallen sind (s. **Abb. 9.6**).

Zur Beurteilung von Metaanalysen über randomisierte klinische Studien besteht eine ähnliche Liste mit Qualitätskriterien, das QUOROM Statement (QUality Of Reports Of Meta-analysis of randomized controlled trials). Vieles ist hinsichtlich der Methode bei Metaanalysen ähnlich wie bei randomisierten kontrollierten Studien, insbesondere bei der Fragestellung, den Zulassungskriterien für RCT und der unabhängige Beurteilung der methodologischen Qualität und der Ergebnisse. Metaanalysen sind hinsichtlich Methodologie aufwändiger und in der statistischen Auswertung etwas komplizierter als randomisierte klinischen Studien. Interessierte Personen finden das QUORUM Statement im Internet und können sich auf der Homepage der Cochrane Collaboration weiter über die Methodologie der Metaanalysen informieren.

9.2.7 Evidenzbasierte Physiotherapie, ein Praxisbeispiel

In diesem Abschnitt werden wir, ausgehend von einer klinischen Situation und dem momentanen Wissensstand der Physiotherapeuten, für die Literatursuche in PEDro und MEDLINE Fragen formulieren. Zuerst lesen wir die wichtigsten Zusammenfassungen, die wir in PEDro und MEDLINE finden. Wir werden die Zusammenfassung einer Metaanalyse bewerten und die methodologische Qualität einer randomisierten Sudie (RCT) mit Hilfe der PEDro-Kriterien beurteilen. Von den wichtigsten Referenzen bestellen wir, wenn nötig, die vollständigen Publikationen. Am Schluss überlegen wir, ob wir unsere Fragen beantworten konnten und ob unsere Kenntnisse sich verbessert haben.

Die Patientin

Eine Patientin kommt zur Erstuntersuchung und klagt über Kopfschmerzen, die bis zu dreimal pro Woche auftreten und einseitig betont sind. Bewegungen der Halswirbelsäule (HWS) beeinflussen die Symptome. Der Befund ergibt Mobilitätseinschränkungen in der HWS, Funktionsstörungen der Nackenmuskulatur mit Schwächen, Verkürzungen und Triggerpunkten sowie Haltungsinsuffizienzen. Nach einer Untersuchung zur Differenzialdiagnose gegenüber Migräne und Spannungskopfschmerz wird die physiotherapeutische Diagnose „zervikogene Kopfschmerzen" gestellt.

Der momentane Wissensstand

Der Physiotherapeut fasst seinen momentanen Wissensstand zusammen.

- *Behandlung*: Alle Einschränkungen der Körperstruktur und -Funktion kann man mit physiotherapeutischen Maßnahmen behandeln. Wenn etwa 9 Behandlungen zur Verfügung stehen, muss der Physiotherapeut Schwerpunkte setzen.
- *Ergebnismessungen*: Der Physiotherapeut könnte das subjektive Befinden in Zusammenhang mit den Kopfschmerzen auf einer visuellen Analogskala (VAS) von 0–10 erfassen. Ebenfalls kann er die Flexion, Extension, Lateralflexion und Rotation der HWS messen. Er ist unsicher, ob er die Empfindlichkeit der Schmerzpunkte zuverlässig und empfindlich messen kann.
- *Prognose*: Der Physiotherapeut weiß nicht, wie die Prognose für die zervikogenen Kopfschmerzen ohne Physiotherapie ist. Er sieht in seiner Praxis gewisse Patienten immer wieder, andere kommen jedoch nach einer Behandlungsserie nicht mehr zurück. Mit nicht behandelten Patienten hat er gar keine Erfahrung.

Fragen als Ausgangspunkt für die Literatursuche

Der Physiotherapeut möchte seinen Wissensstand mit aktuellen Forschungsergebnissen aktualisieren und die Schritte der evidenzbasierten Physiotherapie zu durchlaufen (siehe S. 139, 140). Er formuliert folgende klinische Fragen:

- *Behandlungseffektivität*
  Welche Behandlungstechniken bieten die größte Aussicht auf Erfolg. Er richtet sein Interesse auf manuelle Techniken der HWS mit oder ohne Impuls, Weichteiltechniken inklusive Massage und Triggerpunktbehandlung, Stabilisationsübungen der HWS und Haltungskorrektur. Er will zuerst RCT und Reviews über Effektivität suchen.
- *Ergebnismessungen*
  Mit welchen Messungen wird in Effektivitätsstudien der Verlauf dokumentiert? Bei welchen Aspekten der Beschwerden gibt es gute Aussichten auf Verbesserung? Welche Messungen sind für die Patientin geeignet?
- *Prognose*
  Findet man in RCT auch Information über die Prognose, insbesondere über den Spontanverlauf dieser Beschwerden? Dazu wären die Studienergebnisse einer nicht behandelten Kontrollgruppe geeignet. Ist ohne Behandlung eher eine Verschlechterung oder Verbesserung zu erwarten?

Übrigens: „klinische Frage" heißt auf englisch *clinical query*. In MEDLINE ermöglicht die Einschränkung (Limit) *clinical query* eine gezielte Literatursuche für entweder Diagnose, Effektivität, Prognose, Ursachen (Etiologie) oder Nebenwirkungen (siehe S. 145).

Literatursuche in PEDro

Da PEDro die beste Datenbank für Effektivitätsstudien in der Physiotherapie ist, fängt der Physiotherapeut hier an. In PEDro ist die Suche deshalb so einfach, da diese Datenbank nur Effektivitätsstudien, Reviews und Leitlinien enthält. In MEDLINE wäre die Suche schwieriger, sie müsste eingeschränkt werden, z. B. mit „randomized controlled trial" OR „review" OR „meta-analysis". Mit „cervicogenic headache" findet er in PEDro 2 Reviews und 5 Effektivitätsstudien.

Reviews sind die wertvollste Informationsquelle für die evidenzbasierte Physiotherapie. Der Physiotherapeut liest deshalb zuerst die Zusammenfassung vom neuesten Review (Bronfort 2001):

Bronfort G, Assendelft WJ, Evans R, Haas M, Bouter L. Efficacy of spinal manipulation for chronic headache: a systematic review. Journal of Manipulative & Physiological Therapeutics. 2001 Sep;24(7):457-66.

- TITEL: Der Review schließt alle RCT bei Patienten mit chronischen Kopfschmerzen ein.
- HINTERGRUND: Chronische Kopfschmerzen kommen oft vor und die sozioökonomischen Konsequenzen sind bedeutend. Komplementäre oder alternative Therapien einschließlich manueller Therapie der HWS werden häufig benützt.
- ZWECK: Untersuchung der Effektivität von manueller Therapie der HWS mit einem Review der RCT.
- AUSWAHL DER STUDIEN: 1) Design RCT; 2) Diagnose: chronische Spannungs- und zervikogene Kopfschmerzen und Migräne; 3) Behandlung: manuelle Therapie im Vergleich zu anderen Behandlungen oder Plazebo; 4) Outcome (Ergebnis): mindestens ein Ergebnis durch Patientenbefragung gemessen (Schmerzen, Häufigkeit der Beschwerden, Dauer, Verbesserung, Schmerzmedikation, Behinderung, Lebensqualität)
- LITERATURSUCHE: MEDLINE (1966–1998), EMBASE (1974–1998), CINAHL u. a.
- DATENERHEBUNG: Zwei Autoren beurteilten unabhängig die methodologische Qualität und die Ergebnisse der RCT. Die methodologische Qualität und die statistische Signifikanz der Ergebnisse der RCT bildeten die Grundlage für die Evidenzstufen.
- RESULTATE UND SCHLUSSFOLGERUNG: 9 RCT mit insgesamt 683 Patienten und einer methodologischen Qualität von 21–87 Punkte (maximal 100). Bei zervikogene Kopfschmerzen gibt es mittelmäßige Hinweise (moderate evidence) dafür, dass manuelle Therapie der HWS einen größeren Kurzzeiteffekt hat als Massage. Weitere Studien mit guter methodologischen Qualität und einer längeren Follow-up Dauer sind nötig.

Erster Eindruck

Dieser Review stimmt uns hoffnungsvoll, nicht weil Massage schlechtere Resultate zeigt, sondern weil überhaupt ein Unterschied zwischen zwei üblichen Behandlungen nachgewiesen wurde. Manuelle Therapie ist effektiver als Massage.

Sind die Resultate dieser Reviews intern valide?

Wie steht es mit der internen Validität? Viele Fragen bleiben unbeantwortet. Der Review schloss Studien bei Patienten mit chronischen Spannungskopfschmerzen, zervikogene Kopfschmerzen und Migräne ein. Positiv ist, dass die Schlussfolgerung keine generelle Aussage über die Effektivität manueller Therapie bei unterschiedlichen Arten von Kopfschmerzen, sonder eine spezifische Aussage über die Effektivität von manueller Therapie bei Patienten mit zervikogenen Kopfschmerzen macht. Von allen üblichen Behandlungen wurde nur die manuelle Therapie untersucht. Über alle anderen Behandlungen ist keine Aussage möglich. Die Studien waren heterogen, die Patientengruppen der Studien und die Ergebnismessungen waren sehr unterschiedlich. Die interne Validität dieser Review ist deshalb leicht reduziert.

Sind die Resultate dieser Reviews extern valide?

Die externe Validität der Ergebnissen von diesem Review, insbesondere die Generalisierbarkeit für die aktuelle Patientin wird weiter dadurch eingeschränkt, dass andere Behandlungen nicht beurteilt wurden. Das Fehlen von Evidenz ist ein generelles Problem dass nicht nur für die Physiotherapie, sondern auch für die gesamte Medizin gilt.

Der Review ist schon „alt". Obwohl er 2001 publiziert wurde, reichte die Literatursuche nur bis Ende 1998. Zwischen Ende 1998 und Ende 2003 könnten weitere Studien hinzugekommen sein.

Weiteres Vorgehen

Um etwas mehr Licht in der Finsternis zu bekommen, müsste der vollständige Review beschafft werden, aber ob sich das lohnt, kann bereits jetzt als fraglich betrachtet werden. Zuerst wollen wir die Ergebnisse der Suche in PEDro weiter analysieren. Der Physiotherapeut liest als Nächstes die Zusammenfassung von einem neueren RCT bei Patienten mit zervikogene Kopfschmerzen (Jull 2002).

Jull G, Trott P, Potter H, Zito G, Niere K, Shirley D, Emberson J, Marschner I, Richardson C. A randomized controlled trial of exercise and manipulative therapy for cervicogenic headache Spine. 27(17):1835-1843, 2002

*Method Score 8/10 [Eligibility criteria: Yes; Random allocation: Yes; Concealed allocation: Yes; Baseline comparability: Yes; Blind assessors: Yes; Blind subjects: No; Blind therapists: No; Adequate follow-up: Yes; Intention-to-treat analysis: Yes; Between-group comparisons: Yes; Point estimates and variability: Yes. Note: Eligibility criteria item does not contribute to total score] *This score has been confirmed**

RCT: Interne Validität, PEDro Score für methodologische Qualität

Das RCT hat mit einem Score von 8/10 Punkten eine sehr hohe methodologische Qualität. Die Patienten wurden unabhängig randomisiert (*concealed allocation and randomisation*), die Gruppen waren vor der Behandlung bezüglich der wichtigsten prognostischen Merkmale und Ergebnismessungen vergleichbar, die Messungen wurden von einer verblindeten Person durchgeführt, die Follow-up Dauer war angemessen, die Analyse der Resultate entsprach dem Intention-to-treat-Prinzip und die Unterschiede zwischen den Gruppen wurden mit Angabe der Präzision der Schätzung vom Unterschied (z.B. das 95%- Zuverlässigkeitsintervall vom Unterschied) dargestellt.

Mehr als 8 von 10 Punkten sind nicht möglich wenn wir berücksichtigen, dass eine Verblindung von Patienten und Physiotherapeuten bei manueller Therapie und Bewegungstherapie nicht machbar ist.

RCT: CONSORT-Kriterien

Wir werden die Teilübersetzung der englischen Zusammenfassung gezielt Lesen und nach Informationen suchen, die unsere Fragen beantworten. Wir können eine Auswahl der CONSORT-Kriterien als Stütze bei der Beurteilung vom Abstract benützen. Beim Lesen müssen wir uns nicht an die Reihenfolge halten. In welcher Reihenfolge lesen Sie die Abschnitte einer Publikation?

- *Design:* randomisierte Multizenterstudie, nicht verblindete Behandlung während 6 Wochen, verblindete Ergebnismessung nach der Behandlung und nach 3, 6 und 12 Monaten.
- *Ziel:* Untersuchung der Effektivität von manueller Therapie und Bewegungstherapie mit leichten Übungen alleine oder kombiniert, im Vergleich zu einer Kontrollgruppe, bei Patienten mit zervikogenen Kopfschmerzen.
- *Hintergrund:* Kopfschmerzen bei muskuloskeletalen Funktionsstörungen sind häufig. Konservative Behandlung ist die erste Wahl. Die Evidenz für die Effektivität der manuellen Therapie ist nicht eindeutig (inconclusive) und nur für den Kurzzeiteffekt vorhanden. Für die Effektivität von Bewegungstherapie gibt es keine Evidenz und die Effektivität der kombinierten Therapie wurde bei Patienten mit zervikogenen Kopfschmerzen bisher nicht untersucht.
- *Methode:* 200 Patienten, welche die diagnostischen Kriterien für zervikale Kopfschmerzen erfüllten, wurden randomisiert in 4 Gruppen: manuelle Therapie, Bewegungstherapie, kombinierte Therapie, Kontrollgruppe. Primäre Ergebnisse waren die Intensität und Dauer der Kopfschmerzen, eine Schmerzskala für Nackenschmerzen (der „Northwick Park Neck Pain Index"), der Gebrauch von Medikamenten und die Zufriedenheit der Patienten. Auf der Ebene der Körperstruktur und -funktion registrierten die Untersucher die Schmerzen bei Bewegungen der Halswirbelsäule, Schmerzintensität der oberen Halswirbelsäule bei Palpation, die Funktion der Flexoren der Halswirbelsäule und die Haltung mit einem Photo.
- *Ergebnisse:* Die Gruppen waren vor der Behandlung vergleichbar hinsichtlich der demographischen Merkmale und Messungen in Zusammenhang mit Kopfschmerzen. Der Anteil Patienten, die nicht nachkontrolliert werden konnten (loss to follow-up), betrug 3,5%. Sowohl manuelle Therapie als auch Bewegungstherapie reduzierten die Häufigkeit und Intensität der Kopfschmerzen und die Nackenschmerzen. Die kombinierte Behandlung war nicht signifikant besser, aber bei 10% mehr Patienten konnte eine Verbesserung der Symptome beobachtet werden. Die Effektgrößen waren klinisch relevant.
- *Schlussfolgerung:* Manuelle Therapie und Bewegungstherapie führen bei Patienten mit zervikogenen Kopfschmerzen zu einer anhaltenden Reduktion der Beschwerden.

Checkliste

Ist das Thema relevant? (Titel)	Ja. Bewegungstherapie und manuelle Therapie bei Patienten mit zervikalen Kopfschmerzen werden in einem RCT untersucht.
Was ist die wichtigste Schlussfolgerung?	Erfreulicherweise verbessern manuelle Therapie und Bewegungstherapie bei Patienten mit zervikogenen Kopfschmerzen auch langfristig die Beschwerden signifikant und relevant.
Welches Ziel hat die Studie?	Untersuchung der Effektivität von „manuelle Therapie“ und „Bewegungstherapie“ mit leichten Übungen, alleine oder in Kombination, im Vergleich zu einer Kontrollgruppe bei Patienten mit zervikalen Kopfschmerzen.
Hatte die Studie ein gutes Design?	Ja: eine randomisierte kontrollierte Studie in mehreren Zentren. Die Behandlungsdauer betrug 6 Wochen. Ergebnismessungen nach der Behandlung und nach 3, 6 und 12 Monaten.
Sind die Ergebnismessungen relevant	Ja: Reduziert wurde die Intensität der Nacken- und Kopfschmerzen und die Häufigkeit der Kopfschmerzen.
Sind die Ergebnisse bei der Patientin der Physiotherapeutin anwendbar?	Die externe Validität, insbesondere die Gültigkeit der Ergebnisse für die aktuelle Patientin kann nur teilweise beurteilt werden. Die Diagnose der Patienten in der Studie stimmt überein. Die Ergebnismessungen wären auch für die aktuelle Patientin relevant. Nur die Behandlung ist in der Zusammenfassung nicht ausführlich beschrieben.

Der Physiotherapeut hat in der Zusammenfassung der Studie schon sehr viele Antworten auf seine 3 Fragen gefunden. Was aber fehlt, ist Information über den Inhalt der Behandlungen und über die Prognose zervikogener Kopfschmerzen ohne Behandlung, die hoffentlich aus den Resultaten der Kontrollgruppe abgeleitet werden kann. Der Physiotherapeut bestellt zur Beantwortung dieser Fragen eine Kopie der vollständigen Publikation.

Fragen

Welchen Inhalt hatte die manuelle Therapie	Der Artikel gibt eine gute, recht ausführliche Beschreibung und ebenso Literaturhinweise für ausführlichere Beschreibungen. Die Physiotherapeuten benützten Maitland-Techniken mit niedriger und hoher Geschwindigkeit. Die Auswahl der Techniken wurde den Patienten individuell angepasst.
Welchen Inhalt hatte die Bewegungstherapie?	Schulung der Aktivierung der tiefen Flexoren der Halswirbelsäule. Leichte Übungen in Rückenlage mit dem *pressure biofeedback*, eine mit Luft gefüllte Manschette, die unter der Halswirbelsäule liegt und dem Patienten Rückmeldung gibt, ob die richtige Aktivität durchgeführt wird. Haltungskorrektur, Neutralstellung der Lendenwirbelsäule mit einer leichten lumbaler Lordose, Korrektur der Kopfstellung bei Protraktion.
Wie war die Dauer und Anzahl der Behandlungen?	Die Behandlungen wurden von 25 erfahrenen Physiotherapeuten in den an der Studie beteiligten Zentren durchgeführt. Die Patienten erhielten während 6 Wochen 8–12 Behandlungen mit einer Dauer von maximal 30 min.
Welche Behandlung erhielt die Kontrollgruppe?	Keine Physiotherapie; Medikamente nach Bedarf wie bei den Patienten der anderen Gruppen.
Wie ist die Prognose zervikogener Kopfschmerzen, welchen Verlauf zeigte die Kontrollgruppe	Auch ohne Behandlung kommt es zu einer deutlichen Abnahme der Beschwerden. Die Patienten der Kontrollgruppe zeigen eine Schmerzabnahme (VAS 0-10) von 5,3 auf 3,8, eine Abnahme der Anzahl Tage mit Kopfschmerzen von 3,5 auf 2,5 pro Woche, und eine Abnahme der Dauer der Kopfschmerzen in Stunden von 6,5 auf 4,5.

In PubMED gestaltet sich die Suche nach vergleichbaren Publikationen etwas schwieriger. Mit „Physical Therapy Techniques“ als MeSH-Suchwort wird die Publikation von Jull gefunden. Eine Betrachtung der von ihr benützten Schlüsselwörter in der Ansicht (Display) MEDLINE zeigt, dass sie„Exercise“ als Schlüsselwort benützt. Unter „History“ wurde die folgende Suche ausgeführt. Die Kombination vorheriger Suchbefehle (#1 OR #2) reduziert den Schreibaufwand. Mit „Limits“ wird die Suche weiter eingeschränkt.

#1	Search *manual therapy OR exercise*	121516
#2	Search „*Physical Therapy Techniques*“ *(MeSH)*	94454
#3	Search *#1 OR #2*	202640
#4	Search *cervicogenic headache*	13397
#5	Search *#4 AND #3* Field*: All Fields,* Limits: *Randomized Controlled Trial*	25

Leider betreffen die meisten dieser 25 Publikationen Patienten mit Migräne, und viele Behandlungen kommen nicht aus dem Bereich der Physiotherapie. Die Studie von Jull ist dabei, ebenso wie Studien die im Review von Bronfort besprochen werden. Die Suche in PubMED war aufwändiger und brachte keine zusätzliche Information.

Zusammenfassung

- *Effektivität der Behandlung*:
  Manuelle Therapie und Übungen mit dem Biofeedback-Gerät zur Verbesserung der Funktion der kurzen Flexoren der Halswirbelsäule sind effektive Behandlungsformen. Die in der Studie benützte Behandlungsdauer und Anzahl ist auch in der Praxis durchführbar. Voraussetzung ist, dass der Physiotherapeut die Techniken beherrscht. Andere Behandlungen wurden noch ungenügend untersucht und es ist nicht bekannt, ob sie effektiv oder ineffektiv sind.
- *Ergebnismessungen*:
  Die Vorteile der manuellen Therapie und der Bewegungstherapie zeigten sich in der Häufigkeit, Dauer und Intensität der Kopfschmerzen und in der Intensität der Nackenschmerzen. Diese Messungen sind in der Praxis sehr einfach anzuwenden.
- *Prognose*:
  Auch die nicht behandelte Kontrollgruppe zeigte deutliche, Verbesserungen, die jedoch signifikant geringer waren als die der behandelten Patienten.

Auswertung

Insgesamt hat sich diese Literatursuche sehr gelohnt. Das klinisch relevante Wissen des Physiotherapeuten hat wesentlich zugenommen. Der Physiotherapeut wusste vor der Literatursuche nicht, welche der vielen ihm zu Verfügung stehenden Behandlungen er wählen sollte. Er kennt die von Jull untersuchten Behandlungen aus der Ausbildung und von Kursen. Die Ergebnismessungen, welche in den Studien benützt wurden, sind auch für die tägliche Physiotherapie gut geeignet. Der Physiotherapeut hatte nicht mit einer deutlichen Verbesserung von zervikogenen Kopfschmerzen ohne Behandlung gerechnet.

9.2.8 Leitlinien

Leitlinien (Behandlungspfade, Behandlungsrichtlinien, engl.: Standards, Guidelines) beschreiben das Management bei bestimmten Gesundheitsproblemen wie Rückenschmerzen, Hüftarthrose oder Inkontinenz. Wir besprechen hier Leitlinien, die national oder sogar international entwickelt und verwendet werden. Es gibt auch Leitlinien, die in einer Praxis oder Klinik entwickelt und eingesetzt werden.

Da der Aufwand zur Erstellung einer Leitlinie recht groß ist, werden Leitlinien nur für häufige Probleme erstellt und beschreiben, welche Diagnostik zu welchem Zeitpunkt sinnvoll ist und welche Therapien in den einzelnen Stadien einer Erkrankung empfohlen werden. Die Beschreibungen sind nicht wie ein Rezeptbuch in dem Sinne, dass keine detaillierten Behandlungstechniken beschrieben werden. Sie müssen auch individuell an den jeweiligen Patienten angepasst werden. Leitlinien sollen richtungsgebend wirken und die Effizienz der Behandlung verbessern. Literaturrecherchen spielen eine wichtige Rolle bei der Erstellung von sind Leitlinien.

Leitlinien werden in den nächsten Jahren weiter an Bedeutung gewinnen. Berufsverbände erstellen Leitlinien in Zusammenarbeit mit klinischen Spezialisten, Forschern, Patientenvertretern und Krankenkassen. Die Leitlinien müssen schätzungsweise alle 3–5 Jahre aktualisiert werden. Physiotherapeuten werden sich in einer Leitlinie schnell und effizient über wichtige Aspekte einer Behandlung informieren können. Wie wir sehen werden, ist auch hier eine Entwicklung der Methode nötig, um die Qualität der Leitlinien zu verbessern.

Sackett et al. (2000) stellen Leitlinien von Expertengruppen in Frage wenn, wie das oft der Fall war und immer noch ist, die Konsensuskonferenzen die Studienergebnisse nicht berücksichtigen. Er führt das folgende Beispiel aus der Medizin an: Bei diagnostischen Maßnahmen im Zusammenhang mit Magengeschwüren werden von den Experten noch immer Empfehlungen gegeben, die nicht mit den neuesten Untersuchungen übereinstimmen. Dasselbe dürfte für die Physiotherapie zutreffen. Leitlinien im Physiotherapiebereich sind zu finden auf www.cebp.ni und in PEDro.

Widersprüchliche Leitlinien

Über wichtige Krankheitsbilder wie Rückenschmerzen sind schon sehr viele Leitlinien erstellt worden. Das Problem das dabei auftritt ist, dass die Leitlinien sich teilweise widersprechen. Dafür gibt es mehrere Erklärungen:

- Für den größten Teil der medizinischen und physiotherapeutischen Arbeit, er wird je nach Teilgebiet und Definition auf bis zu 90% geschätzt, sind gar keine Forschungsergebnisse und Evidenz vorhanden. Nur *evidence based practice* zuzulassen würde also heißen, 90% der Medizin und Physiotherapie abzuschaffen. Diese Tatsache hat dazu geführt, dass man den Begriff *evidence based guideline* allmählich durch best practice guideline ersetzt. Wichtig ist, dass eine Best-practice-Leitlinie alle verfügbare Literatur berücksichtigt und für die Erstellung der Empfehlungen auf ungenügend erforschte Gebiete eine anerkannte Konsensusmethode verwendet.
- Die Leitlinien werden oft von einer einzigen Berufsgruppe erstellt. Patienten, z. B. mit Rückenschmerzen, kommen meistens mit sehr vielen unterschiedlichen Berufsgruppen in Kontakt. Die Leitlinien dieser Berufsgruppen sind ungenügend aufeinander abgestimmt was zu Widersprüchen führt. Deshalb werden Leitlinien wenn möglich durch Arbeitsgruppen mit Vertretern der wichtigsten involvierten Berufsgruppen in Zusammenarbeit mit Patientenvertretern und Kostenträgern erstellt.
- Die Literatursuche und Interpretation der Ergebnisse, die einer Leitlinie zugrunde liegt, ist nicht immer systematisch. Daraus resultieren ganz unterschiedliche Empfehlungen. Unterschiede zwischen Leitlinien aus verschiedenen Ländern werden auch dadurch verursacht, dass die Literatur des jeweiligen Landes besonders berücksichtigt wird. Außerdem sind Inhalte und Struktur der Leitlinien sehr unterschiedlich. was der Anwenderfreundlichkeit nicht gerade förderlich ist. Zur Beurteilung der Qualität von Leitlinien und um die Vereinheitlichung zu fördern wurde das AGREE-Instrument erstellt (www.leitlinien.de). Das AGREE-Instrument ist für den Gebrauch durch folgende Gruppen bestimmt:
  - *Entscheidungsträger im Gesundheitswesen*, als Hilfe bei der Entscheidung, welche Leitlinien zur Anwendung in der Praxis empfohlen werden sollten. In diesen Fällen sollte das AGREE-Instrument Teil eines formalen Bewertungsprozesses sein.
  - *Leitlinienentwickler*, zur Beachtung einer strukturierten und strikten Entwicklungsmethodik sowie als Instrument zur Selbsteinschätzung, um sicherzustellen, dass ihre Leitlinien stichhaltig sind.
  - *Leistungserbringer im Gesundheitswesen*, die vor der Übernahme von Leitlinien-Empfehlungen eine eigene Bewertung vornehmen wollen.
  - *Dozenten oder Lehrer*, um diese dabei zu unterstützen, die Fertigkeiten von medizinischem Personal in der kritischen Bewertung zu fördern.

Umsetzung von Leitlinien

Damit ist die Thematik allerdings noch lange nicht beendet, denn bei der Anwendung von Leitlinien melden sich Patienten mit ihren Wünschen und Erwartungen. Was sollen wir tun wenn ein Patient die Behandlung der Leitlinie gar nicht will, sondern lieber „nichts" oder eine andere Behandlung haben möchte? Und was machen die Krankenkassen? Sie benützen die Ergebnisse der Forschung gern als Begründung, um Leistungen nicht zu bezahlen. Auch bei Leistungen, die erwiesenermaßen effektiv sind, verweigern sie manchmal die Bezahlung, z. B. aus Kostengründen.

Die Zeit, in der alle Therapien bezahlbar waren, ist vorbei. Die Entwicklungen in der Physiotherapie sind von Veränderungen geprägt und wir werden in Zukunft in Verhandlungen mit anderen Berufsgruppen, Kostenträgern und hoffentlich auch mit Vertretern der versicherten Patienten der Physiotherapie einen Stellenwert geben müssen. Dabei werden evidenzbasierte Leitlinien eine bedeutende Rolle spielen.

9.3 Begriffe und Regeln der Forschung am Beispiel einer RCT

Randomisierte kontrollierte Studien (randomized controlled trials, RCT) sind die Methode der Wahl, um bei Patienten die Effektivität einer Behandlung zu untersuchen.

9.3.1 Fragestellung

Soll etwas erforscht werden, liegt in den meisten Fällen bereits eine (mehr oder weniger vage) Vorstellung von dem vor, was herausgefunden werden soll. Daher ist Personen, die vorgeben, ihre brillantesten Forschungsideen seien ihnen aus heiterem Himmel eingefallen, niemals Glaube zu schenken. Die Mehrheit der Forschungsideen entwickelt sich allmählich. Fragestellungen oder interessante Hypothesen entstehen durch harte Arbeit, indem über Neben- und Umwege der Denkprozess immer wieder variiert oder gar verlassen wird, bis schließlich der Kern des zu Erforschenden erreicht wird.

Der Vorgang der Hypothesenbildung wird als *deduktiv* oder *induktiv* bezeichnet.

- Deduktiv bedeutet, dass zur Hypothesenbildung der Einzelfall aus dem Allgemeinen abgeleitet wird. So kann man untersuchen, ob bestimmte Gesetzmäßigkeiten in bestimmten Fällen auftreten.
- Induktiv bedeutet dagegen, dass vom Einzelfall auf das Allgemeine geschlossen wird. Es wird also untersucht, ob einzelne Beobachtungen gesetzmäßig auftreten.

Beispiel:

- *Deduktive Hypothesenbildung*: Aus der Feststellung, dass es bei 10-jährigen Inline-Skatern in Schleswig-Holstein, Hessen und Berlin vermehrt zu Unfällen kommt, lässt sich die Hypothese ableiten, dass dies bei 10-jährigen Bayern ebenfalls der Fall sein könnte.
- *Induktive Hypothesenbildung:* Aus der Tatsache, dass es sich bei einem Tier, das Milch gibt und „muh“ macht, um eine Kuh handelt, lässt sich ableiten, dass alle Tiere, die auch Milch geben und die gleichen Laute von sich geben, auch Kühe sind.

Nach der Aufstellung der Hypothese werden die Zielsetzung und die Fragestellung der Studie so klar wie möglich formuliert. Sie bilden die Grundlage für die weiteren Komponenten der geplanten Arbeit.

9.3.2 Definition der Wirkung

Angenommen, es soll untersucht werden, ob die Lasertherapie ein wirksames Behandlungsverfahren bei Patienten mit akuter Distorsion des oberen Sprunggelenks darstellt. Aus der Literatur ist bekannt, dass Distorsionen des Sprunggelenks in der Regel mit Schmerzen, Schwellung, Funktionseinschränkung bei den täglichen Aktivitäten und mit Krankschreibung einhergehen. Nun ist zu überlegen, welche Wirkung von der Lasertherapie zu erwarten bzw. welche Wirkung gemessen werden soll. Soll beispielsweise die Schmerzreduzierung gemessen werden, ist festzulegen, welches Maß an Schmerzlinderung als Wirkung aufzufassen wäre. Aus der Sicht der Krankschreibung wäre wahrscheinlich die Untersuchung des Arbeitsausfalls interessant.

Viele Wirksamkeitskriterien werden – so geeignet sie erscheinen mögen – erst einmal auf ihre Messbarkeit, d. h. ihre ***Validität***, ***Präzision*** und ***Objektivität*** hin untersucht (siehe Kap. 9.8.).

> ***Validität*** *(Gütigkeit): Das Instrument misst, was es messen soll. Es wird wirklich nur das zu untersuchende Kriterium und es werden keine anderen Faktoren gemessen.*
> ***Präzision*** (Wiederholbarkeit oder Reliabilität): Sie gibt Auskunft über die Zuverlässigkeit des Instruments. Bei einer Wiederholung der Messung werden die gleichen Ergebnisse erzielt.
> ***Objektivität:*** *Unterschiedliche Untersucher kommen bei der Messung unabhängig von persönlichen Faktoren wie z. B. Stimmungen, Meinungen usw. zu den gleichen Ergebnissen.*

Am sichersten ist es, wenn es für den untersuchten Faktor validierte und international anerkannte Messinstrumente gibt. Beispiele dafür sind für Schmerzen der ***McGill-Schmerzfragebogen*** (Melzack 1975) oder eine graphische ***Beurteilungsskala*** (Revill 1976). Da viele Messinstrumente jedoch nicht validiert oder einfach nicht verfügbar sind, gilt es häufig, sich selbst etwas auszudenken.

Nach der Bestimmung des Messverfahrens bleibt noch zu klären, wann und wie oft die Messung vorzunehmen ist. Es ist offensichtlich, dass die Körpertemperatur bei akuter Grippe im Abstand von einigen Stunden gemessen werden muss. Doch wie häufig sind Schmerzen bei einem Patienten mit chronischen Kreuzschmerzen zu messen: jeden Tag, jede Woche oder nur einmal im Monat? Dieser Aspekt hängt z.T. auch von der Größe und dem Verlauf der zu messenden Wirkung ab. Ist eine sehr langsame und gleichmäßige Veränderung zu erwarten, ließen sich die Messungen in größeren Zeitabständen vornehmen. Wechselt der Verlauf (z.B. erst Ab- und dann Zunahme der Leukozytenzahl), so sind wiederholte Messungen sinnvoll.

Auf Messungen und Messinstrumente wird ausführlich in Kap. 9.8 eingegangen.

9.3.3 Definition der Intervention

Randomisierte kontrollierte Studien werden in den unterschiedlichsten Formen durchgeführt. Bei der einfachsten Versuchsanordnung gibt es 2 Gruppen:

- Gruppe 1 erhält die zu untersuchende (experimentelle) Behandlungsform.
- Gruppe 2 erhält eine andere (Kontroll- oder Standard-) Therapie.

Die Auswahl der experimentellen Behandlungsform sollte theoretisch danach erfolgen, welche der verfügbaren Therapiearten für die zu behandelnde Erkrankung die größte Wirksamkeit verspricht. In der Praxis fällt die Entscheidung zugunsten der favorisierten Behandlungsform, die die Grundlage der Ausgangshypothese bildet.

Die richtige Wahl der Kontrolltherapie ist schwieriger. In Frage kommen die üblichen Behandlungsverfahren, vor allem dann, wenn es sich bei der experimentellen Behandlung um eine neuere Therapieform oder ein *Plazebo* handelt. Ein Plazebo zeichnet sich dadurch aus, dass es genauso aussieht wie die experimentelle Behandlung, der spezifische, für die therapeutische Wirkung verantwortliche Faktor aber neutralisiert ist. Eine dritte, scheinbar logische, aber oft nicht als vertretbar erachtete Behandlungsalternative ist die *Nichtbehandlung*. Viele Angehörige der Heil- und Gesundheitsberufe halten eine Nichtbehandlung für unethisch. Dieses Problem lässt sich durch die „Wartelistenstrategie" praktisch umgehen. Zwar werden letztlich alle Patienten behandelt, einige müssen jedoch etwas länger warten und dienen somit als Kontrolle für die Experimentalgruppe.

Die schwierigste Aufgabe bei vielen Studien und auch in der physiotherapeutischen Forschung besteht darin, glaubwürdige Behandlungsarten für alle Versuchsgruppen zu finden, gleichzeitig aber einen ausreichend großen Kontrast zwischen den Versuchsgruppen sicherzustellen. Unter Kontrast ist zu verstehen, dass sich die Therapieformen ausreichend stark voneinander unterscheiden, so dass sie unterschiedliche Wirkungen erwarten lassen.

Angenommen, es werden Behandlungskonzepte für Kreuzschmerzen untersucht, wobei eine Gruppe manuelle Therapie und die zweite andere physiotherapeutische Behandlungsverfahren erhält. Wird die Mobilisation nun aber als Grundbestandteil der gängigen physiotherapeutischen Behandlung erachtet, so würde sich die Behandlung der zweiten Gruppe kaum von der manuellen Therapie unterscheiden. Damit erhielten beide Gruppen letztlich in etwa die gleiche Therapie, die sich nur dem Namen nach unterscheidet.

9.3.4 Population und Stichproben

In der Wissenschaft versteht man unter Population eine definierte Gruppe von Individuen mit bestimmten Merkmalen. Definierte Gruppen von Patienten können z.B. eine Populationen darstellen.

> ***Population:*** *Grundgesamtheit der potenziell zu untersuchenden Einheiten.*

Stichproben der gesamten Population nimmt man, weil man selbstverständlich nie alle betreffenden Personen untersuchen kann. Von der Auswahl der Stichprobe hängt die Genauigkeit der Schätz- bzw. Untersuchungsergebnisse ab. Stichproben werden nach dem *Zufallsprinzip* erhoben. Nur *Zufallsstichproben* gestatten die uneingeschränkte Anwendung statistischer Verfahren. Ausgewählte Individuen sind voneinander unabhängig. Sie haben alle die gleiche Chance, in die Stichprobe aufgenommen zu werden.

Unter *Ad-hoc-Stichproben* versteht man z.B. die Auswahl von Individuen, die sich zu einer bestimmten Zeit zufällig gleichzeitig in einem Raum befinden.

> ***Stichprobe:*** *(repräsentative) Teilgruppe der gesamten Population.*

Beispiel für das Anwenden des Zufallsprinzips: Zufällige Auswahl unter allen Wahlberechtigten.
Beispiel für das Verletzen des Zufallsprinzips: Es werden nur die Wahlberechtigte ausgewählt, die keine Briefwahl machten. Damit wäre eine Gruppe der Wahlberechtigten ausgeschlossen, die Chancengleichheit wäre verletzt.

Erheben von Stichproben

Es gibt verschiedene Methoden, man spricht von Erhebungstechniken, die in der folgenden Checkliste vorgestellt werden:

Checkliste

Einfache Stichprobe	▪ wird nach dem Zufallsprinzip erhoben, z. B. mittels Losverfahren ▪ aus der Grundgesamtheit (Population) wird ein Anteil nach dem Zufallsprinzip ausgewählt
Geschichtete Stichprobe	▪ wird auch stratifizierte Stichprobe genannt ▪ die Gesamtpopulation wird nach festgelegten Kriterien in Subpopulationen eingeteilt , z. B. Erstwähler ▪ anschließend wird eine Auswahl aus der Subpopulation getroffen, nach dem Modus der einfachen Stichprobe
Stichprobencluster	▪ wird auch Klumpenstichprobe genannt ▪ es werden ganze Kollektive ausgewählt, z. B. alle Wähler einer Stadt
Mehrstufiges Stichprobenverfahren	▪ wird angewandt, wenn man ein Ergebnis, das absolut repräsentativ ist, wünscht

9.3.5 Randomisierung und A-priori-Stratifizierung

In einer randomisierten kontrollierten Studie sollten die Behandlungs- und Vergleichsgruppen in allen Aspekten bis auf den zu untersuchenden Faktor vergleichbar sein (Meinert 1986). Eine Vergleichbarkeit lässt sich gut bei Faktoren erreichen, von denen man weiß, dass sie das Ergebnis beeinflussen, wie z. B. Alter, Geschlecht oder Krankheitsstadium. Faktoren, die unbekannt oder nicht messbar sind, können nicht kontrolliert werden. Die Randomisierung trägt dazu bei, dass alle Faktoren (bekannte und unbekannte) zufällig verteilt sind, wodurch eine Einseitigkeit in der Zuordnung vermieden wird.

Es gibt verschiedene Randomisierungsmethoden, von denen einige sehr ausgeklügelt sind und andere denkbar einfach. Das Werfen einer Münze ist die einfachste Möglichkeit. Ein häufig verwendetes, aber ebenfalls recht unglaubwürdiges Verfahren ist das der verschlossenen Briefumschläge. Dabei werden die Behandlungskodes nach dem Zufallsverfahren auf Karten verteilt und in Briefumschläge gesteckt. Die verschlossenen Umschläge werden gemischt und erst dann geöffnet, wenn der Patient seine Einwilligung zur Studienteilnahme erklärt hat. Leider wird der Umschlag häufig zuerst geöffnet und erst danach entschieden, ob der Patient die ihm zugeordnete Therapie tatsächlich erhalten soll.

Bei einigen Patientenvariablen (Faktoren) kann es vorkommen, dass sie ungleichmäßig auf die Gruppen verteilt sind. Dies ist problematisch, wenn eine prognostische Homogenität der Behandlungsgruppen gewährleistet werden soll.
Beispiel: An einer Gruppe von Personen ab einem Alter von 50 Jahren soll die Wirkung einer Antifaltencreme geprüft werden. Würden die Gruppen nicht nach Alter stratifiziert (geschichtet), könnte am Ende eine Gruppe ein Durchschnittsalter von 60 Jahren und die andere eines von 80 Jahren aufweisen. Die Wirksamkeit der Antifaltencreme wäre in der älteren Gruppe einfacher (vorausgesetzt, dass Alter und Falten positiv korrelieren) bzw. in der jüngeren Gruppe schwerer festzustellen. Noch problematischer wäre ein Wirksamkeitsnachweis, wenn die jüngere Gruppe die wirksame Antifaltencreme und die ältere Gruppe das Plazebo erhielte.

Um die Wirksamkeit der Creme richtig untersuchen zu können, sollte die prognostische Vergleichbarkeit beider Gruppen vor Studienbeginn gewährleistet werden. Dies kann durch Stratifizierung geschehen (siehe unten). Im genannten Beispiel ließe sich eine A-priori-Stratifizierung nach dem Alter vornehmen, damit sich in jeder Gruppe gleich viele Personen über und unter 65 Jahren befinden.

Spezielle Arten der Randomisierung

Geschichtete (stratifizierte) Randomisierung wird eingesetzt, um die Merkmale der Teilnehmer (also Alter, Gewicht oder funktionellen Status) für alle Studiengruppen so ähnlich wie möglich zu halten. Dazu muss man zuerst Faktoren (oder Strata bzw. Schichten) identifizieren, von denen man weiß, dass sie mit dem Ausgang der Studie in Zusammenhang stehen. Sind diese Faktoren identifiziert, besteht der nächste Schritt darin, für jeden Faktor separat ein Block-Randomisierungs-Schema (siehe S. 161) zu erstellen, um zu gewährleisten, dass die Gruppen innerhalb jeder Schicht ausgeglichen sind.

In der Regel wird empfohlen, die Anzahl der Strata (Schichten) so niedrig wie möglich zu halten und auf keinen Fall mehr als 5 einzuführen. Je mehr Strata gewählt werden, desto geringer ist die Zahl der Patienten in der einzelnen Schicht, deren Daten für die Auswertung verfügbar sind.

Block-Randomisierung

Wenn wir eine Studie mit 2 Behandlungsgruppen *A* und *B* durchführen, könnten wir Patienten auf der Grundlage zufällig ausgewählter Zahlen den Behandlungsgruppen zuordnen. Aber Folgen von Zufallszahlen scheinen oft Muster aufzuweisen, etwa lange Ketten derselben Zahl. Dies kann zu einem Ungleichgewicht bezüglich der Größe der Behandlungsgruppen führen, wenn die Stichprobengrößen relativ klein sind. Eine Methode, mit der die Gruppengrößen mehr oder weniger gleich groß gehalten werden können und die sich zugleich nicht allzu sehr von perfekter Randomisierung entfernt, ist *Block-Randomisierung*. Man gewährleistet, dass in jedem Block die Hälfte der Patienten Behandlung *A* und die andere Hälfte Behandlung *B* zugewiesen werden. *Innerhalb* jedes Blocks jedoch ist die Zuordnung der Patienten zufällig. Um dies zu illustrieren, benutzen wir hier einmal Block-Randomisierung mit einer Blockgröße von 4.

Als erstes müssen wir den Viererblock anschauen. Es gibt 6 verschiedene Möglichkeiten, wie 4 Patienten gleichmäßig 2 Behandlungen zugeordnet werden können **(Tab. 9.2)**:

Tabelle 9.2 Zuordnung bei Block-Randomisierung

1. AABB	2. ABAB	3. ABBA
4. BAAB	5. BABA	6. BBAA

Der nächste Schritt besteht darin, für jede Gruppe von 4 rekrutierten Patienten zufällig einen dieser 6 verschiedenen Blöcke auszuwählen. Dazu benutzen wir eine Liste von Zufallszahlen:
97952705719646046032563317082429 73...
Da wir nur 6 verschiedene Blöcke haben, lassen wir alle Zahlen außerhalb des Bereichs von 1–6 aus:
525164646325633124 23...

Die Blöcke werden gemäß der obigen Folge ausgewählt. Die ersten 18 Personen würden also folgendermaßen den Behandlungen zugewiesen **(Tab. 9.3)**:

Tabelle 9.3 Auswahl der Blöcke

5	2	5	1	6
BABA	ABAB	BABA	AABB	BBAA

Dies wäre ein „schlimmster Fall“: Die eine Gruppe umfasst hier 2 Personen mehr als die andere, aber dieser kleine Unterschied macht nicht wirklich etwas aus. Wir haben eine fast perfekte Übereinstimmung der Gruppengröße gewährleistet, ohne uns allzu weit vom Prinzip rein zufälliger Zuordnung zu entfernen.

Cluster-Randomisierung

Bei clusterrandomisierten Versuchsreihen werden statt einzelnen Personen Gruppen von Patienten zufällig zugeordnet. Insbesondere bei Maßnahmen, bei denen die Auswirkung organisatorischer Veränderungen oder die Wirksamkeit einer Behandlung auf Teamebene untersucht werden, macht es keinen Sinn, einzelne Subjekte zufällig zuzuordnen. Auch wird eine potenzielle Kontaminierung zwischen Behandlungen minimiert, wenn Subjekte im selben Rahmen behandelt werden. Die Hauptkonsequenz eines Cluster-Designs besteht darin, dass die Subjekte nicht mehr individuelle (also von andern Subjekten unabhängige) Daten beisteuern. Für Subjekte innerhalb eines Clusters ist der Ausgang mit größerer Wahrscheinlichkeit ähnlich. Beispielsweise ist für Patienten, die auf Station A behandelt werden, der Ausgang eher ähnlich als für Patienten aus verschiedenen Stationen. Man sollte sich aber darüber im Klaren sein, dass dies einige statistische Implikationen hat. Power-Berechnungen werden komplexer, und man braucht mehr Patienten pro Gruppe. Auch standardmäßige statistische Techniken sollten angepasst werden, es bedarf aggregierter Analysen auf Cluster-Ebene. Denn wenn der Cluster-Effekt ignoriert wird, werden die Wahrscheinlichkeitswerte künstlich extrem und Zuverlässigkeitsintervalle übermäßig eng, wodurch die Chancen für „megasignifikante“ Ergebnisse und damit irreführende Schlüsse steigen.

Ein letzter Nachteil besteht darin, dass die Information auf der Ebene individueller Subjekte mehr oder weniger verloren geht, da die Daten nicht als individuelle Daten angesehen werden können (wenn die Subjekte zu einem Cluster gehören).

Ermitteln der Ausgangswerte

Die Grundlage für sämtliche Vergleiche im Rahmen der Studie bilden die Ausgangswerte. Diese werden meist kurz vor oder nach Zuordnung der Patienten zu den Vergleichsgruppen erfasst. Aus rein methodologischem Blickwinkel sollten die Ausgangswerte am besten vor der Randomisierung ermittelt werden, da so eine Beeinflussung der Untersuchungen durch die Gruppenzuordnung vermieden wird; zudem können die Befunde der Ausgangsuntersuchung als letzte Prüfung für die Ein- und Ausschlusskriterien dienen. Personen, die diese Kriterien nicht erfüllen, werden nicht in die Studie aufgenommen, d.h. nicht randomisiert. Dadurch lassen sich überflüssige Studienabbrüche vermeiden.

Mitunter ist es praktischer, die Personen zuerst den Vergleichsgruppen zuzuordnen und erst dann die Ausgangswerte zu ermitteln, z.B. im Falle von multizentrischen Studien, bei denen die Messungen in verschiedenen Zentren und nicht an einem zentralen Ort vorgenommen werden.

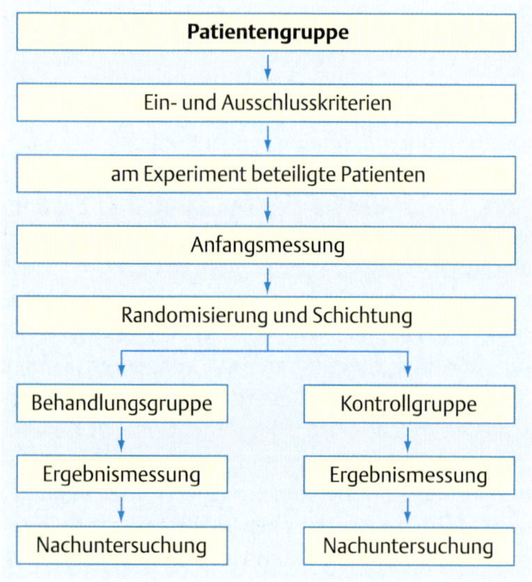

Abb. 9.7 Grundmodell einer Studienanordnung.

In vielen Lehrbüchern zur Epidemiologie wird eine Überprüfung der prognostischen Vergleichbarkeit nach der Randomisierung empfohlen. Dies ist allerdings nicht besonders praxisnah, denn einerseits werden die Patienten nacheinander in eine Studie aufgenommen. Daher kann die prognostische Vergleichbarkeit (auf Grundlage der Ausgangsmerkmale) erst überprüft werden, nachdem alle Personen in die Studie aufgenommen worden sind. Da Unausgewogenheit bei den Ausgangsmerkmalen während der Aufnahmephase einer Studie nicht aktiv ausgeglichen werden können, erweckt dieses Verfahren den Eindruck, als wenn etwas geändert werden soll, was sowieso nicht zu ändern ist.

Andererseits könnte durch Korrekturen zur Herstellung einer prognostischen Vergleichbarkeit der Randomisierungseffekt aufgehoben werden. Die Anpassungen werden zwar bezüglich der bekannten Einflussfaktoren vorgenommen, doch ließen sich dabei durchaus auch unbekannte Faktoren manipulieren und somit eine Verzerrung hervorrufen.

In vielen Forschungsartikeln findet man statistische Tests zur Einschätzung der Ausgangsunterschiede zwischen Interventionsgruppen. Eine derartige Information ist aber nicht sehr informativ, da erstens solche Unterschiede zufällig zustande gekommen sind (wenn man davon ausgeht, dass die Randomisierung korrekt war) und zweitens auch Faktoren, die bei verschiedenen Gruppen nicht signifikant unterschiedlich erscheinen, den Ausgang beträchtlich beeinflussen können.

Bisher wurden die Komponenten einer randomisierten klinischen Studie dargelegt. **Abb. 9.7** zeigt das Grundmodell einer Studienanordnung schematisch.

Compliance und Studienabbrüche

Um die Wirkungen einer bestimmten Behandlung messen zu können, müssen alle Patienten einer bestimmten Vergleichsgruppe diese Behandlung auch tatsächlich erhalten. Daher muss die *Compliance* der Therapie während der Studie untersucht werden (Haynes et al. 1978). Vor allem Patienten, die mit der angebotenen Behandlung unzufrieden sind, umgehen bekanntlich die Therapie. Sie finden Behandlungsalternativen, gehen zu anderen Physiotherapeuten oder weigern sich, die angebotene Behandlung fortzusetzen.

Die Compliance lässt sich überprüfen, indem der Patient regelmäßig gefragt wird, ob er sich an die angebotene Therapie hält. Bei zu Hause durchzuführenden Übungen wird beispielsweise gefragt, ob und wie oft der Patient sie durchgeführt hat und was er daran gut bzw. schlecht fand. Einige Patienten sind allerdings geborene Schauspieler und führen den Untersucher ohne weiteres hinters Licht. Eine fortschrittliche Methode ist das elektronische *Monitoring*, das vornehmlich in Arzneimittelstudien angewendet wird (Straka et al. 1997). Jedes Mal, wenn der Patient eine bestimmte Arzneimitteldosis einnehmen muss, wird dies mittels eines an der Medikamentenpackung angebrachten Mikrochips elektronisch registriert. Das Öffnen und Verschließen der Packung wird als ein Ereignis verzeichnet. Auch dieses Verfahren ist natürlich nicht täuschungssicher, wie ein historisches Beispiel einer doppelblinden Arzneimittelstudie an einem Patienten mit scheinbar mustergültiger Compliance bewies.

Beispiel: Der betreffende Patient kam eines Tages zu seiner monatlichen Untersuchung und beschwerte sich über eine Änderung der Arzneimittelverordnung: „Herr Doktor, Sie haben mir diesen Monat andere Tabletten gegeben, nicht wahr?" Der leicht nervöse Arzt fragte ihn, wie er darauf komme. „Nun", meinte der Patient, „die vorigen Tabletten schwammen nicht, wenn ich sie die Toilette hinunterspülte.“ In diesem Fall bestand sogar ein doppeltes Problem: der Patient war nicht nur ein „Non-Complier“, sondern er hob auch den Blindeffekt auf.

Eine weitere große Schwierigkeit bei jeder Studie besteht darin, dass immer wieder Personen vorzeitig aus der Studie ausscheiden **(Abb. 9.8)**. Erfolgen

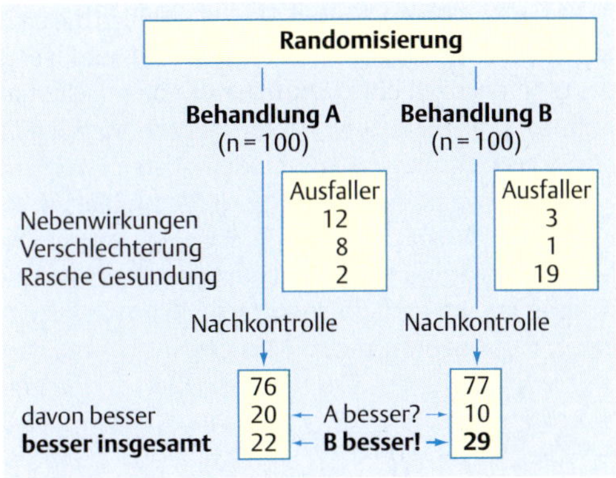

Abb. 9.8 Studienabbrüche beeinflussen die Validität der Daten.

die Studienabbrüche selektiv, kann die Validität der Daten deutlich beeinträchtigt werden. Dies wäre z. B. der Fall, wenn in der Behandlungsgruppe erhebliche Nebenwirkungen auftreten und Personen die Behandlung deshalb abbrechen, oder wenn die Daten aufgrund von Messproblemen unvollständig sind. Auch wenn es die verschiedensten statistischen Techniken gibt, um Datenlücken zu schließen, sind die Validität und die Glaubwürdigkeit einer Studie gefährdet, wenn ein bestimmter Punkt überschritten wird.

Als Faustregel gilt: Bei einer Abbruchquote von mehr als 20% ist mit ernsten Problemen bezüglich der Studienvalidität und -ergebnisse zu rechnen.

Als beste Methode zum Umgang mit mangelnder Compliance und Studienabbrüchen empfiehlt es sich, sie möglichst zu verhindern, z. B. durch folgende Maßnahmen:

- regelmäßige Überwachung, wobei die Studienteilnehmer zur Fortsetzung der Studie angeregt werden;
- Zufriedenheit bei allen Patientengruppen;
- minimale Belastung durch Messungen im Rahmen der Studie;
- Patienten haben die Möglichkeit, ihre Beschwerden zu äußern;
- zuvorkommende Behandlung, z. B. kleinere Geschenke oder Erstattung der Reisekosten.

Eine weitere Möglichkeit, mit der sich diese kleinen Katastrophen verhindern lassen, ist das Einschieben einer *Qualifikationsphase*. In der Regel werden in dieser Studienvorlaufszeit bereits alle möglichen Ergebnisse untersucht, oder es wird für die Dauer der Qualifikationsphase ein Dosierungsschema für ein Plazebo verordnet. Personen, die sich nicht an dieses Schema halten, werden bei der Randomisierung nicht berücksichtigt.

Verblindungstechniken

Auch wenn die Randomisierung ein wichtiges Verfahren zur Kontrolle von Störeinflüssen ist, lassen sich einige Einflussfaktoren auf diese Weise nicht vermeiden. Angenommen, ein Patient weiß, dass seine Behandlung einem Plazebo entsprach. Dieses Wissen wird seine Antworten zur Wirksamkeit höchstwahrscheinlich beeinflussen. Ebenso wird ein Arzt, der weiß, dass eine bestimmte Behandlungsart verordnen wird, über deren Wirksamkeit er sich nicht sicher ist, vermutlich seine Haltung gegenüber dem Patienten ändern. Um alle diese Störfaktoren auszuschalten, sind *Verblindungstechniken* empfehlenswert **(Abb. 9.9)**. Im Idealfall wissen Patient, Arzt, Untersucher, Prüfer und Biometriker in einer klinischen Studie nicht, welche Behandlungsarten jeweils verabreicht werden.

In bestimmten Forschungsbereichen ist eine Verblindung aller Beteiligten kaum möglich. So können beispielsweise bei einer Massagetherapie und einer Plazebo-Massagetherapie Verblindungstechniken nicht angewendet werden, zumindest nicht auf allen Ebenen. In diesem Fall kennt der Physiotherapeut den Unterschied, während der Patient und alle

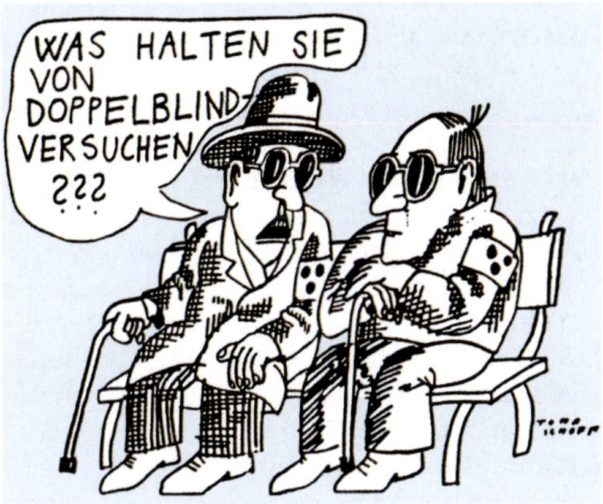

Abb. 9.9 Doppelt blind?

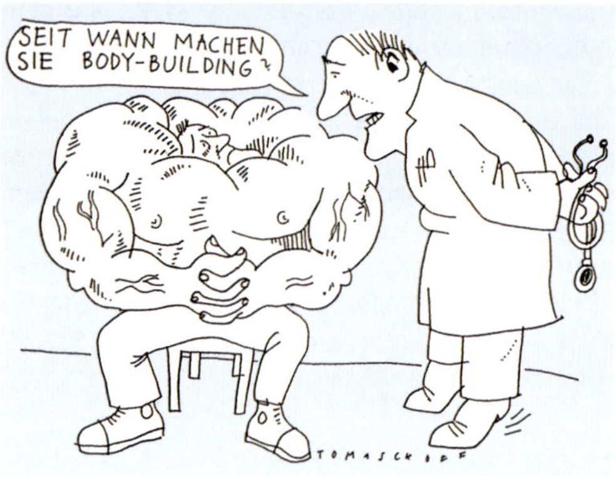

Abb. 9.10 Nebenwirkung!

anderen Beteiligten darüber im Unklaren gelassen werden können. Zur Maximierung des Verblindungseffekts ist ein geeignetes Plazebo erforderlich, das genauso glaubwürdig aussieht wie die echte Behandlung.

In einigen Studien wird der Erfolg der Verblindungstechniken überprüft, da sich eine Aufhebung ihres Effekts äußerst nachteilig auf die veröffentlichten Studienergebnisse auswirken kann.

Nebenwirkungen

Nebenwirkungen werden in randomisierten kontrollierten Studien eher selten beschrieben **(Abb. 9.10).** Häufig interessieren sich die Forscher einfach nicht dafür. Ihre Aufzeichnung kann allerdings äußerst wichtig sein. In einigen Fällen waren die Nebenwirkungen einer Therapie stärker als die erwünschten Wirkungen, was zum Abbruch der Studie führte. Im Allgemeinen werden Nebenwirkungen aufgezeichnet, wenn neue oder unbekannte Behandlungsarten untersucht werden oder das Auftreten von Nebenwirkungen für sehr wichtig bzw. potenziell gefährlich erachtet wird.

Auswertung

Über die statische Analyse wurden viele Bücher verfasst. Sie stellt das Schlussstück, aber auch die Achilles-Ferse einer jeden Studie dar. Fatale Fehler im Studiendesign können durch statistische Methoden nicht mehr behoben werden. Inadäquate Messmethoden sind nicht mehr korrigierbar und bestimmte Störfaktoren haben fatale Auswirkungen. Auch Studienabbrüche sind nur bis zu einem gewissen Grad erklärbar. Beim Grundmodell der klinischen Studie werden die beobachteten Wirkungen nach spezifischen sowie unspezifischen Effekten, dem natürlichen Verlauf und Messfehlern ausgewertet. Diese Wirkungen sind in **Abb. 9.11** dargestellt.

Eine Kontrollgruppe, die keine Behandlung erhält, repräsentiert den natürlichen Krankheitsverlauf. In einer Plazebogruppe ist eine zusätzliche Wirkung, der *Plazeboeffekt,* zu verzeichnen. Zusammen mit dem natürlichen Verlauf ergibt das die beobachtete Gesamtwirkung in dieser Gruppe.

Die Interventionsgruppe weist zusätzlich die spezifische Wirkung der Intervention auf und zeigt damit die größte beobachtbare Wirkung. Das in **Abb. 9.11** gezeigte Schema kann durch Messfehler etwas beeinflusst werden. Handelt es sich um einen zufälligen (nicht systematischen) Messfehler, wäre ein ähnliches Bild zu erwarten. Hingegen kommt es bei systematischen Messfehlern, z.B. in einer Gruppe, zu einer erheblichen, oft auch unvorhersagbaren Verschiebung dieses Musters.

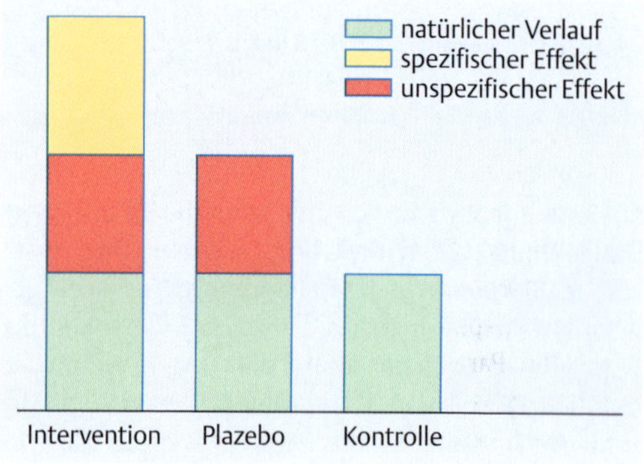

Abb. 9.11 Illustration der Effekte in der Interventions-, Plazebo- und Kontrollgruppe

Vor- und Nachteile einer randomisierten kontrollierten Studie

Randomisierte kontrollierte Studien haben den großen Vorteil, dass der zu prüfende Faktor isoliert werden kann, während alle anderen Größen mit Einfluss auf das Ergebnis konstant gehalten werden. Auf diese Weise werden unvoreingenommene Vergleiche ermöglicht. Allerdings besteht das Risiko, dass eine äußerst starre laborähnliche Umgebung geschaffen wird, in der alle Determinanten in hohem Maße standardisiert sind.

Um noch einmal auf die Bemerkungen des Physiotherapeuten zu Anfang dieses Kapitels zurückzukommen, sind die dort erwähnte Starrheit und Standardisierung das Hauptproblem beim Vergleich der Therapieforschung mit lebensnahen Situationen.

In der Praxis wird bei der Auswahl der für eine bestimmte Therapie geeigneten Patienten nicht so selektiv vorgegangen, die Behandlung wird nicht auf hoch standardisierter Weise durchgeführt und die Wirkung beim Patienten sicherlich nicht regelmäßig und auch nicht mit validierten Instrumenten gemessen. Daher lassen sich die Studienergebnisse nur schwer auf den Praxisalltag übertragen. Aufgrund dieser mangelhaften Extrapolierbarkeit der Studienergebnisse entsteht häufig der falsche Eindruck, ihre klinische Relevanz sei ebenfalls gering. Ergebnisse können jedoch hoch relevant und dennoch schwer anwendbar sein.

Einige Wissenschaftler haben eine Möglichkeit zur Umgehung dieses Problems gefunden. Sie führen *Einzelfallstudien* (siehe Kap. 9.4) durch, d.h. sie untersuchen die beste Behandlungsoption an einem einzelnen Patienten. Dennoch sind Einzelfallstudien keine echte Option, wenn die wissenschaftliche Strenge einer randiomisierten kontrollierten Studie gefordert ist.

9.4 Fallstudien (Einzelfallanalysen)

Jan Kool

Kommen Ihnen Fragen dieser Art bekannt vor?

- Ich möchte für eine Arbeit, die ich für meine Ausbildung schreiben muss, gern auch Patienten untersuchen, aber der Aufwand für eine randomisierte kontrollierte Studie (RCT) ist viel zu groß. Kann ich eine Fallstudie durchführen?
- Kann ich die Effektivität von einem Heimprogramm nachweisen? Ich habe das Heimprogramm entwickelt um die Morgensteifigkeit bei einem knapp gehfähigen Patienten mit einer thorakalen Paraplegie zu erleichtern. (Wir werden sehen, dass diese Frage mit einer randomisierten Fallstudie untersucht werden kann.)
- Können wir bei einer Patientin, die seit einem Jahr eine Hemiplegie hat, die Handfunktion verbessern? (Dazu können wir eine Fallstudie mit dem Idiographic Design anwenden. Das hört sich schwieriger an als es ist.)

> *Fallstudien haben die wesentlichen Merkmale der systematischen quantitativen Forschung und sind somit einer randomisierten kontrollierten Studie sehr ähnlich. Deshalb eignen sich Fallstudien sehr gut dazu, erste Erfahrungen mit Effektivitätsforschung zu sammeln.*

Bei einer Fallstudie werden in der Einführung die theoretischen Annahmen erklärt und die Fragestellung formuliert. Anschließend werden die Methoden der Studie beschrieben und nachfolgend Resultate, Diskussion und Schlussfolgerung.

Inhalt und Definition

Wir besprechen in diesem Kapitel Fallstudien (Single-Case-Designs) die bei einzelnen Patienten durchgeführt werden. Wir definieren Fallstudien so: Die Designs sind prospektiv, d.h., dass die Studie geplant wird, bevor die Ereignisse sich vollziehen. Außerdem sind sie experimentell; dies bedeutet, dass der Untersucher Design, Behandlung und Messungen bestimmt. Die Fallstudien sind auch kontrolliert, da die Messungen in den unterschiedlichen Phasen helfen, den Einfluss anderer Faktoren auszugleichen, was allerdings nicht genauso gut möglich ist wie bei einer RCT.

Ziel

Fallstudien nehmen einen besonderen Platz in der Forschung und in der klinischen Arbeit ein. Fallstudien werden mit 3 Zielen behandelt.

- Der wichtigste Grund, sie hier vorzustellen, ist, dass sie eine ausgezeichnete Möglichkeit darstellen, um mit relativ geringem Aufwand für eine Projektarbeit oder im klinischen Alltag eine sinnvolle Studie durchzuführen und dabei wertvolle Erfahrungen mit den wesentlichen Schritten der Studiendurchführung zu sammeln.
- Fallstudien sind die beste Möglichkeit zu untersuchen, ob eine Therapie bei einem individuellen Patient wirkt. Leider eignet sich nicht jede klinische Frage nach der Effektivität einer Behandlung bei einem einzelnen Patienten für die Untersuchung mit einer Fallstudie.
- Manche Kritiker von randomisierten kontrollierten Studien befürworten das Design der Fallstudie als Alternative für die RCT. Es ist wichtig zu wissen, dass diese Designs einander ergänzen. Eine RCT hat eine viel größere Validität für den Effektivitätsnachweis einer Therapie. Die Fallstu-

die eignet sich besser zur Untersuchung der Behandlungseffektivität bei einem einzelnen Patienten.

Begriffe

Warum nennen wir anschließend all diese anfänglich verwirrenden Begriffen? Die Wörter tauchen in Titel und Zusammenfassungen auf. Man braucht sie, um Fallstudien zu erkennen oder sie gezielt zu suchen.

Andere Begriffe, die in Zusammenhang mit unterschiedlichen Typen von Fallstudien benützt werden, sind *Single-System-Research, Single-Case-Experiment, N=1-Experiment, A-B-Design, Multiple-Baseline-Design, Alternating-Treatment-Design, Interaction-Design* und *Single-Subject-Design* (Ottenbacher 1986, Domholdt 2000). A-B deutet die einfachsten vieler Abfolgen unterschiedlicher Behandlungsphasen an. Variationen auf das Thema sind A-B-A, A-B-C, A-B-A-B usw. Mit dem Wort „System" in Single-System-Research wird angedeutet, dass die Einheit, die untersucht wird, nicht nur eine Person sein kann, sondern auch eine Gruppe von Personen, z. B. ein Team von Physiotherapeuten oder eine Gruppe Patienten einer bestimmten Abteilung. „N" steht für „number", Anzahl, und N=1 heißt, dass in der Studie nur 1 Patient untersucht wird.

Das Multiple-Baseline-Design (Ottenbacher 1990, Domholdt 2000) ist eine Weiterentwicklung des Single-Subject-Designs. Hierbei werden mehrere Patienten untersucht, die in unterschiedlichen zeitlichen Anordnungen Phasen mit unterschiedlicher Behandlung und Dauer durchlaufen. Die Daten werden pro Patient (und für die ganze Gruppe) für die unterschiedlichen Phasen ausgewertet.

Prospektive Fallstudie vs. Fallbericht

Im Unterschied zur prospektiven Fallstudie beschreibt der Fallbericht (*case report*) einen Patienten und ist ohne vorherige Fragestellung und Design in der Regel retrospektiv entstanden. Diese retrospektiven Fallberichte sind mit größeren methodologischen Problemen und einer geringeren Validität verbunden und werden deshalb hier nicht besprochen. Das heißt nicht, dass sie keinen Stellenwert haben, sondern dass sie keine validen Schlussfolgerungen hinsichtlich Effektivität erlauben.

Publizierte Fallberichte setzen sich oft mit seltenen oder neuen Probleme auseinander, wie vielleicht der erste Patient mit einer noch unbekannten Krankheit. Ein Fallbericht hilft Hypothesen zu generieren und kann Anlass für weitere Studien sein. Wenn neue Erkrankungen auftreten, wie in der Vergangenheit z. B. AIDS oder SARS, werden verständlicherweise die ersten Beschreibungen nicht in prospektiven, sondern in retrospektiven Fallberichten veröffentlicht. Anschließend werden anhand vorher formulierter Hypothesen und Fragestellungen prospektive explorative Studien durchgeführt, um die Krankheit präziser zu erforschen. Erst wenn mehr bekannt ist, kann die Effektivität unterschiedlicher Behandlungsstrategien untersucht werden. Wir sehen auch hier, dass das gewählte Design von der Fragestellung abhängig ist.

Vorteile von Fallstudien

Befürworter von Fallstudien oder Single-System-Research heben hervor, dass mit dieser Methode besser nachgewiesen werden kann, wenn eine Behandlung bei einem bestimmten Patienten effektiv ist. Als kritische Bemerkung muss dazu gesagt werden, dass die Gefahr eines Typ-II-Fehlers – also, dass fälschlicherweise behauptet wird, dass die Therapie effektiv sei – bei Fallstudien relativ groß ist. Mögliche Ursachen für falsch-positive Resultate sind der Spontanverlauf, die Nebenbehandlungen und zufällige Messfehler. Diese anderen Einflüsse können bei einer Fallstudie weniger gut kontrolliert werden als bei einer RCT. Normalerweise würde man die Kontrollgruppe in der RCT benützen, um diese Einflüsse zu studieren. Wir werden auch sehen, dass Fallstudien nicht für die Beantwortung aller Fragen geeignet sind.

9.4.1 Fallstudien-Designs

Zuerst beschreiben wir die Vorher-Nachher-Fallstudie, ein Design mit vielen Nachteilen, dass wir nicht zur Nachahmung empfehlen. Wir werden anschließend zwei bessere Designs von Fallstudien beschreiben und praktische Beispiele geben. Kreativität ist notwendig, um für jede Situation in der Praxis das optimale Design zu entwerfen.

Patientenbeispiel

- *Diagnose*: Paraplegie nach einem Teilquerschnitt (Rückenmarkshöhe BWK 5) seit 5 Jahren.
- *Ziel*: Der Patient braucht am Morgen einige Zeit, bis er beweglicher wird und schneller gehen kann. Das Ziel, das der Patient und der Physiotherapeut gemeinsam vereinbaren, ist die Reduktion der Dauer der Steifigkeit am Morgen und die Verbesserung der Gehfähigkeit während den ersten 2 h am Morgen.
- *Gehfähigkeit*: Der Patient geht an Ellbogenkrücken mit einer Geschwindigkeit von etwa 0,5 m/s, knapp die Hälfte der normalen Geschwindigkeit, die deutlich über 1 m/s liegt.
- *Körperfunktion*: Der Patient hat Schwächen, Spastizität und Massensynergien. Die Muskellängen und Gelenkbeweglichkeit in den unteren Extremitäten und Rumpf sind gering eingeschränkt.
- *Behandlung*: Ziel der Therapie ist die Erarbeitung eines Heimprogramms.
- *Verlauf*: Der Patient und der Physiotherapeut erarbeiten gemeinsam aktive Übungen zur Verbesserung der Beweglichkeit in Rumpf und Beinen. Der Patient führt diese zu Hause morgens selbständig aus.

Anschließend stellt sich der Physiotherapeut die Frage, ob es diesem Patienten nützt, die Übungen auszuführen. Wie könnte man diese Frage beantworten?

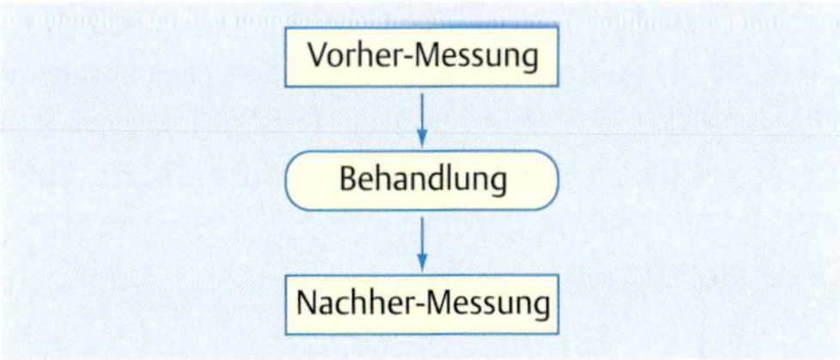

Abb. 9.12 Vorher-Nachher-Fallstudie.

Bei der einfachsten Form der Fallstudie finden 2 Messungen statt, eine vor und eine nach der Behandlung **(Abb. 9.12).** Mit einer Vorher-Nachher-Studie wird die im Patientenbeispiel beschriebene Frage untersucht.

- Design: Vorher-Nachher Studie. Die „Vorher"-Messung findet am 1. Tag nach dem Aufstehen statt, die „Nachher"-Messung am 2. Tag, nachdem das Übungsprogramm durchgeführt wurde.
- Behandlung: Am 1. Tag findet keine Behandlung statt. Am 2. Tag wird das Übungsprogramm durchgeführt.

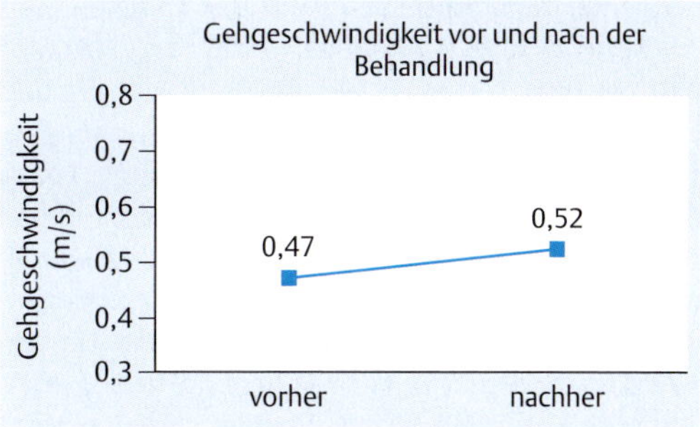

Abb. 9.13 Gehgeschwindigkeit vor und nach der Behandlung.

- Messungen: Nach dem Aufstehen wird die benötigte Zeit für eine festgelegte Gehstrecke erfasst. Aus der benötigten Zeit für die Gehstrecke wird die Gehgeschwindigkeit berechnet.
- Analyse: statistische Analyse ist nicht möglich.

Abb. 9.13 zeigt die Resultate. Der Unterschied in Gehgeschwindigkeit beträgt 0,05 m/s oder 10%. Der zufällige Messfehler bei Messung der Gehgeschwindigkeit beträgt etwa 10% und könnte durchaus zum Unterschied geführt haben. Dieses Design ist ungeeignet um Schlussfolgerungen über die Effektivität zu machen, da keine Kontrollmöglichkeiten für Beurteilungsfehler z. B. durch Spontanverlauf und Messfehler bestehen.

9.4.2 Randomisierte Fallstudie

Wenn gewisse strenge Kriterien erfüllt werden, kann mit einer randomisierten Fallstudie (*single case randomised clinical trial*, SCRCT) die Frage beantwortet werden, welche Behandlung für einen bestimmten Patienten besser geeignet ist. Obwohl das Design wegen des relativ geringen Aufwands sehr attraktiv ist, muss man sich von den strengen Kriterien bezüglich Merkmale der Krankheit, der Therapie und der Ergebnismessung bewusst sein. Wesentlich ist, dass die Resultate einer SCRCT nicht generalisierbar sind und dass die SCRCT deshalb keineswegs eine Alternative für eine RCT ist.

Grundsätzlich gibt es im o.g. Beispiel bei jedem Patienten 4 Möglichkeiten

- Behandlung A und Behandlung B sind effektiv,
- Behandlung A ist effektiv, Behandlung B nicht,
- Behandlung B ist effektiv, Behandlung A nicht,
- keine der Behandlungen ist effektiv.

Wenn das Resultat der bisherigen RCT lautet, dass Therapie A effektiver ist, bedeutet dies, dass Behandlung A bei mehr Patienten effektiv ist. Es kann jedoch durchaus Patienten geben, für die Behandlung B effektiver ist.

In einer randomisierten Fallstudie (Single-case-Experiment, **Abb. 9.14**) wird relativ oft, z.B. 50-mal, jeweils 1 von 2 Behandlungen angewendet, wobei die Reihenfolge der Behandlungen randomisiert wird. Randomisierung kann Paarweise (A-B – B-A – B-A – A-B) oder ganz zufällig (A-B-B-B-B-A-B-A-A-...) erfolgen. Wenn Patienten nacheinander unterschiedliche Behandlungen erhalten, wird das auch als Cross-over-Design bezeichnet. Sowohl in der Medizin als in der Physiotherapie wurden solche Studien durchgeführt. Nach jeder Behandlung wird eine Messung durchgeführt.

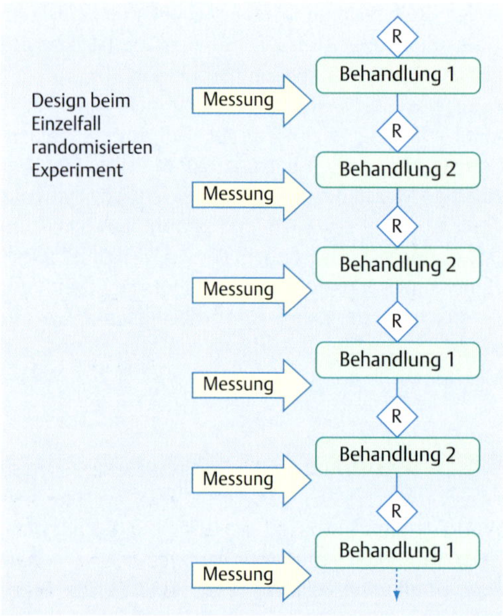

Abb. 9.14 Design beim Einzelfall randomisierten Experiment. (R = Randomisierung)

Bedingungen

Obwohl die randomisierte Fallstudie sehr attraktiv erscheint, müssen 4 Bedingungen erfüllt werden. Diese Bedingungen schränken die Anwendbarkeit des Designs stark ein. Die Bedingungen für die Durchführung einer randomisierten Fallstudie sind Folgende:

1. Die Beschwerden des Patienten müssen stabil sein.
Geeignet sind z.B. Patienten mit einer stabilen Gehfähigkeit längere Zeit nach einem Querschnitt oder CVI und Patienten mit COPD. Wenn die Beschwerden nicht stabil sind und ein gewisser Spontanverlauf auftritt, können die Behandlungseffekte nicht vom Spontanverlauf getrennt werden und eine Interpretation wird unmöglich.

2. Der Effekt muss schnell eintreten.
Die Behandlungen und Messungen folgen relativ kurz aufeinander. Die Behandlung besteht oft aus einer einzigen Sitzung und die Zeit zwischen der Behandlung und der Messung beträgt manchmal weniger als 1 Tag. Wir können z.B. den Einfluss von ausgewählten Übungen auf die Paraspastik untersuchen und im Anschluss an die Übungen während etwa 4 h den Einfluss auf die Gehfähigkeit erfassen.

3. Der Effekt muss schnell und vollständig abklingen.
Die benötigte Zeit für das Abklingen eines Effekts heißt auch „Wash-out"-Periode, gemeint ist die Zeit, die gebraucht wird, bis Medikamente nicht mehr in genügender Konzentration im Körper vorhanden sind, um einen Effekt zu erzeugen. Dieser Begriff kann auch für Effekte nach Physiotherapie verwendet werden. Hier gibt es mehrere Probleme, die auftreten können. Wenn der Effekt anhält, bis die 2. Behandlung erfolgt, beeinflusst er die Messungen nach der 2. Behandlung, ein Phänomen das „Carry-over" genannt wird. Der anschließend gemessene „Effekt" ist nicht nur der 2. Behandlung zuzuschreiben und die Messung wird durch den Carry-over verzerrt (Bias).

Ein anderes Problem tritt auf wenn, im Extremfall, die 1. Behandlung den Patienten vollständig heilen würde. Der Patient hätte zwar sein Ziel erreicht und wäre sehr zufrieden, aber der Untersucher kann die Effektivität der 2 Behandlungen nicht mehr vergleichen und ist etwas enttäuscht darüber, dass er jetzt keine Daten hat, die ausgewertet werden können.

4. Letzte Bedingung ist, dass eine Verblindung angestrebt werden muss, um den Einfluss des Plazeboefekts zu reduzieren.
Diese Bedingung kann erfüllt werden wenn 2 Behandlungen verglichen werden, die dem Patienten beide als möglicherweise effektiv erscheinen. Bei Medikamenten ist eine plazebokontrollierte Studie gut machbar. Für viele Behandlungsformen der Physiotherapie kann diese Bedingung aber nicht erfüllt werden. Auch hier gilt, dass der Patient vor allem daran interessiert ist *dass* und weniger *weshalb* die Behandlung hilft. Wichtig ist, dass man in solchen Fällen bei den Schlussfolgerungen die Möglichkeit des Plazeboeffekts mit in Betracht zieht.

Weitere Überlegungen

Wir überlegen uns beim gleichen Patienten, ob das Design einer randomisierten Fallstudie geeignet ist, um die Fragen zu beantworten.

- *Bedingungen*: Hier kann das Design einer randomisierten Fallstudie durchgeführt werden. Die ersten 3 erwähnten Bedingungen für die Anwendung dieses Designs sind erfüllt.
- *Design*: randomisierten Fallstudie.
- *Randomisierung*: 50 nummerierte und verschlossene Umschläge, die jeweils erst morgens beim Erwachen geöffnet werden, bestimmen jeden Tag, ob geübt wird oder nicht.
- *Behandlung*: Am Morgen vor dem Aufstehen werden entweder die Übungen selbstständig ausgeführt, was etwa 10 min dauert, oder der Patient steht sofort auf.
- *Messungen*: Als primäre Messung wird innerhalb 10 min nach dem Aufstehen die benötigte Zeit für eine festgelegte Gehstrecke erfasst. Aus der benötigten Zeit für die Gehstrecke wird die Gehgeschwindigkeit berechnet. Das subjektive Wohlbefinden während den ersten 2 h nach dem Aufstehen wird auf einer visuellen Analogskala (VAS) gemessen (siehe S. 211).
- *Statistik*: Wenn die Resultate in beiden Situationen normalverteilt sind, wird ein ungepaarter t-Test benützt. α wird auf 0,05 festgelegt.

Kreativität ist gefragt

Es gibt bei jeder Studie praktische Probleme, die mit Kreativität gelöst werden müssen. Deshalb wird der ganze Ablauf einige Male durchlaufen um Anpassungen vorzunehmen bevor die Studie richtig losgeht. Lösungen müssen gesucht werden für folgende Probleme.

- Wo im Haus des Patienten gibt es eine geeignete Strecke, um die Gehgeschwindigkeit zu messen?
- Andere Einflüsse: Es sollte nicht der Fall sein, dass der Patient nach dem Üben vor der Messung auf die Toilette oder – wenn er nicht üben muss – sofort gemessen wird. Dieser systematische Unterschied zwischen den beiden Konditionen könnte zu einer Verzerrung (Bias) der Messresultate führen. Da der Patient bei Bedarf aber auf die Toilette gehen können muss, bevor gemessen wird, wäre es z. B. eine Lösung, nach dem Aufstehen immer zuerst auf die Toilette zu gehen.
- Wie macht der Patient die Messung der Gehgeschwindigkeit zu Hause? Ein Partner kann z. B. die Messungen machen. Nachteil dabei ist, dass ein Partner vielleicht nicht oder nicht immer vorhanden ist. Möglicherweise kann der Patient selbst eine Stoppuhr bedienen. Wenn das nicht der Fall ist können eventuell Lichtschranken montiert werden.

Die Auswertung der Ergebnisse ist ähnlich wie bei der RCT. Die statistische Analyse der Messungen nach den beiden unterschiedlichen Behandlungen wird mit einem ungepaarten statistischen Test durchgeführt. Wenn die Resultate normalverteilt sind, wird der t-Test angewendet, bei nicht normalverteilten Resultaten der Wilcoxon-Vorzeichen Rangsummen-Test (siehe S. 224).

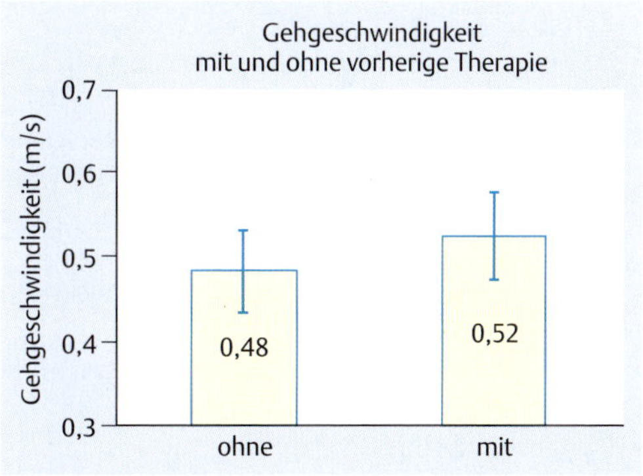

Abb. 9.15 Gehgeschwindigkeit ohne und mit vorheriger Therapie.

Die Resultate nach je 25 Messungen der Gehgeschwindigkeit ohne und mit vorheriger Therapie ergeben einen Unterschied von 0,04 m/s zugunsten der Therapie. Die blauen I-förmigen Balken zeigen den Bereich, wo 95% der Messungen liegen. Diese Bereiche zeigen, dass die Gehgeschwindigkeit manchmal ohne Therapie über 0,5 m/s betrug und an manchen Tagen auch nach Therapie mit einem Wert unter 0,5 m/s relativ schlecht war **(Abb. 9.15)**.

Nachteil dieses Beispiels ist, dass der Patient nicht für die Behandlung verblindet werden kann; dies kann die Messergebnisse systematisch beeinflussen und zu Verzerrung der Resultate (Bias) führen. Der Unterschied in Gehgeschwindigkeit nach den beiden Behandlungen würde falsch beurteilt werden.

Dieses Problem trat nicht bei einer Studie auf, die bei einem Patienten den Einfluss von Cannabis auf das Gehen und Aufstehen untersuchte. Der Patient wusste nicht, an welchen Tagen er ein echtes Medikament erhielt und an welchen Tagen ein Plazebo mit dem gleichen Geschmack.

Eine Empfehlung zum Schluss

Bevor Sie sich dazu entscheiden, eine SCRCT durchzuführen, ist es empfehlenswert, sich folgende Fragen zu stellen:

- Gibt es beim betreffenden Patienten Unsicherheit über die Behandlungseffektivität?
- Habe ich eine genügende Anzahl Behandlungen zu Verfügung?
- Ist der Patient zur Mitarbeit bereit und ist er auch bereit die Konsequenzen der Resultate zu akzeptieren?
- Tritt der erwartete Effekt schnell ein?
- Klingt der Effekt schnell ab?
- Ist eine relevante und praktikable Messung verfügbar?
- Wie groß ist der klinisch relevante Unterschied im Effekt und wie viele Messungen sind notwendig um diesen Effekt nachzuweisen (siehe **Tab. 9.4**)?
- Ist die Studie durchführbar in meinem beruflichen Umfeld?
- Kann ich die statistische Auswertung durchführen, habe ich dazu Unterstützung?
- Ist die Studie ethisch vertretbar?

Wenn diese Fragen positiv beantwortet werden, ist die Durchführung einer SCRCT sinnvoll.

9.4.3 Fallstudie mit Trendbeurteilung (Idiographisches Design)

In dieser Fallstudie bei einem Patienten („Idio“: gleich) werden die Resultate der Messungen graphisch dargestellt. Der Trend bei den wiederholten Messungen ist die Tendenz, die entweder konstant, zunehmend oder abnehmend sein kann.

Untersucht werden mindestens zwei Phasen mit unterschiedlichen Konditionen oder Behandlungen. Eine der Konditionen kann auch „keine Behandlung“ sein. Das ist sogar wünschenswert, da so der Kontrast zwischen den Konditionen erhöht wird und die Beweiskraft oder Power der Studie größer ist. Die Messungen werden während beiden Phasen regelmäßig durchgeführt. Eine Phase kann mehrere Tage bis Wochen dauern. Empfehlenswert ist, immer vor der Behandlung zu messen. Wenn man die Messungen sofort nach der Behandlung durchführt, kann es sein, dass nur kurzfristige Effekte erfasst werden. Die Resultate der Messungen der unterschiedlichen Behandlungsphasen werden graphisch dargestellt und statistisch analysiert.

Bedingungen

Bedingungen für die Machbarkeit einer Fallstudie mit dem Idiographic Design sind

- eine stabile Situation des Patienten hinsichtlich Ergebnismessung, damit ein Therapieeffekt sich deutlich in den Messungen während der Therapiephase abzeichnet im Vergleich zu den Messungen in der Phase ohne Therapie;
- der Effekt darf nicht vollständig abklingen und soll – wenn möglich – im Laufe mehrer Behandlungen immer deutlicher werden.

> *Das Idiographic Design ist also geeignet, wenn bleibende Effekte erwartet werden und ergänzt die randomisierte Fallstudie, die kurzfristige nicht permanente Effekte nachweisen kann, ausgezeichnet.*

Patientenbeispiel

- *Diagnose*: Hemiplegie seit 1 Jahr.
- *Ziel*: Verbesserung der Handfunktion
- *Handfunktion*: Der Patient hat auf einem Handmotoriktest 30% der Maximalscore. Seit 6 Wochen ist keine funktionelle Verbesserung aufgetreten.
- *Körperfunktion*: Im Vordergrund stehen die motorischen Probleme dieser Patientin. Kognition unauffällig, Motivation gut.

Der Physiotherapeut überlegt sich, welches Fallstudien-Design für die Untersuchung der zu erwartenden allmählichen Verbesserung der Handfunktion geeignet ist. Das Design der randomisierten Fallstudie kommt nicht in Frage, da der Effekt nicht schnell und vollständig abklingt. Der Physiotherapeut entscheidet sich deshalb für das Idiographische Design.

Nach der Befunderhebung bespricht der Physiotherapeut mit der Patientin die Möglichkeit eine Studie durchzuführen. Die Patientin fragt ob Teilnahme an die Studie Risiken oder Vorteile mit sich bringe. Der Physiotherapeut informiert die Patientin, dass sie eine besonders intensive Behandlung erhielte – und dies an 15 Tagen während einer Stunde pro Tag, was viel mehr ist, als die Versicherung bezahlte. In ihrem Fall sind bei der Bewegungstherapie keine Nebenwirkungen zu erwarten. Offensichtlicher Nachteil der Teilnahme ist, dass die Patientin während der ersten Phase der Studie 15-mal erscheinen muss, um Messungen durchzuführen. Wegen dem offensichtlichen Vorteil der Teilnahme, die eine intensivere Behandlung für die Patientin bietet, nimmt sie gern an die Studie Teil.

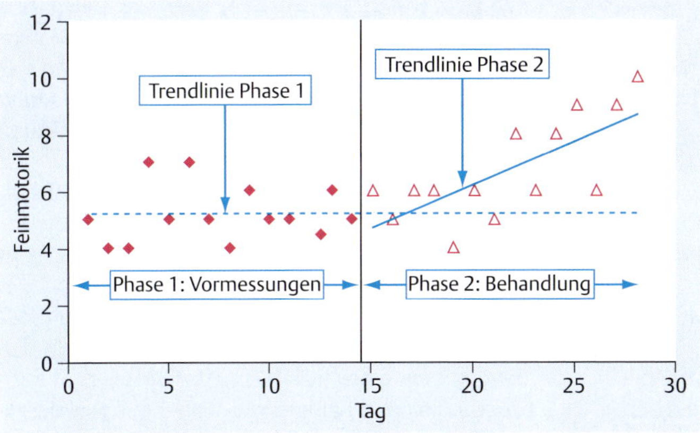

Abb. 9.16 Elf von 14 Messungen wärend der Behandlungsphase liegen oberhalb der Trendlinie der Vormessungen, was statistisch signifikant ist. Die Trendlinie der Behandlungsphase zeigt ebenfalls eine Verbesserung.

- *Design*: Idiographic Design. Keine Behandlung während 3 Wochen, gefolgt durch 3 Wochen mit Behandlung.
- *Behandlung*: Intensive Bewegungstherapie 5-mal pro Woche und zusätzliche Übungen zu Hause
- *Messungen*: Vor jede Behandlung wird der Motorik-Test durchgeführt. Zusätzlich füllt die Patientin ein Tagebuch aus um den Armeinsatz zu Hause zu erfassen.
- *Analyse*: Die Messungen werden graphisch dargestellt. Vergleich der Neigung der Trendlinie in den beiden Phasen. Auswertung der Anzahl Messungen die während der zweiten Phase oberhalb der Trendlinie der ersten Phase liegen.

Abb. 9.16 zeigt die graphische Darstellung der Resultate dieser Studie. Auffallend sind die Schwankungen bei den Messungen und erkennbar ist auch ein positiver Trend in der Behandlungsphase.

Wie werden die Resultate ausgewertet? Zuerst wird eine Trendlinie durch die Daten der Kontrollphase konstruiert, indem von der ersten und zweiten Hälfte der Daten den Durchschnitt berechnet wird. Die Trendlinie wird in die Behandlungsphase verlängert.

Wenn während der Behandlungsphase keine Veränderung auftritt, liegen etwa gleich viele Punkte oberhalb und unterhalb der Trendlinie der Phase 1.

Die Anzahl Punkte oberhalb der Tendenzlinie die mit weniger als 5 oder 10% Wahrscheinlichkeit durch Zufall zustande kommt (α, die Wahrscheinlichkeit eines Fehlers der ersten Sorte, Typ-I-Fehler, falsch-positives Ergebnis, siehe S. 223) ist aus **Tab. 9.4** ersichtlich. Die Tabelle wird wie folgt benützt: Bei 14 Messungen in der Behandlungsphase und einem α von 0,05 müssen mindestens 11 Messungen oberhalb der Trendlinie liegen. Das ist keine geringe Anforderung an die Effektivität der Therapie! Um das Risiko eines falsch-negativen Resultats zu reduzieren, kann auch vor Studienanfang ein α von 0,10 gewählt werden. Dann genügen 10 Messungen oberhalb der Trendlinie um statistische Signifikanz zu erreichen. Wer in diesem Zusammenhang andere Zahlen benötigt, kann diese mit der Software Excel mit der Formel für binomiale Verteilungen (BINOMVERT) berechnen.

Tabelle 9.4 Anzahl Punkte auf der gleichen Seite der Tendenzlinie, die mit weniger als 5 oder 10% Wahrscheinlichkeit durch Zufall zustande kommt

N-Messungen	α=0,10	α=0,05
6	6	6
8	7,8	7-8
10	8-9-10	9-10
12	9-10-11-12	10-11-12
14	10-11-12-13-14	11-12-13-14
16	12-13-14-15-16	12-13-14-15-16
20	14-15-16-17-18-19-20	15-16-17-18-19-20

Tab. 9.4: In einer Fallstudie mit dem Idiographic Design wird in der Behandlungsphase die Anzahl Messungen auf der gleichen Seite der Trendlinie der Kontrollphase gezählt. Wenn von der gesamten Anzahl N Messungen die in der Tabelle angegebene Anzahl Messungen auf der gleichen Seite der Trendlinie liegt, ist das eine statistisch signifikanter Hinweis auf die Effektivität der Behandlung.

Als letztes kann der Trend der Veränderung auf der Handmotorikskala berechnet werden. Um wie viel Prozent verbessert sich die Patientin pro Woche oder Monat?

Dieses Design hat augenscheinliche Vorteile für die Untersuchung der Effektivität einer Therapie bei einer einzelnen Patientin. Aber wie jedes Design hat auch dieses seine Tücken.

Ein besonderes Problem, das manchmal auftritt, ist, dass während der Kontrollphase durch die wiederholten Messungen ein positiver Trend auftritt, der in der folgenden Behandlungsphase schwer zu übertreffen ist. Eine mögliche Lösung ist, mit der Vorphase der Studie erst zu beginnen, nachdem der Lerneffekt der Messwiederholungen vorbei ist und ein Plateau sichtbar wird.

9.4.4 Fallstudien: eine Alternative für randomisierte kontrollierte Studien?

Die Idee, dass Fallstudien generell eine Alternative für randomisierte kontrollierte Studien (RCT) darstellen, ist falsch!

Kritiker von RCT betonen den enormen finanziellen und zeitlichen Aufwand für die Durchführung einer RCT. Sie sagen mit Recht, dass RCT auch oft nicht durchführbar sind, da die erforderliche Patientenzahl nicht verfügbar ist. Sie empfehlen deshalb Fallstudien als Alternative für RCT. Es geht aber nicht um die Frage, welches Design an sich besser ist. Beide Designs können sehr wertvoll sein. Bei der Wahl eines Designs geht der Untersucher vom Ziel der Studie aus sowie von der Fragestellung, die beantwortet werden soll. Gewisse Fragen lasen sich besser mit einer RCT, andere besser mit einer Fallstudie beantworten.

Das beste Studiendesign zur Beurteilung der allgemeinen Effektivität einer Therapie ist die RCT, abgesehen von der Metaanalyse, welche mehrere RCT zusammenfasst.

Fallstudien und RCT im Vergleich

Welche Frage können wir mit einer Fallstudie, aber nicht mit einer RCT beurteilen?

- Eine RCT kann nicht sagen, ob Therapie A bei einem bestimmten Patienten, den ich gerade in Behandlung habe, effektiv ist.
- Bei einer Fallstudie steht hinsichtlich der Fragestellung der Patient vor der Therapie an erster Stelle. Ausgangpunkt ist die Frage, ob bei diesem (einzelnen) Patienten Therapie A effektiv ist.

Die externe Validität oder Generalisierbarkeit einer Effektivitätsstudie ist die Gültigkeit der Resultate für andere als die in der Studie untersuchten Patienten. Wie wir wissen, untersucht eine RCT die Effektivität einer Behandlung bei 2 oder mehr Patientengruppen die je eine andere Behandlung erhalten. Die Resultate werden für die gesamten Gruppen analysiert und interpretiert. Die Aussage einer RCT ist generalisierbar (extern valide) für Patienten, die ähnlich sind wie die in der RCT untersuchten Patienten. Bei einer Fallstudie sind die Resultate nur für diesen einen Patienten gültig und überhaupt nicht generalisierbar.

Der Nutzen für die Allgemeinheit ist bei der RCT deshalb viel größer als bei der Fallstudie. Von den Ergebnissen einer RCT können nach Durchführung der Studie anschließend viele Patienten profitieren. Die Teilnehmer an der Studie haben keinen Nutzen von den Resultaten der Studien, was nicht heißt, dass sie nicht von der Studie profitieren – vorausgesetzt die erhaltene Behandlung ist effektiv. Patienten nehmen an vielen Therapiestudien sehr gern Teil. Sie erhalten oft eine besonders intensive Behandlung und die Therapeuten nehmen sich besonders viel Zeit für die Patienten. Neue Behandlungen im Entwicklungsstadium sind oft nur für Patienten verfügbar, die an einer Studie teilnehmen. Dies gilt teilweise für die *constraint induced therapy* oder das Taub-Training, wobei sehr intensiv die motorische Funktion nach einem Schlaganfall geübt wird. Ebenso gilt dies für die Laufbandtherapie nach Paraplegie, Multipler Sklerose oder Hemiplegie.

Der Nutzen einer Fallstudie für den individuellen Patienten ist offensichtlich. Wie wir gerade erklärt haben profitieren auch viele Patienten in den RCT persönlich von der Teilnahme. Es ist mit einer RCT aber nicht möglich, über die Effektivität der Therapie bei den einzelnen Patienten eine Aussage zu machen. Auch wenn Therapie A besser ist, ist es möglich – und sogar wahrscheinlich – dass dies nicht für alle Patienten gilt. Die RCT kann nicht für jeden einzelnen Patienten sagen, welche Therapie wirkt und welche Therapie besser ist.

Bei der Auswertung und Interpretation der Resultate einer Studie besteht immer die Gefahr einer falschen Schlussfolgerung (siehe S. 223), nämlich, dass fälschlicherweise angenommen wird, dass eine Therapie wirkt (Fehler der 1. Art) oder nicht wirkt (Fehler der 2. Art). Eine dritte wichtige Eigenschaft, die bei den unterschiedlichen Studien variiert, ist die Beweiskraft oder die Power einer Studie. Die Beweiskraft ist bei Fallstudien geringer als bei großen RCT. Außerdem sind bei Fallstudien die Möglichkeiten geringer, um andere Faktoren, die den Verlauf beeinflussen, zu korrigieren. Deshalb ist das

Risiko falsch-positiver oder falsch-negativer Schlussfolgerungen bei Fallstudien generell größer. Wir werden anschließend sehen, wie die Beweiskraft einer Fallstudie optimiert werden kann. Wir wissen, dass auch RCT in der Physiotherapie oft mit zu kleinen Patientengruppen durchgeführt werden und deshalb falsch-negative Resultate haben.

Eine weitere wichtige Einschränkung der Fallstudie gegenüber der RCT ist die viel größere Gefahr von Publikations-Bias. Bias oder Verzerrung heißt in diesem Zusammenhang, dass positive Resultate von Fallstudien eher zur Publikation eingereicht und akzeptiert werden als negative Resultate, die oft in der Schublade verschwinden. RCT sind mit einem großen Aufwand verbunden. Untersucher haben, unabhängig vom Resultat, ein großes persönliches Interesse daran, die Resultate zu publizieren, da Publikationen ihr Leistungsausweis sind. Deshalb ist das Risiko, dass negative Resultate nicht publiziert werden, bei RCT geringer als bei Fallstudien. Die Folge ist, dass der Publikationsbias bei Fallstudien größer ist als bei RCT und ein zu positives Bild der Behandlungseffektivität geben **(Tab. 9.5)**.

Tabelle 9.5 Vergleich RCT gegenüber Fallstudie

Aufwand	*Groß*	*Klein*
Fragestellung	Ist Therapie A bei Patienten mit Diagnose X effektiver als Therapie B	Ist bei diesem einzelnen Patienten mit Diagnose X Therapie A effektiver als Therapie B
Generalisierbarkeit	Ja	Nein
Nutzen	Für viele Patienten in der Zukunft	Für denjenigen Patienten, der untersucht wurde
Risiko einer falschen Schlussfolgerung	Klein	Groß
Beweiskraft Design	Groß	Klein
Publikations-Bias	Klein	Groß

9.4.5 Pilotstudien

Der Begriff „Pilot“ bedeutet, dass eine Pilotstudie eine Vorstudie für eine größere Studie ist, z. B. eine RCT.

Das Design einer Pilotstudie ist deshalb in der Regel anders als das einer Fallstudie. Eine Pilotstudie hat das Design der großen Studie und ist dazu gedacht, Erfahrungen zu sammeln und das Protokoll der Studie zu verbessern. Bei einer größeren Studie wird anhand der Literatur ein Protokoll für die Studie erstellt, das die methodologischen Aspekte wie etwa die Zulassungskriterien und ihre Überprüfungsmethoden, die Behandlungen und die Ergebnismessungen beschreibt. Das Protokoll beschäftigt sich auch mit der praktischen Durchführung und Organisation der Studie. Im Rahmen einer Pilotstudie wird die Machbarkeit überprüft. Für die geplante groß angelegte Studie erhält der Untersucher Antwort auf Fragen wie

- Sind die Zulassungskriterien klar operationalisiert?
- Verstehen die Patienten die benützten Fragebogen?
- Ist der Zeitaufwand für die Messungen richtig berechnet?
- Sind die Patienten, die an die Studie teilnehmen, zufrieden?
- Welche Effekte können erwartet werden?
- Gibt es Hinweise auf Subgruppen, die besonders gut oder schlecht auf die Behandlung ansprechen?

Ein etwas unbehagliches Gefühl habe ich schon in Zusammenhang mit publizierten Pilotstudien, weil die meisten Pilotstudien keine signifikanten Resultaten aufweisen und, was noch bedauerlicher ist, nicht von größeren Studien gefolgt werden. Pilotstudien haben das Design einer großen Studie – mit dem Unterschied, dass die Patientenzahl geringer ist. Dies führt zu den bereits erwähnten nicht signifikanten Resultaten. Die Resultate einer Pilotstudie erlauben eine zuverlässige Einschätzung der benötigten Patientenzahl für eine RCT. Mit einer Powerberechnung kann diese Patientenzahl bestimmt werden. Dazu wird bei kontinuierlichen Messungen der Unterschied zwischen den beiden Gruppen und die Streuung benötigt. Oft zeigt sich in der Analyse der Pilotstudie, dass die benötigte Patientenzahl für eine RCT so groß ist, dass sie nicht durchgeführt werden kann. Es ist also wichtig, eine gute Powerberechnung zu machen. Die Physiotherapie braucht keine weiteren Studien, die wegen einer zu geringen Patientenzahl keinen Effekt nachweisen können und gegen die Physiotherapie benützt werden.

Als Alternative für eine Pilotstudie mit dem Design einer größeren Studie lohnt es sich zu überlegen, ob man nicht lieber eine andere kleine Studie durchführen will, die beim gleichen Aufwand bessere Resultate erzielt.

1. Pilotstudien sind eine wichtige Vorbereitung für große Studien.
2. Die Resultate von Pilotstudien sind in der Regel nicht signifikant wegen der zu geringen Patientenzahl.
3. Pilotstudien sollten nur durchgeführt werden, wenn gute Aussichten bestehen, die geplante Studie im ganzen Umfang durchzuführen.
4. Wenn auf die Pilotstudie nicht die geplante große Studie folgt, wird ineffizient gearbeitet. Studien mit einer kleineren Patientenzahl haben ein anderes Design als Pilotstudien.

Zusammenfassung

- Fallstudien sind sehr gut geeignet für Physiotherapeuten, die erste Erfahrungen mit Forschung machen möchten.
- Fallstudien haben viele Merkmale gemeinsam mit randomisierten kontrollierten Studien (RCT).
- Fallstudien haben für die allgemeine Beurteilung der Effektivität einer Therapie eine viel geringere Validität als RCT.
- Fallstudien sind besser geeignet, um bei einem einzelnen Patienten zu untersuchen, ob eine Therapie effektiv ist.
- Fallstudien sind keine Alternative zu RCT.
- Beispiele der Designs von Fallstudien sind die randomisierte Fallstudie und die Fallstudie mit Trendbeurteilung (Idiographic Design).
- Die randomisierte Fallstudie ist für stabile Gesundheitsprobleme geeignet, um einen kurzfristigen nicht permanenten Effekt zu untersuchen.
- Die Fallstudie mit Trendbeurteilung ist für stabile Gesundheitsprobleme geeignet, um einen bleibenden Effekt zu untersuchen.

9.5 Epidemiologische Studien: Kohortenstudie und Patienten-Kontroll-Studie

Rob de Bie

9.5.1 Kohortenstudien

Kohortenstudien sind Verlaufsuntersuchungen über einen längeren Zeitraum.

Gegenstand der Beobachtung kann etwa der natürliche zeitliche Verlauf einer Krankheit sein, um festzustellen, ob ein bestimmter Lebensstil mit einem erhöhten Risiko verbunden ist oder ob gewisse Symptome auf eine bestimmte Exposition zurückzuführen ist, die in einer definierten Population natürlich, d. h. nicht experimentell vorkommt.

In **Abb. 9.17** ist ein mögliches Design einer Kohortenstudie dargestellt. In der Regel werden dafür die Teilnehmer aus der Allgemeinbevölkerung rekrutiert. Dazu kann eine Zufallsstichprobe aus einem Namenregister (z. B. Geburtenbuch, Telefonbuch) oder durch eine Anzeige in den Massenmedien (z. B. Radio, Zeitung) gezogen werden. Es kann aber auch die Gesamtbevölkerung einer Region oder die Gesamtheit einer Institution (z. B. alle Einwohner einer bestimmten Stadt oder alle Schüler einer Schule) untersucht werden. Die in die Kohorte aufgenommenen Personen können gesund oder krank sein. Jedoch sollte das zu untersuchende Ereignis noch nicht eingetreten sein.

An der Stichprobe der Population werden die Determinanten und andere Risikofaktoren meist

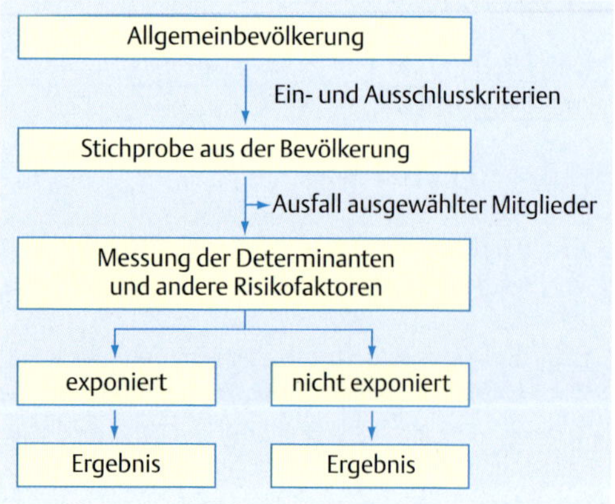

Abb. 9.17 Design einer Kohortenstudie.

prospektiv untersucht. Tritt nach einiger Zeit das zu untersuchende Ergebnis bei einigen Personen in der Kohorte auf, wird verglichen, ob sich die exponierten und die nichtexponierten Personen bezüglich der Risikofaktoren unterscheiden und geprüft, ob die Risikodifferenz bei den Personen, die das betreffende Ergebnis (Krankheit) entwickeln, mit der Expositionshäufigkeit in Zusammenhang steht.

Vorteile von Kohortenstudien

Kohortenstudien bieten 4 offensichtliche Vorteile:

- Der wichtigste Vorteil besteht darin, dass die Studie dem natürlichen Zeit- (oder Krankheits-) Verlauf folgt und mit einer krankheitsfreien Population beginnt. Die Ursache geht also der Wirkung voraus.
- Die Beobachtungen werden auf individueller Ebene durchgeführt. Jeder Teilnehmer der Studie wird über längere Zeit beobachtet.
- In großen Studien ist es möglich (und effizient), verschiedene Ergebnisse in ein- und derselben Studie gleichzeitig zu untersuchen.
- Es können auch seltene Expositionen untersucht werden. Das ergibt sich hauptsächlich aus der Teilnehmerzahl oder der Dauer der Studie. Einige Kohortenstudien dauern mehrere Jahrzehnte.

Nachteile von Kohortenstudien

Kohortenstudien können auch Nachteile haben:

- Selbst wenn eine angemessene Untersuchung medizinisch relevanter Expositionen notwendig ist, sind diese nicht immer ohne weiteres messbar.
- Ein weiteres Problem kann entstehen, wenn eine Vorselektion aufgrund einer früheren Exposition stattfand.
- Kohortenstudien sind schwer durchführbar, wenn mit einer niedrigen Inzidenz und/oder einer langen Latenzzeit bis zum Krankheitsbeginn zu rechnen ist. Letzteres hat eine erhebliche Steigerung der Studienkosten zur Folge.
- Die Festsetzung einer angemessenen Studiendauer ist problematisch, da einige Krankheiten erst nach mehreren Jahren entstehen.
- Je länger die Studie dauert, desto wahrscheinlich kommt es zu Studienabbrüchen und selektiven Ausfällen.

Beispiele: Untersuchungen zu Alkoholismus: Starke Trinker machen eine Entziehungskur; Untersuchungen zu Nierenerkrankungen: Nach Entfernung des kranken Organs sind die Personen nicht mehr gefährdet.

Mit einer langen Studiendauer nimmt auch die Wahrscheinlichkeit zu, dass sich der Expositionsstatus ändert.

Beispiel: In einer Kohorte, bei der der Zusammenhang zwischen Rauchen und Lungenkrebs untersucht wird, hört eine Person auf zu rauchen.

Charakteristika und Validität

Man kann zwischen offenen und geschlossenen Kohortenstudien unterscheiden. Zu einer offenen (dynamischen) Kohorte können Personen hinzukommen oder sie können die Kohorte (nach Belieben) verlassen, wie etwa bei der Bevölkerung einer Stadt: Leute ziehen zu oder weg, werden dort geboren oder sterben dort. Zu einer geschlossenen (festen) Kohorte hingegen kommen keine neuen Mitglieder hinzu, nachdem diese begonnen hat, wie etwa zur Gruppe aller Patienten, die sich im Jahr 1998 einer arthroplastischen Operation am Knie unterzogen haben. Theoretisch wird also eine offene Kohorte immer (neue) Mitglieder haben, während eine geschlossene Kohorte mit der Zeit aussterben wird. **Abb. 9.18** zeigt dies.

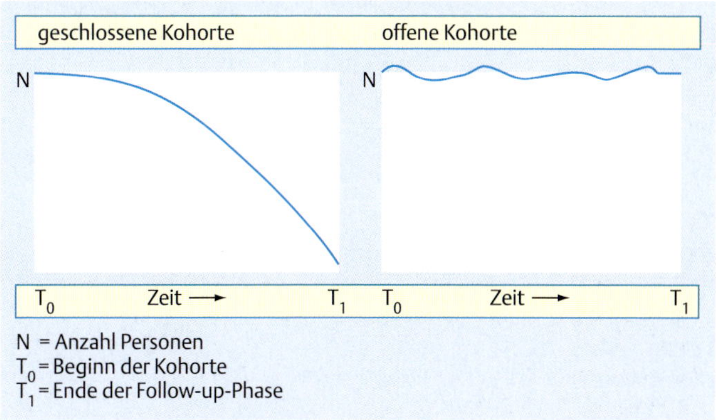

Abb. 9.18 Beispiel einer geschlossenen und einer offenen Kohorte.

Validität von Kohortenstudien

Auch bei Kohortenstudien kann mithilfe folgender *Schlüsselfragen* ihre Validität beurteilt werden:

- Wer wurde untersucht?
  Um die Ergebnisse einer Kohortenstudie verallgemeinern zu können, müssen die Merkmale der untersuchten Gruppe exakt beschrieben werden, da die bei den Patienten auftretenden Ereignisse in entscheidendem Maß von ihren Merkmalen abhängen. Art und Anzahl der klinischen Ereignisse, die bei den Patienten vorkommen, richten sich nach der Dauer und dem Schweregrad ihrer Krankheit, den bei ihnen angewandten Interventionen sowie dem Vorliegen oder Fehlen anderer medizinischer Störungen. Dabei geht es um die Schlüsselfrage: Ist das Ergebnis der Kohortenstudie in Anbetracht dieser beschriebenen Gruppe überraschend? Daher sind Angaben zum Überweisungsmuster und zu den Ein- und Ausschlusskriterien notwendig.
- Wurde eine Kontrollgruppe eingesetzt oder wäre sie notwendig gewesen?
  Ergebnisse von Beobachtungsstudien sind schwer zu interpretieren, wenn die Daten nur an der exponierten Gruppe erhoben wurden. Daher ist eine nichtexponierte Gruppe (Kontrollgruppe) heranzuziehen, die mit der Studiengruppe weitgehend (außer in Bezug auf die Exposition) vergleichbar ist. Bei Kohortenstudien lässt sich oftmals eine Kontrollgruppe bilden, indem eine Zufallsstichprobe aus den nichtexponierten (nicht erkrankten) Personen gezogen wird.
- War die Studiendauer adäquat?
  Je länger die Studiendauer, desto größer ist das Risiko, dass Patienten aus der Studie ausscheiden. Mögliche Gründe dafür können z. B. Heirat, Tod, Emigration oder die unter den Nachteilen der Studie aufgeführten Punkte sein (siehe S. 177). Je größer die Anzahl der Studienabbrüche, desto wahrscheinlicher ist eine Verzerrung der Ergebnisse. Daher ist es wichtig, das Ausmaß der Studienabbrüche abzuschätzen und zu prüfen, ob dadurch die Studienergebnisse beeinflusst werden könnten. Darüber hinaus sollte die Studiendauer ausreichend lang sein, damit bestimmte Ereignisse eintreten können.

Beispiele: Bei der Untersuchung einer Grippeepidemie könnte bereits eine Studiendauer von mehreren Wochen genügen (Inkubationszeit: 1–3 Tage, Krankheitsdauer: 1–2 Wochen).

Soll dagegen die Entstehung von Darmkrebs als Folge einer bestimmten Ernährungsweise nachgewiesen werden, müsste die Studie vermutlich über mehrere Jahrzehnte angesetzt werden.

- Wie wurde das Ergebnis gemessen?
  Mitunter ist es unumgänglich, sich auf amtliche Quellen (z. B. Sterbebuch, Unfallstatistiken) zu verlassen, die jedoch auf verschiedene Weise beeinflusst sein können. So werden in Sterbebüchern alle Todesfälle verzeichnet. Doch obwohl das Ergebnis „Tod" recht eng definiert ist, trifft dies keineswegs auf die Todesursache zu.

Beispiel: Zu Beginn der 80er Jahre wurde bei vielen HIV-Fällen nicht HIV, sondern Pneumonie oder Hautkrebs als Todesursache angegeben.

Des Weiteren muss der Frage nachgegangen werden, ob die Interviewtechnik das Ergebnis beeinflusst hat oder ob durch die klinische Beurteilung Fehler entstanden sein könnten. Es ist also wichtig, dass die Messwerte zur Beurteilung des Ergebnisses verblindet und ohne Einfluss von Störfaktoren erhoben wurden.

9.5.2 Patienten-Kontroll-Studien

Bei Patienten-Kontroll-Studien – auch als Fall-Kontroll-Studien bezeichnet – wird eine Gruppe von Patienten (Personen mit einer diagnostizierten Krankheit oder Behinderung) mit einer Gruppe geeigneter Kontrollpersonen verglichen Patienten-Kontroll-Studien sind attraktiv, weil sie in kurzer Zeit durchgeführt werden können.

Vorteile von Patienten-Kontroll-Studien

- Alle relevanten Ereignisse haben bereits stattgefunden, d. h. die Patienten haben die zu untersuchende Krankheit schon entwickelt. Daher müssen nur noch die relevanten Daten über die Krankheit und die ursächlichen Faktoren retrospektiv erhoben werden.
- Die Studien besitzen eine große Effizienz, zumal nur eine relativ geringe Anzahl von Patienten und Kontrollen erforderlich ist.
- Im Falle einer seltenen Krankheit kann die Anzahl der Kontrollen vervierfacht (Maximum) und damit die Aussagekraft (Power) der Studie erhöht werden.
- Es können mehrere Expositionsfaktoren gleichzeitig untersucht werden (siehe S. 174, Kohortenstudien).

Nachteile von Patienten-Kontroll-Studien

- Das größte Problem ist die Auswahl geeigneter Kontrollen, da zum einen die Kontrollpersonen nicht – weder jetzt noch früher – an der zu untersuchenden Krankheit leiden dürfen und zum anderen für die Kontrollen die gleichen Ein- und Ausschlusskriterien wie für die Patienten gelten müssen.
- Durch Selektion können potenzielle Verzerrungen auftreten. So mag etwa die Wahl von Ehepartnern der Patienten als Kontrollpersonen zwar elegant erscheinen, kann aber in Wirklichkeit einen ernsthaften Störfaktor darstellen. Auch Krankenhauskontrollen, d. h. Patienten, die an anderen Krankheiten als an der zu untersuchenden leiden, können zwar als Kontrollen dienen, sind aber in den meisten Fällen nicht optimal. In der Praxis ist der optimale Kontrollpatient schwer zu finden (detaillierte Ausführungen siehe Schlesselman 1982).
- Die Auswahl geeigneter Patienten gestaltet sich schwierig, da sie so weit wie möglich vergleichbar sein sollen (z. B. gleiche Krankheitsphase, gleiches Alter).
- Die Messung der Expositionsvariablen ist nicht immer einfach. Soll z. B. die Beziehung zwischen Alkoholkonsum und Kehlkopfkrebs untersucht werden, könnte die retrospektive Untersuchung des Alkoholkonsums während der letzten 30 Jahre problematisch sein (vor allem dann, wenn der Patient weiß, dass ein hoher Alkoholkonsum das Risiko von Kehlkopfkrebs erhöht). In diesen Fällen ist eine Beeinflussung der Antworten sehr wahrscheinlich.

Validität

Die Validität von Patienten-Kontroll-Studien lässt sich mit folgenden 3 *Schlüsselfragen* beurteilen:

- Wie wurden die Fälle ausgewählt?
  Es sollten die Merkmale sowie die Herkunft der Fälle angegeben sein. Beispielsweise ist es sehr wahrscheinlich, dass sich die Fälle eines Krankenhauses von denen einer Arztpraxis hinsichtlich des Schweregrads der Beschwerden unterscheiden. Problematisch sind außerdem Fälle mit einer neu diagnostizierten Krankheit im Vergleich zu langjähriger Krankheit. Letztere stellen eine selektierte Gruppe dar, weil geheilte oder verstorbene Patienten bereits ausgeschieden sind.
- Ist die Kontrollgruppe adäquat?
  Da geeignete Kontrollen meistens aus dem gleichen Kollektiv wie die Fälle ausgewählt werden, ist es von entscheidender Bedeutung, dass die Krankheitsursachen durch einen objektiven Vergleich der beiden nachgewiesen werden. Wurden jedoch bei der Auswahl der Studienteilnehmer Unterschiede zwischen Fällen und Kontrollen eingeführt, ließen sich diese fälschlicherweise als Risikofaktoren für die Krankheit auffassen.
- Wurden die Daten der Fälle und Kontrollen auf die gleiche Weise erhoben?
  Bei der Rekrutierung von Kontrollen und Patienten werden gerne Fragen zu einer früheren Exposition gegenüber potenzieller Risikofaktoren gestellt. Diese Informationen sollten bei allen Studienteilnehmern auf die gleiche Art und Weise und möglichst verblindet erhoben werden. Kennt der Beobachter nämlich den Expositionsstatus der zu untersuchenden Person, könnte dies die Art der Datenerhebung beeinflussen. Ein weiteres Problem besteht in der Verzerrung durch ein unterschiedliches Erinnerungsvermögen: In der Regel erinnern sich Patienten anders an Expositionen gegenüber potenziellen Risikofaktoren als Kontrollpersonen.

Maße zur Beurteilung des Ausgangs und Berechnungen bei Kohorten- und Patienten-Kontroll-Studien

Liest man Artikel über Kohortenstudien und Patienten-Kontroll-Studien, so findet man die untersuchte Krankheit oft anhand der Häufigkeit ihres Vorkommens dargestellt. Interessant wäre aber einerseits, ob die untersuchte Krankheit vorliegt (Prävalenz), oder andererseits, ob es eine Beziehung zwischen ihrem Vorkommen und einem bestimmten Zeitrahmen gibt, beispielsweise hinsichtlich der Anzahl neuer Fälle, die sich während einer bestimmten Periode entwickeln (Inzidenz).

Inzidenz und Prävalenz

- Der Anteil der Bevölkerung, bei dem zu einem gegebenen Zeitpunkt die Krankheit vorliegt, wird als Prävalenz (der Krankheit) bezeichnet, oder, kurz gesagt: die *Prävalenz* entspricht den existierenden Fällen.
- Der Anteil der Bevölkerung, bei dem während eines bestimmten Zeitraums die Krankheit auftritt, wird als *Inzidenz* bezeichnet, oder, kurz gesagt: Inzidenz gleich neue Fälle pro Periode

Man unterscheidet zwischen 2 Arten von Inzidenz: kumulativer Inzidenz und Inzidenzdichte. Diese Unterscheidung rührt daher, dass zwischen 2 Arten von Kohorten unterschieden wird: offenen (dynamischen) und geschlossenen (festen) Kohorten (siehe S. 175).

Zur Berechnung kumulativer Inzidenz werden alle Mitglieder einer geschlossenen Kohorte über einen gewissen Zeitraum beobachtet. Die Kohorte beginnt zum Zeitpunkt t_0 und endet zum Zeitpunkt t_1. Die Zeit zwischen t_0 und t_1 wird als Beobachtungszeitraum (*follow-up time*) bezeichnet und kann jeden beliebigen Wert annehmen. Zum Zeitpunkt t_0 besteht für alle Teilnehmer das Risiko einer Erkrankung (denn Menschen, die diese Krankheit nicht bekommen können, sollten ausgeschlossen werden, da sie nicht zu der Datenmenge der Kohorte beitragen: Bei einer Untersuchung zur Inzidenz von Prostatakrebs beispielsweise wird die Anzahl der Frauen in der Kohorte höchstwahrscheinlich Null betragen).

Beispiel: In einer geschlossenen Kohorte von 500 Patienten, die sich einer arthroplastischen Operation des Knies unterzogen haben, müssen 20 im Laufe der Jahre ein weiteres Mal operiert werden. Die kumulative Inzidenz beträgt damit 20/500, also 4%.

Zur Berechnung der Inzidenzdichte kann folgendes Beispiel gegeben werden: Ein Krankenhaus beobachtet 200 Arthroplastik-Patienten über 10 Jahre. 20 von ihnen müssen während dieses Zeitraums ein weiteres Mal operiert werden. Die Inzidenzdichte beträgt damit 1% [20 erneute Operationen/(200x10 Personenjahre)] pro Jahr. Beachten Sie, dass man zu derselben Zahl gekommen wäre, wenn man 400 Patienten über 5 Jahre beobachtet hätte (400x5 = 2000).

Die Inzidenzdichte lässt sich als ein Maß für die Geschwindigkeit auffassen, mit der sich neue Erkrankungen (oder in den Beispielen: die Notwendigkeit erneuter Operation) entwickeln. Je höher die Inzidenzdichte, desto schwerwiegender ist die Geschwindigkeit der Entwicklung der Erkrankung.

Risiko

Oft ist es nicht nur von Interesse, die Häufigkeit von Erkrankungen zu kennen, sondern auch die Relation ihres Vorkommens bei einerseits Menschen, die einem bestimmten Faktor ausgesetzt sind (z. B. einer Krankheit, Rauchen, Übungen), und andererseits solchen, für die das nicht zutrifft. Es kann daher der Quotient von Inzidenzen exponierter und nichtexponierter Personen berechnet werden. Nachfolgend werden eine Reihe oft benutzter *Maße für Assoziiertheit* vorgestellt.

Relatives Risiko (RR): Dies ist Maß für das Risiko exponierter Personen verglichen mit dem nichtexponierter Personen (auch als Risiko-Quote bzw. *risk ratio*) oder Raten-Quote bzw. *rate ratio*) bezeichnet). RR wird berechnet, indem die Inzidenz bei Personen, die einem bestimmten Faktor ausgesetzt sind (*Ie*), geteilt wird durch jene von Personen, die diesem Faktor nicht ausgesetzt sind (*Io*). Als Formel ausgedrückt:

$$\mathbf{RR} = \frac{\mathbf{I_e}}{\mathbf{I_0}}$$

Das relative Risiko nimmt Werte zwischen 0 und unendlich an, wobei $0 \leqq RR < 1$ einen präventiven Faktor bedeutet, während $RR > 1$ einen Risikofaktor bedeutet. Beachten Sie, dass $RR = 1$ heißt, dass es zwischen der Determinante und dem Vorkommen der Krankheit (bzw. des untersuchten Faktors) keine Verbindung gibt.

Attribuierbares Risiko (AR): Dies ist der Anteil exponierter Fälle, die nicht erkrankt wären, wenn sie nicht exponiert worden wären (auch als *Risikodifferenz RD* bezeichnet). Es lässt sich durch Subtraktion der Inzidenz bei exponierten Personen von der Inzidenz bei nicht exponierten Personen berechnen. Als Formel ausgedrückt:

$$\mathbf{AR = I_e - I_0}$$

Für Patienten-Kontroll-Studien gibt es ein spezielles Maß für Assoziiertheit, die *„Odds Ratio" (OR)* oder das *Chancenverhältnis*. Die Odds Ratio gibt die Chance dafür an, inwiefern einem Patienten, der an dem Experiment teilnimmt, – verglichen mit einem Kontrollpatienten – ein negatives Ereignis zustößt.

Dies erscheint dem RR ähnlich, und die Interpretation ist dieselbe, aber es ist zu beachten, dass es in Patienten-Kontroll-Studien keine echte Inzidenz der Krankheit gibt, da die „Kohorte" der Fälle und Kontrollen „konstruiert" sind. Man sagt daher, die OR sei ein Schätzwert für das RR. Das nachfolgende Schema illustriert eine Patienten-Kontroll-Studie **(Abb. 9.19)**:

	D	$\bar{D}$	
E	a	c	a + c
$\bar{E}$	b	d	b + d
	a + b	b + d	

E = exponiert $\bar{E}$ = nicht exponiert *D* = krank $\bar{D}$ = nicht krank

Abb. 9.19 Schema einer Patienten-Kontroll-Studie.

Die Formel zur Berechnung der Odds Ratio für das obige Schema lautet:

$$\mathbf{OR = \{(a/a+c)/(c/a+c)\}/\{(b/b+d)/(d/b+d)\}}$$
$$\mathbf{= (a/c)/(b/d) = (a \cdot d)/(b \cdot c)}$$

Ein Beispiel

Das nächste Beispiel illustriert den Gebrauch von Häufigkeiten und Maßen für Assoziiertheit. In den Niederlanden bricht die Legionärskrankheit aus. Im Frühjahr 1999 bekam die holländische Gesundheitsaufsicht dringende Anrufe von Ärzten, die Patienten mit Symptomen ähnlich denen bei Lungenentzündung und Grippe zu behandeln hatten. Bald hatten sie herausgefunden, dass alle diese Fälle etwas gemeinsam hatten: Sie waren alle Besucher der jährlichen Blumenausstellung gewesen, auf der außer vielen Blumen auch Brunnen und Sprudelbäder zu sehen gewesen waren. Da letztere dafür bekannt sind, das Legionella-Bakterium zu beherbergen, wurde bald ein Ausbruch der Legionärskrankheit befürchtet.

Während der folgenden Wochen wurden 233 Fälle identifiziert, 109 von ihnen nachweislich erkrankt und 51 Verdachtsfälle. Eine Anzahl von Fällen wurde nie geklärt, weil die betreffenden Menschen zu Beginn der Epidemie gestorben waren, als noch niemand an die Legionärskrankheit dachte.

Insgesamt hatten während 8 Tagen 80000 Menschen die Blumenausstellung besucht, und 160 von ihnen (109 + 51) entwickelten die Krankheit. Die *Befallsrate* wurde mit 0,2% angegeben (160/80000) Von den 160 erkrankten Personen starben 22, was eine *Fall-Todesrate* von 13,8% ergibt (22/160).

Nehmen wir einmal an, etwa 50000 Personen hätten nur die Blumenausstellung besucht und die übrigen 30000 auch die Stände mit den ausgestellten Sprudelbädern. Von den 50000 seien 60 Menschen erkrankt und von den 30000 seien es 100. Wie hoch wäre dann das relative Risiko, durch das Anschauen von Sprudelbädern an der Legionärskrankheit zu erkranken?

Die Inzidenz unter den exponierten Personen (Sprudelbad-Besucher) wäre 100/29900 = 0,33%. Bei den nichtexponierten Personen betrüge sie 60/49940 = 0,12%. Das relative Risiko betrüge daher 0,33/0,12 = 2,75, was bedeutet, dass man bei Besichtigung der Sprudelbäder ein 2,75fach so hohes Risiko eingeht, die Krankheit zu bekommen, als wenn man die Sprudelbäder nicht anschaut. Dies scheint nicht sehr spektakulär, aber realisieren wir, dass – wie auch bei wirklicher Forschung – vielleicht noch Dinge durcheinandergebracht werden. Bei der Blumenausstellung gab es auch Brunnen. Wenn wir auch dies berücksichtigen und dann das RR für diejenigen Personen berechnen, die unserer Schätzung nach sowohl Brunnen als auch Sprudelbäder besichtigten, im Vergleich zu jenen, die das nicht taten, kämen wir zu folgender Gleichung:

	D	$\bar{D}$	
E	100	29.900	30.000
$\bar{E}$	60	49.940	50.000
	160	79.840	80.000

E = exponiert *E* = nicht exponiert *D* = krank *D* = nicht krank

Abb. 9.20 Gebrauch von Häufigkeiten und Maßen für Assoziiertheit.

	D	$\bar{D}$	
E	155	45.000	45.155
$\bar{E}$	5	34.840	34.845
	160	79.840	80.000

E = exponiert *E* = nicht exponiert *D* = krank *D* = nicht krank

Abb. 9.21 Erhöhtes Risiko bei exponierten Besuchern sowohl von Brunnen- als auch von Sprudelbädern.

Die Inzidenz bei den exponierten Besuchern (sowohl der Brunnen als auch der Sprudelbäder) wäre 155/45000 = 0,34%, bei den nichtexponierten Besuchern betrüge sie 5/34840 = 0,014%. Das relative Risiko betrüge daher 0,34/0,014 = 24,29, somit ein fast 25-mal höheres Risiko! Das attribuierbare Risiko AR (der Anteil exponierter Personen, welche nicht erkrankt wären, wenn sie sich nicht exponiert hätten), betrüge damit 155/45000 - 5/34840 = 0,33% (148 Personen).

9.6 Studien zu Prognosen

Rob de Bie

9.6.1 Einleitung

„Wie ist meine Prognose?" ist oft die erste Frage, die ein Patient stellt, nachdem eine Diagnose gestellt worden ist, aber die letzte, die ein Arzt oder Physiotherapeut beantworten kann. Die traditionelle medizinische Ausbildung befasst sich mit Fragen wie: „Wodurch wird eine Krankheit verursacht?" „Wie wird eine Krankheit diagnostiziert?" und „Wie wird eine Krankheit geheilt?"

Im vorliegenden Kapitel werden wir versuchen, die Prognose einer Krankheit auf deren Verlauf zu beziehen und Unterschiede zwischen diagnostischen und prognostischen Faktoren deutlich zu machen. Es soll auch gezeigt werden, auf welche Schwierigkeiten man trifft, wenn man etwas über prognostische Faktoren herausfinden will. Sieben Leitprinzipien zur Beurteilung von Prognosen (vgl. **Tab. 9.7**, S. 183) und der Validität prognostischer Forschung werden erörtert und an Beispielen veranschaulicht werden.

Definition von Prognose und deren Beziehung zum Verlauf einer Krankheit

Die meisten Physiotherapeuten sind wahrscheinlich mit Ätiologie und Diagnose vertraut.

- Ätiologie untersucht, welche Faktoren eine Krankheit verursachen,
- während Diagnose anhand bestimmter Merkmale von Personen zu unterscheiden sucht, ob eine Person eine Krankheit hat oder nicht.

Die Faktoren, welche zu einer Krankheit führen, und die Merkmale zur Unterscheidung zwischen Krankheit und Gesundheit müssen keineswegs dieselben sein.

Betrachten wir einmal den natürlichen Zeitrahmen der Entwicklung einer Krankheit. Ihr Beginn wird verursacht durch einen oder mehrere Faktoren. In ihren Frühstadien wird die Krankheit als asymptomatisch bezeichnet. Beginnen sich aber Symptome zu zeigen, dann wird anhand dieser Symptome eine Diagnose möglich.

Abb. 9.22 veranschaulicht den natürlichen Verlauf einer Krankheit. An Punkt 0 gibt es keine Krankheit und eine Person wird als gesund angesehen. Zu einem gegebenen Zeitpunkt, nennen wir ihn X, erkrankt die Person, aber die Krankheit wird noch nicht festgestellt. Während sich jedoch die Krankheit entwickelt, zeigen sich klinische Symptome, und dadurch wird eine Diagnose (D) möglich. Handelt es sich um eine tödliche Krankheit, wird sie mit dem Tod enden, andernfalls wird der Patient sich erholen oder irgendeinen anderen möglichen Ausgang der Krankheit erleben.

Um den Zeitpunkt herum, an dem eine Diagnose gestellt wird, unterscheiden wir zwischen früher und üblicher Diagnose. Frühe Diagnosen findet man meistens bei Vorsorgeuntersuchungen oder Screening (etwa bei der Früherkennung von Brustkrebs), während es zu üblichen Diagnosen meistens dann kommt, wenn jemand den Arzt aufsucht, weil gewisse Symptome sein Wohlbefinden beeinträchtigen.

Vor der Diagnose führen Risikofaktoren zu einer (dann diagnostisch bestätigten) Krankheit. Nachdem die Diagnose gestellt wurde, beeinflussen prognostische Faktoren den Verlauf der Krankheit. Formal lässt sich die Prognose einer Krankheit definieren als deren Verlauf, nachdem die Krankheit diagnostiziert worden ist. In der Praxis ist für den Patienten die Prognose von größtem Interesse. Er hat Fragen wie z.B.: „Was wird mit mir geschehen?" oder „Welche Art von Behandlung wird mir helfen?" Diese Fragen sind aber unter Umständen schwer zu beantworten, da die meisten Physiotherapeuten und Mitglieder anderer Gesundheitsberufe zwar hinreichend damit vertraut sind, einem Patienten die Diagnose zu stellen, aber nicht damit, ihm zu sagen, was ihn in Zukunft erwartet. Eines der Probleme dabei ist, dass Risikofaktoren, welche zu einer Krankheit führen, nicht dasselbe sind wie prognostische Faktoren, welche den weiteren Verlauf einer Krankheit vorhersagen (also etwa Komplikationen, Behinderung oder Tod). Dies mag ein Beispiel (s. **Tab. 9.6**) verdeutlichen.

Beispiel: Risikofaktoren im Gegensatz zu prognostischen Faktoren

Nehmen wir einmal an, wir untersuchten Faktoren, die zu Herzinfarkt (Myokardinfarkt, MI) führen. Aus den Lehrbüchern wissen wir, dass mit steigendem Alter die Chance für einen Herzinfarkt zunimmt. Wir stellen auch fest, dass das Risiko für Männer und Raucher höher ist und dass Bluthochdruck und eine sitzende Lebensweise (Inaktivität) das Risiko noch mehr erhöhen. Eine Kombination aller dieser Faktoren wird die mit Abstand höchste Risikorate ergeben (**Tab. 9.6**).

Tabelle 9.6 Beispiel: Risikofaktoren und prognostische Faktoren bei Herzinfarkt

Risiko	*Prognose*
>Alter	>Alter
Männlich	Männlich
Hoher Blutdruck	Niedriger Blutdruck
Inaktivität	Inaktivität und starke Aktivität
	Früherer Infarkt

Hat eine Person schon einmal einen Herzinfarkt erlitten und interessiert man sich für ihre Prognose (meistens für die Aussicht auf einen zweiten Infarkt), dann treffen einige der ursprünglichen Risikofaktoren immer noch zu. Alter und Geschlecht sind Risikofaktoren, die sich auch als prognostische Faktoren zeigen. Bluthochdruck, der als Risikofaktor angesehen wurde, ist kein prognostischer Faktor. Jedoch niedriger Blutdruck sehr wohl. Er ist ein Anzeichen für mangelnde Pumpfunktion des Herzens und signalisiert daher ein wachsendes Risiko eines zweiten MI. Inaktivität nach MI ist nach wie vor ein Faktor, der negativ mit einem erwünschten Ausgang korreliert, aber zu viel Aktivität nach MI ist auch nicht ratsam.

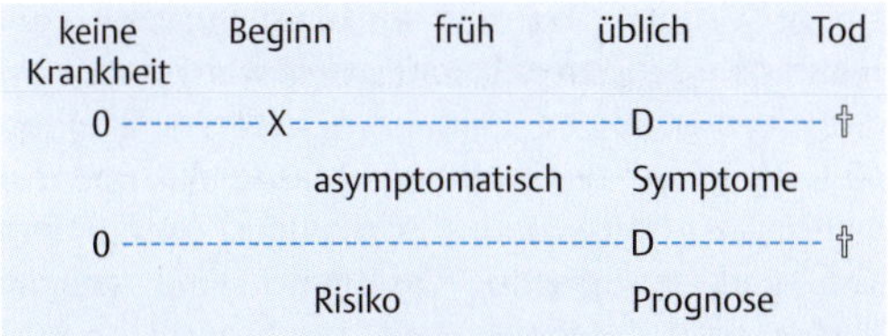

Abb. 9.22 Natürliche Entwicklung einer Krankheit und Bezug zu Risikofaktoren und prognostischen Faktoren.

Auch ein neuer Faktor tritt auf: der vorherige Infarkt. Dieser Faktor kann nur ein prognostischer Faktor sein, denn der Patient muss einen MI erlitten haben, bevor jener Faktor zutreffen kann.

Das Risiko wird also gemessen an Ereignissen, die zum Beginn einer Krankheit führen, und beschreibt die geringe Wahrscheinlichkeit gewisser Ereignisse. Die Prognose beurteilt die Wahrscheinlichkeit von Konsequenzen einer Krankheit und beschreibt relativ häufige Ereignisse.

Eine letzte Bemerkung zum Schluss: Auch wenn es viele Risikofaktoren gibt, ist die Aussicht auf einem Herzinfarkt (glücklicherweise) immer noch relativ gering. Hat jemand jedoch ein Herzinfarkt erlitten, so gehört er zu einer selektiven Population, bei der schädliche Ereignisse relativ häufig vorkommen.

Wer kann uns sagen, welche prognostischen Faktoren von Interesse sind?

Je nach Krankheit treffen verschiedene prognostische Faktoren zu und beeinflussen den natürlichen Verlauf der Krankheit. Übrigens fragen wir uns vielleicht, wie natürlich der Verlauf der Krankheit noch ist. Denn wenn jemand eine Krankheit hat und mögliche Maßnahmen ergriffen werden, dann interferiert dies ja mit dem natürlichen Verlauf (ihren natürlichen Verlauf nimmt eine Krankheit nur, wenn nicht therapeutisch eingegriffen wird).

Es gibt mehrere Strategien, etwas über eine Prognose herauszufinden. Drei leicht verfügbare Strategien scheinen attraktiv: Wenn man nicht Bescheid weiß, fragt man einen erfahrenen Kollegen, fragt einen Fachmann oder konsultiert die Lehrbücher. Aber diese 3 Strategien können allesamt ernsthafte Mängel aufweisen. Die meisten Kollegen werden sich geehrt fühlen, wenn man um ihre fachliche Meinung bittet, aber im Allgemeinen wissen sie aus eigener Erfahrung ebenso wenig über eine Prognose Bescheid wie man selbst.

Experten oder Spezialisten

Experten oder Spezialisten scheinen eine verlässliche Informationsquelle zu sein. Aber man muss sich darüber im Klaren sein, dass Spezialisten nur eine Selektion spezieller Patienten zu sehen bekommen und behandeln. Es kann durchaus sein, dass der fragliche eigene Patient kein solcher Spezialfall ist und nicht aus derselben Erfassungspopulation kommt (Spektrum-Bias). Außerdem sind die meisten Spezialisten auch Menschen und leiden höchstwahrscheinlich unter selektivem Gedächtnis. An spektakuläre Fälle erinnern sie sich gern, während sie weniger glückliche mit der Zeit vergessen.

Lehrbücher

Ein Lehrbuch kann als Quelle (zuverlässiger) Informationen eine logische und systematischere Alternative sein. Aber Lehrbücher veralten tendenziell ziemlich schnell und belegen ihre Darstellung nicht immer durch wissenschaftliche Studien. Sackett et al. (2000) sagen über Lehrbücher: *„Verbrennen Sie Ihre Lehrbücher! Wenn die Seiten der Lehrbücher* *beim Veralten zu stinken begännen, wie sich zersetzender Abfall, dann könnten die nicht stinkenden Stücke benützt werden. Lehrbücher sind im Allgemeinen gut für den klinischen Gebrauch, und viel von ihrem Inhalt wird zu jeder beliebigen Zeit aktuell sein. Leider lässt sich bei den meisten Texten nicht sagen, was noch aktuell ist und was nicht. So finden wir vielleicht einige nützliche Informationen über die Pathophysiologie klinischer Probleme, aber zur Bestimmung von Ursache, Diagnose, Prognose, Prävention oder Behandlung eines Problems sollten wir sie besser nicht benutzen".*

Ein verlässliches Lehrbuch sollte oft revidiert werden (mindestens einmal pro Jahr) und ausgiebig mit Literaturangaben versehen sein, zumindest bezüglich seiner Angaben zu Diagnose und Behandlung (damit der Leser sich wegen Details an die Originalliteratur wenden und auch leicht das Entstehungsdatum einer bestimmten Behauptung feststellen kann). Beweise zur Untermauerung einer bestimmten Aussage sollten gemäß expliziten Beweisprinzipien ausgewählt werden.

Literatur

Natürlich könnte man sich dafür entscheiden, den eigenen Fall in der klinischen Literatur nachzulesen. Leider konzentrieren sich viele klinische und Forschungsartikel auf Maße zur Beurteilung des Krankheitsausgangs, auf diagnostische Tests sowie auf Zeichen und Symptome, aber nicht auf prognostische Faktoren per se. Wie zuvor dargelegt, können einige Risikofaktoren auch prognostische Faktoren sein, aber ein großer Teil wesentlicher prognostischer Faktoren bezüglich der fraglichen Krankheit ist unter Umständen in der Literatur nicht angegeben (Fletcher und Fletcher 1979).

Klinische Erfahrung

Als letzte Zuflucht könnte man vielleicht auf die eigene klinische Erfahrung zurückgreifen. Angesichts eines bestimmten Patienten (mit ungewisser Prognose) könnte man sich fragen, wie viele vergleichbare Fälle man schon zuvor gesehen hat. Selbst wenn einem dabei nicht ein selektives Gedächtnis und zu geringe Datenmengen im Wege stehen, wäre doch eine sehr große Anzahl von Patienten nötig, damit man sich auf eine prognostische Aussage genügend verlassen kann, und dies träfe höchstwahrscheinlich doch nur für sehr alltägliche Krankheiten zu.

Ein Beispiel mag das verdeutlichen:
Zu Ihnen als Physiotherapeut kommt eine neue Patientin, die unter einer Episode von Schmerz im unteren Rücken leidet. Sie und die Patientin wüsten gern, welche Aussicht wohl besteht, dass dies erneut geschehen (wiederkehrende Kreuzschmerzen) oder schlimmer werden könnte. Die größte Angst Ihrer Patientin ist die, vielleicht wegen Bandscheibenvorfall operiert werden zu müssen, wie es in ihrer Familie öfter vorkam. Da Sie sehr viel Zeit und Ressourcen zur Verfügung haben, machen Sie sich aktiv daran, in den folgenden Jahren jeden neuen Fall von Kreuzschmerzen zu erfassen und herauszufinden, wie hoch der Anteil der Patienten mit wiederkehrenden Kreuzschmerzen ist und ob es bei diesen Patienten zu so massivem Bandscheibenvorfall kommt, dass sie einen Neurochirurgen aufsuchen müssen. Nach 6 Jahren haben Sie etwa 50 Fälle von Kreuzschmerzen verzeichnet und diese während zwei Jahren beobachten können. Von Ihren 50 Patienten haben 5 (10%) eine erneute Episode von Kreuzschmerzen erlitten. Wäre es nun angemessen, zu sagen, dass aufgrund Ihres klinischen Beweismaterials die Rückfallrate 10% beträgt? Natürlich nicht! Bei einer Stichprobengröße von n=50 reicht das 95%-Zuverlässigkeitsintervall für wiederkehrende Episoden von Kreuzschmerzen von 1–19%. Bei solchen Zahlen kann das Risiko für den einzelnen Patienten stark über- oder unterschätzt werden.

Unter all Ihren Patienten müssen 6 wegen Bandscheibenvorfall operiert werden, 3 aus der Gruppe derer mit wiederkehrenden Kreuzschmerzen und 3 aus der Gruppe derer, die nur einmal unter Kreuzschmerzen gelitten haben. Operiert werden müssen also einerseits 3 von 5 (60%) und andererseits 3 von 45 (7%). Daran zeigt sich, dass das Risiko, operiert werden zu müssen, bei steigender Anzahl von Kreuzschmerz-Episoden zunimmt. Eine genaue Vorhersage auf der Grundlage der begrenzten Zahl von Patienten wäre aber gewagt.

Stellen Sie sich nun – rein um der Argumentation willen – vor, Sie hätten den lokalen Fachmann für Neurochirurgie dazu befragt, wie sich aufgrund wiederkehrender Episoden von Kreuzschmerz Bandscheibenvorfall entwickeln kann. Er würde Ihnen mit absoluter Gewissheit sagen, dass nahezu 50% seiner Patienten an wiederkehrenden Episoden von Kreuzschmerz gelitten hatten. Darüber hinaus bewegt sich die Prävalenz von Bandscheibenvorfall bei den Klienten eines Physiotherapeuten um etwa 12% herum, bei jenen eines Neurochirurgen beträgt sie etwa 100%. So sind die Sichtweisen beider zur Prävalenz von Bandscheibenvorfall und ihre Klientel (mit oder ohne wiederkehrende Episoden von Kreuzschmerz) absolut nicht vergleichbar.

9.6.2 Richtlinien zur Beurteilung von Prognosen

Aus den vorangehenden Abschnitten haben Sie vielleicht den Eindruck gewonnen, es sei unmöglich, eine echte Prognose zu stellen. Tatsächlich ist es aber nicht sehr schwierig, sich Erkenntnisse über prognostische Faktoren zu verschaffen, wenn man eine Reihe von Aspekten beachtet. Diese Aspekte, insgesamt 7, werden nachstehend erörtert und Ihnen helfen abzuschätzen, wie valide prognostische Forschung ist. **Tab. 9.7** fasst sie kurz zusammen:

Tabelle 9.7 Richtlinien zur Beurteilung von Prognosen

1. Wurde eine Beginn-Kohorte zusammengestellt?
2. Bestand für die Patienten Aussicht auf den erwarteten klinischen Verlauf?
3. Wurde das Überweisungsmuster angegeben?
4. Konnte eine vollständige Nachbeobachtung durchgeführt werden?
5. Wurden objektive Kriterien zur Beurteilung des Krankheitsausgangs verwendet?
6. Wurde der Ausgang verblindet beurteilt?
7. Gab es ein Verfahren zur Anpassung hinsichtlich von außen kommender prognostischer Faktoren?

Wurde eine Beginn-Kohorte (inception cohort) zusammengestellt?

Im Idealfall sollten prognostische Studien die gesamte Population von Patienten erfassen, die je gelebt und die Krankheit bekommen haben, und sollte diese vom Augenblick des Krankheitsbeginns an untersuchen. Die Patienten mit einer bestimmten Krankheit lassen sich als eine Kohorte auffassen, in der diese Krankheit ihren Verlauf nimmt.

Da Kohorten von einem bestimmten Zeitpunkt aus beginnen – in diesem Fall dem gleichen, wohldefinierten Punkt im Verlauf einer Krankheit (z.B. dem Einsetzen von Symptomen) – ist es sinnvoll, diesen Zeitpunkt genau festzulegen. Oft wird er „Null-Zeit“ (*zero time*) genannt. Zu prognostischen Studien werden also Menschen um den Zeitpunkt des Einsetzens der Krankheit herum zusammengesucht.

Wenn die Untersucher erst dann beginnen, festzustellen, wie die Krankheit ausgeht, *nachdem* einige Patienten die Krankheit schon hinter sich haben, dann werden die Krankheitsausgänge jener Patienten vielleicht nie mitgerechnet. Manche haben sich vielleicht schnell erholt, andere sind schnell gestorben. Um also zu vermeiden, dass Ausgänge unberücksichtigt bleiben, weil „die Uhr zu spät in Gang gesetzt wurde“, muss man sich vergewissern, dass die beteiligten Patienten zu einem gleichmäßig frühen Zeitpunkt der Krankheitsentwicklung in die Studie aufgenommen wurden, im Idealfall dann, als sich die Krankheit zum ersten Mal klinisch manifestierte. Dann spricht man von einer „Beginn-Kohorte“ (*inception cohort*). Eine Ausnahme zu dieser Regel liegt vor, wenn man nur etwas über die Prognose eines späten Krankheitsstadiums wissen will; in diesem Falle sucht man eine repräsentative und wohldefinierte Stichprobe von Patienten, die sich alle in einem ähnlich fortgeschrittenen Krankheitsstadium befinden (Sackett et al. 2000).

Bei vielen Studien beginnt jedoch die Beobachtung oft zu verschiedenen Zeitpunkten in der Entwicklung einer Krankheit. Und viele Studien sind ungenau hinsichtlich ihrer Beschreibung des Krankheitsverlaufs und vernebeln so die Beziehung zwischen Zeitrahmen und möglichen prognostischen Faktoren.

Bestand für die Patienten Aussicht auf den erwarteten klinischen Verlauf?

Bei Untersuchungen zur Prognose eines Problems muss man sicherstellen, dass es in der untersuchten Population keine Fälle gibt, für die gar keine Aussicht auf den erwarteten klinischen Verlauf besteht. Dies könnte z.B. der Fall sein, wenn Patienten an einer anderen Krankheit sterben, die mit dem primären Problem nicht in Zusammenhang steht. Hätte hingegen eine solche Krankheit einen Bezug zu dem primären Problem, dann handelte es sich um einen prognostisch relevanten Ausgang, der die Prognose verwirren könnte. Es gibt allerdings auch Faktoren, die einen normalen Verlauf der primären Krankheit behindern oder Rückfälle verhindern können, welche unter gewissen Umständen als normal anzusehen sind (z.B. wiederholt verstauchtes Sprunggelenk). Stellen Sie sich vor, Sie untersuchten einen bestimmten Typ von Nierenerkrankung, aber die fragliche Niere wird entfernt. Dann könnte Teil der Prognose der Faktor „Nierenentfernung notwendig“ sein, aber auch „unbekannte Prognose“ wegen Nierenentfernung wäre möglich.

Wurde das Überweisungsmuster angegeben?

Schon in dem Beispiel über Kreuzschmerzen, bei dem die Klientel eines Physiotherapeuten mit jener eines Spezialisten verglichen wurde, wurde klar, dass der Prozess des Ausfilterns von Patienten sehr stark den Schweregrad (und damit den prognostischen Ausgang) der untersuchten Krankheit bestimmen kann.

Es ist sinnvoll zu beachten, wo die Patienten einer Studie rekrutiert wurden. In der Regel sind von einem Allgemeinpraktiker überwiesene Patienten weniger schwere Fälle (bzw. der Anteil schwerer Fälle ist geringer), als es bei von einem Krankenhaus überwiesenen Patienten der Fall ist. Bei letzteren wiederum werden die Fälle weniger schwer sein als bei Fällen aus einer Spezialklinik, unter denen eine Anhäufung der schwierigsten Fälle zu erwarten ist.

Im Falle von Spezialkliniken oder Spezialisten kann es auch zu „zentripetalem Bias" kommen. Dabei sind besonders schwere Fälle überrepräsentiert. Spezialkliniken oder Spezialisten wählen vielleicht nur spannende Fälle aus. Dies verstärkt den zentripetalen Bias oder, wie er manchmal auch bezeichnet wird, den Popularitäts-Bias.

In manchen Teilen der Welt hängt es auch von demographischen, finanziellen und materiellen Einschränkungen ab, wer überwiesen wird. Die Verfügbarkeit diagnostischer Möglichkeiten (Bias des diagnostischen Zugangs) sowie Gesundheit und Wohlstand der Patienten können die Merkmale der Patienten weitgehend bestimmen.

Konnte eine vollständige Nachbeobachtung (Follow-up) durchgeführt werden?

Im Idealfall sollte jeder Patient in einer prognostischen Studie weiter beobachtet werden, bis er gänzlich genesen ist oder einen der anderen möglichen Ausgänge der Krankheit erreicht hat. Mit anderen Worten, am Ende der Nachbeobachtungsphase sollten alle Patienten berücksichtigt werden. Die Dauer der Nachbeobachtung festzulegen, ist immer schwierig, dies hängt von der untersuchten Krankheit und deren erwarteten Ausgängen ab. Daher ist es sehr schwierig, die richtige Nachbeobachtungszeit einzuschätzen, wenn man es mit einer unbekannten oder neuen Krankheit zu tun hat.

Wenn während einer Nachbeobachtungszeit nur bei ein paar Patienten der interessierende Krankheitsausgang auftritt, dann muss die Dauer der Nachbeobachtungszeit abgewogen werden. Treten während einer langen Nachbeobachtungszeit nur wenige negative Ereignisse auf, so wird dies als gutes prognostisches Ergebnis angesehen. Wenn hingegen bei einer kurzen Nachbeobachtungszeit nur bei wenigen Patienten der interessierende Krankheitsausgang auftritt, dann wird diese meistens als zu kurz beurteilt werden, weil nicht genügend Daten gewonnen wurden, um auf deren Grundlage Patienten zu beraten.

Ist die Nachbeobachtungszeit lang genug (gemessen an der untersuchten Krankheit), dann besteht immer noch das Problem, dass Patienten, die anfangs an der Studie teilnahmen, unterwegs verloren gingen. Denn die Gründe, warum sie nicht mehr dabei sind, können wesentlich sein. Eine gewisse Zahl von bei der Nachbeobachtung nicht mehr auffindbaren Fällen ist einerseits unvermeidbar, andererseits besteht meist kein Zusammenhang mit der Prognose. Hingegen besteht meistens ein Zusammenhang mit der Krankheit, denn die meisten Studienabbrüche finden nicht grundlos statt. Patienten, die bei der Nachbeobachtung nicht mehr auftauchen, weil sie zu krank sind oder sich nicht an die verschriebene Behandlung halten, sind von besonderem Interesse. Personen, die an der untersuchten Krankheit sterben, sollten per se nicht als für die Nachbeobachtung verloren angesehen werden. Sie repräsentieren einen zwar nicht sehr erfreulichen, aber validen Krankheitsausgang im Sinne der Prognose. Wenn Personen sterben, ohne dass ihre Daten erhoben werden konnten, dann könnte die Prognose überschätzt werden, und man käme zu einem weit optimistischeren prognostischen Bild als es der Wirklichkeit entspricht.

Ganz allgemein reduzieren für die Nachbeobachtung verlorene Fälle die Validität der Schlussfolgerungen hinsichtlich der Prognose.

Um zu beurteilen, ob eine Nachbeobachtung hinreichend vollständig ist, schlagen Sackett et al. (2000) zwei Wege vor. Der erste ist eine simple „5-und-20"-Regel: Gehen weniger als 5% der Fälle verloren, so führt dies zu geringer Verzerrung, der Verlust von mehr als 20% der Fälle stellt die Validität stark in Frage, und bei dazwischen liegenden Prozentsätzen liegt die Problematik irgendwo dazwischen. Diese Regel ist zwar leicht zu behalten, aber für klinische Situationen, bei denen die fraglichen Ausgänge nicht häufig sind, könnte sie doch zu stark vereinfachen.

Sensitivitätsanalyse: Best-case/Worst-case

Der zweite Ansatz stützt sich auf eine Sensitivitätsanalyse (Altman 1991). Man stelle sich eine prognostische Studie vor, an der anfangs 100 Patienten teilnehmen, von denen 4 sterben und 16 für die Nachbeobachtung verloren sind. Eine „grobe" Berechnung der Todesrate würde die 4 Todesfälle auf die 84 Fälle mit abgeschlossener Nachbeobachtung beziehen, sie entsprächen damit 4,8%. Was aber ist mit den 16 verlorenen Fällen? Wenn man das ungünstigste annimmt, mann spricht auch von einem „Worst-case"-Szenario, wären alle gestorben, und dies ergäbe eine Todesrate von (4 bekannten + 16 verlorenen =) 20 aus (84 beobachteten + 16 verlorenen =) 100, also von 20%, somit eine viermal so hohe Rate wie in der Studie angegeben! Andererseits wäre im günstigsten Fall, in einem „Best-case"-Szenario, niemand von den 16 verlorenen Fällen gestorben, und dies ergäbe eine Todesrate von 4 aus (84 beobachteten + 16 verlorenen =) 100, also von 4%. Dieser „beste Fall" von 4% unterscheidet sich zwar nicht sehr von den beobachteten 4,8%, aber der „schlimmste Fall" differiert mit 20% doch deutlich, und man würde wahrscheinlich schlussfolgern, dass die Nachbeobachtung nicht hinreichend vollständig sei (Beispiel aus Sackett et al. 2000).

Wurden objektive Kriterien zur Beurteilung des Krankheitsausgangs verwendet?

Da in einer Studie die verschiedenen Krankheitsausgänge – was die Prognose der Krankheit anbelangt – von speziellem Interesse sind, ist es äußerst wichtig, dass diese objektiv und (wenn möglich) standardisiert angegeben sind.

Sind z. B. Stadien einer Krankheit (z. B. Krebs) klar umrissen? Krebsspezialisten sind sich oft über die Indizierung bei Tumoren nicht einig. Verwendet man kombinierte Skalen, etwa den Barthel-Index (Mahoney und Barthel 1965) für Alltagstätigkeiten oder den APGAR-Index zur Beurteilung der Lebensfähigkeit eines Neugeborenen (Apgar 1953, 1966), dann bedeuten auf einer kombinierten Skala die gleichen Werte nicht die jeweils gleiche Stufe von Behinderung bzw. Vitalität.

Außerdem gibt es das Problem von Klarheit. Auch wenn Tod ein recht klares Maß zur Beurteilung des Ausgangs zu sein scheint, sind es Todesursachen keineswegs. So wurden beispielsweise viele frühe HIV-Todesfälle auf Pneumonie oder Krebs zurückgeführt, man vermutete keinerlei Zusammenhang zu HIV. Inzwischen wissen wir, dass dies Ausdrucksformen derselben Krankheit sind (HIV/AIDS Surveillance Report 1993).

Wurde der Ausgang verblindet beurteilt?

Selbst bei objektiven Kriterien kann es zu einseitigen Beurteilungen kommen, wenn die Beobachter, welche die Krankheitsausgänge beurteilen, etwas über die vorherigen Merkmale der Patienten wissen. Bei validen Studien müssen die Beobachter, welche die klinischen Ausgänge beurteilen, gegenüber den klinischen Merkmalen der Patienten „verblindet" sein. Auch alle Arten von Faktoren, die eigentlich Teil des diagnostischen Prozesses sind, führen vermutlich zu Einseitigkeit, also Vorkenntnissen über den Patienten (Bias des diagnostischen Verdachts) oder über den erwarteten Ausgang (Erwartungs-Bias).

Gab es ein Verfahren zur Anpassung hinsichtlich von außen kommender prognostischer Faktoren?

Wenn man in einer Kohorte die Prognose einschätzen will, wird man bald feststellen, dass sich mehrere relevante Untergruppen identifizieren lassen. In dem Fall bedarf es einer Anpassung hinsichtlich relevanter prognostischer Faktoren.
Beispiel: Haben Personen mit Harnsteinen eine erhöhte Aussicht, erneut Harnsteine zu bekommen, wenn sie auch unter Harnwegsinfektionen litten oder leiden?

Man kann sich vorstellen, dass Menschen, die immer wieder unter Harnwegsinfektionen leiden, dauernd Medikamente einnehmen, was dann die Möglichkeit sekundärer Steine verhindert (oder erhöht). Es gibt mehrere Wege der Anpassung hinsichtlich wichtiger prognostischer Faktoren: geschichtete Analysen, welche Prognosen für Patienten mit und ohne Harnwegsinfektionen liefern, und kompliziertere multiple Regressionsanalysen, welche auch zusätzliche Faktoren in der Regressionsfunktion berücksichtigen (etwa Rauchen, Ernährung etc.).

Für die meisten Leser ist das aber ein Buch mit „7 Siegeln", und interessantere Analysen erfordern auch ein hohes Geschick für mathematischen Stepptanz.

Darüber hinaus geht es bei den statistischen Verfahren zur Bestimmung der Prognosen von Untergruppen um Vorhersage, nicht um Erklärung. Sie kümmern sich nicht darum, ob der prognostische Faktor physiologisch einleuchtend oder biologisch unsinnig und eine zufällige, nichtkausale Eigentümlichkeit der Daten ist. Mutmaßliche prognostische Faktoren können demographischer Natur sein (wie etwa Alter, Geschlecht, sozioökonomischer Status), krankheitsspezifisch (z.B. Grad der Krankheit, Grad der Abnormität im Test) oder sich auf weitere Krankheiten beziehen (Vorliegen oder Nichtvorliegen weiterer Probleme) (Sackett et al. 2000).

Und genau wie bei diagnostischen Verfahren sollte mit einer neuen, unabhängigen Stichprobe ein Test gemacht werden, mit dem bestimmt wird, ob die gewonnenen prognostischen Faktoren wirklich zutreffen.

Schauen wir uns, um unsere Betrachtungen über Prognose abzurunden und Ihre Moral wieder zu heben, zur Veranschaulichung ein kleines Projekt an, in dem die Prognose bei akuter Verstauchung des lateralen Sprunggelenks bestimmt werden soll. Dies soll Ihnen zeigen, dass Sie auch mit begrenzten Mitteln, im Rahmen Ihrer physiotherapeutischen Praxis, wirklich echte prognostische Forschung durchführen können.

9.6.3 Prognose bei Sprunggelenks-distorsion

Sicher begegnen Ihnen viele Forschungsideen, die das Ergebnis einer Art intellektueller Unterhaltung sind. Das vorliegende Projekt hingegen haben wir mit der Vorstellung begonnen, es sollte doch möglich sein, die Prognose bei Sprunggelenksdistorsionen recht einfach sowie auf sehr praktikable und bei der Arbeit anwendbare Weise zu beurteilen (de Bie et al. 1997). Wir dachten, es sei sehr von Vorteil, leichtere von schweren Fällen unterscheiden zu können. Für leichtere Fälle würde dann eine geringere oder modifizierte Behandlung ausreichen (was Kosten erspart), und schwerere Fälle könnten geeigneter behandelt werden. Adäquate Behandlungsverfahren könnten vom Augenblick der Diagnose an eingesetzt werden, wenn es möglich wäre, den klinischen Ausgang vorherzusagen. Wahrscheinlich ließe sich durch frühen Beginn einer adäquaten Behandlung auch die angegebene Zahl von 10–20% chronischer lateraler Instabilitäten des Sprunggelenks nach Behandlung wesentlich reduzieren (De Maio et al. 1992, Karlsson und Lansinger 1992).

Der Mangel an echten diagnostischen Kriterien behindert aber die Unterscheidung zwischen leichten und schweren Verstauchungsverletzungen. Außerdem dienen diagnostische Faktoren, wie bereits gesagt, nicht automatisch auch als prognostische Faktoren.

In Studien wird eine ganze Palette von diagnostischen Tests angegeben, mit denen sich Distorsionen des lateralen Sprunggelenks beurteilen lassen (Airaksinen et al. 1990,de Bieet al. 1998, van der Ent 1991, Korkala et al. 1987, van Moppes und van den Hoogenband 1982, Williamson et al. 1986). Der am häufigsten eingesetzte Test ist eine Röntgenuntersuchung zur Erkennung von (Ausriss-)Frakturen. Aber darüber hinaus sind die meisten anderen diagnostischen Tests unvollkommen oder für den durchschnittlichen Physiotherapeuten unzugänglich (van Moppes und van den Hoogenband 1982, Jongen et al. 1992). Außerdem gehen die meisten diagnostischen Verfahren davon aus, dass die Gewebeschädigung die Schwere der Verletzung widerspiegelt. Es ist fraglich, ob das stimmt. Angemessener scheint es, die Schwere der Verletzung anhand der Prognose zu bestimmen. Verletzungen, die in kurzer Zeit heilen, sind höchstwahrscheinlich leichte Verletzungen, während eine lange Genesungszeit bei Sprunggelenksverletzungen eine schwere Verletzung vermuten lässt. Natürlich könnten sich Alter und Belastung bei der Arbeit als Faktoren erweisen, durch die die Genesungsgeschwindigkeit beeinflusst wird.

Daher haben wir anamnestische Daten genutzt sowie Zeichen und Symptome, die schon bei der Aufnahmeroutine erhoben wurden und die einen Bezug zu physiotherapeutischer Praxis haben. Unsere Ziele waren es zu untersuchen, ob es möglich sei, schon bei der Aufnahme (kurz nachdem die Verletzung stattgefunden hat), zwischen milden und schweren Fällen zu unterscheiden – allein auf der Grundlage dieser Daten – und zu schauen, ob wir ein prognostisches Modell zur Genesungsgeschwindigkeit nach Sprunggelenksverstauchungen konstruieren könnten. Der Verletzungsausgang wurde auf der Grundlage des klinischen Verlaufs und der funktionellen Genesung definiert.

Material und Methoden

Daten wurden bei 35 Patienten mit Verstauchung des lateralen Sprunggelenks erhoben, die nacheinander die Notfallabteilung des Universitätskrankenhauses Maastricht aufsuchten. Nachdem die Patienten informiert wurden und ihr Einverständnis (informed consent) gegeben hatten, wurde bei der Aufnahme sowie 2 bzw. 4 Wochen nach dem Unfall ein Befund ihres Sprunggelenks erhoben. Nach 6 Wochen fand eine routinemäßige Nachuntersuchung statt. Die 3 Untersucher, der Notfallarzt, ein Physiotherapeut und der Patient, waren jeweils verblindet bezüglich der Befunde der andern.

Der Notarzt führte ein standardisiertes Aufnahmeverfahren durch, und es wurden Röntgenaufnahmen gemacht. Patienten mit Frakturen und/oder schweren Verletzungen, welche einen operativen

Eingriff erforderten, und Patienten mit offenen Wunden wurden von der Teilnahme an dieser Versuchsreihe ausgeschlossen.

Zeitpunkt und Datum der Verletzung, der Zeitpunkt des Aufsuchens der Notfallabteilung sowie die Aktivität, die zu dem Unfall führte, wurden aufgezeichnet, und somit ließ sich eine Null-Zeit nach dem Prinzip von Beginn-Kohorten gut definieren. Schwellung, spontaner Schmerz, *kissing pain* (Schmerz am Malleolus medialis, wenn dieser mit dem Talus kollidiert), das Vorkommen vorheriger Sprunggelenksverstauchungen im vergangenen Jahr und Stabilität und Funktion des Sprunggelenks wurden beurteilt. Erste-Hilfe-Maßnahmen am Unfallort, sportliche Aktivitäten, sportliches Niveau und Schwere der Verletzung anhand einer Einstufung beim Aufnahmebericht wurden notiert.

Bei der Aufnahme und 2 und 4 Wochen später führte der Physiotherapeut Schmerz-, Palpations- und Belastungstests durch und beurteilte die Schwere der Sprunggelenksverletzung mittels eines Bewertungsschemas zur Funktionsfähigkeit (de Bie et al. 1997, de Bie et al. 1998). Die Patienten füllten bei der Aufnahme und 2 und 4 Wochen später Fragebogen aus: zur Schwere des Schmerzes, der Fähigkeit, zu arbeiten (bzw. in die Schule zu gehen), der Fähigkeit, an sportlichen Aktivitäten teilzunehmen und der Behinderung bei alltäglichen Aktivitäten. Während dieser Phase der Befunderhebung wurden alle Patienten nach dem gleichen, standardisierten Behandlungsprogramm behandelt.

Statistik

Bivariate und anschließend multivariate Analyse wurden eingesetzt, um den Ausgang der Verletzung vorherzusagen (Altman 1991, Norusius 1993). Als abhängige dichotome Variable wurden Heilung in 2 bzw. 4 Wochen definiert. Ein Patient wurde als geheilt angesehen, wenn er anhand eines Bewertungsbogens für Funktionsfähigkeit mehr als 75 von 100 möglichen Punkten erzielt hatte und beim Palpations- und/oder Belastungstest weniger als 2 von 12 Punkten – erhoben nach 2 bzw. 4 Wochen. Prädiktorvariablen waren alle bei der Aufnahme erhobenen Daten.

Ergebnisse

Ein komplettes Aufnahmeformular erhielten wir von allen 35 Personen. Daten bei der Befunderhebung nach 2 bzw. 4 Wochen erhielten wir von 33 bzw. 31 der ursprünglich teilnehmenden Patienten. Die fehlenden Patienten wurden nur unvollständig nachuntersucht, von einem der Sachverständigen nicht untersucht, oder hatten ihren Fragebogen nicht vollständig ausgefüllt. Nahezu alle Patienten wiesen bei der Aufnahme Schwellung und Schmerz auf. Die Verletzungen hatten sie sich bei der Arbeit zugezogen (17%), bei sportlichen Aktivitäten (57%) und zu Hause oder anderswo (26%). Die Hälfte der Sportverletzungen war beim Fußballspiel passiert.

Bei 71% der Fälle waren irgendwelche Erste-Hilfe-Maßnahmen ergriffen worden, bei 66% war mit Eis oder Wasser gekühlt worden, bei 23% war ein Verband angelegt worden und etwa 20% hatten den verletzten Fuß hochgelagert **(Tab. 9.8).**

Tabelle 9.8 Vorhersage des Ausgangs nach 2 bzw. 4 Wochen aufgrund der vom Notfallarzt erhobenen Anamnese und der festgestellten Zeichen und Symptome
Anmerkungen:
- Von 2 Patienten waren nach 2 Wochen, von 4 Patienten nach 4 Wochen keine Daten erhältlich.
- [a]Instabilität wurde vom diensthabenden Arzt anhand einer 3-Punkte-Skala definiert.

	Ausgang nach 2 Wochen		*Ausgang nach 4 Wochen*	
Variablen	Verletzt (n=29)	Geheilt (n=4)	Verletzt (n=16)	Geheilt (n=15)
Spontaner Schmerz	93%	75%	93%	80%
Kissing pain	55%	25%	50%	47%
Instabilität[a] schwer	15%	0%	21%	7%
Instabilität[a] mäßig	54%	50%	71%	43%
Instabilität[a] keine	31%	50%	7%	50%
Belastung unmöglich	66%	0%	56%	47%
Schwellung	96%	75%	100%	93%
Eher schlechter Gang	100%	75%	100%	93%
>2 schmerzende Punkte	66%	25%	64%	47%
>2 Bänder schmerzend bei Belastung	62%	0%	63%	47%
Rezidive	27%	25%	13%	47%
Vorhersage über:				
Nicht geheilt innerhalb von 2 Wochen	88%	50%	93%	79%
Nicht geheilt innerhalb von 4 Wochen	8%	25%	0%	14%
Nicht arbeitsfähig nach 7 Tagen	15%	0%	29%	0%
Kein Sport innerhalb von 2 Wochen	55%	33%	60%	33%

Nach 2 Wochen hatten sich 12% der Versuchspersonen erholt und nach 4 Wochen 48%. Tab. 9.8 zeigt den Ausgang nach 2–4 Wochen, im Zusammenhang mit einer (didaktisch begründeten) Auswahl von anamnestischen Daten sowie Zeichen und Symptomen. **Tab. 9.8** sollte folgendermaßen interpretiert werden: Unter jenen Patienten, die nach 2 Wochen immer noch verletzt waren, hatten 93% bei der Aufnahme spontane Schmerzen gehabt, unter der geheilten Patienten hingegen nur 75%.

Es schien, als sei die Funktionspunktzahl ein ausgezeichneter Prädiktor für eine Heilung innerhalb von 2 Wochen. Dies überrascht nicht, denn das entsprechende Bewertungsschema erfasst kombiniert die Faktoren Schmerz, Instabilität, Gewichtübernahme, Schwellung und Gangmuster. Auch einzeln scheinen diese Faktoren recht gut mit dem Ausgang zu korrelieren, insbesondere der Faktor Gewichtübernahme. **Tab. 9.9** zeigt, dass sich mit unserem prognostischen Modell Genesung nach 2 Wochen anhand des Funktionsbewertungsbogens als diagnostischem Test mit einer Sensitivität von 97% und einer Spezifität von 100% vorhersagen ließ, wenn zwischen leichter und schwerer Sprunggelenksverstauchung unterschieden wurde.

Tabelle 9.9 Vorhergesagter Ausgang nach 2 Wochen anhand der Funktionspunktzahl

		In 2 Wochen geheilt (Goldstandard)		
		Verletzt	***Geheilt***	
Vorhergesagt anhand der Funktions-Punktzahl	Verletzt (<35 Punkte)	28	0	Vorhergesagter Wert +100%
	Geheilt (>35 Punkte)	1	4	Vorhergesagter Wert –80%
		Sensititvität 97%	Spezifität 100%	

Um zu prüfen, ob dieses Modell valide ist, führten wir genau dasselbe Programm 2 Jahre später noch einmal bei einer Population von 422 nacheinander eintreffenden Patienten mit Verstauchung des lateralen Sprunggelenks durch (Hendriks et al., eingereicht). Mit demselben Modell stellten wir fest, dass der Funktionsbewertungsbogen die Genesung von 7% der Versuchspersonen (30 von 422 Fällen) nach 2 Wochen mit einer Sensitivität von 92% und einer Spezifität von 81% voraussagte **(Tab. 9.10)**.

Tabelle 9.10 Vorhergesagter Ausgang nach 4 Wochen anhand von Einstufung im Aufnahmebericht, Funktionspunktzahl und Palpationspunktzahl

		In 4 Wochen geheilt (Goldstandard)		
		Verletzt	***Geheilt***	
Vorhergesagt anhand von ärztlicher Einstufung im Aufnahmebericht, Funktionspunktzahl und Palpationspunktzahl	Verletzt	354	9	positiver prädiktiver Wert 98%
	Geheilt	29	30	negativer prädiktiver Wert 51%
		Sensitivität 92%	Spezifität 81%	

9.6.4 Diskussion

Wie zu sehen ist, sind manche Variablen in dieser Versuchsreihe (z. B. Alter) kaum sensitiv für irgendwelche Veränderungen, sind aber gute Prädiktoren für die Prognose. Andere Variablen hingegen (z. B. Schmerz, Schwellung und betroffene Bänder) messen Veränderung sehr zufriedenstellend, sind aber als Vorhersagevariablen zu Beginn der Beschwerden wertlos. Andere Autoren (Linde et al. 1986, Wilson et al. 2000) kamen bei ähnlicher Forschung mit vergleichbaren Populationen zu denselben Schlüssen. Jedes verstauchte Sprunggelenk schmerzt, daher kann anhand des Schmerzes nicht zwischen leichten und schweren Verletzungen unterschieden werden.

Es erscheint seltsam, dass die ärztliche Vorhersage einer Heilung nach 4 Wochen (s. **Tab. 9.8**) sich als relativ schlecht erweist, die ärztliche Einstufung beim Aufnahmebericht hingegen als relativ gut. Offensichtlich stützen sich die Ärzte für Diagnose und Prognose auf unterschiedliche Daten. Es erscheint, dass sie für prognostische Vorhersagen Variablen mit geringem prädiktivem Wert benutzen.

Es lässt sich darüber streiten, ob unsere Operationalisierung einer Heilung in 2 bzw. 4 Wochen valide ist. Die Festlegung von Kriterien, nach denen ein Patient nach 2 Wochen als geheilt oder nicht geheilt anzusehen ist, ist sehr subjektiv. Wir definierten als entsprechende Kriterien eine Punktzahl von mehr als 75 anhand des Funktionsbewertungsbogens und von weniger als 2 von 12 Punkten beim Palpations- und/oder Belastungstest. Diese Definition ist willkürlich.

Unser Funktionsbewertungsbogen scheint aus Elementen zu bestehen, die Wilson et al. (2000) als funktionelle Einschränkung bezeichnet haben. Diese Forscher halten die entsprechenden Faktoren ebenfalls für sehr genaue Prädiktoren. Obwohl sie mit andern statistischen Methoden arbeiten, haben sie ein Modell zur Vorhersage der Dauer von Behinderung konstruiert, bei dem 67% der Varianz allein anhand funktioneller Einschränkung eingeschätzt werden.

9.6.5 Zusammenfassung und Test der Validität des Beispiels

Wie der (englische) Volksmund sagt, muss man den Pudding essen, um zu wissen, ob er gut ist. Daher werde ich nun anhand unserer Richtlinien zur Beurteilung von Prognosen prüfen, ob das aufgeführte Beispiel valide ist.

- Gab es eine Beginn-Kohorte?
  In unserem Beispiel wurden alle Patienten innerhalb von 24 h nach der Verletzung diagnostiziert, und in die Studie einbezogen wurde nur eine mehr oder weniger homogene Untergruppe, aus der Personen mit Frakturen ausgeschlossen waren.
- Bestand für die Patienten Aussicht auf den erwarteten Ausgang?
  Ja, alle Patienten konnten genesen, und keiner musste sich Verfahren unterziehen, die mit der normalen Prognose interferiert hätten.
- Wurde das Überweisungsmuster angegeben?
  Ja, alle Patienten wurden in demselben Krankenhaus rekrutiert, zu dem sie zuvor von einem Allgemeinpraktiker oder Spezialisten überwiesen worden waren.
- Konnte eine vollständige Nachbeobachtung durchgeführt werden?
  - Nein, wir hatten zu Beginn 35 Patienten, nach 2 Wochen 33 Patienten und nach 4 Wochen 31 Patienten.
  - Nehmen wir den schlimmsten Fall an, dass die 6% nach 2 Wochen und die 11% nach 4 Wochen für die Nachbeobachtung verlorenen Fälle einen schlechten Ausgang genommen hätten (nicht geheilt seien), dann hätten sich unsere Daten folgendermaßen verändert:
  - Nach 2 Wochen waren ursprünglich 5 von 33 Patienten geheilt, also eine Rate von 15%. Nach einer Anpassung der Daten um die 2 fehlenden Fälle mit schlechtem Ausgang würde diese Rate auf 14% sinken.
  - Nach 4 Wochen waren 15 von 31 Patienten geheilt. Die Heilungsrate beträgt somit 48%. Nach einer entsprechenden Anpassung der Daten durch Zuweisung der 4 fehlenden Fälle zur Gruppe der nicht Geheilten sänke diese Rate auf 43%. Dies scheint die Daten nicht allzu schwer zu beeinträchtigen, wobei man aber bedenken muss, dass die Stichprobe insgesamt recht klein ist.
- Wurden objektive Kriterien zur Beurteilung des Krankheitsausgangs verwendet?
  Hier stoßen wir auf ein echtes Problem. Wie in der Einleitung erörtert, sind in diesem Fall Daten keineswegs unanfechtbar. Wie valide sind Daten einer routinemäßigen Notaufnahme, die auf den ersten Blick hohe Validität zu haben scheinen, deren Validität aber nie überprüft wurde?
- Wurde der Ausgang verblindet beurteilt?
  Ja, Patienten, Therapeuten und Ärzte waren verblindet gegenüber der Beurteilung des Ausgangs durch die jeweils andern.
- Gab es eine Anpassung hinsichtlich von außen kommender prognostischer Faktoren?
  Ja, mit bivariater und logistischer Modellierung wurde kontrolliert, ob von außen kommende prognostische Faktoren und untermauernde Beweise (Wilson et al. 2000, Linde et al. 1986) auf dieselben Faktoren hinweisen.

Insgesamt waren 5 von 7 Kriterien gänzlich erfüllt, 2 hingegen nur eingeschränkt. Nun sind Sie als Leser an der Reihe: Wie beurteilen Sie die Konsequenzen der Mangelhaftigkeit dieser beiden Punkte? Ist die dadurch entstehende mögliche Verzerrung groß genug, um die Validität wesentlich zu gefährden? Finden Sie unsere Daten und die von andern (Wilson et al. 2000, Linde et al. 1986) überzeugend? Am besten untersuchen Sie selbst einmal dieses Problem. Viel Spaß!

9.7 Ethik und Forschung

Jan Kool

Fortschritt beruht auf Forschung, die sich letztlich zum Teil auch auf Versuche am Menschen stützen muss. Patienten müssen davor geschützt werden, dass sie durch die Durchführung von klinischen Studien benachteiligt werden. Das Wohlergehen der betroffenen Person hat immer Vorrang vor den Interessen der Wissenschaft und der Gesellschaft. Die Benachteiligung kann darin bestehen, dass die Patienten im Rahmen der Untersuchungen und der Behandlung Risiken ausgesetzt werden. Wenn im Rahmen einer klinischen Studie Patienten befragt, untersucht oder behandelt werden muss deshalb dazu die Erlaubnis bei einer Ethik-Kommission (EK) eingeholt werden. Die EK ist ein unabhängiges Gremium das über die Durchführung einer klinischen Studie aus ethischer Sicht bestimmt.

Die Patienteninformation und Einwilligungserklärung (informed consent) nehmen aus ethischer Sicht einen wichtigen Platz ein. Jeder Patient muss vor Aufnahme in einer klinischen Studie aufgeklärt werden. Dem Patienten muss eine schriftliche Patienteninformation ausgehändigt werden. Der Patient darf erst in die Studie aufgenommen werden, wenn er eine Einwilligungserklärung datiert und unterschrieben hat. Besonders streng reglementiert sind Studien an nicht Einwilligungsfähigen Personen wie Kinder, Personen im Koma, geistig Behinderte und Demenzpatienten.

Die Basis zur die Patientenaufklärung bildet die Deklaration von Helsinki, in der die ethischen Grundsätze für Versuche am Menschen beschrieben werden. Die Deklaration von Helsinki geht auf die Nürnberger Prozesse von 1946-49 zurück. Die Patienteninformation muss vor Studienbeginn von der zuständigen Ethik-Kommission geprüft und genehmigt werden.

Die Patienteninformation muss die folgenden Punkte enthalten und in einer für den Laien leicht verständlicher Form verfasst sein:

- Information über die Krankheit;
- Kurzbeschreibung der Studie, der untersuchten Behandlung und der durchzuführenden Untersuchungen;
- mögliche Risiken der untersuchten Behandlung und der Untersuchungen;
- Aufgaben des Patienten (zeitlicher Aufwand, Nachkontrolle).
- In randomisierte Studien muss auf die randomisierte Zuordnung hingewiesen werden.
- Außerdem ist ein Hinweis auf den vertraulichen Umgang mit den Daten (Datenschutz) und auf die anonymisierte statistische Auswertung wichtig.
- Recht auf Widerruf der Einverständniserklärung zu jeder Zeit, ohne negativen Konsequenzen.

Ethische Verpflichtungen von Autoren

Aus ethischer Sicht haben sowohl die Autoren als auch die Herausgeber von Publikationen besondere Verpflichtungen.

> *Der Forscher ist bei der Veröffentlichung der Forschungsergebnisse verpflichtet, die Ergebnisse genau wiederzugeben. Positive, aber auch negative Ergebnisse müssen veröffentlicht oder der Öffentlichkeit anderweitig zugänglich gemacht werden.*

In der Veröffentlichung müssen die Finanzierungsquellen, institutionelle Verbindungen und eventuelle Interessenkonflikte dargelegt werden. Berichte über Versuche, die nicht in Übereinstimmung mit den in dieser Deklaration niedergelegten Grundsätzen durchgeführt wurden, sollten nicht zur Veröffentlichung angenommen werden.

Mehr Informationen finden Sie unter www.bbiks.de.

9.8 Messen bei Befunderhebung und Ergebniskontrolle

Jan Kool

Messen im Rahmen der Physiotherapie ist das Thema dieses Kapitels. Im englischen Sprachraum beschreibt der Begriff „Clinimetrics" das Fachgebiet, das sich mit „Messen" bei Patienten beschäftigt. Die bekannteste Anwendung von klinischen Messungen erfolgt im Rahmen der Befunderhebung, ein wesentlicher Bestandteil der Physiotherapie. Eine Befunderhebung besteht in der Regel aus einer Vielzahl von Messungen. Messungen werden auch bei der Ergebniskontrolle durchgeführt, wenn evaluiert wird, ob die Erwartungen der Patienten erfüllt und die Ziele erreicht wurden.

In diesem Kapitel beschäftigen wir uns unter anderem mit Gütekriterien für Messungen. Kenntnisse diesbezüglich sind notwendig, um Berichte über die Qualität von Messungen zu verstehen. Nicht alle Palpationen, Bewegungstests, Fragebögen usw. sind gleich gut. Dieses Kapitel vermittelt wichtige Grundkenntnisse, welche die begründete Wahl von Messungen ermöglicht.

Die Begriffe „Messverfahren", „Messung" und „Test" haben alle mit Beurteilungen im Vergleich zu einer Norm und mit Klassifizierung zu tun. Physiotherapeuten stellen auf ihrem Fachgebiet fest, ob ein Patient einer gewissen Norm entspricht oder einer Kategorie angehört, so z.B. in Zusammenhang mit Kraft, Koordination und Bewegungsausmaß. Meistens führen Kombinationen von Testergebnissen oder Messungen zu einer physiotherapeutischen Diagnose, so wie Ärzte eine medizinische Diagnose und Pflegepersonen eine Pflegediagnose stellen. Auch der Automechaniker stellt seine Diagnose, wenn das Auto nicht mehr richtig läuft.

Eine Person zahlenmäßig erfassen? – Nein! Diese Einstellung kommt sehr schnell auf, wenn das Thema Messen bei Patienten angesprochen wird und ist sehr gut nachvollziehbar. Quantifizierung hat in der heutigen Zeit bei wachsendem Leistungsdruck und dem stetigen Wunsch nach Steigerung der Effizienz einen negativen Beigeschmack. Das Erfassen von Personen in Zahlen scheint unmenschlich, und es stellen sich folgende Fragen:

- Können wir etwa den Patienten auf Zahlen reduzieren?
- Wollten wir nicht ganzheitlich behandeln?

Natürlich darf der Patient als Ganzes nicht aus den Augen verloren werden. Auch bei der ganzheitlichen Behandlung wird der Patient gefragt, ob sich sein Befinden gebessert hat. Dies bedeutet bereits eine Quantifizierung und entspricht somit einer Messung. Sobald es um die Erfassung von Unterschieden geht, wird quantifiziert. Da Befunderhebung und Evaluation (Bewertung) des Verlaufs auf dem Erfassen von Unterschieden beruhen, handelt es sich auch dabei um Quantifizierung.

Lord Kevin sagte schon 1891 in Zusammenhang mit der Ganganalyse: *„Wenn ich etwas in Zahlen ausdrücken kann, weiß ich wovon ich rede. Wenn nicht, dann ist mein Wissen unbefriedigend"* (Kevin 1891). Auch gute Qualität wird nur durch Quantifizierung erkennbar.

9.8.1 Ziele des Messens in der Physiotherapie

Bei der Erfassung der Patientenmerkmale im Rahmen der Befunderhebung werden 4 Ziele verfolgt. Die 2 ersten Ziele sind wahrscheinlich am besten bekannt.

- Problemanalyse:
  Das Ziel der Messungen im Rahmen der Befunderhebung ist der individuell angepasste Behandlungsplan. Dazu werden behandelbare Probleme und Behandlungsansätze identifiziert. Bei der Befunderhebung führt eine Vielzahl an Informationen zu einem Gesamtbild, und es werden beim Befund gezielt diejenigen Merkmale erfasst, die für die Analyse der Probleme und die Planung der Behandlung relevant sind.
- Verlaufskontrolle (Ergebniskontrolle):
  Das Ziel der Messungen ist das Erfassen des momentanen Zustands und die spätere Bewertung des Verlaufs. Der Physiotherapeut wählt wenige Parameter aus und nutzt als Auswahlkriterien die Relevanz für den Patienten und Therapeuten.
- Prognose:
  Die Einschätzung der Prognose ist wichtig für die realistische Zielformulierung. Sie erfolgt oft nebenbei und intuitiv, basierend auf klinische Erfahrung und theoretische Kenntnisse. Die Prognose ist bei akuten Erkrankungen wie Sprunggelenksdistorsionen und akuten Rückenschmerzen, die einen guten Spontanverlauf haben, besser als bei chronischen Erkrankungen wie multipler Sklerose und chronischen Schmerzen. Eine realistische Prognose hilft allzu unrealistische Erwartungen der Patienten etwas entgegen zu wirken.
- Nebenwirkungen:
  Die Erfassung von Nebenwirkungen ist in der Physiotherapie weniger verbreitet als in der Medizin, wo bei der medikamentösen Behandlung immer nach Nebenwirkungen gefragt wird. In der Physiotherapie werden Nebenwirkungen erfasst, wenn wir einem Patienten nach intensiven Mobilisationen bei der nächsten Behandlung fragen, wie lange die Schmerzzunahme im Anschluss an die Behandlung anhielt, oder wenn wir bei radikulären Beschwerden nach einer Behandlung die neurologischen Symptome erneut beurteilen.

Welche Merkmale im folgenden Beispiel dienen der Problemanalyse und welche können für die Verlaufskontrolle verwendet werden?

Beispiel: Problemanalyse und Verlaufskontrolle. Eine Patientin kommt mit akuten Rückenschmerzen erstmalig zur Behandlung. Folgende Informationen sind eine Auswahl aus der Befundaufnahme:

- **Anamnese**: 35 Jahre alt, Sekretärin mit vorwiegend sitzender Tätigkeit, maximal Last, die während der Arbeit gehoben werden muss, 5 kg, *Arbeitsfähigkeit* momentan 0%, Schmerzen in Rücken (lumbal) und Gesäß (rechts).
- **Behinderung im Alltag**: *Schmerzen beim Sitzen*, im *Haushalt sind nur leichte Tätigkeiten* möglich, *erwacht nachts* 3- bis 5-mal wegen Schmerzen, plötzlich auftretende *Rückenschmerzen beim Bücken* ohne Last, seither ausstrahlende *Schmerzen beim Husten*, Kraft und Reflexe unauffällig.
- **Statik im Stehen**: schmerzbedingte *asymmetrische Haltung*, 7 cm laterale Verschiebung von C7 gegenüber S1 (nach links).
- **Bewegungsuntersuchung**: *Streckhebung* des rechten Beines 30°, schmerzbedingt eingeschränkt.
- Alle Merkmale können für die Problemanalyse herangezogen werden. (Die Beschreibung entspricht sehr wahrscheinlich einem akuten diskogenen Problem.)

Die *kursiv* gedruckten Parameter können als Verlaufsmessung gewählt werden.

9.8.2 Gütekriterien

Beobachtungen, Bewegungstests, Messungen, Palpationen und Befragungen liefern bei der physiotherapeutischen Arbeit eine Vielzahl an Daten über einzelne Aspekte der Problematik des Patienten. Bei der Befunderhebung berücksichtigt der Physiotherapeut viele Informationen und Erfahrungen. Dabei sind folgende Punkte von Bedeutung:

- theoretische Erkenntnisse, z.B. aus Anatomie, Physiologie, Biomechanik und Pathologie;
- logisches Denken (gesunder Menschenverstand, durch Training optimal angewandt);
- klinische Erfahrung, die mit den Jahren wächst;
- Werkzeuge im Sinne der Fähigkeiten befragen, beobachten, palpieren und testen.

Tests mit einer guten Qualität sind also ein wichtiges Werkzeug, eine notwendige Grundlage für das Clinical Reasoning. Ob ein Test gut ist, hängt von folgenden Kriterien ab, wobei die ersten 3 auch „wissenschaftliche Gütekriterien" genannt werden.

- *Reliabilität* (Zuverlässigkeit).
- *Validität* (Gültigkeit).
- *Empfindlichkeit* (bei Verlaufsmessungen).
- *Praktikabilität.* Die Durchführbarkeit berücksichtigt praktische Aspekte, die oft ein Hindernis für die Anwendung gewisser Tests darstellen. Beispielsweise sind die Instrumente für die Durchführung gewisser Tests einfach teuer, wie z.B. die Maschinen für isokinetische Kraftmessungen. Andere Tests benötigen sehr viel Schulung und sind deshalb nur für Spezialisten geeignet, oder sie nehmen zu viel Zeit in Anspruch und werden deshalb nur für Studien benutzt.
- Der Physiotherapeut soll *vertraut sein* mit der Durchführung des Tests. Er soll die Technik der Anwendung beherrschen und Erfahrung in der Interpretation der Resultate haben.
- Der Test soll *relevant* sein für Patient, Problem und Analyse.
- *Aufwand* inklusive Gefahren *und Ertrag* müssen berücksichtigt werden. Bei der Trainingstherapie werden die Gefahren von Belastungstests bei der Auswahl dieser Tests berücksichtigt.
- Tests müssen *„gemäß Vorschrift"* durchgeführt werden, damit auch die Ergebnisse richtig interpretiert werden können. Physiotherapeuten haben oft das Bedürfnis, Tests zu verändern – mit der Absicht, sie zu ergänzen und besser auf ihre Bedürfnisse abzustimmen. Wichtig ist, dass standardisierte Tests nicht verändert werden, da sonst die Ergebnisse nicht mehr interpretiert werden können. Ergänzungen können als unabhängige zusätzliche Befunde erfasst werden.
- Wenn ein Test die Gütekriterien nicht erfüllt, müssen die Resultate *zurückhaltend interpretiert* werden. Dieser Punkt trägt dem Umstand Rechnung, dass viele unserer Tests noch ungenügend untersucht wurden. Wo keine validierten und reliablen Tests vorliegen müssen, wir nach bestem Wissen und Gewissen handeln. Das bedeutet, dass wir bei der Interpretation vorsichtiger sein müssen.

Nachdem wir uns zuerst Gedanken über die Ursachen von Messfehlern oder Variationen machen, werden die ersten 3 Gütekriterien ausführlicher besprochen. Ob ein Test nicht nur aus wissenschaftlicher Sicht gut ist, sondern auch gut und sinnvoll angewendet wird, hängt im Weiteren von den Punkten 4–9 ab (Johnston 1992). Sie tragen die Handschrift einer Person, die offenbar Erfahrung mit der Umsetzung in die Praxis hat. Mancher Leser wird die Wichtigkeit dieser Punkte aus Erfahrung bezeugen können.

9.8.3 Ursachen für Messfehler

Messfehler oder Messvariationen haben unterschiedliche Ursachen

Variationen beim Patienten

Bei wiederholten Kraftmessungen mit einem Dynamometer variieren die Ergebnisse (Reliabilität Test/Retest). Um die Reliabilität zu erhöhen, werden 3 Versuche durchgeführt und das beste Resultat als Ergebnis genommen.

Bei Patienten mit Polyarthritis zeigen die Messungen der passiven und aktiven Beweglichkeit der Gelenke und die Ausdauerleistung beim Gehen (Wie viele m kann der Patient in 3 min gehen?) starke Variationen im Tagesverlauf. Hier lässt sich die Reliabilität erhöhen, indem immer zur gleichen Tageszeit gemessen wird.

Variationen beim Physiotherapeuten

Zwei Physiotherapeuten führen bei 50 Patienten je 2-mal denselben Palpationstest zur Bestimmung des Dornfortsatzes L1 durch. Wahrscheinlich stimmen die Ergebnisse nicht 100%ig überein.

Intra- und Inter-Tester-Reliabilität

- *Intra-Tester-Reliabilität*: Sie wird bestimmt, wenn der gleiche Physiotherapeut die Messung mehrmals wiederholt (engl.: *intra-tester reliability, intra-rater reliability, intra-observer reliability*).
- *Inter-Tester-Reliabilität*: Sie wird bestimmt, wenn mehrere Physiotherapeuten die Messung unabhängig voneinander durchführen (engl.: *inter-tester reliability, inter-rater reliability, inter-observer reliability*).

Bei wiederholter Durchführung vom gleichen Test wird auch von Reproduzierbarkeit gesprochen. Da unterschiedliche Tester in der Regel mindestens geringe systematische Unterschiede (Bias) bei der Messung aufweisen, ist im Allgemeinen die Inter-Tester-Reliabilität schlechter als die Intra-Tester-Reliabilität. Der Unterschied zwischen der Intra- und Inter-Tester-Reliabilität wird als *Subjektivität* bezeichnet, die Abhängigkeit des Ergebnisses vom Tester. Bei einer objektiven Messung ist der Unterschied zwischen der Intra- und Inter-Tester-Reliabilität gering.

> *Die Subjektivität beschreibt das Ausmaß, in dem der Tester beim Ergebnis der Messung eine Rolle spielt.*

Bei Palpationen und passiven Tests spielt der Unterschied zwischen den jeweiligen Therapeuten eine relativ große Rolle, während sie bei aktiven Tests und Fragen im Rahmen der Anamnese eine viel geringere Bedeutung hat.

Variationen beim Messverfahren oder Testgerät

Diese spielen bei Messungen mit Winkelmesser und Maßband eine geringe Rolle, da sie im Verhältnis zu den anderen Variationen sehr klein sind. Zur korrekten Interpretation der Messungen müssen die Reliabilität der angewandten Tests ebenso wie die Gültigkeit bzw. Validität der Schlussfolgerungen bekannt sein.

Was bedeutet subjektiv und objektiv?

Objektiv wird vom Duden als sachlich, nicht von Gefühlen und Vorurteilen bestimmt und außerhalb des Bewusstseins bestehend definiert. Subjektiv wird definiert als unsachlich und von der eigenen Person aus urteilend.

Die beiden Begriffe sind mit einer Wertung verbunden, wobei die Angaben der Patienten als subjektiv und die der Physiotherapeuten oder Ärzte als objektiv bezeichnet werden. Dadurch scheinen die Angaben der Patienten eine geringere Bedeutung zu haben.

In den letzten Jahren wird jedoch den Angaben der Patienten ein zunehmender Stellenwert beigemessen, indem z. B. die Patientenzufriedenheit und Alltagsaktivitäten durch Erfragen erfasst werden. Bislang galten diese subjektiven Angaben im Vergleich zu Messungen seitens der Physiotherapeuten oder Ärzte als weniger aussagekräftig.

Subjektive Angaben sind z. B.

- Schmerzangabe auf einer Skala von 0:kein Schmerz–10: Der schlimmste Schmerz, den ich mir vorstellen kann.
- Angaben über Einschränkungen im Alltag, die nicht vom Untersucher objektiviert werden: Ich kann aufgrund meiner Schmerzen nur 20 min sitzen.

Objektive Angaben sind z. B.

- Gelenkmessungen, Palpation von Muskelverhärtungen, Haltung;
- Beobachtete Ausführung von Aktivitäten (Gehen, hinsetzen, Schuhe anziehen bei Hüftschmerzen).

Weit verbreitete Missverständnisse

- Objektive Messungen sind in Bezug auf Reliabilität besser als subjektive Messungen!
  Diese Annahme ist falsch: Viele (subjektive) Messungen mittels Fragebogen haben eine bessere Reliabilität als (objektive) Messungen (z.B. Kraft und Bewegungsausmaß).
- Objektive Messungen sind valider, um die Effektivität der Behandlung zu belegen!
  Diese Annahme ist falsch: Viele objektive Messungen haben einen geringen Zusammenhang mit den Aktivitäten im Alltag (ATL). Die (subjektiven) Angaben der Patienten über die ATL sind wichtiger als manche objektiven Messungen der Einschränkungen.
- Objektive Messungen entsprechen der Wirklichkeit, sie sind präzise!
  Diese Annahme ist falsch: Kraft ist mit einer Kraftmesszelle oder einem isokinetischen Gerät sehr objektiv messbar. Die Schwankungen sind jedoch enorm und können bis zu 100% betragen. Eine Wirklichkeit gibt es nicht, sie kann höchsten künstlich definiert werden.

Es ist deshalb sinnvoller, die Reliabilität zu betrachten.

9.8.4 Reliabilität

Reliabilität *(Zuverlässigkeit): Ein Messverfahren ist 100%ig reliabel, wenn die folgenden beiden Bedingungen erfüllt sind:*

1. *Wiederholte Messungen führen zum gleichen Ergebnis.*
2. *Die Ergebnisse stimmen mit einem perfekten Test (Goldstandard) überein.*

Der ***Goldstandard*** *ist ein (annähernd) perfekter Test zur Messung oder Diagnose eines Merkmals.*

(Der Begriff stammt aus dem Finanzwesen und beschreibt eine währungspolitische Regelung, bei der Gold die Grundlage der Landeswährung ist.)

Eine sehr wichtige Anforderung an eine Messung ist, dass sie reproduzierbar ist. Wird eine Messung in der gleichen Situation mehrmals wiederholt, ergeben sich viele unterschiedliche Messergebnisse. Die Unterschiede oder *Fehler* der Ergebnisse können in systematische und zufällige Fehler unterteilt werden.

- **Systematische Fehler:**
  Sie bedeuten eine Abweichung vom Durchschnittswert aller Messungen von der Wirklichkeit. Systematische Fehler verzerren die Wirklichkeit (Bias) und reduzieren die Validität.
- **Zufällige Fehler:**
  Dabei handelt es sich um die Abweichung der Messungen vom Mittelwert aller Messungen, die Streuung der Messergebnisse um den Mittelwert. Eine Messung mit guter Reliabilität hat eine geringe Streuung. Reliabilität hat also mit dem zufälligen Fehler zu tun.

Sind eine Kraftmesszelle, ein isokinetisches oder ein anderes Messgerät schlecht geeicht, führt dies zu einem systematischen Fehler. Die Reliabilität wird dadurch nicht beeinträchtigt. Die Messung ist in diesem Fall sehr präzise, hat jedoch einen systematischen Fehler, ist deshalb nicht valide.

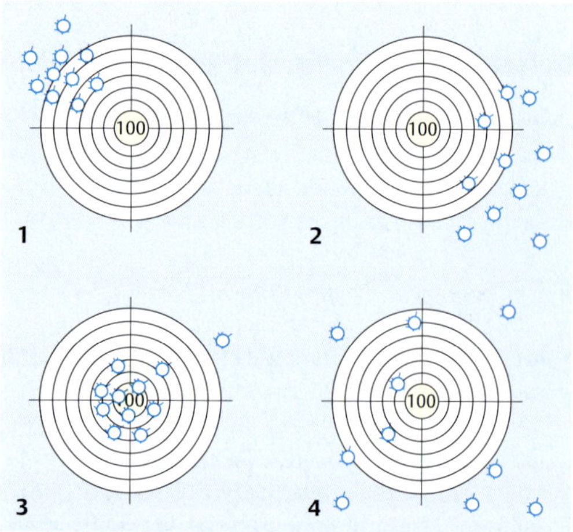

Abb. 9.23 Unterschiedliche sytematische und zufällige Fehler, wenn mit 4 Gewehren geschossen wird.

Beispiel: Die Begriffe lassen sich anhand des Gewehrschießens erklären. Ein perfekter Schütze schießt mit 4 verschiedenen Gewehren. Die unterschiedlichen Abstände der Einschüsse zur Mitte der Zielscheibe sind die Folge der unterschiedlichen Qualität der Gewehre **(Abb. 9.23).**

Fragen

Wie sind die Eigenschaften der Gewehre 1–4 in Bezug auf:

- zufällige Fehler/Reliabilität;
- systematische Fehler/Bias?

Wie ist das durchschnittliche Ergebnis der Gewehre 1–4?

Ergebnisse

- Das 1. Gewehr hat einen großen systematischen Fehler. Die Schüsse treffen immer links oberhalb des Ziels ein. Das durchschnittliche Resultat zeigt einen großen Bias. Die Reliabilität ist relativ gut, was an dem kleinen zufälligen Fehler zu erkennen ist.
- Auch beim 2. Gewehr ist der systematische Fehler groß. Der zufällige Fehler (Streuung) ist größer als bei Gewehr 1, so dass seine Reliabilität schlechter ist. Die Größe des systematischen Fehlers ist bei Gewehr 1 und 2 ähnlich, die Richtung des Fehlers jedoch unterschiedlich.
- Das 3. Gewehr hat keinen offensichtlichen systematischen Fehler und keinen wesentlichen Bias. Außerdem hat es auch eine relativ gute Reliabilität. Die Größe des zufälligen Fehlers ist mit der von Gewehr 1 vergleichbar.
- Das 4. Gewehr scheint ziemlich wertlos. Es besteht eine breite Streuung der Einschüsse um das Ziel. Die Reliabilität ist hier geringer als bei Gewehr 1. Trotzdem liegt der Mittelwert aller Einschüsse (Mitte der Punktewolke) in der Nähe der Zielscheibenmitte. Der systematische Fehler und der Bias sind gering, vergleichbar mit Gewehr 3.

Eine Messung mit einer hohen Reliabilität (Zuverlässigkeit) zeigt bei wiederholter Messung einen geringen systematischen Fehler (Bias) und eine geringe Streuung (der zufällige oder Random-Fehler ist klein).

Kennwerte der Reliabilität

Es gibt unterschiedliche Kennwerte für die Reliabilität eines Tests, die von den beiden folgenden Eigenschaften abhängig sind:

- Ist für den Test ein Goldstandard verfügbar?
- Auf welchem Typ von Skala werden die Ergebnisse ausgedrückt?

Es gibt 2 Gründe, weshalb zur Messung eines Merkmals im klinischen Alltag kein Goldstandard benutzt wird:

- Häufig gibt es für ein Merkmal keinen perfekten Test.
- Der perfekte Test ist oft zu teuer oder für den Patienten zu belastend.

Dichotom gemessene Merkmale

Es sind nur 2 Ergebnisse möglich.
Beispiel Iliosakralgelenk:

- Der Provokationstest ist positiv oder negativ.
- Eine Hypomobilität ist entweder nachweisbar oder nicht.

Kontinuierlich gemessene Merkmale

Das Ergebnis kann in einem bestimmten Bereich jeden beliebigen Wert annehmen, man redet auch von stetigen Merkmalen.
Beispiele:

- Streckhebung des Beins (*straight leg raise*): Der Messwert liegt meistens zwischen 0° und 90°
- Messen der Außenrotation im Hüftgelenk.
- Kraftmessung mit dem Dynamometer.

Im Folgenden werden die verschiedenen Reliabilitätsbegriffe für die oben angeführten Situationen anhand von Beispielen erklärt **(Tab. 9.11).**

Tabelle 9.11 Die verwendeten Kennwerte für die Reliabilität sind von den Eigenschaften des jeweiligen Tests abhängig

Merkmalsausprägung	*Vergleich mit Goldstandard*	*Kein Goldstandard, Vergleich mit sich selbst*
Dichotom	Sensitivität und Spezifität	Kappa-Wert
Kontinuierlich	Standardabweichung, systematischer Fehler, und Grenzen der Übereinstimmung	Standardabweichung und Grenzen der Übereinstimmung

Dichotome Messungen im Vergleich zum Goldstandard

Sensitivität und Spezifität

Bei der Sensitivität (Se) oder Empfindlichkeit eines Tests handelt es sich um seine Fähigkeit, kranke Personen als solche zu diagnostizieren. Dies bedeutet, wenn der Patient in Wirklichkeit krank ist, stellt es der Test fest. Ein perfekter Test hat eine Sensitivität von 1. Werden z.B. 90% aller Kranken im Test als krank erkannt, beträgt die Sensitivität 0,9.

Die Spezifität (Sp) eines Tests beschreibt seine Fähigkeit, gesunde Personen als solche zu diagnostizieren. Ist eine Person also in Wirklichkeit gesund, stellt der Test dies fest. Ein perfekter Test hat eine Spezifität von 1. Werden z.B. 80% aller Gesunden

		Krankheit	
		anwesend	abwesend
Testergebnis	Positiv	RP	FP
	Negativ	FN	RN
		Sensitivität	Spezifität

Abb. 9.24 Vierfeldertafel.

anhand des Test als gesund erkannt, beträgt die Spezifität 0,8.

Abb. 9.24 ist wegen der 4 zentralen Felder als Vierfeldertafel bekannt.

> ***Sensitivität:*** *Der Anteil positiver Testergebnisse bei den positiven Personen; krank im Test/krank in Wirklichkeit.*
> ***Spezifität:*** *Der Anteil negativer Testergebnisse bei den negativen Personen; gesund im Test/gesund in Wirklichkeit.*

Das jeweilige Ergebnis des auf seine Reliabilität untersuchten Tests kann also falsch (F) oder richtig (R) sein. Demzufolge sind die 4 folgenden Testergebnisse möglich **(Abb. 9.25):**

- richtig-positiv (RP),
- falsch-positiv (FP),
- falsch-negativ (FN),
- richtig-negativ (RN).

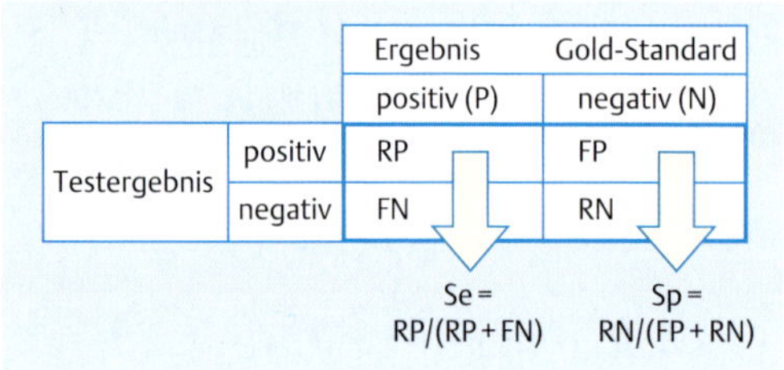

Abb. 9.25 Sensitivität (RP/RP+FN) und Spezifität (RN/FP+RN) sind die Kennwerte dichotomer Tests mit verfügbarem Goldstandard. Hier gibt es im Vergleich mit einem Goldstandard 2 Arten von Fehlern: falsch-positive und falsch-negative.

Beispiel: Bandscheibendiagnostik

Kann eine Anulusruptur der unteren LWS durch eine Bewegungsuntersuchung diagnostiziert werden (April et al. 1995)? Der diesbezügliche Goldstandard ist die Diagnostic Disk Injection (DDI), deren annähernd perfekte Reliabilität bei Operationen nachgewiesen werden konnte. Bei einer DDI wird der Diskus mit Kontrastmittel infiltriert. Anschließend ausgeführte Computertomographien zeigen, wie sich das Kontrastmittel im Gebiet des Nucleus pulposus und in eventuellen Rissen des Anulus fibrosus verteilt.

Die Bewegungsuntersuchung besteht aus mehreren Bewegungen mit 2 möglichen Schlussergebnissen. Es handelt sich um einen dichotomen Test. Das Testergebnis ist positiv (P), wenn das gesuchte Merkmal (Anulusruptur) vorhanden ist. Im anderen Fall ist es negativ (N).

Die Reliabilität der Bewegungsuntersuchung wird durch den Vergleich mit dem Goldstandard bestimmt.

Diskuspathologie als Ursache von Rückenbeschwerden?

April et al. (1995) untersuchten eine gemischte Gruppe aus gesunden Personen und Patienten, um die Sensitivität und Spezifität der Bewegungsuntersuchung zu beurteilen. Die Bewegungsuntersuchung hatte eine sehr gute Sensitivität von 0,9. An dieser Stelle muss die Qualität der Kennwerte diskutiert werden, d.h. welche Kennwerte sind gut bzw. ab wann sind sie schlecht?

Die Spezifität war mit 0,66 weniger gut. Eine Erklärung für die 34% falsch-positiven Ergebnissen ist, dass Diskusdegenerationen häufig auch bei beschwerdefreien Personen vorkommen. Die Bedeutung der Spezifität dieser Untersuchung ist gering, da beschwerdefreie Personen im klinischen Alltag nicht untersucht bzw. nicht unnötig behandelt werden. Die Gesunden dienten zur Feststellung, ob die Therapeuten mit ihrer Beurteilung richtig lagen.

Die DDI-Methode ist im Vergleich zu den Bewegungstests invasiv, teuer und als Routineuntersuchung ungeeignet. Für die Abklärung einer Anulusruptur sind Bewegungstests ebenso gut wie die DDI. Zudem sind sie einfacher anzuwenden und deutlich billiger. Die Autoren kennen in der Physiotherapie kaum diagnostische Bewegungsuntersuchungen mit einer derart guten Qualität.

Prozentuale Übereinstimmung mit dem Goldstandard – ein ungeeigneter Kennwert

Bei der qualitativen Beurteilung eines Tests wird häufig die prozentuale Übereinstimmung mit dem Goldstandard angegeben (RP + RN). Obwohl möglicherweise nicht sofort klar wird, weshalb dieser Wert als Kennwert der Qualität ungeeignet ist, muss dies geklärt werden. Bei der prozentualen Übereinstimmung besteht eine Abhängigkeit vom Anteil der positiven und negativen Personen in der untersuchten Gruppe.

Die folgenden beiden Beispiele illustrieren dies anhand einer fiktiven Untersuchung von jeweils 200 Patienten.

Beispiel 1 (Tab. 9.12): Es geht wieder um die Diagnose einer Anulusruptur. Die untersuchte Gruppe besteht aus 100 beschwerdefreien und 100 Personen mit lumbalen Schmerzen bei Anulusruptur. Die Sensitivität beträgt 0,9, die Spezifität 0,7. Von den 100 positiven Personen werden 90 als richtig-positiv und 10 als falsch-negativ beurteilt. Von den 100 negativen Personen werden 70 als richtig-negativ und 30 als falsch-positiv eingeschätzt.

Tabelle 9.12 Untersuchung von 100 positiven und 100 negativen Personen. Von den 120 positiven Ergebnissen sind 90 richtig-positiv (75%), von allen 200 Ergebnissen sind 160 richtig (80%)

Se (krank = krank) = 0,90
Sp (gesund = gesund) = 0,70

		DDI		
		positiv	***negativ***	
Bewegungsuntersuchung	positiv	90 richtig-positiv (RP)	30 falsch-positiv (FP)	120 **positive** Testergebnisse
	negativ	10 falsch-negativ (FN)	70 richtig-negativ (RN)	80 **negative** Testergebnisse
		100	100	200

Beispiel 2 (Tab. 9.13): Die gleichen Bewegungstests werden in einer Gruppe von 200 Personen durchgeführt, die aus 180 beschwerdefreien und 20 Personen mit einer Anulusruptur besteht. Von den 20 Positiven werden 18 als richtig-positiv und 2 als falsch-negativ beurteilt. Von den 180 Negativen werden 126 als richtig-negativ und 54 als falsch-positiv eingeschätzt.

Tabelle 9.13 Untersuchung von 20 positiven und 180 negativen Personen. Nur 25% der positiven Ergebnisse sind richtig $\left(\frac{18}{72}\right)$

Se (krank = krank) = 0,90
Sp (gesund = gesund) = 0,70

		DDI		
		positiv	***negativ***	
Bewegungsuntersuchung	positiv	18 richtig-positiv (RP)	54 falsch-positiv (FP)	72 **positive** Testergebnisse
	negativ	2 falsch-negativ (FN)	126 richtig-negativ (RN)	128 **negative** Testergebnisse
		20	180	200

In beiden Beispielen sind die Werte der prozentualen Übereinstimmung bei konstanter Testqualität sehr unterschiedlich. Demgegenüber sind Sensitivität und Spezifität konstante Kennwerte. **Tab. 9.14** zeigt deutlich, dass die prozentuale Übereinstimmung als Kennwert für die Testqualität ungeeignet ist.

Tabelle 9.14 Sensitivität und Spezifität sind konstante Kennwerte eines diagnostischen Tests. Der positive und negative diagnostische Wert sowie die prozentuale Übereinstimmung sind abhängig von der Zusammenstellung der untersuchten Gruppe und deshalb als Kennwert der Qualität eines Tests ungeeignet

	Beispiel 1 100 positiv 100 negativ	***Beispiel 2 20 positiv 180 negativ***
Sensitivität	***0,9***	***0,9***
Spezifität	***0,7***	***0,7***
Positiver diagnostischer Wert (richtig-positiv von allen positiven Ergebnissen [%])	75 (90/120)	25 (18/72)
Negativer diagnostischer Wert (richtig-negativ von allen negativen Ergebnissen [%])	87,5 (70/80)	98,2 (126/128)
Übereinstimmung insgesamt [%]	80 (160/200)	72 (144/200)

Die Resultate der **Tab. 9.14** sind ideal, um zwei wichtige Begriffe zu erklären:

- Positiver diagnostischer Wert (PDW).
  Wie viele der Personen mit einem positiven Ergebnis sind wirklich krank?
  PDW = RP/(RP + FP)
  In Beispiel 1: 90/120 = 75% = 0,75
  In Beispiel 2: 18/72 = 25% = 0,25
- Negativer diagnostischer Wert (NDW)
  Wie viele Personen mit einem negativen Ergebnis sind wirklich gesund?
  NPV = RN/(RN + FN)
  In Beispiel 1: 70/80 = 87,5% = 0,875
  In Beispiel 2: 126/128 = 98,2% = 0,982

Wichtig an diesem Vergleich zweier Beispiele ist: Auch der positive und negative diagnostische Wert ist – ebenso wie die prozentuale Übereinstimmung – abhängig vom Anteil positiver und negativer Personen in der untersuchten Gruppe **(Abb. 9.26)**.

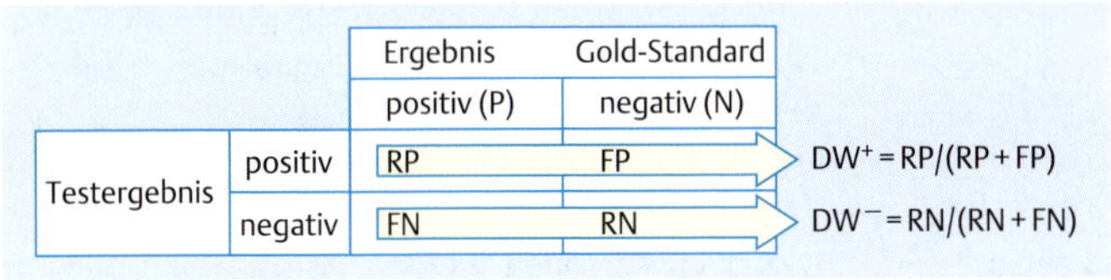

Abb. 9.26 Der positive und negative diagnostische Wert (PPV und NPV).

Tests mit 2 möglichen Ergebnissen ohne verfügbaren Gold-Standard

Kappa-Wert

Ein dichotomer Test hat 2 mögliche Ergebnisse. Bei folgenden diagnostischen Tests in der Physiotherapie handelt es sich um dichotome Tests ohne Goldstandard:

- Ist dieser Kennmuskel geschwächt?
- Ist dieses Bewegungssegment hypermobil?
- Ist dieser Reflex erhöht?
- Können bei diesem Patienten die Beschwerden durch einen Provokationstest des Iliosakralgelenks reproduziert werden?

Für die Beantwortung der Frage, ob z. B. eine Hypermobilität des Iliosakralgelenks vorliegt, gibt es keinen perfekten Test, also keinen Goldstandard. Demzufolge können Sensitivität und Spezifität nicht bestimmt werden. Hier ist die prozentuale Übereinstimmung ebenfalls kein gutes Maß für die Reliabilität eines Messverfahrens. Um sich dies klar zu machen, ist es notwendig, die Bedeutung der Zufallsübereinstimmung in dieser Situation zu verstehen. Die folgenden Beispiele für Zufallsübereinstimmungen verdeutlichen dies.

Beispiel 1: Werden 2 Münzen geworfen (Zufall) liegt die Wahrscheinlichkeit, dass beide Münzen mit der gleichen Seite nach oben landen, bei 50%. Die Berechnung ist einfach: Insgesamt sind 4 Kombinationen möglich: Kopf – Kopf, Kopf – Zahl, Zahl – Kopf und Zahl – Zahl.

Bei nichtmanipulierten Münzen tritt jede der 4 Möglichkeiten mit gleicher Wahrscheinlichkeit auf. Eine Übereinstimmung der oben liegenden Seiten wird also bei 2 von 4 Ergebnissen (50%) vorliegen.

Beispiel 2: Anders sieht es aus, wenn 2 Würfel geworfen werden. Bei jedem Würfel sind 6 Ergebnisse, d. h. insgesamt 36 Kombinationen möglich. sechs Kombinationen sind identische Zahlenpaare (1 – 1, 2 – 2, ..., 6 – 6). Übereinstimmung tritt in 6 von 36 Fällen (16,66%) auf. Die Wahrscheinlichkeit der Zufallsübereinstimmung ist hier also geringer als in Beispiel 1.

Aus den beschriebenen Beispielen lässt sich bezüglich des Kennwerts eines dichotomen Messverfahrens (diagnostischer Test) ohne Goldstandard Folgendes schlussfolgern: Eine Korrektur für die Zufallsübereinstimmung ist notwendig, da ansonsten die Übereinstimmung überschätzt wird. Diese Korrektur geschieht mittels des Kappa-Werts (**Tab. 9.15**).

Tabelle 9.15 Kappa-Werte und ihre Beurteilung (Cohen 1960)

Kappa-Wert	*Beurteilung*
1	Perfekt
>0,80	Sehr gut
0,60–0,80	Gut
0,40–0,60	Mäßig
<0,40	Ungenügend

Bemerkung: negative Kappa-Werte bedeuten, dass die Beobachter häufig das Gegenteil behaupten. Ein Kappa-Wert von –1 ist theoretisch möglich und besagt, dass die Personen konsequent das Gegenteil behaupten. Das ist auch eine bemerkenswerte Art von Übereinstimmung!

Ein weiteres fiktives Beispiel veranschaulicht, wie wichtig diese Korrektur ist. Die ausgewählten Zahlen kommen auch in der Realität vor.

Beispiel: Hypermobilitätstest für das Iliosakralgelenk

Es soll die Reliabilität des Mobilitätstests für das Iliosakralgelenk (ISG) bestimmt werden. Hierzu führen 2 Untersucher den Test bei einer Gruppe von 100 Probanden mit (positiv) oder ohne ISG-Hypermobilität (negativ) durch. Die Physiotherapeuten untersuchen also bei denselben Patienten das Merkmal *Hypermobilität* mit den beiden möglichen (dichotomen) Merkmalsausprägungen: Das Testergebnis ist entweder positiv (P) oder negativ (N). Bei jedem Patienten gibt es 2 Möglichkeiten der Übereinstimmung zwischen Untersucher 1 und 2: positiv – positiv und negativ – negativ. Das Resultat der Untersuchung ergibt eine prozentuale Übereinstimmung der beiden Untersucher von 74%.

- Untersucher 1 stellt bei 40% der Probanden eine positive Diagnose.
- Untersucher 2 stellt bei 60% eine positive Diagnose.

(Anmerkungen: Ein unterschiedlicher Anteil positiver Resultate kommt in der Praxis bei fehlendem Goldstandard vielfach vor. Selbst bei total unfähigen Untersuchern stimmen die Ergebnisse zufallsbedingt teilweise überein.)

Der Kappa-Wert (K) korrigiert die Zufallsübereinstimmung:

$$K = \frac{\text{Gefundene Übereinstimmung (\%)} - \text{Zufallsübereinstimmung (\%)}}{100\% - \text{Zufallsübereinstimmung (\%)}}$$

Um wie viel sind die beiden Untersucher besser als der Zufall?

Dazu muss Folgendes geklärt werden:
- Wie groß wäre die Zufallsübereinstimmung?
- Wie groß ist die tatsächliche Übereinstimmung?
- Wie groß ist der Kappa-Wert?

Lösungsweg

Schritt 1
- Es gibt 2 Möglichkeiten der Übereinstimmung zwischen Untersucher 1 und Untersucher 2: positiv – positiv und negativ – negativ.
  Wie groß wäre die Häufigkeit dieser beiden Ergebnisse bei den 100 untersuchten Personen, wenn der Zufall entscheidet?
- Untersucher 1 stellt bei 40% der Personen eine positive Diagnose. Wenn nur der Zufall entscheidet, wären von den 40 positiven Personen des Untersuchers 1 bei Untersucher 2 60% (gegeben) ebenfalls positiv: 60% von 40 = 24.
- Von den 60 negativen Personen des Untersuchers 1 wären bei Untersucher 2 40% = 24 ebenfalls negativ.
- Bei 24 + 24 = 48 von 100 Patienten kommen beide Untersucher zum gleichen Ergebnis.

Die Zufallsübereinstimmung beträgt 48%.

Schritt 2

Die Übereinstimmung beträgt 74% (gegeben).

Schritt 3

$$K = \frac{74 - 48}{100 - 48}$$

$$K = \frac{26}{52}$$

$$K = 0{,}5$$

Ergebnis

Es besteht eine mäßige Reliabilität der beiden Untersucher (siehe **Tab. 9.15**).

Tests mit kontinuierlichen Ergebnissen ohne verfügbaren Goldstandard – Standardabweichung bei wiederholter Messung

Die Reliabilität wird bei Tests mit kontinuierlichen Ergebnissen ohne und mit Goldstandard auf ähnliche Weise bestimmt. Um den Unterschied deutlich zu machen, wird in beiden Fällen die Winkelmessung am Kniegelenk in einer Position von 70°; Flexion angewendet.

Wie bereits festgestellt (siehe S. 193), gibt es mehrere Ursachen für Messfehler. Bei passiven Winkelmessungen der Flexion am Kniegelenk sind dies:
- Veränderung der Beweglichkeit im Kniegelenk des Patienten (z. B. durch Schmerzen oder bei Gelenkerguss),
- Unterschiedliche Kraftausübung durch den Untersucher bei passiver Flexion des Gelenks,
- Anlegen des (Hydro-)Goniometers,
- Ablesen des (Hydro-)Goniometers.

Es soll nur festgestellt werden, bei welchem Messinstrument die Variation beim Anlegen und Ablesen am kleinsten ist.

Wie zuverlässig sind die Messungen der Flexion im Kniegelenk mit einem Goniometer im Vergleich zur Messung mit einem Hydrogoniometer, auch Inklinometer genannt **(Abb. 9.27a–c)?**

Zur Beantwortung der Frage werden die Messergebnisse, die an einem im fixen Winkel von etwa 70° gelagerten Kniegelenk ermittelt wurden, miteinander verglichen. Aus den beiden folgenden Gründen liegt kein Gold-Standard vor:
- Es fehlen die finanziellen Mittel, um Röntgenbilder erstellen zu lassen.
- Für diese Strahlenbelastung lassen sich keine Probanden gewinnen.

Wie groß ist die durch das Anlegen und Ablesen des (Hydro-) Goniometers bedingte Variation bei der Messung der Flexion am Kniegelenk?

Zunächst wird bei unveränderter Stellung des Beins mehrmals der Kniegelenkwinkel gemessen. Die Messungen werden 20-mal wiederholt. Der Untersucher selbst kann das Ergebnis nicht sehen, da die Skala des Goniometers abgedeckt ist. Somit kann er die Übereinstimmung nicht beeinflussen. Mit dem Goniometer werden folgende Werte (in Grad, °) gemessen:
70, 68, 75, 71, 72, 71, 64, 66, 73, 68, 69, 72, 73, 69, 71, 72, 69, 68, 69, 70.

Die Messwerte haben eine normale Verteilung (Gauß-Kurve). Der Durchschnitts- oder arithmetische Mittelwert (x) der Messungen liegt bei x = 70. Die Standardabweichung (Standard Deviation, SD) beträgt 2,5°. Bei einer Gauss-Kurve liegen 95,4% der Messungen im Bereich von 70 +/- 2 SD, also zwischen 65° und 75°, diese Werte sind die Grenzen der Übereinstimmung (*limits of agreement*, LA) bei dieser Messung.

Mit dem Hydrogoniometer beträgt der Durchschnittswert der Messergebnisse 72° mit einer SD von 1,5°. 95% der Messungen liegen zwischen 69° und 75°.

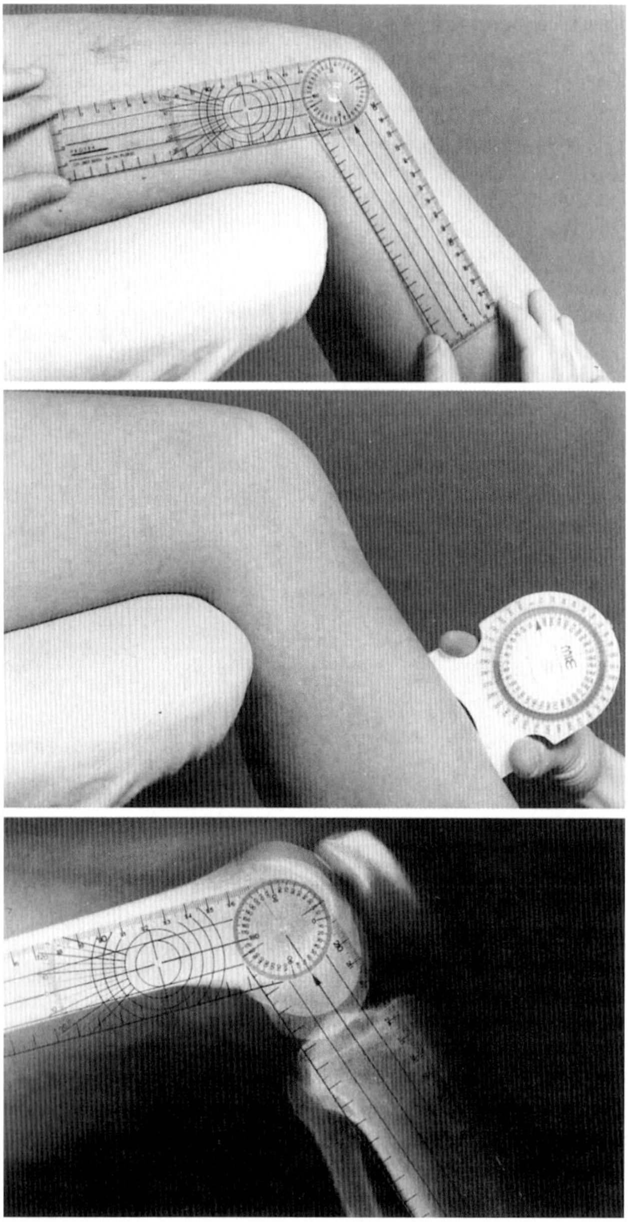

Abb. 9.27a–c Messen der Knieflexion mit 3 verschiedenen Messinstrumenten.

Ergebnis

Da kein Goldstandard vorliegt, lässt sich nicht sagen, welche Messung weniger Bias hat und deshalb „korrekter“ oder mehr valide ist. Beim Messen mit dem Hydrogoniometer entstehen kleinere Variationen. Daher ist er dem herkömmlichen Goniometer vorzuziehen. Der Grund dafür liegt wohl in der Reliabilität beim Anlegen des Hydrogoniometers: Der Oberschenkel liegt auf der Bank, das Messgerät auf der Tibiakante.

Im Alltag stellt sich natürlich auch das Problem der klinischen Interpretation der Unterschiede bei Winkelmessungen. Da die Grenze der Übereinstimmung beim Goniometer 10° beträgt, sollen im klinischen Alltag Unterschiede von weniger als 10° nicht als wirkliche Veränderungen gelten sollten.

Tests mit kontinuierlichen Ergebnissen mit verfügbarem Goldstandard – systematischer Unterschied mit Goldstandard und Standardabweichung der Messung

Als Beispiel dient wieder die Messung der Flexion im Kniegelenk. Das Knie ist in etwa 70° Flexion gelagert. In diesem Beispiel verfügen wir über einen Goldstandard, der Flexionswinkel wird nun zusätzlich mit einer seitlichen Röntgenaufnahme gemessen. Die Standardabweichung bei der Wiederholung dieser Messung beträgt 0,2°. Die Ergebnisse sind in **Tab. 9.16** dargestellt.

Tabelle 9.16 Mittelwert und Standardabweichung (SD)

	Mittelwert	*SD*
Röntgen seitlich	66	0,2
Goniometer	70	2,5
Hydrogoniometer	72	1,5

Die Mittelwerte der Messungen mit dem Hydrogoniometer und Goniometer zeigen einen systematischen Unterschied mit dem Goldstandard von 4° und 6°. Da dieser Fehler bei allen Verlaufsmessungen auftritt und deshalb konstant ist, beeinträchtigt er die Reliabilität der Verlaufsmessungen nicht (Bland 1986).

Für die Praxis ist die Messung mit der kleinsten Standardabweichung zu empfehlen. Die Messung der Knieflexion bei ca. 70° kann mit einem im Sitzen am überhängenden Unterschenkel angelegten Hydrogoniometer zuverlässiger durchgeführt werden.

Die Angaben in Tab. 9.16 sind zwar fiktiv, entsprechen aber dem möglichen klinischen Erscheinungsbild. (Für detaillierte Informationen zur Reliabilität von Winkelmessungen siehe Gajdosik 1987).

Bland-Altman-Plot

Die vorher beschriebene Methode zur Bestimmung der Reliabilität bei kontinuierlichen Messungen ist durch eine Arbeit von Bland und Altman 1986 sehr bekannt geworden und heute weit verbreitet. Im nächsten Abschnitt wollen wir die Unzulänglichkeiten der Korrelationswerte als Kennwerte für die Reliabilität besprechen und anschließend den Bland-Altman-Plot sowie den Begriff „Grenzen der Übereinstimmung", erklären. Der englische Begriff *limits of agreement* wird oft in deutschsprachigen Arbeiten unübersetzt benutzt.

Korrelationen

Als statistischer Kennwert für die Reliabilität wird sehr oft der Zusammenhang oder die Korrelation zwischen 2 Messungen berechnet.

> ***Korrelationswert:*** *Der Korrelationswert sagt aus, inwiefern Messpaare bei graphischer Darstellung auf einer Linie liegen, wie dies bei einer perfekten Korrelation der Fall ist (Korrelationswert r = 1 oder –1).*

Abhängig von den Daten gibt es unterschiedliche Berechnungen. Bei kontinuierlichen normalverteilten Variablen ist das der Korrelationskoeffizient nach Pearson (r), bei kontinuierlichen nicht normalverteilten Variablen der Korrelationskoeffizient

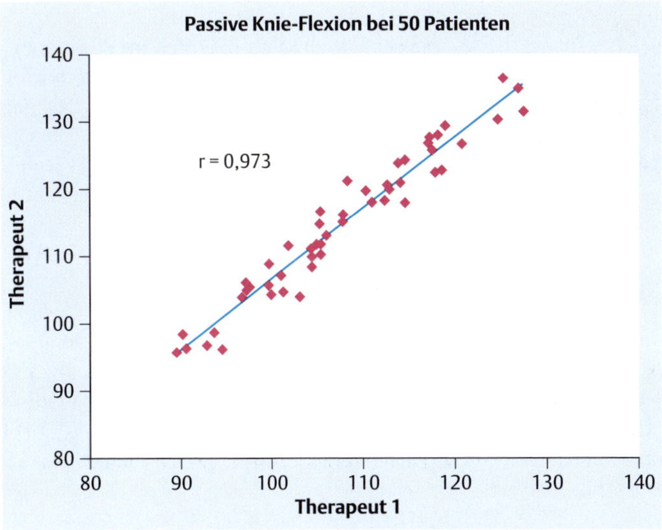

Abb. 9.28 Die Messungen der Knieflexion haben eine nahezu perfekte Korrelation. Diese gibt jedoch keine Infomation über zufällige und systematische Fehler.

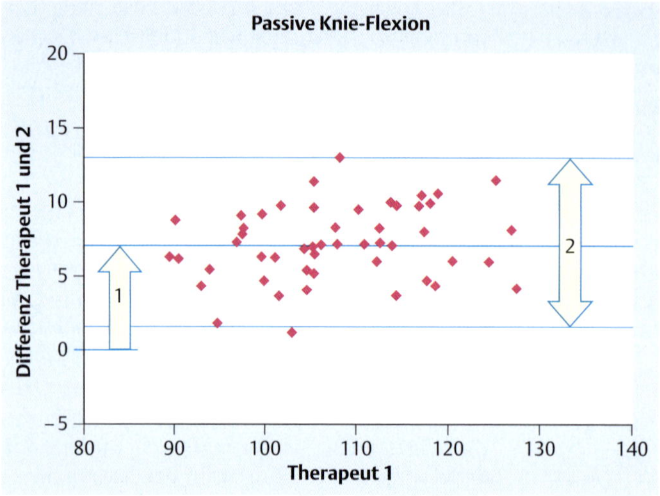

Abb. 9.29 Bland-Altman-Plot. X-Achse: Therapeut 1 hat bei 50 Patienten eine Flexion im Knie zwischen etwa 90 und 130 ° gemessen. Die Y-Achse zeigt die Differenz zwischen Therapeut 1 und 2 bei den Messungen. Therapeut 2 hat im Durchschnitt 7 ° mehr Flexion gemessen (Pfeil 1 in Abb. 9.29, systematischer Fehler, Bias). Die Standardabweichung der zufälligen Fehler beträgt 3 °. Der 2. Pfeil in Abb. 9.30 zeigt die Grenzen der Übereinstimmung (*limits of agreement*): der systematische Fehler +/− 1,96 Standardabweichungen von 3°) die bei 1,5 und 13,5° liegen.

nach Spearman (rho) und bei kategoriellen Variablen der Korrelationskoeffizient in Klassen (ICC, *intraclass correlation coefficient*).
Welche Rolle spielen Korrelationswerte? Korrelationen drücken den Zusammenhang zwischen 2 Variablen aus. Wir betrachten dazu ein Beispiel, wobei 2 Physiotherapeuten bei 50 Patienten mit einer passiven Flexion im Kniegelenk zwischen 90° und 130°; die passive Flexion messen. Wir Sehen in **Abb. 9.28**, dass der Zusammenhang der Messungen sehr stark ist. Pearson's r beträgt 0,973. Der p-Wert des Korrelationswerts ist < 0,0005. Wir werden aber sehen, dass diese guten Werte wichtige Mängel in der Reliabilität verbergen.

Der Bland-Altman-Plot **(Abb. 9.29)** zeigt den systematischen Fehler (Bias) und den zufälligen Fehler der 2. Messung im Vergleich zur 1. Messung. Laut Definition fallen 95% der Messunterschiede durch zufällige Variation innerhalb der Grenzen der Übereinstimmung (*limits of agreement*, Bland 1986).

Später werden wir sehen, dass die Standardabweichung zur Berechnung der kleinsten Veränderung, die in der klinischen Arbeit bei einzelnen Patienten gemessen werden kann, benützt wird (siehe Empfindlichkeit, S, 204).

9.8.5 Validität

***Validität:** Das Instrument misst, was es messen soll. Es wird nur das zu untersuchende Kriterium gemessen; andere Faktoren werden nicht gemessen.*

Die Validität einer Messung wird nicht immer in einer Studie bestimmt. Validität ist teilweise offensichtlich. Eine Kraftmesszelle misst Kraft, und ein Winkelmesser misst Gelenksmobilität. Die Validität muss hier nicht weiter nachgewiesen werden. Der gesunde Menschenverstand erlaubt hoffentlich, dass wir uns diese Mühe sparen. Bei anderen Messungen wurde die Validität durch ihre Anwendung im Rahmen einer Studie nachgewiesen, wobei die Zusammenhänge mit anderen Messungen und der Nachweis von Behandlungseffekten ein überzeugender Nachweis der Validität sind.

Es gibt eine Vielfalt an Begriffen im Zusammenhang mit Validität. Lassen Sie sich nicht verwirren und konzentrieren Sie sich auf die anfangs gegebene Definition, sie deckt den Kern der Thematik. Welche Aspekte der Validität wichtig sind, ist von der jeweiligen Situation abhängig. Wir wollen einige häufig vorkommende Begriffe anhand von Beispielen in der folgenden Checkliste erklären.

Checkliste

Expertvalidität	▪ Hier geht es darum, ob Experten meinen, dass eine Messung valide ist. ▪ Diese möglicherweise etwas unwissenschaftlich erscheinende Vorgehensweise ist oft der Anfang der Entwicklung einer Messung. ▪ Die Delphi-Methode ist ein Beispiel einer anerkannten systematischen Vorgehensweise, um mit einer demokratischen Methode Konsensus zu erreichen.
Kriteriumvalidität	▪ Ein neuer Test wird mit dem besten verfügbaren, als valide betrachteten Test, das sog. Kriterium, verglichen. ▪ Diese Methode wird häufig praktiziert, wenn krankheitsspezifische Fragebögen entwickelt werden. ▪ Der Zusammenhang mit einem allgemeinen, nicht krankheitsspezifischen Fragebogen unterstützt die Validität des neuen Fragebogens. ▪ Vorteil der krankheitsspezifischen Fragebögen ist in der Regel, dass sie relevanter sind für die Patientengruppe und Veränderungen empfindlicher erfassen.
Prediktive Validität	▪ Lässt sich mithilfe der Messung eine zuverlässige Prognose stellen? ▪ Beispiel: Je tiefer bei lumbalen Rückenschmerzen radikuläre Schmerzen in das Bein ausstrahlen, desto länger dauert die Arbeitsunfähigkeit.
Inhaltsvalidität	▪ Inhaltsvalidität spielt eine große Rolle, wenn z. B. ein neuer ATL-Fragebogen für Schulterbeschwerden entwickelt wird. ▪ Die Inhaltsvalidität des Fragebogens ist gegeben, wenn alle häufig betroffene ATL enthalten sind. Dazu können Experten, Patienten, Physiotherapeuten und Ärzte befragt werden.

Andere Altersgruppe

Jetzt nehmen wir ein anderes Beispiel. Wir möchten bei einem 4-jährigen Kind das an juveniler Polyarthritis leidet die Selbständigkeit bei den basalen Alltagaktivitäten (sich fortbewegen, waschen, anziehen, essen, u. a.) messen. Wir haben einen Fragebogen mit dazugehörigen Normwerten für das Ausmass der Behinderung, welcher für erwachsene Patienten mit Polyarthritis entwickelt wurde. Die Validität des Fragebogens für die Anwendung beim 4-järigen Kind ist stark in Frage gestellt da der Inhalt des Fragebogens an erwachsene Patienten angepasst ist und da nicht bekannt ist ob das Krankheitsbild sich bei Kinder ähnlich auswirkt wie bei Erwachsene. Die Normwerte für das Ausmass der Behinderung gelten für Erwachsene und dürfen nicht ohne weiteres bei Kindern verwendet werden.

Andere Sprache und Kultur

Übersetzungen von Fragebögen und die Anwendung in einer anderen Kultur können die Resultate der Ergebnisse stark beeinflussen.

Beim Übersetzen werden Fehler gemacht. Zur Kontrolle kann nach der Übersetzung eine Rückübersetzung gemacht werden.

Ob ein Schmerz ziehend/bohrend/brennend/stechend/usw. ist, dürfte schwer zu übersetzen sein und zusätzlich kulturabhängig sein. Vergleiche zwischen Gruppen unterschiedlicher Kulturen oder Nationalitäten sind deshalb bei solchen Fragen schwierig. Die Interpretation von Unterschieden innerhalb der gleichen Gruppe im Verlauf der Zeit ist in der Validität weniger beeinträchtigt.

Kulturelle Unterschiede erfordern in einem Fragebogen hinsichtlich Alltagsaktivitäten andere Fragen. In der Sahara – also bei Personen, die in Zelten leben, – ist es wichtiger, auf dem Boden als auf einem Stuhl sitzen zu können, und Treppensteigen ist nicht notwendig. In anderen Länder ist z. B. barfuß gehen wichtiger als in unsere Region.

In jedem Land gilt, dass man besonders aufmerksam sein muss, wenn man Fragebögen bei Patienten mit anderer Kultur anwendet.

9.8.6 Zusammenhang zwischen Reliabilität und Validität

Reliabilität und Validität eines Tests werden oft unabhängig voneinander beurteilt. Sie sind jedoch nicht ganz unabhängig. Reliabilität ist nämlich eine notwendige, aber ungenügende Voraussetzung für Validität (Domholdt 2000). Wenn eine Messung absolut unreliabel ist, kann sie nicht valide sein. Eine Messung mit einer guten Reliabilität muss aber nicht valide sein. Ein einfaches Beispiel dafür ist ein Kraftmessgerät, das sehr reproduzierbar misst, aber immer 5 kg zuviel anzeigt. Zusammengefasst: Reliabilität ist eine notwendige, aber keine genügende Voraussetzung für Validität.

9.8.7 Validität von Interpretationen in der klinischen Arbeit

Die Kenntnisse über Validität können auch in unserer klinischen Arbeit angewendet werden.

Beispiel 1: Ein Patient mit chronischen unspezifischen rezidivierenden Rückenschmerzen hat einen Haltungsfehler.

Interpretation: Die Ursache der Rückenschmerzen ist eine Haltungsasymmetrie. Diese Interpretation ist aus folgenden Gründen nicht valide:

- Haltungsfehler kommen bei Personen mit und ohne Rückenbeschwerden annähernd gleich häufig vor (Dieck 1985).
- Das Verschwinden der Rückenbeschwerden durch Behandlung der Haltungsfehler müsste mit einer Haltungsverbesserung verbunden sein. Die vielen Fälle der Beschwerdereduktion ohne Haltungsverbesserung können nicht erklärt werden.
- Eine große Anzahl von Patienten mit Status nach Poliomyelitis, Zerebralparese und Hemiplegie zeigt deutlich stärkere Haltungsfehler als die meisten Patienten mit chronischen unspezifischen rezidivierenden Rückenschmerzen. In dieser Gruppe müssten Rückenschmerzen ein viel größeres Problem darstellen.

Beispiel 2: Ein Patient hat Beschwerden, die vom Iliosakralgelenk (ISG) verursacht werden könnten. Beim Befund tritt eine Bewegungseinschränkung des Gelenks zutage. Bei der Bewegungsuntersuchung werden die Beschwerden nicht provoziert.

Interpretation: Die Beschwerden werden durch die reduzierte Beweglichkeit des ISG verursacht. Die Interpretation ist aus den folgenden Gründen nicht valide:

- Die Mobilität des ISG ist nicht zuverlässig testbar (Pescioli und Kool 1997).
- Es gibt viele symptomfreie Personen mit einer eingeschränkten Mobilität des ISG.
- Die Reproduktion der Beschwerden mit einer Testbewegung wäre eine zuverlässigere und validere Grundlage für die Behandlung.

Beispiel 3: Eine Patientin verspürt Schmerzen beim Abwärtsgehen. Mit einem ISG-Provokationstest lassen sich die Beschwerden reproduzieren.

Interpretation: Die Beschwerden werden vom ISG verursacht. In der Physiotherapie wird die Patientin mit mobilisierenden Techniken behandelt. Das Therapieziel ist, die Beschwerden im Alltag nicht mehr auszulösen. Während der Behandlung sollen die Beschwerden beim Provokationstest und beim Abwärtsgehen stetig verringert werden. Die Interpretation ist aus folgenden Gründen relativ valide:

- Es bestehen berechtigte Zweifel, ob der verwendete Provokationstest nur das ISG belastet.
- Die Reproduktion der Beschwerden ist als Entscheidungsgrundlage für die Behandlung sehr valide.
- Eine Verbesserung beim Provokationstest ohne Verbesserung beim Abwärtsgehen wäre eine Schwächung der Validität der Annahme für die Behandlung.
- Positive Behandlungsergebnisse hinsichtlich Alltagsbeschwerden wären eine Unterstützung der Validität der Annahme, ohne allerdings zu beweisen, ob in der Therapie das ISG oder andere Weichteile beeinflusst wurden.

9.8.8 Empfindlichkeit

> ***Empfindlichkeit:*** *Dies ist die Fähigkeit einer Messung, relevante Veränderungen zu erfassen.*

Empfindlichkeit, Responsivität und Sensitivität für Veränderung sind Synonyme. Die Empfindlichkeit für Veränderung ist eine Schlüsselqualifikation einer Messung zur Evaluation der Behandlungseffektivität.

Wir haben bei der Winkelmessung am Kniegelenk gesehen, dass bei wiederholter Messung zufällige Messfehler auftreten (siehe S. 199). Das erschwert die Interpretation von Unterschieden bei wiederholten Messungen. Wie groß muss eine Veränderung bei einem individuellen Patienten genau sein, damit wir annehmen können, dass sich wirklich etwas verändert hat?

Selbstverständlich wollen wir die empfindlichste aller verfügbaren Messungen benützen, damit wir die Effektivität unserer Behandlung möglichst gut nachweisen können. Dabei ist es ein Unterschied, ob wir dies im Rahmen der Physiotherapie bei einzelnen Patienten tun oder im Rahmen einer Physiotherapie-Effektivitätsstudie bei Gruppen von Patienten.

Im Allgemeinen gilt, dass die Empfindlichkeit einer Messung zunimmt, wenn die Messskala feiner unterteilt ist und wenn eine Messung speziell für ein Krankheitsbild entwickelt wurde. Die Empfindlichkeit einer Messung kann auch verbessert werden, indem man die Messung mehrmals wiederholt und den Durchschnitt der Werte oder den besten Wert benützt, eine übliche Vorgehensweise bei Messungen von Kraft und Geschwindigkeit.

Empfindlichkeit für Veränderung bei individuellen Patienten

Die kleinste im Behandlungsverlauf messbare wirkliche Veränderung ist abhängig vom zufälligen Fehler der Testergebnisse, erfasst mittels wiederholter Messung bei stabilen Patienten (SD_{stab}). Die kleinste bei einem individuellen Patienten erfassbare Veränderung wird in der englischen Literatur als *minimal detectable change* = MDC und *smallest detectable difference* = SDD beschrieben wird (Brennan 1992).

Gefühlsmäßig sehen wir wahrscheinlich ein, dass bei der Messung von Flexion und Extension im Kniegelenk ein zufälliger Messfehler von 3,5° zu groß ist, um im Therapieverlauf eine Verbesserung der Extension im Kniegelenk von 5° zu erfassen. Der gleiche Messfehler erlaubt vermutlich den Nachweis einer Verbesserung der Flexion von 20°.

Für die Berechnung der minimal erfassbaren Veränderung bei einzelnen Patienten wird der Standardmessfehler (englisch: Standard Error of Measurement, SEM) benützt, definiert als die zufällige Streuung der Messwerte um den Mittelwert. Diese Standardabweichung bei stabilen Patienten (SD_{stab}) wird durch wiederholte Messung bei stabilen Patienten ermittelt.

Wenn wir eine Irrtumswahrscheinlichkeit bei unveränderten Patienten von 5% anwenden (Fehler der ersten Sorte) gilt

$$SDD = 2{,}8 \cdot SD_{sTab.}$$

Wenn die Standardabweichung bei wiederholter Messung der Knieflexion mit dem Hydrogoniometer 3,5° beträgt, ist die SDD oder kleinste erfassbare Veränderung

$$SDD = 2{,}8 \cdot 3{,}5° = 9{,}8°.$$

Was heisst das konkret? Das bedeutet, dass Unterschiede kleiner als 9,8° nicht mit genügender Sicherheit (95%) erfasst werden. Bei einem Patienten, der eine wirkliche Zunahme der Flexion von 9,8° hat mit 95% Sicherheit eine Zunahme gemessen.

Wenn man eine etwas größere Irrtumswahrscheinlichkeit von 10% akzeptiert – was den Vorteil mit sich bringt, dass weniger Fehler der 2. Sorte auftreten, – gilt

$$SDD = 2{,}3 \cdot SD_{stab},$$

was im gleichen Beispiel eine SDD von 8,1° zur Folge hätte. Der Unterschied mit 9,8° ist nicht so groß, als dass man darüber viele Worte verlieren sollte. Bei einzelnen Patienten wird es durchaus akzeptabel betrachtet, eine 10%ige Irrtumswahrscheinlichkeit zu tolerieren und den SDD von 8,1° anzuwenden.

Ist eine Messung der Flexion im Kniegelenk mit einem SDD von 8,1° „gut“? Dazu wird der SDD mit der klinisch relevanten Veränderung verglichen.

Messfehler sind z. B. bei Kraftmessungen und bei Messung der Gehgeschwindigkeit im unteren Messbereich kleiner als im oberen Messbereich. In solchen Situationen kann es sinnvoll sein die Messfehler in Prozent auszudrücken. Die kleinste im Behandlungsverlauf messbare wirkliche Veränderung beträgt oft rund 10%.

Forschung unterstützt unsere klinische Arbeit

Mit der hier erwähnten Methode hat man festgestellt, dass der Oswestry-Fragebogen für die Behinderung bei den Aktivitäten im Alltag bei einzelnen Patienten mit lumbalen Rückenschmerzen empfindlicher ist für Veränderung als der Roland-and-Morris-Fragebogen (Davidson 2002). Smidt untersuchte verschiedene Assessments bei Patienten mit einem Tennisellbogen, benützte die Bland-Altman-Plots und bestimmte die kleinste messbare Veränderung. Die maximale schmerzfreie Handkraft erwies sich als empfindlicher als die maximale Handkraft. Es bewährte sich auch die subjektive globale Einschätzung der Intensität der Beschwerden mit einem 11-Punkte-NRS. Die standardisierte Messung der Druckschmerzen mit einem speziellen Druckgerät, ein Algometer, erwies sich als ungenügend reliabel und zu wenig empfindlich (Smidt 2002).

In Studien über die Reliabilität von Messungen werden oft keine Standardabweichungen beschrieben. Aus den Korrelationskoeffizienten kann auch der SDD berechnet werden (Domholdt 2000).

SDD können nicht jede Frage beantworten. Welche Messung ist besser im folgenden Beispiel: 2 Fragebögen für Behinderung werden verglichen. Der Messbereich der Fragebögen ist unterschiedlich, deshalb können die SDD nicht direkt verglichen werden. In diesem Fall wird das *standardized response mean* (SRM) berechnet. Dazu wird bei Patienten, die sich verbessert haben, der Messfehler durch die Standardabweichung der Verbesserung dividiert. So konnte nachgewiesen werden, dass der Fragebogen für Schmerzen und Behinderung in der Schulter (SPADI, s. S. 211) besser geeignet ist als der Sickness Impact Profile, ein allgemeiner Fragebogen für Behinderung.

> *Es gibt unterschiedliche Methoden, um bei einer Messung die Empfindlichkeit für Veränderung zu untersuchen.*
> *Es ist erstrebenswert, von jedem Messinstrument die minimale erfassbare Veränderung zu kennen, die smallest detectable difference = SDD (oder minimal detectable change = MDC.)*
> *Die Empfindlichkeit unterschiedlicher Messinstrumente kann mit dem standardized response mean verglichen werden.*

Beispiel aus der Praxis: Messung der individuellen Zielerreichung (Goal Attainment Scaling, GAS)

Patient und Physiotherapeut formulieren gemeinsam ein individuelles Ziel, wenn möglich auf Aktivitätsebene. Normalerweise werden 5 Mögliche Ergebnisse auf einer 5-Punkte-Skala von –2 bis +2 formuliert. Das erwartete Ergebnis wird auf der Stufe 0 gesetzt:

- –2: schlechter (–10%),
- –1: unverändert,
- 0: Ziel erreicht (10% besser),
- +1: Ziel übertroffen (20% besser),
- +2: Ziel deutlich übertroffen (30%).

Die Prozentangaben können durch andere Abstufungen ersetzt werden.
Beispiele von Zielen sind

- maximale Gehstrecke in 20 min,
- vom Stuhl aufstehen, 6 m Gehen, umkehren, zurück gehen und sich wieder auf den Stuhl setzen (Zeit),
- Round-Blocks-Test (Anzahl Blöcke, die in 1 Minute umgedreht werden),
- Stehen, sich in Rückenlage auf dem Boden hinlegen, wieder aufstehen (–1=50% Hilfe, 0=25% Hilfe, +1 = Supervision).

Goal attainment scaling ist eine viel versprechende Möglichkeit für die Dokumentation der Ergebnisqualität in der Physiotherapiepraxis. GAS ist zuverlässig und valide, die Veränderungen korrelieren mit Veränderungen auf den meisten anerkannten Skalen (Stolee 1999). GAS ist responsiver als allgemeine Messungen (Rockwood 1993). Der zusätzliche Aufwand ist minimal. Nur die Formulierung realistischer und konkreter Ziele gemeinsam mit den Patienten muss geübt werden. Patienten haben keine Erfahrung mit Zielformulierung und sie kennen die Prognose ihrer Beschwerden zu wenig. Hinzu kommt, dass viele Patienten mit einer eher passiven Haltung zur Physiotherapie kommen und sich über Ziele noch keine Gedanken gemacht haben – außer „besser“ werden und „gesund“ werden. Ein Review über individuelle Ergebnismessungen schrieb Donelly 2002.

Logisch oder verwirrend?

Der Begriff *Sensitivität* wird sowohl in der Diagnostik (ISG-Tests, siehe S. 196) als auch in der Ergebnismessung benützt. Das mag verwirrend erscheinen. Es gibt jedoch wesentliche Gemeinsamkeiten bei diesen zwei Anwendungen.

In beiden Situationen wird ein Merkmal diagnostiziert. Im ersten Fall wird untersucht, ob das ISG-Gelenk die Quelle der Symptome darstellt und im zweiten Fall, ob der Patient sich verbessert hat. Während der ISG-Test die (Quelle der) „Krankheit“ diagnostiziert, kann man sagen, das Ergebniskontrolle die Verbesserung diagnostiziert.

Wenn in beiden Situationen eine Gruppe Patienten untersucht wird, geht es im ersten Fall darum, möglichst sensitiv festzustellen, bei welchen Patienten das ISG die Quelle der Symptome ist, und im zweiten Fall welche Patienten sich verbessert haben.

9.8.9 Ergebnismessung im Rahmen einer Studie

Wir möchten hier einige Unterschiede zur Ergebnismessung in der klinischen Arbeit nennen damit der Leser versteht weshalb in Studien andere Messungen benützt werden als in der klinischen Arbeit.

- In Studien können Messungen mit einem großen Schulungsaufwand benützt werden. Oft werden alle Messungen von einer gut ausgebildeten Person ausgeführt.
- Im Rahmen einer Studie steht extra Zeit für Messungen zur Verfügung.
- Für eine Studie können manchmal Geräte angeschafft werden die in der klinischen Arbeit nicht verfügbar sind.
- Das „Gesetz der großen Zahlen“ hilft in größeren Studien: in Studien bei einer großen Anzahl Patienten können kleinere Veränderungen nachgewiesen werden als bei einzelnen Patienten.

9.8.10 Nummerische Systeme und Messskalen

Kenntnisse über unterschiedliche Messskalen sind nötig, um zu verstehen, dass unterschiedliche statistische Tests zur Auswertung benötigt werden und dass die Skala Einfluss auf die Reliabilität und Empfindlichkeit hat.

Verschiedene Skalen besitzen in unterschiedlichem Ausmaß die 3 Haupteigenschaften eines nummerischen Systems:

- Reihenfolge: Die Größe der Zahl entspricht der Ausprägung des Merkmals.
- Äquidistanz: Der Abstand zwischen den Zahlen ist gleich bzw. stetig.
- Ursprung: Null bedeutet, das Merkmal liegt nicht vor.

Die Literatur beschreibt im Wesentlichen 4 klassische Typen von Messskalen. Dazu zählen Nominal-, Ordinal-, Intervall- und Ratioskalen.

Bei den oben genannten Typen lassen sich zunächst qualitative und quantitative Skalen zur Erfassung von Merkmalen unterscheiden. Qualitative Skalen besitzen keine der zuvor genannten Eigenschaften eines nummerischen Systems. Sie beschreiben ein Merkmal (z.B. Geschlecht: männlich oder weiblich). Quantitative Skalen erfassen ein Merkmal in Zahlen. Die Größe der Zahl (Quantität) hat eine reale Bedeutung. Die Bedeutung der Zahlen in Relation zueinander kann allerdings unterschiedlich sein. Deshalb sind quantitative Erfassungen mit unterschiedlichen Skalen möglich. Häufig werden zusammengestellte Skalen benutzt.

Qualitative Merkmale werden in Nominalskalen, quantitative Merkmale in Ordinal-, Intervall- und Ratioskalen erfasst.
Kombinierte Skalen bestehen aus Items, die je eine eigene Skala darstellen.

Nominalskalen für qualitative Merkmale

Qualitative oder kategoriale Merkmale lassen sich bei den untersuchten Personen nicht zählen oder messen, sondern nur benennen – daher der Name Nominalskala. Erfasst werden z.B. Geschlecht, Beruf, Familienstand oder Diagnose.

Zur statistischen Verarbeitung der mit Nominalskalen gewonnenen Daten werden den einzelnen Kategorien Zahlen zugeordnet (z.B. männlich = 1, weiblich = 2). So kann die Statistiksoftware schnell zählen, wie häufig die Kategorien vorkommen. Den jeweiligen Zahlen der Kategorien kommt dabei selbstverständlich keine rechnerische Bedeutung zu. Ebenso wäre es sinnlos, Durchschnittswerte zu errechnen. Statistische Berechnungen sind aber sehr wohl möglich, um beispielsweise 2 Patientengruppen auf ihre Vergleichbarkeit hin zu prüfen. Sind die Verteilung von Männern und Frauen sowie die Häufigkeit von unterschiedlichen Diagnosen in beiden Gruppen gleich? (CHI^2-Test, siehe S. 244).

Was bedeutet Qualität?

An dieser Stelle ist die Klärung des Begriffs Qualität notwendig, da sonst die Gefahr einer Verwirrung besteht.

Qualität: *In der Wissenschaft wird bei der Unterscheidung verschiedener Qualitäten nicht quantifiziert. Bei qualitativen Merkmalen geht es um Merkmale, wie z.B. Augenfarbe (braun, grün, blau).*

In der Physiotherapie beschäftigen wir uns oft auf andere Weise mit dem Begriff Qualität. Wir beobachten und behandeln die Qualität von Bewegung (Koordination, Selektivität) oder eine Hebetechnik (ergonomisch, sicher).

Aus wissenschaftlicher Sicht ist die Beschreibung und Verbesserung der Bewegungsqualität ein quantitativer Prozess, da die Unterschiede in der Qualität quantifiziert werden.

So unterscheiden sich auch qualitative von quantitativen Studien:

- *Qualitative Studie:* Sie beschreibt Beobachtungen, ohne zu vergleichen bzw. zu werten. Sie eignet sich z.B. zur Beschreibung eines Prozesses in der Klinik mit dem Ziel, ihn anschließend zu analysieren und zu optimieren.
- *Quantitative Studie:* Sie dient zur Bewertung von Unterschieden, z.B. in der Bewegungsqualität. Wenn wir also Unterschiede in Bewegungsqualität untersuchen möchten, führen wir eine quantitative Studie durch.

Ordinalskalen für quantifizierbare Merkmale

Eine Ordinalskala (Rangskala) ist durch eine natürliche Rangordnung der Skalenwerte gekennzeichnet. Auf der Skala muss kein absoluter Nullpunkt vorhanden sein. Die Distanzen zwischen den einzelnen Stufen der Skala sind oft sehr unterschiedlich. Es liegt also keine Äquidistanz (keine gleichen Abstände) vor. Diese Eigenschaft hat 2 Nachteile:

- Addieren und Subtrahieren sind nicht unbegrenzt aussagekräftig. Daher sind Vergleiche der Unterschiede nicht erlaubt. Die Bedeutung einzelner Stufenunterschiede kann sehr verschieden sein.

- Die Berechnung eines Durchschnittswerts ist nicht erlaubt, da die Distanzen zwischen den Zahlenwerten nicht gleich groß sind.

Die folgenden 2 Beispiele sollen den Umgang mit Ordinalskalen erklären.

Kraft (MRC, 0–5)	0	1	2	3	4	5
Kraft (in %)	0	5	10	20	60	100

Abb. 9.30 Messen der Muskelkraft der Fingerflexoren gemäß Medical Research Council, Kraft 0–5.

Beispiel 1: Messung der Muskelkraft gemäß Medical Research Council (MRC), Kraft 0–5. In **Abb. 9.30** des MRC wird das Prinzip gezeigt, wie die ordinalen Kraftgrade mit der Kraft in Prozenten ausgedrückt in Zusammenhang gebracht werden. Die Verhältnisse zwischen MRC-Kraftgrad und Prozent der Kraft liegen nicht fest, sie können pro Muskelgruppe variieren. Es gilt jedoch immer, dass die Unterschiede zwischen den Graden nicht überall gleich groß sind, d. h. die Äquidistanz nicht gegeben ist.

Wir wissen nicht, wie groß die prozentuale Kraftzunahme bei einem Patienten, der sich um 1 Punktwert verbessert hat, ist. Der Unterschied zwischen 0 und 1 ist nicht gleich dem Unterschied zwischen 4 und 5.

Die Berechnung von Durchschnittswerte bei 2 Patienten kann zu falschen Resultaten führen und ist deshalb in Prinzip nicht zulässig, wie folgendes Beispiel zeigt. Wenn wir von den wirklichen prozentualen Kraftwerten 5% und 100% den Durchschnitt berechnen, ist das Ergebnis 52%. Der Durchschnitt der MRC-Werte 1 und 5 ist 3, was 20% (und nicht 52%) der normalen Kraft entspricht.

Beispiel 2: Erfassen der Selbstständigkeit bei Alltagsaktivitäten. Die „Stufen" der **Tab. 9.17** beschreiben den Grad der Selbstständigkeit, wobei die Bedeutung der Übergänge zwischen den Stufen sehr unterschiedlich sein kann. So ist der Übergang von Stufe 5 zu Stufe 6 für die betroffene Person vielfach von besonders großer Relevanz, da sie in Stufe 6 selbstständig und unabhängig von Hilfspersonen ist.

Demgegenüber hat der Übergang von Stufe 3 zu Stufe 4 für die Selbstständigkeit des Patienten eine geringere Bedeutung. Aus der Sicht der Bezugspersonen kann eine Verbesserung von 3 auf 4 jedoch sehr wichtig sein. Es kommt oft vor, dass Patienten statt ins Pflegeheim nach Hause entlassen werden können, wenn sie selbst besser mithelfen können, wie z. B. beim Transfer vom Rollstuhl ins Bett und anderen Lagewechseln.

Weitere Beispiele von Aktivitäten des täglichen Lebens, die in der Physiotherapie oft neu erlernt werden:

- Transfer vom Liegen im Bett zum Sitzen auf dem Bettrand,
- Übersetzen vom Rollstuhl ins Bett und zurück,
- Gehen im Haus: 25 m,
- Gehen außer Haus: 150 m über unebene Wege, Rampen oder Randsteine,
- Gehen außer Haus: 900 m.

Tabelle 9.17 Stufen der Selbstständigkeit

Selbstständig	*Teilweise auf Hilfe angewiesen*	*Vollständig auf Hilfe angewiesen*
7 ganz selbstständig (normale Zeit)	5 Aufsicht	2 maximale Hilfe: 75%
6 angepasst selbstständig (verlangsamt, Hilfsmittel)	4 minimale Hilfe: 25%	1 totale Hilfe: 100%
	3 mittelmäßige Hilfe: 50%	

Selbstständigkeitsstufen einer Ordinalskala werden in der Rehabilitation, in der Geriatrie (Functional Independence Measure, FIM) und in der Physiotherapie (Chedoke McMaster Stroke Assessment für Patienten mit einer Halbseitenlähmung, Gowland 1993 und 1995) häufig benutzt.

Ein weiteres Beispiel für eine Ordinalskala ist die Likert-Skala **(Abb. 9.31).** Mit ihr wird erfasst, in welchem Maß eine Person mit einer Behauptung einverstanden ist. Die Skala reicht dabei von ganz einverstanden bis überhaupt nicht einverstanden oder von viel besser bis viel schlechter. Den einzelnen Antwortoptionen werden zur statistischen Auswertung Zahlen zugeordnet (hier von 1–7).

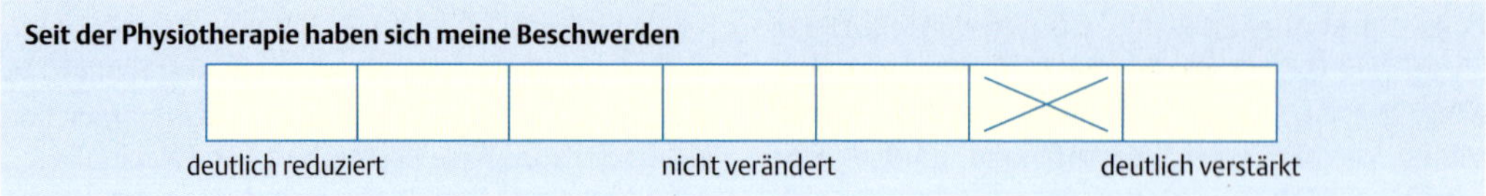

Abb. 9.31 Likert-Skala zur Erfassung von Patientenbeschwerden.

Da eine Ordinalskala nur das 1. Merkmal – die Reihenfolge – eines nummerischen Systems besitzt, lassen sich aus ihren Daten keine Durchschnittswerte und Differenzen interpretieren. Statistische Gruppenvergleiche sollten bei ordinalen Daten mit nichtparametrischen Tests (siehe S. 207) durchgeführt werden. In der Praxis wird diese Regel häufig nicht berücksichtigt. Aufmerksame Leser werden dies immer wieder bemerken, wenn sie die statistische Auswertung einer Studie im Abschnitt „Resultate" etwas genauer betrachten.

Intervallskalen für quantifizierbare Merkmale

Eine Intervallskala weist 2 Eigenschaften eines nummerischen Systems auf: die Reihenfolge und die Äquidistanz. Der die Abwesenheit des Merkmals darstellende absolute Nullpunkt fehlt.

Beispiel: Messen der Temperatur in Grad Celsius

- Addieren und Subtrahieren sind problemlos möglich (im Gegensatz zur Ordinalskala!).
- Der Unterschied zwischen 10°C und 20°C ist genauso groß wie zwischen 40°C und 50°C. Der Durchschnittswert von 10°C und 20°C kann berechnet werden und beträgt 15°C.
- Multiplikationen sind jedoch nicht zulässig, da der Nullpunkt nicht absolut ist. Deshalb ist 20°C nicht doppelt so warm wie 10°C! Bei den Daten einer Intervallskala sind die rechnerischen Operationen (Handlungen) wie das Subtrahieren und Addieren sowie die Bestimmung der Durchschnittswerte erlaubt.

Rationalskalen für quantifizierbare Merkmale

Die Rationalskala besitzt alle 3 Eigenschaften eines nummerischen Systems. Neben der Reihenfolge und der Äquidistanz ist auch der absolute Nullpunkt vorhanden.

Beispiel: Messung der Temperatur in Kelvin (K)

- Die Kelvin-Skala, die den absoluten Nullpunkt beinhaltet, zählt zu den Rationalskalen. 200 K sind also doppelt so heiß wie 100 K.
- Eine unterschiedliche Temperatur von 10° ist bei Messungen in C und K gleichbedeutend, da die Distanz auf beiden Skalen gleich ist.

Die zwei Beispiele der Temperaturmessung waren sehr geeignet um den Unterschied zwischen einer Intervall- und einer Rationalskala zu zeigen, aber sie sind für die Physiotherapie nicht sehr relevant. Deshalb hier ein zweites Beispiel einer Rationalskala.

- Messung der passiven (Dorsal-)Extension und (Palmar-)Flexion im Handgelenk (Neutral-Null-Methode)
- Bei einer Gelenksversteifung in einer Flexionsstellung von 30° beträgt die gesamte Beweglichkeit 0°.
- Das Bewegungsausmaß beträgt bei 10-0-10 insgesamt 20°. Bei 30-0-30 ist das Bewegungsausmaß 60°, d.h. 3-mal so groß.

9.8.11 Messen kontinuierlicher und diskreter Merkmale

Kontinuierliche bzw. stetige Merkmale sind z.B. Winkelgrade, Körpergröße, isometrische Kraft und Geschwindigkeit. Zu den diskreten Merkmalen zählen z.B. die Anzahl der Rezidive nach einer Sprunggelenksdistorsion oder die Selbstständigkeit auf der Skala von 1–7 (s. Tab. 9.17).

Kontinuierliche Merkmale

Kontinuierliche Merkmale können alle Werte in einem gewissen Bereich annehmen. Dabei ist zur Feststellung der Messgenauigkeit die Kenntnis des Zwecks der Messung sehr wichtig.

Beispiele:

- Millisekunden: Bei der Reaktionszeit beim Start für den 100-m-Sprint muss mit einer Genauigkeit im Bereich der Tausendstelsekunden gemessen werden.
- Sekunden: Anders sieht es aus, wenn gemessen werden soll, wie lange ein Patient eine Übung ausführen kann. Angenommen, die Messung vor dem Trainingsprogramm betrug 50 s und Ziel der Behandlung sei eine Steigerung um 50 s. In diesem Fall können Veränderungen, die geringer als 10 s sind, nicht relevant betrachtet werden, so dass eine Messgenauigkeit von 1 s vollkommen ausreicht.
- Wochen: Die Dauer der Beschwerden bei einem Patienten mit Rückenschmerzen wird mit einer Frage in der Anamnese erfasst. Der Grund für die Frage ist, dass herausgefunden werden soll, ob die Beschwerden eher akut oder chronisch sind. Dies hat wichtige Konsequenzen für die weitere Unter-

suchung und Behandlung. Der Übergang zwischen akut und chronisch liegt bei etwa 6 Wochen. In diesem Fall ist es ausreichend, wenn der Patient die Dauer der Beschwerden in Wochen angeben kann.

Diskrete Merkmale

Diskrete Merkmale können nur bestimmte Werte annehmen, z. B.:

- Die Anzahl der Rezidive (nach Sprunggelenksdistorsionen) kann (theoretisch) alle Werte von 0–10 und mehr annehmen.
- Die Kraftmessung kann 6 Werte (0–5) annehmen (s. **Abb. 9.32**).
- Die Selbstständigkeit kann 7 Werte (1–7) annehmen (s. **Tab. 9.17**).

Die Anzahl der Werte, die ein diskretes Merkmal annehmen kann, ist also unterschiedlich, beträgt aber mindestens 2. In diesem Fall sprechen wir von einem dichotomen Merkmal.

Dichotome Merkmale

- Ist der Kennmuskel geschwächt oder nicht?
- Ist der Meniskustest positiv oder negativ?
- Reproduziert der Provokationstest die Schmerzen oder nicht?

Vorteile der dichotomen Erfassung

Die Vorteile bestehen in der Einfachheit und Reliabilität (siehe S. 192). Oft genügt eine Information zur Beantwortung der klinischen Fragen. Die Frage, ob ein Kennmuskel geschwächt ist oder nicht, stellen wir beispielsweise, um eine radikuläre Symptomatik zu diagnostizieren. Die Antwort ist ja oder nein.

Nachteil der dichotomen Erfassung

Sie ist für das Erfassen von Veränderungen ungeeignet. Die Zunahme der Kraft des geschwächten Kennmuskels lässt sich viel besser mit einer Kraftmesszelle zur isometrischen Kraftmessung evaluieren. In diesem Fall wird das Merkmal Kraft kontinuierlich auf einer Rationalskala erfasst.

Messfehler – Folge empfindlicher Messungen?

In diesem Zusammenhang ist es sehr wichtig zu verstehen, dass sich mit der Zunahme der Empfindlichkeit einer Messung der Messfehler scheinbar vergrößert. Der Messfehler wird an Unterschieden bei wiederholter Messung sichtbar. Mit der Unterteilung in eine größere Anzahl von Stufen nimmt auch der Messfehler zu.

Beispiel: Bei der Messung, ob eine Person sich alleine vom Rollstuhl zur Behandlungsbank umsetzen kann, lautet die Antwort nur ja oder nein, wobei selten Messfehler auftreten. Soll aber beispielsweise eingeschätzt werden, ob die geleistete Hilfe 25, 50 oder 75% beträgt, so kommen bei wiederholter Messung häufiger Messfehler vor. Die Ursache für die geringere Übereinstimmung ist die größere Anzahl von Punkten auf der Messskala.

Im angeführten Beispiel mit dem Kennmuskel wird klar, dass sich im einen Fall (radikuläre Symptomatik: ja/nein) eine dichotome Messung eignet, während sie im anderen Fall (nimmt die Kraft zu?) nicht empfindlich genug ist. Hier ist eine graduierte Messung notwendig, um Veränderungen zu registrieren.

Nun stellt sich die Frage, wie viele Werte sollte die Skala einer diskreten Ordinalskala aufweisen, wenn Unterschiede empfindlich gemessen werden sollen? Die Empfindlichkeit nimmt mit der Anzahl der Werte zu. Dieser Gewinn wird aber allmählich durch die Zunahme der Messfehler immer mehr aufgehoben. Theoretisch gibt es keine absolute Grenze für die Anzahl der Werte. Bei mehr als 15 Werten wird der Gewinn jedoch als unwesentlich betrachtet, üblich sind 7–15 Stufen.

> *Für eine optimale Empfindlichkeit muss eine diskrete Ordinalskala 7–15 Werte annehmen können.*

Sollen relevante Unterschiede (z. B. Fortschritte bei Patienten) gemessen werden, benötigen wir eine Messung, die empfindlich auf die Unterschiede reagiert, die wir für relevant halten. Die Anforderung an die Empfindlichkeit ist also abhängig vom Zweck der Messung. An anderer Stelle wurde schon auf den Begriff Empfindlichkeit eingegangen (siehe S. 204).

> *Der Gewinn an Empfindlichkeit mit der 7-Punkte-Skala ist größer als der Verlust an Empfindlichkeit durch die Zunahme des Messfehlers im Vergleich zur dichotomen Skala.*

Beispiele

- Die Selbstständigkeit wird beim FIM in 7 Stufen erfasst.
- Subjektiv empfundene Schmerzen werden z. B. bei der nummerischen Schmerzskala (engl. *numeric rating scale*, NRS) in 11 Stufen gemessen **(Abb. 9.32).**

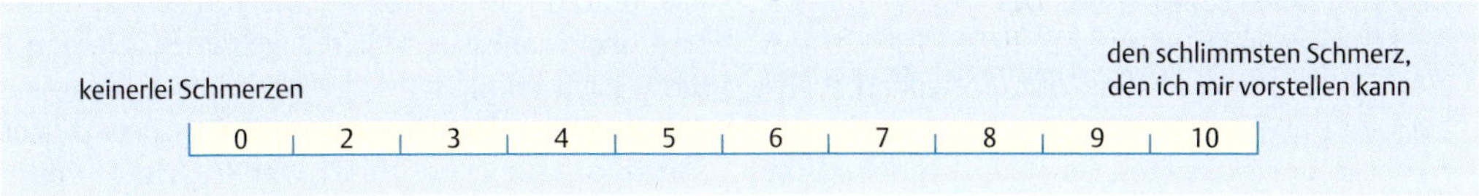

Abb. 9.32 Wie stark sind die Schmerzen.

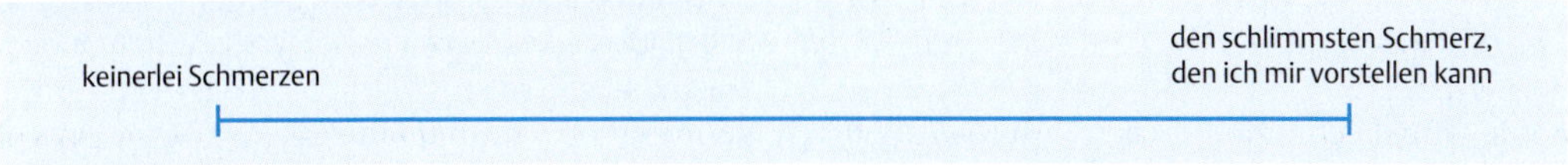

Abb. 9.33 Wie stark sind die Schmerzen (visuelle Analogskala)?

Schmerzen lassen sich auch mit einer der NRS ähnlichen Skala messen, aber ohne Zahlen, also kontinuierlich auf einer visuellen Analogskala (VAS; **Abb. 9.33**). Der Vorteil der nummerischen Schmerzskala liegt darin, dass der Wert sofort abgelesen werden kann und nicht wie bei der VAS mit einem Maßstab gemessen werden muss. Dazu ist eine Länge von 10 cm sehr praktisch.

Unter Experten bestehen Diskussionen über die Frage, ob bei den beiden Skalen (NRS und VAS) die Äquidistanz vorliegt. Ist die Bedeutung einer Schmerzabnahme um einen Punkt auf der NRS oder 10% auf der VAS in allen Messbereichen gleichbedeutend? In der Regel wird diese Voraussetzung als erfüllt angenommen.

9.8.12 Kombinierte Skalen

Schulterskala für Schmerz und Behinderung

Vielfach werden mehrere Messungen kombiniert. Ein bereits erwähntes Beispiel dafür ist die Messung der Selbständigkeit bei den Alltagsaktivitäten mit dem Chedoke McMaster Stroke Assessment (Gowland 1993, 1995). Dabei wird die Selbständigkeit in mehreren Bereichen auf einer Ordinalskala erfasst und zu einem Totalscore (Gesamtpunktzahl) zusammengezählt.

Bei der Schulterskala für Schmerz und Behinderung (Shoulder Pain and Disability index, SPADI, Heald 1997, Roach 1991, **Tab. 9.18**) wird jede Frage vom Patienten auf einer visuellen Analogskala beantwortet, wobei Veränderungen gut zu verfolgen sind. Die Skala wurde speziell für Schulterpatienten entwickelt und erfasst die beiden Dimensionen Schmerz und Behinderung.

Guttman-Skala

Ein Spezialfall unter den kombinierten Skalen ist die Guttman-Skala (Streiner u. Norman 1989), bei der mehrere Test-Items (zu testende Punkte) hierarchisch geordnet werden, um ein gemeinsames Merkmal breit zu erfassen. So kann mit dem Rivermead Mobility Index **(Tab. 9.19)** bei einer Person die Mobilität im Rahmen der ATL erfasst werden. Er dient vor allem der Beurteilung von Fortschritten bei Patienten mit multipler Sklerose (Collen 1991, Vaney 1996).

Tabelle 9.18 Schulterskala für Schmerz und Behinderung (SPADI). Alle Fragen werden auf einer visuellen Analogskala 0–10 beantwortet. (Aus Heald 1997)

Aktivitäten	*Schmerzen*
Wie schwierig ist für Sie:	Wie stark sind die Schmerzen?
1. Haare waschen?	1. Am schlimmsten?
2. Rücken waschen?	2. Wenn Sie auf der betroffenen Schulter liegen?
3. Anziehen eines Pullovers oder T-Shirts?	3. Wenn Sie etwas aus Scheitelhöhe aus einem Schrank nehmen?
4. Hemd/Jacke anziehen?	4. Wenn Sie Ihre Hand zum Nacken bewegen?
5. Hosen anziehen?	5. Wenn Sie mit dem betroffenen Arm etwas wegschieben?
6. Einen Gegenstand auf Scheitelhöhe in den Schrank stellen?	
7. Einen Gegenstand tragen (5kg)	
8. Etwas aus der hinteren Hosentasche nehmen?	

Tabelle 9.19 Der Rivermead-Mobility-Index (RMI). das Merkmal „Mobilität bei den ATL" wird mit den hierarchisch geordneten und dichotom beurteilten Items erfasst

	Eintritt	*Austritt*
1. Sitzen ohne Untestützung	1	1
2. Vom Liegen zum Sitzen	1	1
3. Vom Sitzen zum Stehen	1	1
4. Transfer Rollstuhl/Stuhl	1	1
5. Wie 4, über betroffene Seite	1	1
6. 10 m mit Hilfsmittel gehen	1	1
7. Treppe nur aufwärts ohne Hilfsperson	1	1
8. 10 m Gehen ohne Hilfsmittel	1	1
9. 5 m Gehen, einen Gegenstand vom Boden aufheben	1	1
10. 40 m Gehen im Freien ohne Hilfsperson	0	1
11. 4 Treppenstufen alternierend abwärts gehen	0	1
12. 10 m Laufschritt (symmetrisch)	0	0
13. 5-mal auf dem plegischen Bein springen	0	0
Total	**9**	**11**

Zur Entwicklung der Guttman-Skala wurden aus einer größeren Anzahl von Items 13 ausgesucht, die das gesamte Merkmal *Mobilität* abdecken. Die Items sind annähernd hierarchisch geordnet. Werden 3 Items nicht erfüllt, wird die Durchführung des Tests abgebrochen. Das Zusammenzählen der totalen Anzahl erfüllter Items führt zum Totalscore. Durch eine dichotome Erfassung der einzelnen Items ist die Reliabilität recht gut. Insgesamt ist jedoch die Empfindlichkeit geringer als bei der Erfassung in Selbstständigkeitsstufen, weshalb Letztere zu bevorzugen ist.

9.8.13 Bedeutung der Unterschiede zwischen den Skalen

Beim Lesen der statistischen Auswertung unter dem Abschnitt Resultate in Publikationen fällt schnell auf, dass es eine enorme Vielfalt an statistischen Tests gibt. Es ist klar, dass für die Klärung einer Frage – abhängig von den Eigenschaften der Skalen – unterschiedliche Tests notwendig sind (siehe Kapitel 9.10).

Bei der Auswahl einer Skala für den klinischen Gebrauch spielt neben den wissenschaftlichen Gütekriterien vor allem die Einfachheit bei der Anwendung eine wichtige Rolle. Verlangt werden eine gute Verständlichkeit für Therapeuten und Patienten, wenig Schulungsaufwand und geringer Zeitbedarf bei der Anwendung.

9.9 Wie misst man Gesundheit und Lebensqualität?

Jan Kool

Die ICF, die Internationale Klassifikation der Funktionsfähigkeit, Behinderung und Gesundheit (engl.: International Classification of Functioning, Disability and Health, 2001), beschreibt die Folgeerscheinungen von Krankheiten. In diesem Kapitel werden wir die ICF erklären und dazu Beispiele aus dem Bereich der Physiotherapie benützen. Sie ist als theoretisches Instrument für die Forschung, Befunderhebung und Ergebniskontrolle in der Therapie von großer Bedeutung. Wir werden sehen, dass der Schwerpunkt bei der Behandlung im Rahmen der Physiotherapie oft auf den Ebenen der Körperstruktur und -funktion liegt. Das ist auch richtig so. Anschließend überlegen wir uns, was Lebensqualität ist und wie man diese Qualität messen kann. Da bei den Patienten die eingebüßte Lebensqualität der Grund ist, einen Physiotherapeuten zu besuchen, werden wir den Erfolg unserer Behandlung auf dieser Ebene erfassen müssen. Der Gewinn an Lebensqualität und die verbliebene Lebenserwartung eines Patienten sind die für Politiker und Krankenversicherer Grundlage für die Berechnung der Kosteneffektivität.

9.9.1 Internationale Klassifikation der Funktionsfähigkeit, Behinderung und Gesundheit (ICF)

Die internationale Tätigkeit der WHO wurde in der Anfangsphase durch die Tatsache behindert, dass für die gleiche Krankheit in verschiedenen Ländern unterschiedliche diagnostische Begriffe vorkommen und der gleiche diagnostische Begriff unterschiedlich definiert wird. Die WHO musste also für ihre Arbeit eine gemeinsame, international anerkannte

Ordnung der Definitionen von Krankheiten und eine gemeinsame Sprache entwickeln. Erst die konsequente internationale Anwendung der ICD-10 (International Classification of Diseases, Version 10) ermöglicht den Vergleich, wie häufig Krankheiten in unterschiedlichen Ländern vorkommen.

Für die medizinische Arbeit in Akutkliniken ist die ICD-10 sehr hilfreich. Die Behandlung der Diagnose gehört zur Kernarbeit dieser Kliniken. Die Kernarbeit der Rehabilitation und der Physiotherapie werden mit der ICF besser erfasst, da sich diese Bereiche besonders mit den Folgeerscheinungen von Krankheiten befassen.

Die Diagnosen (z.B. Hemiplegie, Amputation, Lungenemphysem, Kreislaufstörung) können in der Regel nicht im akutmedizinischen Sinne geheilt werden. Die Physiotherapie beschäftigt sich mit den Folgeerscheinungen der Diagnose, z.B. Schmerzen, Kraftverlust und Funktionsstörungen bei Abnutzungserscheinungen oder nach Immobilisation.
Die Begriffe Körperstruktur, Körperfunktion, Aktivität (Fähigkeitsstörung, individuelle funktionelle Einschränkung) und Partizipation (Benachteiligung, Beeinträchtigung) sind immer häufiger auch im Sprachschatz der Therapeuten zu finden. Am Beispiel einer Person mit Poliomyelitis (Kinderlähmung) lassen sich die Begriffe gut erklären. Dabei wird angenommen, dass die betroffene Person Einschränkungen bei der Kraft und der Gehfähigkeit aufweist. Die ICF ordnet Krankheitsfolgen in 3 Dimensionen ein (**Abb. 9.34**):

- Dimension der Körperstruktur und Körperfunktion (*body structure, body function*),
- Dimension der Aktivitäten (*activities*),
- Dimension der Partizipation oder Teilhabe (*participation*).

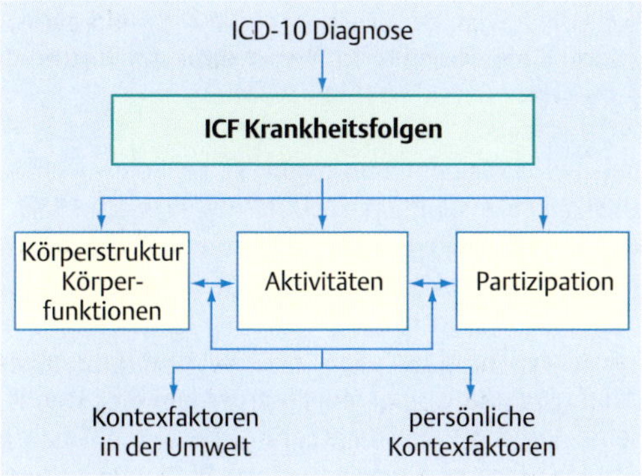

Abb. 9.34 Drei Dimensionen der Krankheitsfolgen.

1. Dimension: Körperstruktur/Körperfunktion (Body structure, body function)

Körperstrukturen sind anatomische Teile des Körpers wie Organe, Gliedmaßen und ihre Bestandteile. Körperfunktionen sind die physiologischen oder psychischen Funktionen von Körpersystemen. Eine Schädigung ist eine Beeinträchtigung einer Körperfunktion oder -struktur im Sinn einer wesentlichen Abweichung oder eines Verlusts.

Man unterscheidet primäre Einschränkungen der Körperstruktur und -funktion (z.B. Ausfall der motorischen Vorderhornzellen bei einer Poliomyelitis) und sekundäre Einschränkungen der Körperstruktur und -funktion (z.B. Koordinationsverlust, Schwäche, Kontrakturen, Dekubitus).

2. Dimension: Aktivitäten (Activities)

Eine Aktivität bezeichnet die Durchführung einer Aufgabe oder einer Tätigkeit (Aktion) durch eine Person. Eine Beeinträchtigung der Aktivität ist eine Schwierigkeit oder die Unmöglichkeit für eine Person, die Aktivität durchzuführen.

Die Dimension der Aktivitäten beschreibt das Ausmaß der Funktionsfähigkeit eines Individuums auf seiner persönlichen Ebene. Dazu gehören seine Alltagsaktivitäten, d.h. die Behinderung ist im Alltag erkennbar. Bei der Poliomyelitis mit Kraftverlust kann es zu einer Beeinträchtigung der Gehfähigkeit kommen, so dass sich der Patient teilweise im Rollstuhl fortbewegen muss.

3. Dimension: Partizipation (Participation)

Partizipation ist die Teilnahme oder Teilhabe einer Person an einem Lebensbereich bzw. einer Lebenssituation vor dem Hintergrund ihrer körperlichen, geistigen und seelischen Verfassung, ihrer Körperfunktionen und -strukturen, ihrer Aktivitäten und ihrer Kontextfaktoren, die im nächsten Abschnitt beschrieben werden.

Hier wird die Partizipation der jeweiligen Person in der Gesellschaft beurteilt. Das bedeutet, inwiefern sie imstande ist, ihre psychosoziale Rolle auszuüben. Welche Benachteiligung besteht für diese Person? Die Berücksichtigung der individuellen Lebenssituation und Kultur bedeutet auch, dass eine Einschränkung der Gehfähigkeit nicht für jede Person gleich schwer wiegt. Alle Menschen spielen im Leben gleichzeitig mehrere Rollen, z.B. soziale Rollen als Vater und Ehemann bzw. berufliche Rollen als Physiotherapeut und Lehrer.

Kontextfaktoren

Die Kontextfaktoren können in personenbezogene Faktoren und Umweltfaktoren unterteilt werden. Personenbezogene Faktoren sind die individuellen Überzeugungen und Einstellungen, z. B. die Erwartungen an die eigene Zukunft und Gesundheit. Umweltfaktoren beschreiben die Lebensumstände, den Lebenshintergrund, die Umweltfaktoren, mit denen der Mensch kommuniziert, interagiert und welche seine Integration fördern oder behindern können.

Personenbezogene Kontextfaktoren und Umweltfaktoren sind wichtig für die Lebensqualität.

Die Partizipation ist im Gegensatz zu den Aktivitäten nicht nur vom Betroffenen, sondern auch vom Umfeld abhängig. Die Berücksichtigung der Kontextfaktoren der betroffenen Person ermöglicht, dass bei gleicher Behinderung die Einschränkung der Lebensqualität individuell anders beurteilt werden kann. Dabei spielen individuelle Bedürfnisse, soziale Rollen, Kultur und andere Kontextfaktoren eine Rolle. Auch das Umfeld, z. B. die Familie, ist sehr wichtig für die Entfaltungsmöglichkeit des Patienten. Zusätzlich ist die Kultur zu berücksichtigen, d. h. vom Patienten darf keine kulturfremde Rollenerfüllung erwartet werden.

Bei der beruflichen Rehabilitation nehmen Gesellschaft und Politik einen wichtigen Platz ein. Politische Maßnahmen sind von Bedeutung, beispielsweise wenn es um Gesetze für behindertengerechtes Bauen oder Regelung der gleichen Entschädigung für Pflege durch Angehörige wie durch professionelle Kräfte geht. Mit der Berücksichtigung dieser Kontextfaktoren werden die Gesundheitsfolgen und die Möglichkeiten der Einflussnahme darauf umfassender dargestellt. Rehabilitation kann in ihrer Gesamtheit beschrieben werden. Besonders die Physiotherapie kann auf diese Kontextfaktoren Einfluss nehmen, z. B. durch die Hilfsmittelberatung, Wohnungsanpassungen und das Einbeziehen von Bezugspersonen in die Behandlung.

Tab. 9.20 zeigt erleichternde und einschränkende Kontextfaktoren. Dabei wird auch deutlich, dass die Physiotherapie im ganzen System nur ein Element ist, und unsere Möglichkeiten manchmal begrenzt sind.

Tabelle 9.20 Erleichternde und einschränkende Kontextfaktoren

Erleichternde Kontextfaktoren	***Einschränkende Kontextfaktoren***
Unterstützung durch soziales Umfeld	Fehlende Unterstützung durch Bezugspersonen
Orthesen	
Wohnungsanpassung	Nicht behindertengerechte Wohnung
Anpassung des Arbeitsplatzes, berufliche Maßnahmen, Umschulung	Anpassung der Arbeit an die Behinderung nicht möglich, Arbeit ungeeignet für die Behinderung
Gesetze zur Förderung der Integration behinderter Personen	Überangebot an Stellensuchenden auf dem Arbeitsmarkt
Gute Versicherung	Minimale Versicherung
Finanzielle Mittel	Keine persönlichen finanziellen Ressourcen für Leistungen, die nicht von den Versicherungen übernommen werden

Beispiel: Oberstes Ziel auf der Ebene der Partizipation eines Hemiplegiepatienten im Rollstuhl ist es, einkaufen zu gehen. Das bedeutet für den Physiotherapeuten, dass er auf der Aktivitätsebene die Gehfähigkeit des Patienten erreichen sollte. Die Bewegungsqualität ist dem Ziel Erreichen der Gehfähigkeit untergeordnet. Wird das Ziel nicht erreicht, muss geklärt werden, ob mit der Anschaffung eines Elektrorollstuhls (erleichternder Kontextfaktor) das Patientenziel realisierbar ist.

Für den Patienten sind die übergeordneten Ziele der Physiotherapie relevant. Sie werden auf der Ebene Aktivität und Partizipation definiert. Behandlungsziele der Physiotherapie auf der Ebene der Körperstruktur und -funktion (z. B. Kraft, Beweglichkeit) dienen dazu, das übergeordnete Ziel zu erreichen **(Abb. 9.35).**

Beispiel: Präsident Roosevelt litt an Poliomyelitis. Die Diagnose stellt nach ICD-10 den primären Schaden dar. Die Folge nach ICF – Kraftverlust in den Beinen, also die sekundäre Beeinträchtigung der Körperfunktion – schränkte auf der Aktivitätsebene seine Gehfähigkeit stark ein. Er benötigte zwar einen Rollstuhl, war jedoch trotzdem im Stande, seine Rolle als Präsident der Vereinigten Staaten wahrzunehmen. Seine berufliche Partizipation war nicht reduziert. Bei einem Landwirt beispielsweise wäre die Einschränkung der Partizipation im Beruf sicher deutlich größer gewesen.

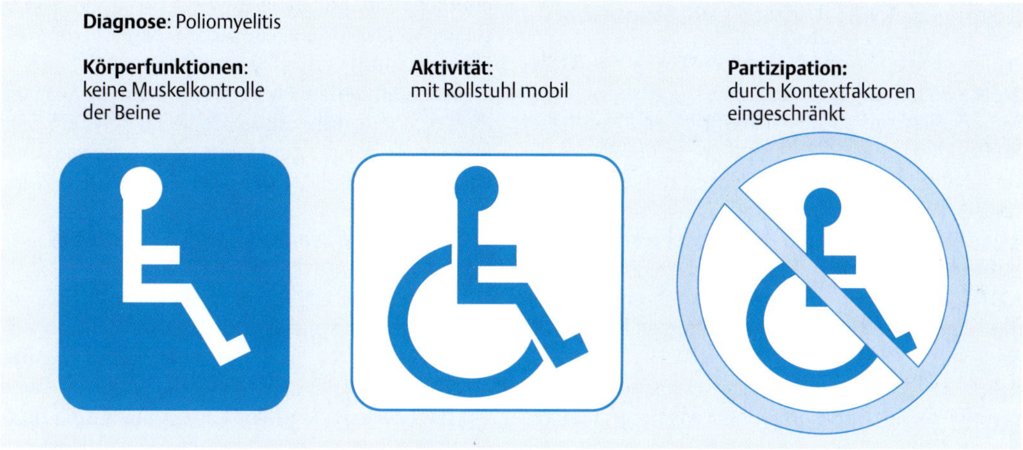

Abb. 9.35 Partizipation durch Kontextfaktoren eingeschränkt.

Die 3 Symbole eines Rollstuhlpatienten zeigen, dass die Wahrnehmung der Krankheitsfolgen durch den Physiotherapeuten den Akzent bei der Körperfunktion und Aktivität setzt. Der Patient denkt eher an die Partizipation und möchte sich auf dieser Ebene verbessern. Behindertengerechtes Bauen ist ebenso wichtig wie Physiotherapie und Rehabilitation.

Exkurs: Entwicklung der ICF

Die ICF zeigt im Vergleich zur Vorgängerversion, die ICIDH, verschiedene Verbesserungen, von denen die Folgenden hervorzuheben sind:

- Die ICF gibt ein positiveres Bild des Patienten. Die ICIDH benützte negative Begriffe: Schaden (Impairment), Behinderung (Disability) und Handicap und betonte so, was der Patient nicht kann. In der ICF wird mit neutraleren Begriffen von Körperfunktionen, Aktivitäten und Partizipation gesprochen. Auch den Stärken, den erhaltenen Funktionen (Ressourcen, Stützfunktionen), wird mehr Beachtung geschenkt.
- Die Dimensionen stehen bei der ICF in einem interaktiven und nicht, wie bei der ICIDH, in einem linear progressiven Zusammenhang zueinander. Eine Beeinflussung zwischen den 3 Dimensionen ist in beiden Richtungen und nicht nur in Richtung Krankheit → Körperstruktur und -funktion → Aktivität → Partizipation möglich.
- Die Dimensionen können (müssen jedoch nicht) sich gegenseitig beeinflussen. Veränderungen auf einer Ebene resultieren nicht unbedingt in Änderungen in einer anderen Dimension. Eine Verbesserung der Kraft oder Beweglichkeit hat nicht immer eine Verbesserung der Aktivität zur Folge.
- Die Berücksichtigung von persönlichen Kontextfaktoren und Kontextfaktoren im Umfeld (s. **Abb. 9.34**) ermöglicht ein vollständigeres Bild der physiotherapeutischen Arbeit.
- Die ICF lässt sich an unterschiedliche Kulturen anpassen, was für die Arbeit der WHO von besonders großer Bedeutung ist.

Behandlungsschwerpunkte

Im Verlauf einer Krankheit liegen die Behandlungsschwerpunkte in den unterschiedlichen Phasen auf anderen Ebenen:

- Während der Akutphase konzentriert sich die ärztliche Behandlung vorwiegend auf die Begrenzung und Heilung der betroffenen Körperstrukturen und -funktionen.
- Nach der Akutphase und der akutmedizinischen Versorgung ist das oberste Ziel der Rehabilitation und Physiotherapie die Verbesserung der Partizipation der Patienten in der Gesellschaft. Dazu müssen vor allem die Aktivitäten verbessert werden, die als Folge der betroffenen Körperstrukturen eingeschränkt sind. Die primär betroffenen Körperstrukturen lassen sich in der Regel nicht reduzieren.

Die gezielte Behandlung der sekundär betroffenen Körperstrukturen und -funktionen, wie z. B. Kraftverlust und Kontrakturen, dient der Wiederaufnahme der Aktivitäten. Weitere mögliche Maßnahmen zur Reduktion der Behinderung können auch eine Hilfsmittelanpassung, eine Umschulung oder eine Wohnungsadaptation sein.

Körperstruktur, Aktivität, Partizipation

Früher, heute, morgen! Welcher Ebene wird die größte Bedeutung beigemessen?

In den letzten 20 Jahren lässt sich eine deutliche Entwicklung in der Physiotherapie beobachten. Anfänglich wurde den Körperstrukturen und -funktionen (z.B. Tonusprobleme, Schwächen, Bewegungseinschränkung und -qualität) oberste Priorität eingeräumt. Derzeit stehen mehr die Aktivitäten im Mittelpunkt, und in den nächsten Jahren wird die Partizipation der Patienten eine immer wichtigere Rolle spielen.

> *Eine Verbesserung auf der Ebene der Körperstruktur und -funktion führt nicht in jedem Fall zu Verbesserungen auf der Behinderungs- und Partizipationsebene. Will der Physiotherapeut feststellen, ob dem Patienten eine Behandlung geholfen hat, muss er Verlaufsmessungen auf jeden Fall auch auf der Aktivitätsebene und nicht nur auf der Ebene der Körperstruktur und -funktion vornehmen.*

9.9.2 Lebensqualität

Für den Begriff Lebensqualität (engl.: Quality of Life, QOL) existiert keine einheitliche Definition. Die WHO definiert Lebensqualität als des Menschen Vorstellung von seiner Stellung im Leben, im Kontext des Kultur- und Wertesystems, in dem er lebt, und in Beziehung zu seinen Zielen, Erwartungen, Normen und Belangen. Die ICF benutzt den Begriff Lebensqualität nicht.

Lebensqualität hat viel mit Wohlbefinden oder Zufriedenheit zu tun und wird von vielen Experten als wichtigste Ergebnisebene betrachtet. Ein Mensch ist zufrieden, wenn sich seine Erwartungen an das Leben und seine Möglichkeiten im Gleichgewicht befinden.

Wie bewerten sie eine Behandlung mit folgendem Ergebnis (Aussage der Patientin): „Ich kann immer noch nicht besser gehen aber meine Behinderung stört mich weniger". Gerade bei chronischen Krankheiten sind der Umgang mit den Krankheitsfolgen und die Akzeptanz der Krankheitsfolgen entscheidend für die Lebensqualität der Patienten. Wir sehen in der klinischen Arbeit, dass Patienten mit einer schwersten Behinderung der Gehfähigkeit oft einen sehr großen Teil ihrer Energie für den Kampf gegen die Behinderung benützen. Wenn der Patient einen Rollstuhl als Hilfsmittel akzeptiert hat, kann die Energie, die vorher für die Therapie und das Energie raubende Gehen verwendet wurde, für andere Aktivitäten benützt werden. Hier zeigt sich deutlich, dass ein Gleichgewicht zwischen Erwartungen und Möglichkeiten die Voraussetzung für Lebensqualität und Zufriedenheit ist.

Patienten verlangen in zunehmendem Ausmaß, dass sich ihre Lebensqualität verbessert. Ein sehr großer Teil von dem, was als Lebensqualität betrachtet wird, lässt sich aber unter Partizipation einordnen. Anerkannte Messungen zur Erfassung der Lebensqualität erfassen auch die Ebene der Aktivität.

Es stellt sich die Frage, weshalb die Bedeutung der Partizipation und der Lebensqualität in den letzten Jahren derart zugenommen hat. Bis vor wenigen Jahrzehnten war es eine primäre Aufgabe der Medizin, das Leben der Menschen zu verlängern, da akute Krankheiten und Epidemien die Lebensdauer verringerten. Erst seit einiger Zeit wird diese Maximierung der Lebensdauer als oberstes Ziel unseres Gesundheitssystems zunehmend kritisiert. Zu dieser Kritik tragen folgende Faktoren bei:

- *technologischer Fortschritt.* Die Fortschritte in der Gerätemedizin haben dazu geführt, dass zwar immer mehr Menschen mithilfe der Technologie „biologisch leben", dabei aber „sozial tot" sind.
- *Individualisierung.* Die Zunahme der individuellen Autonomie hat zur Folge, dass Patienten allmählich zu Klienten werden und über medizinische Behandlungen mitentscheiden wollen. Dabei ist die Berücksichtigung der Konsequenzen verschiedener Behandlungsmöglichkeiten ein zentraler Punkt.
- *Kosten der Medizin.* In keinem Land sind unbegrenzte finanzielle Ressourcen vorhanden. Die Ausgaben für das Gesundheitssystem werden daher immer stärker eingeschränkt.
- *Chronische Krankheiten.* Die Häufigkeit chronischer Krankheiten hat im Vergleich zu den akuten Erkrankungen enorm zugenommen. Demzufolge gibt es eine viel größere Anzahl chronisch kranker Personen, die trotz der modernen, technisch-apparativen Medizin nicht geheilt werden können.

Die Messung der Lebensqualität wirft spezielle Fragen auf. Die Forschung beschäftigt sich mit folgenden Gesichtspunkten:

- *Normwerte.* Wie ändert sich die Lebensqualität durch einen bestimmten Behinderungsgrad (z.B. Rückenschmerzen, Hemiplegie oder Unterschenkelamputation)? Gesunde Personen werden befragt, wie sie ihre Lebensqualität im Vergleich zur vollständigen Gesundheit einschätzen.
- *Veränderte Wahrnehmung der Lebensqualität.* Personen mit einer bestimmten Behinderung schätzen ihre Lebensqualität anders ein als gesunde Personen wenn sie gefragt werden, wie sie die

Lebensqualität bei einer solchen Behinderung einschätzen.

- Wo befindet sich der Nullpunkt? Es gibt viele Zustände, die von gesunden Personen schlimmer als der Tod eingeschätzt werden, z.B. Koma, bestimmte psychiatrische Krankheitsbilder oder das Endstadium bei einem Krebsleiden.

Messung der Lebensqualität

Wenn man in *MEDLINE* Zusammenfassungen über Lebensqualität liest, sieht man, dass es allgemeine und krankheitsspezifische Definitionen und Fragebögen zur Messung der Lebensqualität gibt. Abhängig von der Krankheit und den Krankheitsfolgen sind unterschiedliche Dimensionen der Lebensqualität wichtig. Bei manchen Patienten stehen körperliche Behinderungen und bei anderen Schmerzen mehr im Vordergrund.

Meistens wird die Lebensqualität anhand eines Fragebogens gemessen. Der *SF-36* ist in der Forschung sehr verbreitet. Dieser Fragebogen, der aus 36 Fragen besteht, beurteilt 8 Dimensionen der Lebensqualität. Die Dimensionen eignen sich gut, um in diesem Abschnitt zu verdeutlichen, was unter Lebensqualität verstanden wird:

- körperliche Funktionsfähigkeit (10 Fragen, z.B. „Sind Sie durch Ihren derzeitigen Gesundheitszustand bei anstrengenden Tätigkeiten, z.B. schnell laufen, schwere Gegenstände heben, anstrengenden Sport treiben, eingeschränkt?");
- körperliche Rollenfunktion in den vergangenen 4 Wochen (4 Fragen, z.B. „Konnten Sie so lange wie üblich tätig sein?");
- körperliche Schmerzen (2 Fragen, z.B. „Wie stark waren Ihre Schmerzen in den vergangenen 4 Wochen?");
- allgemeine Gesundheitswahrnehmung (5 Fragen);
- vitalität (4 Fragen);
- soziale Funktionsfähigkeit (2 Fragen);
- emotionale Rollenfunktionen (3 Fragen);
- physisches Wohlbefinden (5 Fragen).

Zusätzlich gibt es eine Frage zur Veränderung der Gesundheit gegenüber dem vergangenen Jahr. Der SF-36 ist ein allgemeiner oder generischer Fragebogen, er ist nicht krankheitsspezifisch. Für die Auswertung braucht man eine etwas komplizierte Umrechnung. Hierzu gibt es spezielle Programme, die lizenzpflichtig sind. Deshalb ist der SF-36 für den täglichen Gebrauch weniger geeignet.

Partizipation – Lebensqualität – Zufriedenheit

Wie erreicht ein Patient Lebensqualität und Zufriedenheit **(Abb. 9.36)?**

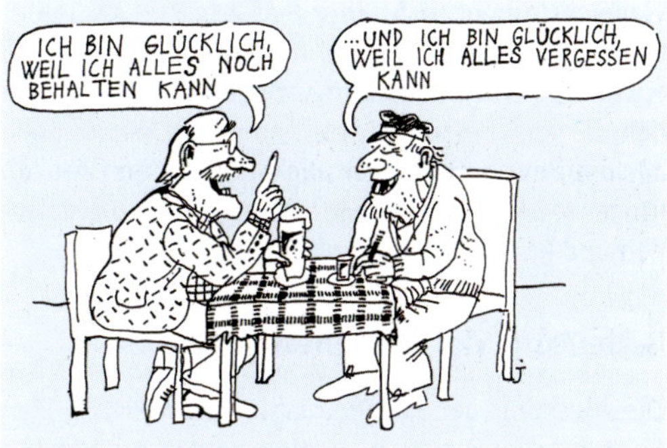
ICH BIN GLÜCKLICH, WEIL ICH ALLES NOCH BEHALTEN KANN
...UND ICH BIN GLÜCKLICH, WEIL ICH ALLES VERGESSEN KANN

Abb. 9.36 Lebensqualität wird individuell unterschiedlich empfunden.

Angenommen, eine Person erleidet eine Verschlechterung der Gesundheit mit bleibenden Folgen, z.B. durch eine Querschnittlähmung, welche Faktoren bestimmen letztlich Lebensqualität und Zufriedenheit? Es lassen sich 2 Mechanismen erkennen, die dazu führen, dass auch viele Patienten mit einer körperlichen Behinderung und einer Einschränkung der Partizipation ein hohes Maß an Zufriedenheit besitzen:

- Die medizinische Behandlung einschließlich der Rehabilitation reduziert die Krankheitsfolgen auf ein Minimum.
- Der Patient passt seine Erwartungen an seine Möglichkeiten an. Nach jeder Krankheit mit bleibender Reduktion der Gesundheit findet über längere Zeit ein Verarbeitungsprozess statt, der von eminenter Bedeutung ist, um im Leben wieder Stabilität und Zufriedenheit (Lebensqualität) zu erlangen.

Aus der zweiten Aussage lässt sich eine wichtige Erkenntnis ableiten. Viele Gesundheitsprobleme entstehen aufgrund zu hoher Erwartungen seitens der Patienten. Auch jedem Gesunden sind vergleichbare Mechanismen aus eigener Erfahrung bekannt: Es ist schwer, das gesunde Mittelmaß zu finden (z.B. beim Sport oder im Beruf); und zu hoch gesteckte Ziele bleiben nicht ohne Folgen für die eigene Zufriedenheit.

Der Nutzen einer Behandlung lässt sich mit einer Formel ausdrücken, die den Gewinn an Lebensqualität mit der Anzahl der Jahre, die der Patient durch die Behandlung gewinnt, multipliziert.

Nutzen = Gewinn an Lebensqualität x Lebensjahre (engl.: quality adjusted life years, QALY)

Junge Menschen können beispielsweise 40 Jahre lang von einem Gewinn an Lebensqualität profitieren, während bei Patienten über 80 Jahre diese Zeit vielleicht nur noch 5 Jahre beträgt. Die QALY-Methode bildet eine Grundlage für die Entscheidung, ob ein Patient eine Behandlung erhält. Es ist offensichtlich, dass diese Methode große ethische Diskussionen auslöst. Dennoch sind sich alle einig, dass es Grenzen für teure Maßnahmen wie z.B. Herztransplantationen und Rehabilitationsaufenthalte geben muss.

Bedeutung der Kosteneffektivität

Die Messung der Lebensqualität wurde in vielen Bereichen der Forschung bereits auf den 2. Rang verwiesen. Der oft wichtigere und damit ausschlaggebende Faktor bei Entscheidungen über vom Kostenträger vergütete Leistungen ist die Kosteneffektivität. Ihre Berechnung ist eine Weiterentwicklung der QALY-Methode für die Bewertung und Auswahl der Leistungen und wird beispielsweise in folgenden Situationen vorgenommen:

- Leistung oder nicht?
- Die Gesellschaft kann nicht allen Patienten alle theoretisch möglichen Leistungen bezahlen. Wer bekommt eine Herztransplantation? Welche Patienten erhalten nach einem Schlaganfall eine Rehabilitation? Welche geriatrischen Patienten benötigen eine Physiotherapie zur Erhaltung der Gehfähigkeit?
- Der Gewinn an Lebensqualität und die Zeitspanne, in der dieser Gewinn vom Patienten genutzt werden kann, wird gegen die Kosten abgewogen. Das entspricht einer Kosten-Nutzen-Analyse.
- Leistung A oder B? Nach einem Schlaganfall stehen z.B. zwei Behandlungen zur Auswahl, die gleich gute Ergebnisse zeigen. Bei einer intensiveren Rehabilitation (Leistung B) sind die Tageskosten höher. Da die Patienten bei einer niedrigeren Behandlungsintensität (Leistung A) jedoch ihre Gehfähigkeit bereits nach 12 statt erst nach 20 Wochen erreichen, sind die Gesamtkosten der Rehabilitation geringer.

Bei welchem Anbieter beziehen Versicherungsgesellschaften ihre Leistungen?

- *Beispiel USA*: Was kostet ein FIM-Punkt-Fortschritt (siehe Tabelle 9.17)? In Rehabilitationszentren wird als Grundlage für die Berechnung der Kosteneffektivität die Messung der Selbständigkeit in den Alltagsaktivitäten eingesetzt. Teilweise werden die Tarife an diese Fortschritte gekoppelt.
- *Beispiel Neuseeland*: Welches Rehabilitationszentrum erhält den Auftrag? Eine Versicherungsgesellschaft möchte hinsichtlich der Kosteneffektivität die beste Behandlung für ihre Rückenpatienten. In dieser Patientengruppe werden langfristig gesehen die meisten Kosten durch Lohnausfall und Rentenzahlungen bei Invalidität verursacht. Ziel ist deshalb, einen größtmöglichen Anteil der Patienten wieder arbeitsfähig zu machen. Die Versicherungsgesellschaft schließt mit mehreren Rehabilitationskliniken einen einjährigen Vertrag für die Rehabilitation von Patienten mit Rückenschmerzen. Bei einigen 100 Patienten pro Jahr bedeutet dies für die Rehabilitationskliniken einen Umsatz in Millionenhöhe. Nach 1 Jahr vergleicht die Versicherungsgesellschaft die Ergebnisse der Kliniken: Die Klinik mit den meisten arbeitsfähigen Patienten erhält in Zukunft den Zuschlag.

Schwerpunkt der Messebene

Diagnostik (Befundaufnahme), Verlaufskontrolle und Behandlung erfolgen auf den Ebenen Körperstruktur und -funktion, Aktivität und Partizipation. Aus der Sicht der Patienten ist die Lebensqualität zentral, während für die Politik und die begrenzt zur Verfügung stehenden Ressourcen eher die Kosteneffektivität von Interesse ist. Bei der Evaluation von Maßnahmen im Gesundheitswesen können also viele Bereiche erfasst werden.

Welche dieser Ebenen oder Bereiche verdient nun oberste Priorität? Die Wirkungsmessung erfolgte in der Vergangenheit oft ausschließlich auf der Ebene der Körperstruktur und -funktion. In Zukunft wird jedoch ein Ergebnisnachweis auf dieser Ebene nicht mehr ausreichen. Damit sind Ergebnismessungen auf der Ebene der Aktivitäten unerlässlich.

Da Physiotherapeuten in ihrer täglichen Arbeit noch zu stark an der Dimension der Körperstruktur und -funktion orientiert sind, ist es wichtig, sich intensiv mit der Erfassung der Behandlungsziele auf der Ebene der Aktivitäten vertraut zu machen. Die Ausführungen über die Kosteneffektivität sollen einen Eindruck möglicher zukünftiger Entwicklungen vermitteln, die auch die Physiotherapie zunehmend beeinflussen werden.

9.10 Grundkenntnisse in Statistik

Rob de Bie

Sie werden z. B. beim Lesen wissenschaftlicher Artikel immer wieder auf statistische Begriffe und Aussagen treffen. Dabei werden Sie feststellen, dass statistische Daten

- in Tabellen und Grafiken dargestellt werden. Das erleichtert Ihnen das Erfassen von Ergebnissen, die auf die Weisen visualisiert sind.
- mittels charakteristischer Maßzahlen, sog. Kennwerte vermittelt werden.

Dieses Kapitel wollen wir mit einer Zusammenfassung beginnen. So erhalten Sie einen Überblick über die Grundbegriffen der Statistik, mit denen wir Sie vertraut machen werden.

Zusammenfassung

- Arten der Statistik
- Verteilungen von Daten
  - Normalverteilung
  - Binomialverteilung
  - Poisson-Verteilung
- Zentrale Tendenz
  - Mittelwert
  - Median
- Streuung (Dispersion)
  - Spannweite
  - Mittlere absolute Abweichung
  - Varianz
  - Standardabweichung
- Wahrscheinlichkeitsrechnung
  - Alpha- und Beta-Fehler
  - Signifikanz vs. Größe des Unterschieds
  - Zwei- und einseitige Fragestellung
- Statistische Prüfverfahren für 2 Stichproben
  - Tests für Intervallskalen
  - Tests für ordinale Skalen
  - Tests für nominale Skalen
- Statistische Prüfverfahren für mehr als 2 Stichproben
  - Einfaktorielle Variansanalyse
  - Mehrfaktorielle Versuchspläne
- Korrelationsanalyse

9.10.1 Deskriptive Statistik und Inferenzstatistik

Grundsätzlich unterscheidet man wie in **Tabelle 9.21** dargestellt 2 Arten der Statistik:

Tabelle 9.21

Deskriptive Statistik	*Inferenzstatistik*
▪ Empirisch gewonnene Daten werden systematisch geordnet und beschrieben, z. B. in Häufigkeitstabellen oder mittels Graphik, ▪ Kennziffern werden berechnet ▪ Korrelationen (siehe S. 224) erstellt,	▪ Über die reine Beschreibungen hinaus werden Schlussfolgerungen gezogen, ▪ repräsentative Aussagen werden gemacht, ▪ Ergebnisse, die sich auf Stichproben (siehe S. 224) beziehen, sollen verallgemeinert werden, ▪ ihre Gültigkeit für Populationen überprüft werden.

9.10.2 Verteilungen von Daten

Daten sind nicht zufällig verteilte Zahlen. Meist besteht ein Zusammenhang zwischen ihrer Streuung und Verteilung um den Mittelwert und der Population oder den Merkmalen, die man untersucht. Untersucht man eine ältere Bevölkerung, dann wäre es überraschend, wenn der Jüngste 20 Jahre alt wäre, und noch überraschender, wenn der Älteste 110 Jahre alt wäre. Unter älteren Leuten stellen wir uns Menschen von ca. 65–85 Jahren vor, durchschnittlich also etwa 75 Jahre alt. Und wenn wir z. B. schauen, wie Rechtshändigkeit und Linkshändigkeit in der Normalbevölkerung verteilt sind, dann sind wir nicht überrascht festzustellen, dass 85% die rechte Hand bevorzugen, 12% die linke und für 3% keine Hand den Vorzug vor der andern hat. Würden sich jedoch in einer bestimmten Population 30% der Menschen als Beidhänder erweisen, so wären wir enorm überrascht – außer man hätte uns zuvor informiert, sie seien aus einer Gruppe von Jongleuren ausgewählt worden! In diesem Fall wäre natürlich Beidhändigkeit sehr ‚handlich'.

Kurzum, die Verteilungen von Daten verhalten oder ‚benehmen' sich in gewisser Weise ‚anständig' gegenüber den Populationen, zu denen sie gehören.

Normalverteilung

Die Normalverteilung wird durch eine mathematische Regel spezifiziert.

Grafisch dargestellt hat die Normalverteilung die Form einer symmetrischen Kurve oder Glocke, deren höchster Punkt in der Mitte liegt und die zu beiden Seiten hin ausläuft.

In der **Abb. 9.37** ist sowohl diese Regel dargestellt als auch die nach dieser Regel erzeugte Grafik. Die Symbole μ und σ sind die Parameter der Verteilung. Sind die Parameter bekannt, dann ist die Verteilung vollständig definiert. Ein Schätzwert für σ ist die Standardabweichung (siehe S. 222) . Die Standardabweichung ist zwar eine positive Zahl, aber der Mittelwert (siehe S. 221) kann jeden Wert annehmen.

Die Normalverteilung ist eine Verteilung, die in vielen verschiedenen statistischen Anwendungen vorkommt. Ein Grund dafür ist der ‚zentrale Grenzwertsatz'. Dieses Theorem (Lehrsatz) besagt, dass Summen zufälliger Variablen bei großer Anzahl von Beobachtungen ungefähr normalverteilt sind. Wenn wir beispielsweise eine Münze werfen, dann wird sich, wenn die Münze sehr oft geworfen wird, die Gesamtanzahl der Ergebnisse ‚Kopf' der Normalität nähern. Selbst wenn eine Verteilung nicht genau normal ist, kann es immer noch praktisch sein, eine Normalverteilung als gute Annäherung anzunehmen. In diesem Fall lassen sich viele statistische Verfahren, beispielsweise der t-Test (siehe S. 223), immer noch verwenden.

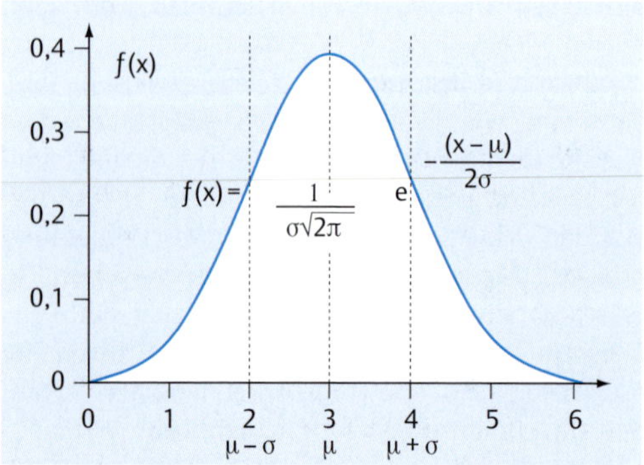

Abb. 9.37 Grafische Darstellung einer Normalverteilung

Binomoialverteilung

Die Binomialverteilung beschreibt die mögliche Anzahl der Fälle, in denen ein bestimmtes Ereignis bei einer Folge von Beobachtungen vorkommt.

Das Ereignis wird binär (lat.: aus zwei Einheiten bestehend) kodiert:

- es kann eintreten (ja)
- oder nicht (nein).

Die Binomialverteilung wird benutzt, wenn ein Forscher sich für das Eintreten eines Ereignisses interessiert, nicht für seine Größenordnung. Beispielsweise kann bei einer klinischen Versuchsreihe ein Patient überleben oder sterben. Der Forscher erforscht die Zahl der Überlebenden, und nicht, wie lange sie nach der Behandlung überleben. Die Binomialverteilung wird definiert anhand der Anzahl n der Beobachtungen und der Wahrscheinlichkeit des Eintretens, die mit p (probability) bezeichnet wird.

Ein klassisches Beispiel, das oft herangezogen wird, um Konzepte der Wahrscheinlichkeitstheorie zu veranschaulichen, ist das Werfen einer Münze. Wird eine Münze 4-mal geworfen, dann kann 0-, 1-, 2-, 3- oder 4-mal Kopf kommen.

Ebenso kann 4-, 3-, 2-, 1-mal oder kein Mal Zahl kommen, aber diese Ergebnisse sind 0-, 1-, 2-, 3- oder 4-mal Kopf äquivalent. Die Wahrscheinlichkeit, dass 0-, 1-, 2-, 3- oder 4-mal Kopf kommt, beträgt 1/16, 4/16, 6/16, 4/16 bzw. 1/16. **Abb. 9.38** stellt die Verteilung bei einem Wert p=1/2 dar. Also würde man bei dem hier erörterten Beispiel bei 4 Würfen am ehesten 2-mal Kopf erhalten, denn dieser Ausgang hat die höchste Wahrscheinlichkeit.

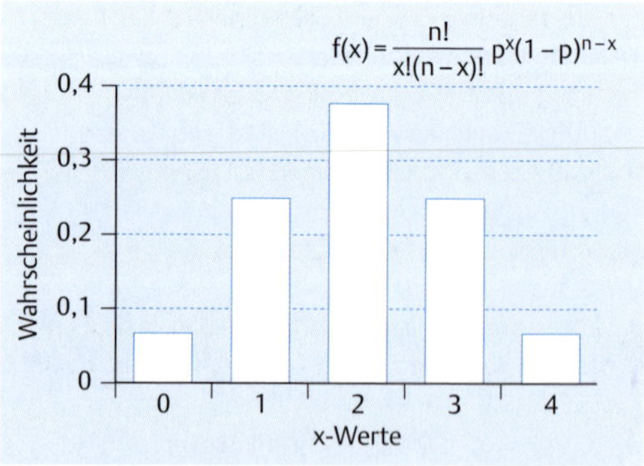

Abb. 9.38 Verteilung bei einem Wert p = 1/2.

Poisson-Verteilung

Manche Ereignisse sind eher *selten*, sie kommen nicht oft vor. Beispielsweise sind Flugzeugabstürze eher die Ausnahme als die Regel. Und doch können wir *für längere Zeiträume* etwas über die Natur seltener Ereignisse sagen. Ein Beispiel ist die Verbesserung der Verkehrssicherheit, wenn die Regierung wissen will, ob Sicherheitsgurte die Anzahl der Todesfälle bei Autounfällen verringern. Hier kann die Poisson-Verteilung ein nützliches Instrument sein, um die Frage nach dem Nutzen des Anlegens von Sicherheitsgurten zu beantworten. Andere Beispiele, die sich oft im Sinne einer Poisson-Verteilung verhalten, sind Säuglingssterblichkeit, die Zahl der Druckfehler in einem Buch oder die Zahl der Kunden, die im Supermarkt an der Kasse warten.

Die Poisson-Verteilung wurde 1837 von dem französischen Mathematiker Poisson entwickelt. Zum ersten Mal wurde sie zur Beschreibung der Zahl der Todesfälle durch Tritte von Pferden in der preußischen Armee angewendet.

Wenn man Autounfälle untersucht und eine Beziehung zwischen Fahrgeschwindigkeit und Unfällen annimmt, dann gleicht die Poisson-Verteilung der Binomialverteilung, falls die Unfallwahrscheinlichkeit *sehr klein* ist. Will man aber die Binomialverteilung benutzen, dann muss man sowohl die Zahl der Leute kennen, die sicher von A nach B gelangen, als auch die Zahl der Leute, die auf der Fahrt von A nach B einen Unfall erleiden. Für die Verwendung der Poisson-Verteilung hingegen genügt die Kenntnis der Zahl der Unfälle. So lässt sich die Poisson-Verteilung also einfacher benutzen, denn die Zahl der Unfälle wird üblicherweise von der Polizei aufgelistet, die Gesamtzahl der Autofahrer hingegen nicht.

9.10.3 Zentrale Tendenz und Streuung

Maße für zentrale Tendenz

Maße für zentrale Tendenz werden benutzt bei dem Versuch, die ‚Mitte' einer gegebenen Datenmenge zu lokalisieren.

Für den Alltagsgebrauch kann man sie als eine Art *Repräsentation des Durchschnittswertes* ansehen. Im Folgenden werden wir die offensichtlichsten unter ihnen vorstellen, den *Mittelwert* und den *Median*.

Mittelwert

Beispiel: Gehen wir um die folgenden Begriffe zu erklären von folgender Zahlenfolge aus: 10, 12, 14, 17, 19, 24,

Berechnet man aus dieser Zahlenfolge deren Mittelwert, liegt er bei 16. Dazu addiert man alle Zahlen (96) und teilt sie durch ihre Anzahl (6).
Die Formel dafür lautet:

$$\text{Mittelwert der Stichprobe} = \bar{x} = \frac{\sum x}{n}$$

$$= \frac{\sum(10+12+14+17+19+24}{6}$$

$$= 16$$

Median

Der Median ist jener Datenwert, der die mittlere Position einnimmt, wenn die Daten ihrer Größe nach angeordnet werden. Dies ist einfach, wenn es sich um eine ungerade Anzahl von Daten handelt, denn dann ist der Median der mittlere Wert aus der Folge der angeordneten Daten. Im Fall des für den Mittelwert oben angeführten Beispiels beträgt der Median 15,5, die tatsächliche Mitte zwischen 14 und 17.

Maße der Streuung (Dispersion)

Maße der Streuung vermitteln einen Eindruck davon, wie Daten verteilt sind. Darüber, ob sie dicht um den Mittelwert herum oder sehr gestreut liegen, und auch darüber, ob der höchste und der tiefste Wert weit auseinander liegen.

Spannweite (Range)

Die Spannweite ist die Differenz zwischen dem höchsten und dem niedrigsten Wert, in unserem Beispiel der Zahlenfolge (s. o.) wäre das 24 – 10 = 14.

Mittlere absolute Abweichung

Ein Maß für die Streuung um den Mittelwert ist die mittlere absolute Abweichung. Man errechnet sie, indem man den Mittelwert nimmt (in unserem Beispiel 16) und ihn von allen Daten abzieht.

Man erhält dann das in **Tab. 9.22** gezeigte Ergebnis:

Tabelle 9.22 Streuung um den Mittelwert

x	10	12	14	17	19	24
$x - \bar{x}$	−6	−4	−2	1	3	8
$\lvert x - \bar{x} \rvert$	6	4	2	1	3	8

Anschließend summiert man die Ergebnisse: 6 + 4 + 2 + 1 + 3 + 8 = 24, teilt sie durch 6 und erhält 4. Dieses Maß wird nicht sehr oft gebraucht, aber es hilft, die folgenden Schritte zu verstehen.

Varianz

Die Varianz ist der numerische Wert, der ein Maß für die Streuung um den Mittelwert angibt.

In Formeln sieht das so aus:

Varianz der Stichprobe = $s^2 = \frac{\sum(x-x)^2}{n-1}$

Setzen wir unsere Daten ein,

so erhalten wir: $s^2 = \frac{130}{5} = 26$

Standardabweichung (standard deviation, SD)

Die Standardabweichung, die am häufigsten benutzt wird, ist die Quadratwurzel aus der Varianz $\sqrt{s^2}$ also Quadratwurzel von 26 = 5,1.

So sind wir nun in der Lage, etwas über die Verteilung unserer Datenmenge um den Mittelwert herum zu sagen. Aus der Normalverteilung erkennen wir, dass der Bereich unterhalb der Kurve sich ungefähr sechsmal in die Standardabweichung teilen lässt. Der Bereich unter der Kurve, der um ± 1 SD vom Mittelwert abweicht, repräsentiert definitionsgemäß 67% aller Daten, der Bereich, der von 2 SD oberhalb bis 2 SD unterhalb des Mittelwerts reicht, repräsentiert 95% aller Daten, und bei dreifacher Standardabweichung kommt man auf 99%. Mit anderen Worten, wenn wir einen Mittelwert mit einer dreifachen Standardabweichung zu beiden Seiten hin angeben, dann beschreiben wir damit mehr oder weniger alle Daten unserer Population.

Nehmen wir in unserem Beispiel mit dem Mittelwert 16 als Standardabweichung 5,1 an, dann reicht das 67%-*Zuverlässigkeitsintervall* (confidence interval, CI) von 10,9 (16 – 5,1) bis 21,1 (16 + 5,1). Das bedeutet, dass die Werte 12, 14, 17 und 19 innerhalb dieses Intervalls liegen (und somit 4/6 der Datenmenge, also 67%).

In der Statistik wird oft das 95%-Zuverlässigkeitsintervall benutzt, welches alle Daten umfasst, die um ± 2 SD vom Mittelwert abweichen. In unserem Beispiel würde das 95%- Zuverlässigkeitsintervall von (16 – 2 x 5,1) bis (16 + 2 x 5,1) = 5,9 – 26,2 reichen. Wegen der sehr begrenzten Datenmenge sind alle Werte (100%) darin enthalten, aber man kann sich leicht vorstellen, dass dieses Prinzip bei größeren Datenmengen Gültigkeit hat.

9.10.4 Wahrscheinlichkeitsrechnung

Statistik befasst sich auch mit Zufall. Gefragt ist dann die Wahrscheinlichkeit, mit der etwas Bestimmtes passiert.

***Statistische Wahrscheinlichkeit** heißt die Wahrscheinlichkeit, mit der ein Ereignis eintritt. Sie beschreibt den festen Wert (Grenzwert), dem die relative Häufigkeit für das Auftreten des Ereignisses bei wachsender Anzahl der Versuche zustrebt. Die Wahrscheinlichkeit ergibt sich aus dem Quotienten der Anzahl der günstigen Ereignisse und der Anzahl der möglichen Ereignisse.*

Leicht verständlich ist, dass es Spieler waren, die sich als Erste mit Wahrscheinlichkeit beschäftigten. Der Spieler Jérome Cardan, ein Arzt und Mathematiker, dessen richtiger Name Girolamo Cardano war, berechnete im 16. Jahrhundert die erste theoretische Wahrscheinlichkeit. Heute ist die Wahrscheinlichkeitstheorie Teil der Wissenschaft und ein anerkanntes Forschungsgebiet.

Die Grundfrage ist stets: Sind Abweichungen von einem erwarteten Wert Zufall oder haben sie eine systematische Ursache?

Beispiel: Soll vorausgesagt werden, ob eine geworfene Münze Kopf oder Zahl zeigt, lautet die Frage: Wie oft muss man die richtige Antwort vorhersagen, um nicht mehr von Zufall sprechen zu können? Ab welcher ‚Trefferquote' kann gesagt werden, dass jemand mit hoher Wahrscheinlichkeit die richtige Vorhersage macht?

In der Wissenschaft gilt als kritischer Wert für das Signifikanzniveau meist 5%. Man spricht vom p-Wert. Also ist $p < 0{,}05$.

Der Wert besagt, dass die Wahrscheinlichkeit, dass Unterschiede rein zufällig sind und nicht an der Methode liegen, kleiner als 5% ist. Ist dies der Fall, spricht man von einem *statistisch signifikanten Unterschied* (s. u.).

Will man nun untersuchen, ob es sich um Zufall oder um einen statistisch signifikanten Unterschied handelt, wird wie folgt vorgegangen;

- Eine Arbeitshypothese (oder Alternativhypothese) wird formuliert. Dabei wird davon ausgegangen, dass es Unterschiede oder Zusammenhänge gibt. Die Hypothese lautet z.B. eine Behandlungsmethode A ist effektiver als die Behandlungsmethode B. Die beiden Methoden unterscheiden sich *signifikant*.
- Eine entgegengesetzte Hypothese, die *Nullhypothese*, besagt: Behandlungsmethode A ist nicht effektiver als Behandlungsmethode B. Ist sie effektiver, ist dies nur Zufall. Der Unterschied zwischen beiden Methoden ist nicht signifikant.
- Die zuerst erstellte Arbeitshypothese trifft zu, wenn die Wahrscheinlichkeit für rein zufällige Unterschiede kleiner als 5% ist. Die Nullhypothese wird dann verworfen.

Signifikanzniveau

Das Signifikanzniveau ist eine willkürlich vom Forscher bestimmte Grenze, die er vor der Datenanalyse festlegt. Sie kann bei 5% liegen, aber auch deutlich darunter, beispielsweise bei 1%.

- Signifikante Ergebnisse ($p < 0{,}05$): Die Irrtumswahrscheinlichkeit liegt bei maximal 5%.
- Sehr signifikante Ergebnisse ($p < 0{,}01$): Die Irrtumswahrscheinlichkeit beträgt maximal 1%.
- Hochgradig signifikante Ergebnisse ($p < 0{,}001$): Die Irrtumswahrscheinlichkeit liegt bei maximal 0,1%.

α- und β-Fehler

> *Das Verwerfen einer eigentlich korrekten Nullhypothese nennt man α-Fehler oder Fehler der ersten Sorte (Typ I-Fehler).*

α-Fehler lassen sich minimieren, wenn man das Signifikanzniveau senkt. Allerdings birgt eine Minimierung des α-Fehlers das Risiko eines β-Fehlers!

> *Das Verwerfen einer korrekten Arbeitshypothese nennt man β-Fehler oder Fehler der zweiten Sorte (Typ II-Fehler).*

Setzt man die Signifikanzgrenze zur Vermeidung eines α-Fehlers herab, steigt das Risiko, eine korrekte Arbeitshypothese abzulehnen.

α-Fehler und β-Fehler verhalten sich also gegenläufig. Es muss von Fragestellung zu Fragestellung entschieden werden, welcher der beiden Fehler minimiert werden soll.

Gefahr der α-Fehler-Kumulierung

Werden mit bzw. aus einer Stichprobe mehrere Tests durchgeführt, besteht die Gefahr der Kumulierung des α-Fehlers. Legt man die Zahlen der Irrtumswahrscheinlichkeit (p-Wert, s. o.) zu Grunde, muss man davon ausgehen, dass bei 5% der durchgeführten statistischen Tests mittels dieser Stichprobe ein α-Fehler auftritt (also die Nullhypothese zu unrecht verworfen wurde).

Um α-Fehler zu vermeiden, sollte man sie korrigieren. Nach *Bonferoni* kann man das optimale Signifikanzniveau finden, indem man das vorher festgelegte Signifikanzniveau (α-Level) durch die Anzahl der Signifikanztests teilt. Beispielsweise möchte ein Forscher auf einem Signifikanzniveau von $p < 0{,}05$ 10 t-Tests mit derselben Stichprobe durchführen. Um das für die t-Tests optimale Signifikanzniveau zu finden teilt er 0,05 (vorher bestimmtes Signifikanzniveau) durch 10 (Anzahl der Tests). Das Ergebnis ist ein Signifikanzniveau von 0,005 für die t-Tests. Durch die α-Fehler-Korrektur ist sichergestellt, dass die Ergebnisse der t-Tests nicht zufällig waren.

Um aussagefähige Ergebnisse durch Studien zu erhalten, muss eine α-Fehler-Korrektur durchgeführt werden. Denn je mehr Signifikanztests man durchführt, desto höher ist die Wahrscheinlichkeit, dass ein Test irrtümlich zu signifikanten Ergebnissen führt.

Begriff Signifikanz:

Dieser Begriff darf nicht mit der Größe eines Unterschieds verwechselt werden. Je nach Größe der Stichprobe kann ein kleiner, in absoluten Zahlen gesehener Unterschied von hoher Signifikanz sein.

> ***Statistisch signifikant bedeutet:*** *Der gefundene Unterschied wurde sehr wahrscheinlich nicht zufällig verursacht. Es besteht sehr wahrscheinlich ein wirklicher Unterschied.*

Zwei- und einseitige Fragestellung

Hypothesen können ein- oder zweiseitig sein. In der Regel werden Hypothesen zweiseitig getestet:

- Nullhypothese: keine Veränderung
- Arbeitshypothese: Verbesserung oder Verschlechterung (= 2-seitig)

Bei einer zweiseitigen Fragestellung ist also offen, ob das Ergebnis lautet: Der Zustand verbessert sich oder verschlechtert sich. Zweiseitige Hypothesen sind dann wichtig, wenn das Ergebnis völlig offen ist.

Zweiseitige Fragestellung: *Eine Arbeitshypothese, die zwei konträre Ergebnisse einschließt, wird als zweiseitige Fragestellung bezeichnet.*
Einseitige Fragestellung: *Eine Arbeitshypothese, die ausschließlich ein Ergebnis formuliert, wird als einseitige Fragestellung bezeichnet.*

9.10.5 Statistische Prüfverfahren (Tests)

Statistische Tests für unabhängige und abhängige Stichproben

Es gibt viele Tests zur Identifizierung und Quantifizierung von Unterschieden zwischen Gruppen. Bei der Auswahl eines Tests sind zwei Kriterien zu beachten:

- Art der Messskala (Nominal-, Ordinal-, Intervall- oder Rationalskala)
- Stehen die Gruppen untereinander in Beziehung oder nicht?
  - Testet bzw. vergleicht man 2 verschiedene Gruppen verwendet man Tests für *unabhängige Stichproben.*
  - Testet man dieselbe Gruppe zweimal, verwendet man Tests für *abhängige Stichproben.*

Überblick über die Tests:

- Bei unabhängigen Stichproben werden je nach Messskala folgende Tests verwendet:
  - Nominalskalen: CHI^2-Test
  - Ordinalskalen: Mann-Whitney-U-Test
  - ab Intervallskalenniveau: t-Test
- Bei abhängigen Stichproben werden je nach Messskala folgende Tests verwendet:
  - Nominalskalen: McNemar-Test
  - Ordinalskalen: Wilcoxon-Test
  - ab Intervallskalenniveau: t-Test

Checkliste

CHI^2-Test	▪ bei Nominalskalen ▪ unabhängige Stichprobe ▪ bei 1 oder mehr Stichproben
McNemar-Test	▪ bei Nominalskalen ▪ abhängige Stichprobe ▪ bei maximal 2 Stichproben
Mann-Whitney-U-Test	▪ bei Ordinalskalen ▪ unabhängige Stichprobe ▪ bei maximal 2 Stichproben
Wilcoxon-Test	▪ bei Ordinalskalen ▪ abhängige Stichprobe ▪ bei maximal 2 Stichproben
Freidman-Test	▪ bei Ordinalskalen ▪ abhängige Stichprobe ▪ bei 3 oder mehr Stichproben
Kruskal-Wallis-Test	▪ bei Ordinalskalen ▪ unabhängige Stichprobe ▪ bei 3 oder mehr Stichproben
t-Test	▪ wird verwendet ab intervallskalierten Daten ▪ bei annähernder Normalverteilung ▪ bei abhängigen und unabhängigen Stichproben ▪ bei maximal 2 Stichproben
ANOVA (analysis of variance)	▪ ab intervallskalierten Daten möglich ▪ bei 3 oder mehr Stichproben

9.10.6 Korrelationsanalyse

Will man herausfinden, in welcher Wechselbeziehung, also in welcher Korrelation erhobene Daten zu einander stehen, miteinander korrelieren, bedarf es einer Korrelationsanalyse.

Korrelationen

- sagen etwas über Ausmaß und Richtung von Zusammenhängen zwischen Daten.
- sind ein Maß für eine lineare Beziehung zwischen 2 oder mehreren Variablen.
- messen, wie Variablen oder Rangordnungen zusammenhängen.

Korrelationen werden als Zahlen zwischen –1 und +1 ausgedrückt:

- +1: perfekter positiver Zusammenhang,
- 0: unabhängig (kein Zusammenhang),
- –1: perfekter negativer Zusammenhang.

Die Bedeutung einer Korrelation hängt nicht nur von der Höhe des Werts ab, sondern vor allem von der Größe und der Zusammensetzung der Stichprobe.

Weitere Informationen sowie Erklärung des Pearson-Korrelationskoeffizient (siehe Kap. 9.8.4, S. 194)

Die Bedeutung der Begriffe positive und negative Korrelation sind in folgender Checkliste zusammengefasst:

Checkliste

Positive Korrelation	▪ Verbessert sich eine Variable, verbessert sich auch die andere.
Negative Korrelation	▪ Vergrößert sich der Wert einer Variablen, verringert sich der Wert der anderen.

9.11 Projektarbeiten in der Physiotherapieausbildung

Dieses Kapitel besteht aus 2 Abschnitten. Der 1. Teil zeigt den Ablauf beim Verfassen einer Projektarbeit, der sich in folgende 4 Phasen einteilen lässt:

- Planungsphase,
- Vorbereitungsphase,
- Durchführungsphase,
- Abschlussphase.

Im 2. Teil stehen die zentralen Elemente einer Projektarbeit im Mittelpunkt:

- Einführung,
- Fragestellung,
- Methoden,
- Resultate,
- Diskussion,
- Schlussfolgerung.

Doch wollen wir zunächst darüber nachdenken, warum Projektarbeiten entstehen bzw. welche Ziele sie haben.

9.11.1 Ziel und Nutzen einer Projektarbeit

Ziel und Nutzen einer Projektarbeit lassen sich von 2 Standpunkten aus beschreiben. Es können Vorteile für den Verfasser und die gesamte (betroffene) Berufsgruppe formuliert werden. Der Verfasser hat das Ziel, sich innerhalb des Berufsfelds in ein gewähltes Gebiet zu vertiefen. Dabei wird einerseits das fachliche Wissen ausgebaut und andererseits ein methodisches Vorgehen erlernt und angewendet.

Darüber hinaus kann eine Projektarbeit für die Weiterentwicklung des Berufs wichtige Anregungen geben. Das methodische Vorgehen während einer Projektarbeit liefert sachliche Antworten auf zuvor gestellte Fragen und führt so zu stichhaltigen Ergebnissen.

Viele durchgeführte Projektarbeiten sind sehr umfangreich und enthalten zahlreiche wichtige Informationen. Leider werden die meisten kaum beachtet und landen oft nur in Schulbibliotheken. Was kann sinnvollerweise getan werden, um ihren Nutzen zu erhöhen? In jedem Fall ist es möglich und sinnvoll, die Arbeit anderen Schülern oder Studenten zu präsentieren. Das Erstellen einer Präsentation, illustriert mit Bildern oder Videomaterial, für einen einstündigen Vortrag ist eine lehrreiche Aufgabe, die ein Teil einer Schulklasse übernehmen kann. Im Idealfall führt die Projektarbeit zu einer Publikation in einer Fachzeitschrift oder zu einer Präsentation bei einer Tagung.

Die Arbeit an einem Projekt ist mit vielen Hochs und Tiefs verbunden, Durststrecken müssen durchgestanden und Hindernisse überwunden werden. Doch das Dranbleiben lohnt sich. Im folgenden Textauszug wird das Wechselbad der Gefühle anhand einer Diplomarbeit anschaulich beschrieben. Er gilt ebenso für Projektarbeiten.

Beispiel: Franière (1985) beschäftigt sich mit der Frage nach der Motivation für das Verfassen einer Diplomarbeit. Er schildert in eindrücklicher Weise die emotionalen Ergebnisse, die damit verbunden sein können: „Immer ist die Zeit der Ausarbeitung der Diplomarbeit durch vielerlei Emotionen gekennzeichnet: man hat Angst davor oder erwartet sie ungeduldig; man spricht viel davon; während jemand eine Arbeit schreibt, wird er oft mit einer neugierigen Aufmerksamkeit umgeben, man nimmt Rücksicht auf ihn. Es gibt Zeiten des Scheiterns, der Blockierung, des Zögerns, der Unsicherheit. Die Diplomarbeit zeigt eine Art Ausnahmezustand. Es wird manchmal auf die Initiationsrolle dieses Abenteuers hingewiesen. Alle diese Emotionen sind bekannt und normal. Man kann auf verschiedene Arten mit ihnen umgehen" (Franière 1985).

Themenwahl und fachliche Begleitung

Die Themenwahl lässt sich in der Regel nicht innerhalb weniger Stunden erledigen. Dabei handelt es sich um einen länger dauernden Prozess. Wie lassen sich überhaupt Themen finden? Schon während der Ausbildung tauchen Fragen im Zusammenhang mit dem unterrichteten Stoff auf. Gewisse Teilgebiete wecken besonderes Interesse, Kontakte der Schüler mit Physiotherapie und Physiotherapeuten außerhalb der Schule, z.B. an Praktikumsorten, können andere, neue Gesichtspunkte zu Inhalten bringen. Damit wird das Bedürfnis nach weiteren Nachforschungen geweckt. Es ist immer sinnvoll, anfänglich mehrere Themen zu entwickeln und dabei folgende Punkte zu beachten:

- Welche Fragestellung ließe sich formulieren?
- Wie kann sie beantwortet werden?
- Was ist nötig, um die Studie durchzuführen?

Für die endgültige Themenwahl ist die Realisierbarkeit ein wichtiges Kriterium. Von zentraler Bedeutung ist die Verfügbarkeit von fachlicher und methodologischer Begleitung, von Literatur, Material (z.B. Messgeräte) und Personen. Da gesunde Probanden einfacher zu rekrutieren sind als Patienten, werden beispielsweise oft Themen gewählt, die an Mitschülern oder anderen gesunden Personen erforscht werden können.

Die Projektarbeit sollte zur Unterstützung von einem Experten begleitet werden, z. B. fachlich von einem Lehrer oder Praktikumsmentor und methodologisch von einem Lehrer der Ausbildungsstelle.

Ausbildungsinstitute können in Zusammenarbeit mit den Experten Ideen sammeln und einen Themenpool erstellen. Bietet ein fachlicher Experte ein Thema an, bedeutet dies eine gewisse Garantie für die Realisierbarkeit der Projektarbeit. Ein weiterer Vorteil bei einem vorgeschlagenen Thema ist, dass sowohl Schüler als auch Experte ein Interesse am Gelingen der Arbeit haben. Das fördert die Qualität der fachlichen Begleitung und erhöht den Nutzen für beide Beteiligten: Die Schüler werden engagiert fachlich begleitet, und der Experte profitiert u. a. von den Literaturrecherchen und Forschungsergebnissen der Schüler.

Methodologische Begleitung

Die Durchführung einer wissenschaftlichen Projektarbeit stellt hohe Anforderungen an die fachliche und methodologische Begleitung. Dies gilt für jede Art von Projektarbeit; für Literaturstudien ebenso wie für eine Studie zur Untersuchung einer Therapieeffektivität oder eine Zuverlässigkeitsstudie. Schulen, die wissenschaftlich aufwendige Projektarbeiten durchführen, tun dies oft mit einer ganzen Klasse. Die Arbeit wird auf mehrere Schüler verteilt, so dass auch der Aufwand für die Begleitung in einem vertretbaren Rahmen bleibt. Laufen in einer Klasse mehrere Projekte gleichzeitig, ist es fast nicht möglich, alle Projekte fachlich und methodologisch adäquat zu begleiten.

Wie groß ist der Aufwand?

Der Aufwand für die Projektarbeit reduziert sich, wenn sie von einer größeren Gruppe durchgeführt wird und kann zusätzlich zum Unterricht bei ca. 20 h pro Schüler liegen.

Nicht selten wird am Anfang ineffizient gearbeitet. Die Orientierung auf das Thema dauert oft zu lange oder es wird zu wenig gezielt gelesen. Dadurch geht viel Zeit verloren. Dies ist insbesondere dann der Fall, wenn die Schüler selbstständig ein Thema wählen. Wird das Thema dagegen von einem Experten vorgeschlagen, hat dieser sich in der Regel schon orientiert und besitzt eine konkrete Vorstellung von der Durchführung und Machbarkeit der Projektarbeit. Häufig ist auch schon Literatur vorhanden.

Meistens ist eine statistische Analyse der Daten, die die Projektarbeit bringt, notwendig. Dabei ist es sehr wichtig, sich schon vor der Datenerfassung zu überlegen, welche statistischen Methoden angewendet werden. So wird z. B. ein Datensatz aus hypothetischen Daten erstellt und damit zunächst die statistische Analyse erprobt. Oft bringt diese Übung wichtige Anregungen zur Verbesserung der geplanten Datenerfassung.

Planung und Meilensteine

Es ist sinnvoll, gleich zu Beginn der Auseinandersetzung mit dem Thema der Projektarbeit die ersten Ideen schriftlich auf einem Blatt Papier zu sammeln. Dabei spielt die Fragestellung eine sehr wichtige Rolle. Anschließend sollte ein Zeitplan mit Meilensteinen am besten anhand der folgenden 4 Phasen der Projektarbeit aufgestellt werden.

Planungsphase

Die Planungsphase endet mit dem Meilenstein Präsentation des Studienprotokolls. Zu dieser Präsentation werden Personen eingeladen, die möglicherweise noch wertvolle Hinweise geben können, die vor Beginn der Datenerfassung zu berücksichtigen sind. Mitglieder der Projektgruppe präsentieren die Einleitung, die aus einer Zusammenfassung der wichtigen Literatur besteht und mit der Fragestellung der Studie schließt. Anschließend werden die Methoden der Datenerfassung beschrieben: Welche Personen werden untersucht? Welche Zulassungskriterien sind geeignet? Wie werden die Messungen durchgeführt?

Die Präsentation des Protokolls vor den begleitenden Experten und anderen Fachpersonen (Lehrer, Physiotherapeuten) eignet sich sehr gut, um letzte kritische Bemerkungen aufzunehmen. Sie werden anschließend wohlwollend geprüft. Zu diesem Zeitpunkt sind Anpassungen im Protokoll noch möglich, die später aber nicht mehr umgesetzt werden können.

In der Einführung des Protokolls wird der momentane Wissensstand kurz zusammengefasst und anschließend die Fragestellung formuliert. Die Einführung wird erst im Bericht der Projektarbeit in vollem Umfang ausgearbeitet. Der Abschnitt Methode beschreibt die Zulassungskriterien für die Probanden, die Messungen und die statistischen Methoden (z. B. Messen, Zulassungskriterien, Statistik).

Vorbereitungsphase

In der Vorbereitungsphase werden die Messstationen eingerichtet und die Durchführung der Messungen geübt. Außerdem müssen Vorlagen für die Datenerfassung und Fragebogen erstellt werden. Mit dem Abschluss dieser Arbeiten ist der 2. Meilenstein erreicht.

Durchführung der Messungen

Die Durchführung der Messungen ist eine reine Fleißarbeit, die sehr sorgfältig zu erledigen ist. Die Messungen stellen den 3. Meilenstein dar. Die Datenerfassung sollte im mittleren Drittel der Studie abgeschlossen sein, damit genügend Zeit für die Auswertung der Resultate und die Formulierung einer stichhaltigen Diskussion und gut fundierten Schlussfolgerung bleibt.

Auswertung der Ergebnisse

Die letzte Etappe auf dem Weg ins Ziel ist erreicht: Die Resultate werden ausgewertet, beschrieben und diskutiert. Den krönenden Abschluss des Berichts der Projektarbeit bildet die Schlussfolgerung.

Zusammenfassung der Meilensteine

Planungsphase

- Orientierung in der Literatur,
- Formulierung der Fragestellung,
- Lektionen über Methodologie und Messen,
- Einladung von Experten für die fachliche Beratung bei der Fragestellung.

Meilenstein 1: Präsentation des Studienprotokolls.

Vorbereitungsphase

- Erstellung und Erprobung der Messungen,
- Konzeption der Vorlagen zur Datenerfassung,
- Übung der statistischen Verarbeitung hypothetischer Daten (Lektion zur Statistik),

Meilenstein 2: Abschluss der Vorbereitungsarbeiten für die Studie.

Durchführung der Messungen

Meilenstein 3: Abschluss der Messungen.

Verarbeitung der Daten und Erstellen des Berichts

- Beschreibung der Ergebnisse (statistische Verarbeitung),
- Diskussion der Resultate,
- Formulierung der Schlussfolgerungen,
- Erstellung des Berichts der Projektarbeit,

Meilenstein 4: Präsentation der Projektarbeit (und Fest).

Eine leichte Panik während den letzten Tagen vor dem Abgabetermin der Projektarbeit gehört gewissermaßen dazu. Auch Computerabstürze mit Datenverlusten oder defekte Fotokopiergeräte treten nicht selten auf.

Form

Eine Projektarbeit soll mindestens die Abschnitte enthalten, die auch bei der Publikation einer Studie von Bedeutung sind, d. h.:
- Einführung und Fragestellung,
- Methode,
- Ergebnisse,
- Diskussion und Schlussfolgerung.

Im Text wird auf die in der Literaturliste genannten Quellen hingewiesen.

Einführung

Die Einführung enthält immer eine Literaturstudie, die die bisherigen Kenntnisse zusammenfasst. Dabei werden die wichtigsten Handbücher und wissenschaftlichen Studien im Zusammenhang mit der Projektarbeit genannt. Außerdem wird dem Leser dargelegt, weshalb das gewählte Thema so brisant ist, dass die Untersucher einen erheblichen Aufwand mit der Durchführung der Studie hatten und – das Wichtigste – weshalb er diese Arbeit unbedingt lesen muss.

Fragestellung

Die Fragestellung wird oft im letzten Abschnitt der Einführung erscheinen, kann aber auch separat unter dem Titel Fragestellung oder Zweck beschrieben werden. Bei der Formulierung der Fragestellung wird in der Regel global begonnen, um das Thema später enger einzugrenzen. Es ist sinnvoll, zusammen mit dem Projektteam oder mit Bekannten Ideen und Gedanken zu sammeln. Bei diesem Brainstorming sollen jedoch keine Detaildiskussionen geführt werden, da diese nur das vollständige

Erfassen von Ideen und Gedanken behindern würden. Nach dem Brainstorming werden die gesammelten Punkte gruppiert. Das folgende Beispiel zeigt eine mögliche Gruppierung.

Beispiel: Brainstorming zur Abgrenzung der Fragestellung

Ausgehend von der allgemeinen Fragestellung „Hilft Muskeldehnung?" werden Ideen gesammelt, die wichtig erscheinen. Wie beim Brainstorming üblich, wird zunächst nicht detailliert auf die einzelnen Punkte eingegangen. Vielmehr werden lediglich Fragen gesammelt, die zur Formulierung einer klaren Fragestellung beantwortet werden müssen:

- Worin liegt das Ziel des Dehnens – Dehnung im Rahmen eines Warming-up
- Wie ist die Dosierung beim Muskeldehnen – abhängig von der Intensität der Dehnung, vom Schmerzempfinden, von der Dauer?
- Vermeidung von Verletzungen, zur Verlängerung bestimmter Muskeln (z.B. bei Tänzern), nach einer maximalen Anstrengung zur Reduktion von Muskelkater (die aktuelle Ansicht vieler Experten ist, dass das Gegenteil der Fall sein könnte)?
- Wie stelle ich mir den neurophysiologischen Wirkungsmechanismus vor?
- Welches Gewebe wird gedehnt – Muskel- oder Sehnengewebe, Haut, Nerven, Bänder?
- Welche Technik wird eingesetzt – statisches Dehnen während einer bestimmten Zeit, oszillierend, mit Hold-Relax-Techniken?
- Bei welchen Personen werden die Dehnungen durchgeführt – gesunde Sportler oder Patienten?
- Wie wird der Effekt des Dehnens gemessen – Beweglichkeit sofort nach dem Dehnen, 24 h nach dem Dehnen oder nach 6 Wochen dauerndem täglichem Dehnen? Oder ist ein präventiver Effekt für Verletzungen während des Sports zu vermuten und soll die Anzahl der Verletzungen beim Sport gemessen werden?

Das Beispiel zeigt, dass mit einem Brainstorming innerhalb kürzester Zeit sehr viele Gedanken zusammenkommen. Da wohl zu jedem einzelnen Punkt eine lange Diskussion möglich wäre, sei hier nochmals betont, dass es in dieser Phase wichtig ist, beginnende Diskussionen abzublocken.

Obwohl nach einer Brainstormingphase mehr Fragen als vorher vorliegen, ist es wahrscheinlich, dass hier bereits die wesentlichen Inhalte der Projektarbeit auf dem Papier stehen. Zur Beantwortung aller Fragen würden auch 10 Projektarbeiten nicht ausreichen. Der entscheidende Punkt ist jedoch, dass damit eine Auswahl möglich wird.

Wie soll die Fragestellung eingegrenzt und anschließend formuliert werden? Dies ist abhängig vom Interesse und der Machbarkeit. Führen wir dazu unser obiges Beispiel fort.

Beispiel: Die Projektgruppe grenzt das Gebiet weiter ein: Es wäre interessant, die präventive Wirkung des Muskeldehnens nachzuweisen. Die Schüler sind davon überzeugt, dass Muskeldehnen zur Reduzierung von Verletzungsgefahren beim Sport wichtig ist. Sie stellen jedoch fest, dass diese Fragestellung im Rahmen einer Projektarbeit praktisch nicht untersucht werden kann. Hierzu müssten mehrere 100 Sportler für die Dauer von 1–2 Jahren nach der Intervention beobachtet werden, um die unterschiedliche Häufigkeit der Verletzungen in der Experimental- und Kontrollgruppe zu messen. Da das nicht machbar ist, beschließt die Projektgruppe, zwar beim gleichen Thema, aber in einer anderen Richtung weiter zu suchen.

Bei der Suche nach Artikeln, die das Muskeldehnen evaluieren, stoßen sie auf eine Publikation, bei der verschiedene Dehntechniken miteinander verglichen werden (Brandy 1997). Bei gesunden Personen bewirkt die Muskeldehnung der dorsalen Oberschenkelmuskulatur eine Zunahme der Beweglichkeit. Vier untersuchte Behandlungsmethoden (statisch, postisometrische Relaxation, mit jeweils unterschiedlicher Dauer durchgeführt) erbrachten im Vergleich zur nicht behandelten Kontrollgruppe den gleichen Zuwachs der Beweglichkeit nach Abschluss der Behandlungsserie. Einige Fragen bleiben jedoch unbeantwortet. Die Untersucher formulieren zum Schluss der Publikation selbst die Frage, ob die Dehnung auch bei anderen Muskelgruppen effektiv ist. Und da nur vor und nach der gesamten Behandlungsserie gemessen wurde, lässt sich nicht beurteilen, welche Behandlungsmethode schneller zum Ziel führt.

Beispiel (Fortsetzung):

Die Projektgruppe möchte nun eine ähnliche Studie durchführen, um folgende Fragen zu beantworten:

- Welche Behandlungsmethode zeigt die schnellste Wirkung?
- Wie ist der Effekt bei Dehnung der Muskulatur zur Verbesserung der Flexion im Schultergelenk?

Es ist vorteilhaft, von bereits durchgeführten Studien auszugehen!

Bei bereits durchgeführten Studien als Ausgangspunkt für eine Projektarbeit lassen sich Erfahrungen nutzen. Die im Beispiel genannte Studie hatte für den Beruf des Physiotherapeuten ein positives Ergebnis, da die Effektivität der Muskeldehnung zur

Verbesserung der passiven Beweglichkeit nachgewiesen werden konnte. Selbstverständlich lässt sich mit dieser Versuchsanordnung bei gesunden Personen nicht die Wirksamkeit der Muskeldehnung zur Reduktion von Beschwerden bei Patienten belegen. Bei vielen angewandten Techniken ist jedoch weder bei Patienten noch bei Gesunden eine Wirkung nachweisbar.

Schlussbemerkung

Zurzeit wird die Effektivität des Dehnens zur Reduktion von Verletzungen und Muskelkater heftig diskutiert. Dazu beigetragen hat eine vom Physiotherapeuten Rob Herbert aus Australien verfasste Metaanalyse, die in der angesehenen Zeitschrift Britisch Medical Journal publiziert wurde (Herbert 2002). Die Effektivität vom Dehnen zur Steigerung der Beweglichkeit wurde in einem anderen Review untersucht. Bei gesunden Personen konnte eine Zunahme der Beweglichkeit nachgewiesen werden (Harvey 2002). Bei Patienten mit einem Querschnitt und eingeschränkter Dorsalflexion im oberen Sprunggelenk wurde keine Zunahme erzielt (Harvey 2000). Weitere Studien sind nötig bei anderen Pathologien und mit anderen Maßnahmen zur Verbesserung der Beweglichkeit.

Beschreibende Studie

Der folgende Abschnitt zeigt ein anderes Beispiel einer Projektarbeit, deren Aufwand geringer ist. Die Struktur des Berichts ist ähnlich. Die fachliche und methodologische Begleitung hat auch hier große Bedeutung, da die Bearbeitung der Thematik ohne Unterstützung zu kompliziert ist.

Einführung

Ein Physiotherapeut fragte sich, ob in der Klinik, in der er arbeitet, Rehabilitation bei multipler Sklerose sehr effektiv ist. Zur Objektivierung der Veränderungen in der Selbstständigkeit bei den basalen Aktivitäten des täglichen Lebens (ATL, siehe S. 208) wird bei allen Patienten der neurologischen Rehabilitation die Functional Independence Measure (FIM, siehe S. ##) erfasst. Diese Messung zeigt bei mehr als 50% der Patienten während ihres Aufenthalts keine Veränderung.

Fragestellung

- Erzielen die Patienten keine relevanten Fortschritte?
- Ist die Messung ungeeignet?
- Haben andere Kliniken ähnliche oder andere Ergebnisse, Behandlungsmethoden und Evaluationsverfahren?

Methoden und Resultate

Eine Literatursuche in der Datenbank MEDLINE bringt Studien mit besseren Ergebnissen zutage. So weist beispielsweise die Vorgehensweise in einer Klinik in England (Freeman, 1997) mit besseren Resultaten 2 wesentliche Unterschiede auf:

- Es werden andere Messungen durchgeführt. Der Rivermead Mobility Index (siehe S. 212) erfasst die Mobilität und könnte zur Feststellung der Veränderungen besser als FIM geeignet sein. FIM misst zu viele Kriterien, die sich in dieser Patientengruppe nicht wesentlich verändern.
- Die Vorgehensweise bei der Patientenaufnahme ist deutlich anders. In England werden alle Patienten ambulant untersucht und ihre Probleme von einem Physiotherapeut dokumentiert. Dieser entscheidet, ob eine Intervention (Behandlung) indiziert ist und falls ja, ob diese ambulant, zu Hause oder in einem Rehabilitationszentrum durchgeführt werden muss. Oft stellt sich dabei heraus, dass manche Patienten gar keine Behandlung, sondern vielmehr Unterstützung bzw. Mithilfe im Haushalt, bei der Mahlzeitenverabreichung, eine Hilfsmittelanpassung oder bauliche Veränderungen ihrer Wohnung benötigen.

Der Physiotherapeut möchte untersuchen, welche Rolle die Art der Messung spielt. In der englischen Klinik wird eine Mobilitätsmessung benutzt, die die Fähigkeit des Sitzens, Transfers, Aufstehens und Gehens misst und andere Alltagsaktivitäten außer Acht lässt. Diese Messung zeigt im Vergleich zu der anderen Messung eine größere Empfindlichkeit für Veränderungen (s. S. 204), was die unterschiedlichen Resultate der beiden Kliniken erklären kann.

Der Physiotherapeut entscheidet sich im Rahmen der Projektarbeit, bei den letzten 25 Patienten mit multipler Sklerose die Krankengeschichten zu studieren, um ihre Ziele und in den Austrittsberichten der Ärzte und Physiotherapeuten die individuellen Fortschritte zu erfassen, falls diese nicht anhand der Messungen aufgedeckt wurden.

Bei dieser retrospektiven Erfassung bestätigt sich die Vermutung, dass der FIM zu wenig empfindlich ist.

Die Entlassungsberichte der Physiotherapie vermerken Fortschritte in der Mobilität und in der Gehgeschwindigkeit, die sich nicht in einer größeren Anzahl der Punkte im FIM niederschlagen. Dies ist bei 6 von 25 Patienten (24%) der Fall. Bei 13 weiteren Patienten (52%) werden mit dem FIM Fortschritte erfasst. Somit verbessern sich 76% der Patienten.

Schlussfolgerung

Der FIM ist bei einem erheblichen Anteil der Patienten mit MS nicht empfindlich für Veränderung und deshalb ungeeignet für die Verlaufskontrolle.

9.11.2 Zentrale Elemente einer Projektarbeit

In diesem 2. Teil wird auf die Form der Berichterstattung der Projektarbeit eingegangen.

Form

Titel

Der Titel soll die wesentliche Aussage enthalten, da viele Leser bei der Selektion ihrer Lektüre primär die Titel überfliegen. Er soll Interesse wecken, was sich beispielsweise gut durch sprachliche Spitzfindigkeiten erreichen lässt.

Mögliche Titel

- Behandlung der akuten Sprunggelenksdistorsion – Eis oder heiß?
- Muskeldehnen kritisch betrachtet – Indikationen und Wirkungsmechanismen.

Vorwort

Der Bericht muss nicht unbedingt ein Vorwort enthalten, da es nicht zu den obligatorischen Kernelementen einer wissenschaftlichen Arbeit gehört. Gerade wenn die Zeit knapp ist, sollte sie besser für die Darstellung der Kernelemente verwendet werden. Das Vorwort ist ein persönlich gefärbter Begleitbrief, um zu beschreiben, wie die Themenwahl zustande kam oder welche Personen bei der Arbeit besonders behilflich waren.

Einleitung

Die Einleitung fasst den Wissensstand zu Beginn der Projektarbeit zusammen. So lassen sich bei einer Arbeit über die Rehabilitation von Patienten mit chronischen Rückenschmerzen beispielsweise die untersuchten Behandlungskonzepte mit ihren Zielen und Methoden anführen. Anschließend kann das Thema der Therapieresistenz beleuchtet und die Frage nach der richtigen Auswahl der Patienten mit einer guten Therapieprognose aufgeworfen werden. In der Physiotherapieausbildung wird nicht auf prognostische Tests für das Therapieresultat eingegangen.

Hat ein Praktikumsleiter auf diesem Gebiet bereits Erfahrungen gesammelt, könnte die Fragestellung folgendermaßen lauten: Wie ist die Zuverlässigkeit der 4 eingesetzten prognostischen Tests? (Oesch 2000, Kool 2002)

- VAS 0–10,
- Pseudokrafttest,
- 3-min-Stufentest,
- Waddell-Test für nichtorganische physische Zeichen.

Die Ausführung und der Anwendungsbereich dieser Tests sind in diesem Zusammenhang unwichtig. Der interessierte Leser kann dazu die Publikation in der Zeitschrift Krankengymnastik nachlesen (Oesch 2000).

Diese 4 Tests werden am Praktikumsort verwendet, so dass sich der Schüler für ihre Zuverlässigkeit interessiert. Der Praktikumsleiter muss gestehen, dass die publizierten Studien zur Zuverlässigkeit bei andersartigen Patientengruppen durchgeführt wurden. Unterschiede bezüglich des kulturellen Hintergrunds der Patienten und im sozialen Versicherungssystem verschiedene Länder stellen die Gültigkeit der Ergebnisse der Zuverlässigkeitsstudie (USA) für eine Klinik in Europa (D, CH, A) in Frage.

Auch der Praktikumsort ist sehr an einer Studie über die Zuverlässigkeit der verwendeten prognostischen Tests interessiert und daher auch bereit, die Projektarbeit fachlich zu unterstützen. Natürlich erfordert das gewählte Thema eine vertiefte Auseinandersetzung mit theoretischen Modellen der chronischen Rückenschmerzen, die die psychosozialen Faktoren in besonderem Maße berücksichtigen. Auch die prognostischen Faktoren für das Ergebnis einer Rehabilitation sind von großer Bedeutung. Schließlich müssen die Grundlagen des Messens und die Zuverlässigkeit wiederholter Messungen kurz beschrieben werden.

Methoden

In Bezug auf die Fragestellung und unter Berücksichtigung der Möglichkeiten wird das Vorgehen ausgewählt. Bei der Literatursuche werden Datenbanken, Zeitschriften, Fachbücher und Experten befragt. Außerdem wird die Datenerhebung an Patienten oder anderen Probanden beschrieben.

Ergebnisse

In diesem Abschnitt werden die Ergebnisse der Arbeit lediglich beschrieben, ohne sie zu kommentieren.

Diskussion

Erst in diesem Abschnitt erfolgt die Interpretation der Resultate unter folgenden Gesichtspunkten:
- Welche Ergebnisse sind unerwartet?
- Wie lassen sich die Resultate erklären?
- Welche anderen Untersuchungen unterstützen die Ergebnisse?
- Wie können Unterschiede mit anderen Untersuchungen erklärt werden?

Schlussfolgerung

Hier schließt sich der Kreis zur ursprünglichen Fragestellung. Nun werden ihre verschiedenen Komponenten Punkt für Punkt beantwortet.

Anhang

Im Anhang finden sich Unterlagen, die für das Verständnis der Projektarbeit nicht unbedingt notwendig sind, die Leser aber möglicherweise interessieren könnten. Dazu gehören z. B. ausführliche Datentabellen, verwendete Fragebögen oder Beschreibungen von Messverfahren.

Glossar

Abhängige Variable: Wenn der Effekt einer Therapie untersucht wird, sind die Resultate die abhängigen Variablen (z. B. Krankheit, Laufgeschwindigkeit, Schmerz). Die Therapie und die Patientenmerkmale vor der Behandlung sind unabhängige Variablen (z. B. Alter, Geschlecht).

Abstract: Zusammenfassung.

Alpha: Grenzwert für die Annahme der Alternativhypothese, beträgt oft 0,05.

Alpha-Fehler: Das Verwerfen einer eigentlich korrekten Nullhypothese, wobei irrtümlich die Schlussfolgerung gezogen wird, dass ein Unterschied vorhanden ist.

Alternativhypothese: Die Arbeits- oder Alternativhypothese (H_1) geht immer davon aus, dass es Unterschiede oder Zusammenhänge gibt: Methode A ist effektiver als Methode B (d. h., sie unterscheiden sich signifikant voneinander).

ANOVA: Varianzanalyse (*analysis of variance*). Wird meistens benutzt wenn mittlere Werte von mehr als 2 Gruppen getestet werden sollen.

Attribuierbares Risiko (AR): Dies ist der Anteil exponierter Fälle, die nicht erkrankt wären, wenn sie nicht exponiert worden wären (auch als Risikodifferenz RD bezeichnet) (I_e-I_0).

Baseline: Grundlinie, Vormessung. Bei einer Studie werden im Laufe der Zeit spätere Messungen mit der Baseline verglichen, um Unterschiede zu erfassen.

Beta-Fehler: das Verwerfen einer korrekten Arbeitshypothese, wobei irrtümlich die Schlussfolgerung gezogen wird, dass kein Unterschied besteht.

Bias: Verzerrung der Resultate durch systematische Fehler.

Blockgröße: Einheit, die eine randomisierte Verteilung über die Gruppen aufweist (z. B. Blockgröße 4 gibt bei einer zweiarmigen Untersuchung 2 Gruppen von je 2 Personen, wenn 4 Personen randomisiert worden sind).

Block-Randomisierung: eine Methode zur Randomisierung, mit der die Gruppengrößen mehr oder weniger gleich groß gehalten werden können.

Boole-Suche: logische Methode, um bei der Literatursuche in einer Datenbank Suchbegriffe zu kombinieren.

CEBP (Centre for Evidence Based Physiotherapy): Zentrum für evidenzbasierte Physiotherapie (www.cebp.nl).

CINAHL (Cumulative Index to Nursing & Allied Health Literature): Datenbank die mehr als 100 Zeitschriften im Bereich der Physiotherapie und Rehabilitation umfasst.

Cluster-Randomisierung: Bei clusterrandomisierten Versuchsreihen werden statt einzelnen Personen Gruppen von Patienten zufällig zugeordnet (z. B. Mannschaften eines Fussballvereins).

Cochrane Collaboration (CC): Die CC wurde nach Archie Cochrane benannt, einem britischen Arzt und Epidemiologen. In dieser Organisation arbeiten ca. 2000 Wissenschaftler zusammen, die systematisch Informationen aus Effektivitätsstudien sammeln. Die Effektivität der unterschiedlichen Leistungen im Gesundheitswesen wird in einer aktuellen Literaturübersicht zusammengefasst.

Compliance: Bei einer Studie: Therapietreue, Teilnahme von Patienten (und Therapeuten), wie gewünscht, gemäß Protokoll der Studie.

Confounding: Störung, Herstellung eines Zusammenhangs aus einem falschen Grund. Ein Zusammenhang zwischen zwei Variablen wird durch eine dritte Variable, dem Confounder oder Störfaktor, verdeckt oder betont.

CONSORT Statement (Consolidated Standards of Reporting Trials): Das CONSORT Statement wurde von einer Anzahl Wissenschafter und Herausgeber bedeutender Zeitschriften als Richtlinie für Autoren entwickelt, mit dem Ziel, die Qualität der Publikationen zu verbessern.

Crossover-Studie: Studie, bei der 2 oder mehr experimentelle Therapieverfahren nacheinander in einer festgelegten oder randomisierten Reihenfolge an die gleiche(n) Patientengruppe(n) verabreicht werden.

Deduktion: Aus vielen unabhängigen Beobachtungen wird eine allgemeingültige Theorie oder Hypothese abgeleitet.

Deskriptive Statistik: Die empirisch gewonnenen Daten werden systematisch geordnet und beschrieben (z. B. Häufigkeitstabellen, Graphik, Mittelwert, Varianz), Kennziffern berechnet und Korrelationen erstellt, ohne Erklärung möglicher Ursachen.

Doppelblinduntersuchung: Patienten und Therapeuten werden verblindet gegenüber der erhaltenen Behandlung; sie wissen z. B. nicht, ob eine Plazebo- oder wirksame Behandlung stattfindet. Verblindung ist wichtig, um die Gefahr einer bewussten oder unbewussten systematischen Beeinflussung der Resultate (Bias) und demzufolge eine Beeinträchtigung der Validität der Ergebnisse zu reduzieren. Verblindung ist bei vielen Behandlungen nicht möglich.

Drop-out(s): Ausfall von Patienten während der Behandlungsphase.

Einwilligung nach Aufklärung: Die freiwillig abgegebene Einwilligung eines Patienten, an einer Studie teilzunehmen, nachdem er über die Studie, ihre Ziele, den voraussichtlichen Nutzen, die voraussichtlichen Risiken sowie über die erforderlichen Datenerhebungsverfahren und den vorgesehenen Zeitplan aufgeklärt wurde (englisch: informed consent).

Einzelfallstudie: Der Patient durchläuft 2 oder mehr verschiedene Behandlungsphasen, die meistens in randomisierter Reihenfolge angeordnet sind, wobei der Patient jeweils entweder die experimentelle Behandlung oder eine andere bzw. eine Plazebotherapie erhält (engl.: *single case design* oder *N=1 study*).

EMBASE: Excerpta Medica Database, eine kommerzielle biomedizinische Datenbank.

Empfindlichkeit (Responsivität): die Fähigkeit einer Messung, relevante Veränderungen zu erfassen.

Epidemiologie: die Lehre von der Entstehung, Verbreitung und Behandlung epidemischer Krankheiten. Die meisten Krankheiten, welche Physiotherapeuten behandeln, werden als Epidemie betrachtet.

Erklärende Studien: Vergleich einer echten mit einer Plazebobehandlung (vgl. pragmatische Studie).

Evidenzbasierte Medizin/Physiotherapie: In der Evidenzbasierten Medizin und Physiotherapie werden die Ergebnisse wissenschaftlicher Arbeiten über Diagnostik, Behandlung und Prognostik berücksichtigt. Wenn Effektivitätsstudien vorliegen, werden Behandlungen angewandt, deren Effektivität wissenschaftlich bewiesen wurde.

Experiment: Untersuchung, wobei der Untersucher Design, Behandlung und Messungen bestimmt und kontrolliert; meistens: randomisierte kontrollierte Studie (RCT).

Expertvalidität: Hier geht es darum, ob Experten meinen, dass eine Messung valide ist. Diese möglicherweise etwas unwissenschaftlich erscheinende Vorgehensweise ist oft der Anfang der Entwicklung einer Messung.

Exposition: Bloßstellung an einem Einfluss (Sport, Rauchen etc, auch: Behandlung).

Extrapolierbarkeit (von Studienergebnisse): siehe Validität, externe.

Fallbericht: Bericht über einen Patienten, wobei die Daten in der Regel erfasst werden ohne vorher aufgestelltes Design.

Fall-Kontroll-Studie: siehe Patienten-Kontroll-Studie.

Fallstudien: prospektive Studien, die bei einzelnen Patienten durchgeführt werden.

Falsch- positiv (Diagnostik): Die Untersuchung diagnostiziert das gesuchte Merkmal (der Patient ist krank) obwohl das Merkmal in Wirklichkeit nicht vorhanden ist (der Patient gesund ist).

Falsch-negativ (Diagnostik): Die Untersuchung diagnostiziert das gesuchte Merkmal nicht (der Patient ist gesund), obwohl das Merkmal vorhanden ist (der Patient krank ist).

Falsch-negativ (Effektivitätsstudie): Die Ermittlung eines statistisch nichtsignifikanten Ergebnisses, obwohl in Wirklichkeit eine Wirkung erzielt wurde.

Falsch-positiv (Effektivitätsstudie): die Ermittlung eines statistisch signifikanten Ergebnisses, obwohl in Wirklichkeit keine Wirkung erzielt wurde.

Fehler erster Art: Die Untersucher ziehen zu Urecht die Schlussfolgerung, dass ein Unterschied vorliegt. Die Nullhypothese wird verworfen, obwohl sie wahr ist.

Fehler zweiter Art: Die Untersucher ziehen zu Urecht die Schlussfolgerung, dass kein Unterschied vorliegt. Die Nullhypothese wird angenommen, obwohl sie falsch ist.

Fehler, systematische: Fehler, die eine Verzerrung der Resultate und Bias verursachen (und die korrigierbar sind, wenn man Richtung und Größe der Fehler kennt).

Fehler, zufällige: Fehler, welche die Präzision der Resultate reduzieren (engl.: *random error*).

Follow-up: Nachbeobachtung in einer Studie: Beobachtung der Patienten nach der Behandlung.

Fragestellung: Ausgangspunkt bei Effektivitätsstudien, Diplomarbeiten, Literatursuche und evidenzbasierter Physiotherapie; wichtige Grundlage sowohl für effizientes als für wissenschaftliches Arbeiten.

Freiheitsgrade (df): Anzahl zur Auswahl stehender Möglichkeiten (N) minus 1: df = (N–1). Wenn eine Möglichkeit (N=1) zur Auswahl steht, gibt es keine Freiheit zu wählen (df=1–1=0).

Generalisierbarkeit (von Studienergebnisse): siehe Validität, externe.

Goldstandard: Ein Goldstandard ist ein (annähernd) perfekter Test zur Messung oder Diagnose eines Merkmals.

Grundgesamtheit (Population): Potenziell untersuchbare Einheiten, meistens Patienten; manchmal auch andere Einheiten, z. B. Kliniken.

Grundlinie: siehe Baseline.

Guidelines : siehe Leitlinien

ICF: Die ICF, die Internationale Klassifikation der Funktionsfähigkeit, Behinderung und Gesundheit (engl.: International Classification of Functioning, Disability and Health), beschreibt die Folgeerscheinungen von Krankheiten.

Idiographisches Design: Fallstudie mit graphischer Darstellung der Resultate.

Induktion: Aus einer Theorie oder Hypothese wird auf das Allgemeine geschlossen.

Informed consent: siehe Einwilligung nach Aufklärung.

Inhaltsvalidität: Inhaltsvalidität ist gegeben, wenn alle relevante Aspekte in einer Messung, oft ein Fragebogen, enthalten sind.

Intention-to-treat-Analyse: Alle zu Beginn der Studie randomisierten Patienten werden am Studienende unter der ihnen anfangs zugeteilten Therapie ausgewertet, auch wenn nach Randomisierung die Therapie abgebrochen oder die Therapiegruppe gewechselt wurde.

Interferenzstatistik: schließende Statistik: Über die reine Beschreibungen hinaus werden Schlussfolgerungen gezogen bzw. repräsentative Aussagen vorgenommen. Das bedeutet: Ergebnisse, die sich zunächst auf kleine Gruppen beziehen (Stichproben) sollen verallgemeinert und ihre Gültigkeit für Grundgesamtheiten (Populationen) überprüft werden.

Intervalskala: Skala zur Erfassung quantitativer Merkmale.

Intervention: Behandlung. In einer Effektivitätsstudie wird diese weitgehend standardisiert und protokolliert.

Inzidenz: Proportion neuer Fälle, die sich während einer bestimmten Periode entwickeln, von allen Personen die *at risk* sind, um die Krankheit zu entwickeln/bekommen.

Kappa-Wert: Kennwert für die Reliabilität mit Korrektur für Zufallsübereinstimmung. Der Kappa-Wert wird bei dichotomen Messverfahren (diagnostischer Test) ohne Goldstandard benützt.

Kohortenstudie: Untersuchung von 2 Patientengruppen (Kohorten), von denen eine gegenüber dem zu untersuchenden Faktor exponiert wurde und die andere nicht; diese Kohorten werden prospektiv beobachtet, um die Inzidenz des zu untersuchenden Ergebnisses zu ermitteln.

Konfidenzintervall: Wenn in einer Gruppe eine Variable gemessen wird, umfasst das 95%-Konfidenzintervall 95% aller Daten. Diese liegen um ± 2 SD vom Mittelwert. Bei der Schätzung eines Wertes (Mittelwert, Effekt, Korrelation) liegt der wirkliche Wert mit 95%-iger Sicherheit im 95%-Konfidenzintervall.

Kontrollgruppe: In einer Effektivitätsstudie: Gruppe zum Vergleich mit der Experimentalgruppe. Die Kontrollgruppe wird meistens nicht oder weniger intensiv behandelt oder bekommt therepie wie üblich (engl.: *usual care*).

Kontrollierte klinische Studie: klinische Studie mit ein oder mehreren zu prüfenden Therapien, mindestens einer Kontrolltherapie, definierten Ergebnismaßstäben zur Beurteilung der zu prüfenden Interventionen und einer objektiven Methode für die Zuweisung der Patienten zur besten Behandlung. Eine Randomisierung findet jedoch nicht statt (engl.: *controlled clinical trial*, CCT).

Korrelation (Zusammenhang): Der Korrelationswert sagt aus, inwiefern Messpaare bei graphischer Darstellung auf einer Linie liegen, wie dies bei einer perfekten Korrelation der Fall ist (Korrelationswert r=+1 oder –1). Abhängig von den Daten gibt es unterschiedliche Berechnungen. Bei kontinuierlichen normalverteilten Variablen ist das der Korrelationskoeffizient nach Pearson (r), bei kontinuierlichen nicht normalverteilten Variablen der Korrelationskoeffizient nach Spearman (rho) und bei kategoriellen Variablen der Korrelationskoeffizient in Klassen (ICC, *intraclass correlation coefficient*).

Kosten-Nutzen-Analyse: Verfahren, bei dem die Wirkungen medizinischer Leistungen in die gleichen Geldwerte wie die Kosten umgewandelt und diese miteinander verglichen werden.

Kosten-Wirksamkeits-Analyse: Verfahren, bei dem die Wirkungen medizinischer Leistungen in gesundheitsbezogene Werte umgewandelt und die Kosten für zusätzliche Gesundheit (z. B. Kosten pro zusätzlichem verhindertem Myokardinfarkt) beschrieben werden.

Krankheitsrate: Zahl der Ereignisse (Krankheitsfälle) pro Zeiteinheit in einer Bevölkerung.

Kriteriumvalidität: Ein neuer Test wird mit dem besten verfügbaren, als valide betrachteten Test, das sog. Kriterium, verglichen.

Längsschnittstudien: Studien, die Veränderungen im Laufe der Zeit beobachten.

Latenzzeit: definiert als die präsymptomatische Phase in der Krankheitsentwicklung. Allgemeinerer Ausdruck als Inkubationszeit (= die Zeit zwischen dem Infektionszeitpunkt und dem Ausbruch der Krankheit). Kann sich aber auch auf die Zeit beziehen, die zur Heilung einer Krankheit erforderlich ist.

Lebensqualität: Die WHO definiert Lebensqualität als des Menschen Vorstellung von seiner Stellung im Leben, im Kontext des Kultur- und Wertesystems, in dem er lebt, und in Beziehung zu seinen Zielen, Erwartungen, Normen und Belangen.

Lehrbücher: Lehrbücher sind eine etwas gefährliche Informationsquelle, da ihre Angaben im Allgemeinem schnell veralten.

Leitlinien: Leitlinien (Behandlungspfade, Behandlungsrichtlinien, engl.: *standards, guidelines)* beschreiben das Management bei bestimmten Gesundheitsproblemen wie Rückenschmerzen, Hüftarthrose oder Inkontinenz. Das Management beinhaltet unter anderem Diagnostik und Behandlung durch Mitglieder der involvierten Gesundheitsberufe, während unterschiedlichen Stadien der Krankheit und in unterschiedlichen Patientengruppen.

Likelihood-Ratio: Wahrscheinlichkeit, dass ein bestimmtes Testergebnis bei einem Patienten mit der Zielkrankheit ermittelt wird, im Vergleich zu der Wahrscheinlichkeit, dass das gleiche Ergebnis bei einem Patienten ohne die betreffende Krankheit ermittelt wird.

Limits of agreement (LA): In Zusammenhang mit Reliabilität: Grenzen der Übereinstimmung bei wiederholter Messung, bestimmt durch systematischen Fehler (Bias) und dem zufälligen Fehler der 2. Messung im Vergleich zur 1. Messung. Der englische Begriff *limits of agreement* wird oft in deutschsprachigen Arbeiten unübersetzt benutzt.

Lost to follow-up: Ausfall in der Nachuntersuchungsphase.

Median: Wert einer Häufigkeitsverteilung, oberhalb und unterhalb der gleich viele Beobachtungswerte liegen.

MEDLINE: die weltweit größte allgemeine biomedizinische Datenbank.

MeSH: Medical subject headings, standardisierte Such- oder Schlüsselwörter, welche die Literatursuche in den Datenbanken vereinfacht. Die Suchwörter sind in einer baumartigen Struktur geordnet, Thesaurus genannt.

Metaanalyse: Übersichtsarbeit, bei der quantitative Methoden zur Zusammenfassung der Ergebnisse unabhängiger Studien (gewöhnlich aus der veröffentlichten Literatur) verwendet werden.

Methode: Vorgehensweise bei der Datensammlung einer Studie. Paragraph in einer Publikation, die beschreibt, wie man die Patienten rekrutiert hat und die Behandlungen und Messungen erläutert.

Mittelwert: Maß für zentrale Tendenz, das benutzt wird, um die „Mitte" einer gegebenen Datenmenge zu lakalisieren.

Modus: der Messwert mit der größten Häufigkeit.

Nachbeobachtung: siehe Follow-up.

Narrative Übersichtsarbeit: Zusammenfassung von Forschungsergebnissen ohne explizite systematische Methoden.

Natürliche Verlaufsstudie: Studie, bei der Patienten mit einer Krankheit im Zeitverlauf beobachtet werden. Dazu zählen unter anderem Studien zur Krankheitsprognose, zum klinischen Verlauf und zur Therapiewirksamkeit.

Negativer prädiktiver Wert (PW-): Anteil der Personen mit negativem Testergebnis, die die untersuchte Krankheit nicht haben.

Nichtparametrische Tests: nichtparametrisch deutet daraufhin, dass der Test geeignet ist für Variablen, die keine normale Verteilung aufweisen. Nichtparametrische Tests sind weniger effizient, konservativer als parametrische Test. Das heißt, dass nicht so schnell signifikante Unterschiede nachgewiesen werden können.

Nominalskala: Skala zur Erfassung qualitativer Merkmale.

NRS (numeric rating scale): Skala mit meistens 11 Werten von 0–10, z.B. zur Erfassung der Schmerzintensität.

Nullhypothese: entgegengesetzt zur Arbeitshypothese ist die Nullhypothese (H_0) aufgestellt: *Methode A ist nicht effektiver als Methode B.*

Nutzwertanalyse: Verfahren, bei dem die Wirkungen medizinischer Leistungen in persönliche Präferenzen (oder Nutzwerte) umgewandelt und die Kosten für einen zusätzlichen Qualitätsgewinn (z.B. Kosten pro zusätzlichem qualitätsberichtigten Lebensjahr oder QUALY) beschrieben werden.

Objektivität: unterschiedliche Untersucher kommen bei der Messung unabhängig von persönlichen Faktoren zu den gleichen Ergebnissen.

Odds (Chance): Verhältnis von Nichtereignissen zu Ereignissen. Ist die Ereignisrate bei einer bestimmten Krankheit gleich 0,1 (10%), so ist die Nichtereignisrate gleich 0,9; die Chancen stehen folglich 9:1. Dieser Ausdruck ist allerdings nicht der reziproke Wert der Ereignisrate.

Odds Ratio (Chancenverhältnis): Chance eines Patienten aus der Experimentalgruppe, ein unerwünschtes Ereignis zu erleiden, im Verhältnis zur Chance eines Kontrollpatienten; Schätzt das Relative Risiko.

Ökologische Erhebung: Auswertung von Daten, die bereits an einer bestimmten Population zu einem oder mehreren Zeitpunkten erhoben wurden, mit dem Ziel, die Beziehung zwischen der Exposition gegenüber einem bekannten oder vermuteten Risikofaktor und einem bestimmten Ergebnis zu untersuchen.

Ökologische Studie: Studie, bei der nicht einzelne Personen, sondern Populationen bzw. Bevölkerungsgruppen Gegenstand der Untersuchung sind; z.B. Studie zur Untersuchung der Zusammenhänge zwischen durchschnittlichem Expositionsgrad und Krebssterberate in Verwaltungseinheiten wie Bundesstaaten oder -ländern.

Ordinalskala (Rangskala): Skala zur Erfassung quantitativer Merkmale.

Parametrische Tests: parametrisch deutet daraufhin, dass der Test für Variablen mit einer normalen Verteilung geeignet ist. Die Parameter sind der Mittelwert und die Standardabweichung.

Patienten-Kontroll-Studie: Bei einer Patienten-Kontroll-Studie wird eine Gruppe von Patienten (Personen mit einer diagnostizierten Krankheit oder Behinderung) mit einer Gruppe geeigneter Kontrollpersonen verglichen.

PEDro: Physiotherpy Evidence Database, die hilfreichste Datenbank für Information über die Effektivität von Physiotherapie. PEDro enthält Reviews von Effektivitätsstudien, Effektivitätsstudien und Leitlinien.

PEDro-Score: Score für die methodologische Qualität von (randomisierten) kontrollierten Studien, benützt von der PEDro Datenbank.

Pilotstudie: Der Begriff „Pilotstudie" deutet an, dass eine Pilotstudie eine Vorstudie für eine größere Studie ist, z. B. eine RCT. Eine Pilotstudie hat das Design der großen Studie und ist dazu gedacht, Erfahrungen zu sammeln und das Protokoll der Studie zu verbessern.

Positiver prädiktiver Wert (PW+): Anteil der Personen mit einem positiven Testergebnis, die wirklich krank sind.

Power (Teststärke, Güte): die Wahrscheinlichkeit, dass die Nullhypothese verworfen wird, wenn sie falsch ist. Oder: die Wahrscheinlichkeit, mit der eine Wirkung erkannt wird, wenn sie tatsächlich vorhanden ist.

Pragmatische Studie: Vergleich zweier Behandlungen miteinander (vgl. erklärende Studie).

Prävalenz: Zahl der Personen in einer bestimmten Bevölkerung, die zu einem gegebenen Zeitpunkt an einer bestimmten Krankheit oder Störung leiden.

Prediktive Validität: Lässt sich mithilfe der Messung eine zuverlässige Prognose stellen?

Prognostischer Faktor: Faktor, der mit dem Verlauf einer Erkrankung zusammenhängt.

Prospektive Studie: Die Studie wird geplant, bevor die Ereignisse sich vollziehen.

PubMed: Anbieter von MEDLINE, die weltweit größte allgemeine biomedizinische Datenbank.

p-Wert: Irrtumswahrscheinlichkeit; die Wahrscheinlichkeit, dass der gefundene Unterschied auf Zufall beruht.

Qualitative Forschung: Sie beschreibt Beobachtungen, ohne zu vergleichen bzw. zu werten. Sie eignet sich z. B. zur Beschreibung eines Prozesses in der Klinik mit dem Ziel, ihn anschließend zu analysieren und zu optimieren.

Qualitative Merkmale: zum Beispiel Geschlecht, Augenfarbe, Nationalität. Diese Merkmale sind nicht quantifizierbar.

Quantitative Forschung: Sie dient zur Bewertung von Unterschieden, z. B. in der Bewegungsqualität. Wenn wir also Unterschiede in Bewegungsqualität untersuchen möchten, führen wir eine quantitative Studie durch. Auch: Effektivitätsstudien.

Quantitative Merkmale: zum Beispiel Alter, Gehgeschwindigkeit, Muskelkraft. Diese Merkmale können unterschiedliche quantitative Werte annehmen.

Querschnittsstudie: Beobachtung einer definierten Population zu einem bestimmten Zeitpunkt. Exposition und Ergebnis werden gleichzeitig untersucht.

QUOROM Statement (Quality of Reports of Meta-analysis of randomized controlled trials): Qualitätskriterien zur Beurteilung von Metaanalysen über randomisierte klinische Studien.

Randomisierte kontrollierte Studie: Die Patienten werden in randomisierter Reihenfolge der Experimentalgruppe und der Kontrollgruppe zugeordnet. An diesen Gruppen werden dann die zu prüfenden Variablen/Ergebnisse untersucht.

Randomisierung: Zuordnung von Personen zu Gruppen nach dem Zufallsprinzip.

Range: Differenz zwischen dem größten und kleinsten Messwert.

Ratioskala: Skala zur Erfassung quantitativer Merkmale.

Regression zum Mittelwert: Im Allgemeinen ist davon auszugehen, dass Messwerte, die ausgewählt wurden, weil sie einen Extremwert in einer Verteilung darstellen, bei der nächsten Messung weniger extrem ausfallen. Ursachen dafür können rein statistische Gesetzmäßigkeiten oder auch Änderungen der Maßstäbe sein.

Relative Risikoreduzierung (RRR): die prozentuale Abnahme der Ereignisrate in der Behandlungsgruppe (EER) im Vergleich zur Ereignisrate in der Kontrollgruppe (CER).

Relatives Risiko: Maß für das Risiko von Exponierten im Vergleich zu den Nichtexponierten (I_e/I_0).

Reliabilität (Test): siehe Zuverlässigkeit.

Retrospektive Studie: Die Studie wird geplant, nachdem die Ereignisse sich vollzogen haben.

Risikofaktor: Faktor, der die Wahrscheinlichkeit, dass ein Ereignis (Erkrankung) eintritt, beeinflusst.

Risikoverhältnis: Verhältnis des Risikos in der Behandlungsgruppe (EER) zum Risiko in der Kontrollgruppe (CER): RR = EER/CER. Das Risikoverhältnis ist ein Parameter, der in randomisierten Studien und in Kohortenstudien herangezogen wird.

Schiefe: neben Lage und Streuung eine statistische Größe, die eine Verteilung beschreibt: Eine Verteilung kann entweder symmetrisch sein, linksschief-rechtssteil oder linksschief-rechtssteil. Die Schiefe einer Verteilung gibt an, ob sich Werte normal verteilen oder in eine Richtung der Skala tendieren.

Sensitivität (Empfindlichkeit, Diagnostik): Anteil der Personen mit der untersuchten Krankheit, die durch den Test erkannt wurden.

Sensitivität (Empfindlichkeit, Verlaufsmessungen): Die kleinste bei einem individuellen Patienten erfassbare Veränderung. Sie kann aus der Standardabweichung bei wiederholter Messung errechnet werden und wird in der englischen Literatur als *minimal detectable change* = MDC und *smallest detectable difference* = SDD beschrieben.

Signifikant, statistisch: Es ist statistisch sehr unwahrscheinlich, dass der gefundene Unterschied oder Zusammenhang auf Zufall beruht. Der p-Wert ist kleiner als Alpha.

Single-Case-Designs: siehe Fallstudien.

Skalenniveau: Nominal-, Ordinal, Intervall-, Rationalskala: *Nominalskala*: Qualitative oder kategoriale Merkmale lassen sich bei den untersuchten Personen nicht zählen oder messen, sondern nur benennen. Erfasst werden z.B. Geschlecht, Beruf, Familienstand oder Diagnose. *Ordinalskala*: Eine Ordinalskala (Rangskala) ist durch eine natürliche Rangordnung der Skalenwerte gekennzeichnet. Auf der Skala muss kein absoluter Nullpunkt vorhanden sein. Die Distanzen zwischen den einzelnen Stufen der Skala sind oft sehr unterschiedlich. *Intervallskala*: Eine Intervallskala weist 2 Eigenschaften eines nummerischen Systems auf: die Reihenfolge und die Äquidistanz. Der die Abwesenheit des Merkmals darstellende absolute Nullpunkt fehlt. *Rationalskala*: Die Rationalskala besitzt alle 3 Eigenschaften eines nummerischen Systems. Neben der Reihenfolge und der Äquidistanz ist auch der absolute Nullpunkt vorhanden.

Spezifität: Anteil der Personen ohne die untersuchte Krankheit, die durch den Test korrekterweise als gesund erkannt wurden.

Standardabweichung: Die (positive) Wurzel aus der Varianz ergibt die Standardabweichung (Streuung) der Daten von ihrem Mittelwert.

Standardisiertes Inzidenzverhältnis: Inzidenz einer Krankheit in einer Berufsgruppe im Vergleich zur Inzidenz in der Vergleichsgruppe.

Standardisiertes Mortalitätsverhältnis: Verhältnis der Sterblichkeit aufgrund einer bestimmten Ursache in einer Berufsgruppe zur Sterblichkeit aufgrund derselben Ursache in der Vergleichsgruppe.

Stichprobe: ausgewählte Untergruppe einer Bevölkerung. Man kann zufällige und nichtzufällige sowie repräsentative und nichtrepräsentative Stichproben unterscheiden.

Stichprobengröße: tatsächliche oder erwartete Zahl von Patienten, die in eine Studie aufgenommen werden bzw. aufgenommen werden sollen (Rekrutierungsziel).

Stichprobenziehung: Auswahl einer Stichprobe aus einer Grundgesamtheit.

Strata: verschiedene Schichten oder Ebenen; meistens spezifische Untergruppen von Patienten, die durch Klassifizierung nach ein oder mehreren Variablen (gewöhnlich bei Studienbeginn) gebildet werden. Singular: Stratum.

Stratifizierung: Bildung von Schichten.

Streuungsmaße: Verteilungen können eine identische zentrale Tendenz haben, aber eine stark unterschiedliche Streuung aufweisen.

Systematische Übersichtsarbeit (Review): Übersichtsarbeit, die durch Erfassung, kritische Beurteilung und Synthese aller relevanten Studien zu einer bestimmten klinischen Fragestellung erstellt wird, wobei Strategien zur Vermeidung von Verzerrungen und zufälligen Fehlern verwendet werden.

Unabhängige Variable: Wenn der Effekt einer Therapie untersucht wird, sind die Therapie und die Patientenmerkmale vor der Behandlung unabhängige oder Variablen, während die Resultate abhängige Variablen darstellen.

Validität: Gültigkeit.

Validität (externe) einer Studie: die Resultate der Studie sind gültig für andere Patienten. Resultate einer Effektivitätsstudie sind für einen anderen Patenten gültig, wenn Patient, Behandlung und das erwünschte Ergebnis ähnlich sind.

Validität (interne) einer Studie: die Resultate sind gültig für die untersuchten Patienten. Interne Validität ist abhängig von der methodologischen Qualität der Studie.

Validität von Tests: Ist der Test gültig, misst er was er messen soll.

Validität, Messung: Man unterscheidet folgende Arten der Messvalidität: Konstruktvalidität, inhaltliche Validität, Kriterienvalidität, parallele Validität und Voraussagevalidität.

Variabilitätskoeffizient, Variationskoeffizient: Dieser Wert bringt in relativierter Form zum Ausdruck, wie viel Prozent des arithmetischen Mittels die Standardabweichung beträgt. Voraussetzung dafür ist ein Proportionalskalenniveau, da ansonsten die Quotientenbildung sinnlos ist. Je niedriger der Variabilitätskoeffizient, desto geringer die Streuung um den Mittelwert

Varianz: Summe aller quadrierten Abweichungen vom Mittelwert dividiert durch die Anzahl der Freiheitsgrade, d. h. die um 1 verringerte Anzahl aller Messwerte.

VAS (Visuelle Analogskala): Meistens eine Linie von 10 cm Länge, z. B. zur Messung der Schmerzintensität von *keine Schmerzen* bis *der stärkste Schmerz den ich mir vorstellen kann.*

Verblindung: Massnahme die in einer Studie angewendet wird, damit Physiotherapeut, Patient, Untersucher, Prüfer, Biometriker nicht wissen, welche Behandlungsart jeweils verabreicht wird. In der Physiotherapie ist eine Verblindung insbesondere bei Patienten und Physiotherapeuten oft nicht möglich.

Wissenschaftliches Arbeiten (!): in Bezug auf das Erstellen einer schriftlichen Arbeit: Sich auf der Grundlage wissenschaftlicher Erkenntnisse eigene Gedanken zu machen; diese Auffassung auf die Auffassung anderer zu beziehen; sie in eine für andere verständliche Form darzustellen und sie in den sog wissenschaftlichen Diskurs einzuführen. In Bezug auf Bücher und Artikel: Die Publikation wurde nach den oben genannten Kriterien verfasst. In der praktischen Arbeit, etwa bei der Auswahl der angewendeten Methoden: die Auswahl basiert auf die besten wissenschaftlichen Publikationen. Wenn mehrere Publikationen zur Auswahl stehen werden diejenigen welche am besten wissenschaftlichen Kriterien erfüllen berücksichtigt.

Zulassungskriterien (in einer Studie): sie bestimmen, welche Patienten zugelassen werden und haben das Ziel, eine homogene Patientengruppe zu bilden und Patienten einzuschließen, welche auf die Behandlung ansprechen.

Zuverlässigkeit: Gütekriterium eines Messverfahrens. Ein Messverfahren ist 100%ig zuverlässig, wenn wiederholte Messungen zum gleichen Ergebnis führen und wenn die Ergebnisse mit einem perfekten Test (Goldstandard) übereinstimmen.

Übungsfragen zum Wissenschaftlichen Arbeiten

Wiederholen und vertiefen Sie die Inhalte und bereiten Sie sich auf das Examen vor. (Die Seitenzahlen in Klammern nennen Ihnen die Fundstellen für die Antworten.)

Erklären Sie die Begriffe evidenzbasierte Medizin und evidenzbasierte Physiotherapie. (S. 139 und S. 140, 152)

Was versteht man unter Randomisierung? (S. 160)

Was versteht man unter einer randomisierten Studie? (S. 164)

Erklären Sie den Begriff Goldstandard. (S. 194)

Nennen Sie Gründe für Literaturrecherchen. (S. 140)

Was versteht man unter der Boole-Suchmethode? (S. 146)

Wie gliedern Sie eine schriftliche wissenschaftliche Arbeit? (S. 230)

Was versteht man unter einer Kohortenstudie? (S. 174)

Was ist eine Fallstudie? (S. 165)

Nennen und beschreiben Sie die Gütekriterien eines Tests. (S. 192)

Erklären Sie folgende Begriffe aus der Statistik:
- Median (S. 221)
- Mittelwert (S. 221)
- Standardabweichung (S. 222)
- Signifikanz (S. 223)
- p-Wert (S. 22)

Nennen Sie Inhalte und Ziele der ICF. (S. 212)

Literatur

Airaksinen O, Kolari PJ, Miettinen H. Elastic bandages and intermittent pneumatic compression for treatment of acute ankle sprains. Arch Physical Med Rehab. 1990;71: 380–383.

Altman DG, Schulz KF, Moher D, G˜tzsche MPC, Lang T. The Revised CONSORT Statement for Reporting Randomized Trials: Explanation and Elaboration; Ann Intern Med. 2001;134:663–694.

Altman DG. Practical statistics for medical research. Chapman & Hall, London.

Amberson JB, Mc Mahon BT, Pinner M. A clinical trial of sanocrysin in pulmonary tuberculosis. Am Review Tuberculosis. 1931;24:401–435.

Amberson JB, McMahon BT, Pinner M. A clinical trial of sanocrysin in pulmonary tuberculosis. Am Rev Tuberc. 1931; 24: 401–435.

Apgar V 1953 A proposal for a new method of evaluation of the newborn infant. Cure Res Anesth Analg. 1991;32: 260–267.

Apgar V 1966 The newborn (Apgar) scoring system. Pediatr Clin North Am 13: 645-650.

April C, Medcalf R, Donelson R, Grant W, Cincorraia K. Discographic pathology predicted by directional preference and the centralisation phenomenon: a prospective blinded study. Fourth McKenzie International Conference, Cambridge (England), 1995.

Askes HE, Wams HWA. Bij - en nascholing voor fysiotherapeuten; kwaliteit en kwaliteitscriteria. In: Jaarboek fysiotherapie, kincsıtherapie. Houten: Bohn Stafleu van Loghum; 1995.

Bandy WD, Irion JM, Briggler M. The effect of time and frequency of static stretching on flexibility of the hamstring muscles. Phys Ther. 1997;77:1090–1096.

Beckerman H, Bouter LM. Effectiviteit van fysiotherapie; een literatuuronderzoek. Maastricht: Rijksuniversiteit Limburg; 1991.

Beurskens AJ. de Vet HCW, Köke AJ, et al. Efficacy of traction for non-specific low back pain: a randomised clinical trial. Lancet. 1995; 340: 1596–1660.

Bland JM, Altmann DG. Statistical methods for assessing agreement between two methods of clinical measurement. Lancet. 1986.

Bouter LM. van Dongen MCJM. Epidemiologisch Onderzoek: opzet en interpretatie. Derde, herziene druk. Houten. Bohn Stafleu van Loghum; 1995.

Brennan P, Silman A. Statistical methods for assessing observer variability in clinical measures. Brit Med J. 1992;304:303–305.

Bronfort G, Assendelft WJ, Evans R, Haas M, Bouter L. Efficacy of spinal manipulation for chronic headache: a systematic review. Journal of Manipulative & Physiological Therapeutics. 2001;24:457–66.

Campbell MK, Grimshaw JM. Cluster randomised trials: time for improvement. BMJ 1998; 317:1171-1172.

Chalmers I, Hayncs B. Reporting, updating and correcting systematic reviews of the effects of health care. Br Med J. 1994; 309: 862–865.

Clarke MJ, Stewart LA. Obtaining data from randomized controlled trials: how much do we need for reliable and informative meta-analysis? Br Med J. 1994; 309: 1007–1010.

Cohen J. Coefficient of observer agreement for nominal scales. Educ Psychol Meas. 1960; 2037–2046.

Cole B, Finsch E, Gowland C, Mayo N. Physical Rehabilitation Outcome Measures. Toronto: Canadian Physiotherapy Association, 1994.

Collen FM, Wade DT, Robb GF, Bradshaw CM. The Rivermead Mobility Index: a further development of the Rivermead Motor Assessment. Int Disabil Stud 1991;13:50–54.

Davidson M, Keating JL. A comparison of 5 low back disability questionnaires: reliability nd responsiveness. 2002 Phys Ther;82:8–22.

de Bie RA, de Vet HCW, van den Wildenberg FAJM, Lenssen T, Knipschild PG. The prognosis of ankle sprains, Int J Sports Med. 1997;18: 286-290.

de Bie RA, de Vet HCW, van den Wildenberg FAJM, Lenssen TF, Bouter L, Knipschild PG. Efficacy of laser therapy in ankle sprains: designs of a randomised clinical trial. Laser Therapy. 1997;18:285–289.

de Bie RA, Hendriks HJM, Lenssen AF, van Moorsel SR, Opraus KWF, Remkes WFA, Swinkels RAHM. KNGF Richtlijn Acuut enkelletsel. 1998.

de Bie RA, Steenbruggen RA, Bouter LM. Effekt van lasertherapie op inversie-traumata van de enkel. Nederlands Tijdschrift voor Fysiotherapie. 1988;95:108–112.

de Bie RA. Efficacy of laser therapy in ankle sprains. [Proefschrift]. Maastricht: Universiteit Maastricht; 1997.

DeMaio M, Paine R, Drez D. Chronic lateral ankle instability - inversion sprains part I. Sports Medicine Rehabilitation Series. Orthopedics. 1992;15: 87–96.

Dieck GS, Kelsey JL, Goel VK, Panjabi MM, Walter SD, Laprade MH. An epidemiologic study of the relationship between postural asymmetry in the teen years and subsequent back and neck pain. Spine. 1985;10: 872–876.

Domholdt E, Physical therapy research, principles and applications. 2nd Edition, WB Saunders, Philadelphia. 2000.

Donnelly C, Carswell A. Individualized outcome measures: a review of the literature. Revue Canadienne d'ergotherapie. 2002 ;4:84–94.

Eynsenk HJ. Meta-analysis and its problems. Br Med J. 1994; 309: 789–792.

Fletcher & Fletcher. Outcomes of disease reported in the medical literature. New Eng J Med. 1979;301: 180–183.

Fountain FP, Gersten JW, Sengir O. Decrease in muscle spasm produced by ultrasound, hot packs and infrared radiation. Arch Phys med Rehab. 1960; 293–298.

Franière JP. Comment faire un memoire. Lausanne: Edition realité sociale; 1985.

Freemann J, Langton D, Hobart J, Thompson A. The impact of rehabilitation on multiple sclerosis. Ann Neurol. 1997;422–36.

Gajdosik RL, Bohannon RW. Clinical measurement of range of motion, Review of goniometry emphasizing reliability and validity. Phys Ther.; 67:1867–1872.

Gowland C, Tratford P, Ward M, et al. Measuring physical impairment and disability with the Chedoke-McMaster Stroke Assessment. Stroke. 1993;24:58–63.

Gowland C, van Hullenaar S, Torresin W, et al. Chedoke-McMaster stroke assessment, development, validation and administration manual. 1995. (Deutsche Teil-Übersetzung www.igptr.ch, Assessments, Neurologie).

Harvey L, Batty J, Crosbie J, Poulter S, Herbert R. A randomized trial assessing the effects of 4 weeks of daily stretching on ankle mobility in patients with spinal cord injuries. Arch Phys Med Rehab. 2000;81:1340–7.

Harvey L, Herbert R, Crosbie J. Does stretching induce lasting increases in joint ROM? A systematic review. Physiother Res Internat. 2002;7:1–13.

Haynes RB, Taylor DW, Sackett DL. Compliance in health care. Baltimore: Johns Hopkins University Press;1978.

Heald SL, Riddle DL, Lamb RL. The shoulder pain and disability index: the construct validity and responsiveness of a region-specific disability measure. Phys Ther. 1997;77:1079–1089.

Hendriks HJM, Vogels EMHM, Bekkering GE, Swinkels RAHM, de Bie RA. Effects of ankle sprain guidelines in physiotherapy practice (submitted to Royal Dutch Physiotherapy Journal).

Herbert RD, Gabriel M. Effects of stretching before and after exercising on muscle soreness and risk of injury: systematic review. BMJ. 2002;325:468.

HIV/AIDS Surveillance Report 2nd Quarter 1993 Edition,Vol.5, No.2.

Hoving JL, van der Heijden GJMG. Fysiotherapie bij heupklachten. Systematische review van klinisch effectonderzoek. Nederlands Tijdschrift voor Fysiotherapie. 1997; 107: 2–7.

International Classification of Functioning, Disability and Health, 2001, World Health Organisation, WHO, Geneve, www3.who.int/icf.

Johnston, M., R. Keith, and S. Hinderer, Measurement standards for interdisciplinary medical rehabilitation. Arch Phys Med Rehabil. 1992 Dec, 1992. 73(12-S): p. 3-23.

Jongen SJM, Pot JH, Dunki Jacobs PB. De behandeling van de verzwikte enkel. (*The treatment of the sprained ankle*) Geneeskunde en Sport. 1992; 25:98–101.

Jull G, Trott P, Potter H, Zito G, Niere K, Shirley D, Emberson J, Marschner I, Richardson C. A randomized controlled trial of exercise and manipulative therapy for cervicogenic headache. Spine. 2002;27:1835–1843.

Karlsson J, Lansinger O. Lateral instability of the ankle joint. Clin Orthopaedics Related Res. 1992;267: 253–261.

Kerssens JJ, Jakobs C, Sixma H, van Campen C. Wat patiënten belangrijk vinden als het gaat om de kwaliteit van de fysiotherapeutische zorg. Nederlands Tijdschrift voor Fysiotherapie. 1995; 105: 168–173.

Knipschild PG. Some examples of systematic reviews. Br Med J. 1994; 309: 719-721.

Koes BW, Bouter LM., van Mameren H, et al. A blinded randomized clinical trial of manual therapy and physiotherapy for chronic back pain and neck complaints: physical outcome measures. JMPT. 1992; 15: 16–23.

Kool J, Oesch P, de Bie R. Predictive tests for non-return to work in patients with chronic low back pain. Eur Spine J 2002;11:258–66.

Kool J, Pescioli A. Clinical reasoning: die Qualität diagnostischer Tests. Manuelle Therapie. 1997;1:11–16.

Korkala O, Rusanen M, Jokipii P, Kytimaa J, Avikainen V. A prospective study of the treatment of severe tears of the lateral ligament of the ankle. International Orthopaedics. 1987;11:13–17.

Lilienfeld DE, Stolley PD. Foundations of epidemiology. 3. ed. New York: Oxford University Press;1994.

Lind J. A treatise of the survey. Edinburgh: Sands, Murray Cochran; 1753.

Linde F, Hvass I, Jurgensen U, Madsen F. Early mobilizing treatment in lateral ankle sprains. Scand J Rehab Med. 1986;18:17–21.

Maher GM, Sherrington C, Herbert RD, Moseley AM, Elkins M. Reliability of the PEDro scale for rating quality of randomized controlled trials. Phys Ther 2003;83;713–21.

Mahoney FI, Barthel DW. Functional evaluation: the Barthel Index. Maryland Stat Med J. 1965;14:62.

Masur H. Skalen und Scores in der Neurologie. Quantifizierung neurologischer Defizite in Forschung und Praxis. Stuttgart: Thieme, 1995.

Meinert CL. Clinical trials: design, conduct and analysis. New Xork: Oxford University Press;1986.

Melzack R. The McGill pain questionnaire: major properties and scoring methods. Pain. 1975;1:277–299.

Moher D, Cook DJ, Eastwood S, Olkin I, Rennie D, Stroup DF. Improving the quality of reports of meta-analyses of randomised controlled trials: the QUOROM statement. Quality of Reporting of Meta-analyses. Lancet. 1999;354:1896-900.

Mulrow CD. Rationale for systematic reviews. Br Med J. 1994; 309: 597–599.

Norusius MJ 1993 SPSS for Windows Professional Statistics, release 6.1, Illinois, U.S.A.

Nourbakhsh MR, Ottenbacher KJ. The statistical analysis of single-subject data: a comparative examination. Phys Ther. 1994;74:768–776.

Oesch P, Kool J. Starke chronische Rückenschmerzen fehlinterpretiert – eine prospektive Kohortstudie mit Nachkontrolle nach 3 und 12 Monaten (1999 ausgezeichnet mit dem Forschungspreis vom Deutschen Berufsverband für Krankengymnasten). Krankengymnastik. 2000;52:8000.

Ottenbacher KJ. Evaluating clinical change: strategies for occupational and physical therapists. Baltimore, Williams and Wilkins. 1986.

Oxman AD. Checklist for review articles. Br Med J. 1994; 309: 648–651.

Pocock SJ. Clinical trials, a practical approach. Chichester. Wiley. 1991.

Revill SI, Robinson JO, Rosen M, et al. The reliability of a linear analogue for evaluating pain. Anaesthesia. 1976;31:1991–1198.

Roach KE, Budiman-Mak E, Songsiridej N, Lertratanakul Y. Development of a shoulder pain and disability index. Arthritis Care Res. 1991 4:143–9.

Rockwood K, Stolee P, Fox RA. Use of goal attainment scaling in measuring clinically important change in the frail elderly. J Clin Epidemiol. 1993 Oct; 46(10): 1113-8

Rothman KJ. Modern Epidemiology. Boston: Little, Brown an Company, 1986.

Sackett DL, Richardson WS, Rosenberg W, Haynes RB. Evidence Based Medicine. 2nd Ed. New York: Churchill Livingstone;2000.

Sackett DL, Richardson WS, Rosenberg W, Haynes RB. Evidenzbasierte Medizin. EBM-Umsetzung und -Vermittlung. Zuckschwerdt, München 1999 (Deutsche Übersetzung der ersten Aufl. von R. Kunz).

Sackett DL, Strauss SE, Richardson WS, Rosenberg W, Haynes, RB 2000 Evidence based Medicine: How to practice and teach EBM. Churchill Livingstone, Edinburgh.

Schlesselman. Case control studies. New York: Oxford University Press; 1982.

Smidt N, van der Windt DA, Assendelft WJ, Moutits AJ, Devillé WL, de Winter AF, Bouter LM. Interobserver reproducibility of the assessment of the severity of complaints, grip strength, pressure pain threshold in patients with lateral epicondylitis. Arch Phys Med Rehabil Vol. 2002;83:1145–50.

Stolee P, Stadnyk K, Myers AM, Rockwood K. An individualized approach to outcome measurement in geriatric rehabilitation. J Gerontol A Biol Sci Med Sci. 1999;54:M641–7

Straka RJ, Fisch JT, Benson SR, Suh JT. Patient self-reporting of compliance does not correspond with electronic monitoring: an evaluation using isosorbide dinitrate as a model drug. Pharmacotherapy. 1997;17:126–132.

Streiner DL, Norman GR. Health measurement scales. Oxford: Oxford University Press, 1989.

van der Ent FWC. Letsels van het laterale enkelbandapparaat. (*Lateral ankle joint ligament injuries*) Nederlands Tijdschrift voor Fysiotherapie. 1991;96:121–123.

van der Heijden GJMG. Shoulder disorder treatment; efficacy of ultrasoundtherapy and electrotherapy. [Proefschrift]. Maastricht: Universiteit Maastricht; 1996.

van Moppes FI, van den Hoogenband CR. Diagnostic and therapeutic aspects of inversion trauma of the ankle joint. Dissertation, Maastricht. 1982.

Vaney C, Blaurock H, Gattlen B, Meisels C. Assessing mobility in multiple sclerosis using the Rivermead Mobility Index and Gait speed. Clin Reh. 1996;10:216–226.

Verhagen AP. Sijpkes P, de Vet HCW. Prognose van whiplash. Een systematische review. Nederlands Tijdschrift voor Fysiotherapie. 1996; 106: 135–141.

Wade DT, Collen FM, Robb GF, Warlow CP. Measurement in neurological rehabilitation. New York: Qxford University Press, 1992.

Wagenaar R C. Functional recovery after stroke. J Rehab Sci. 1991;4:13–17.

Williamson JB, George TK, Simpson DC, Hannah B, Bradbury E. Ultrasound in the treatment of ankle sprains. Injury. 1986;17:176–178.

Wilson RW, Gansneder BM. Measures of functional limitation as predictors of disablement in athletes with acute ankle sprains. J Orthopaedic Sports Phys Ther. 2000;30:528–535.

Sachverzeichnis

U

V

W

Z